청진기가 사라진 이후

The Patient Will See You Now

: The Future of Medicine Is in Your Hands

청진기가
사라진 이후

환자 중심의 미래 의료 보고서

에릭 토폴 지음 ┃ 김성훈 옮김 ┃ 이 은 감수

청년의사

청진기가 사라진 이후

환자 중심의 미래 의료 보고서

The Patient Will See You Now

지 은 이 에릭 토폴
옮 긴 이 김성훈
감　　수 이 은

펴 낸 날 1판 1쇄 2015년 9월 14일
　　　　 1판 3쇄 2016년 12월 20일

펴 낸 이 양경철
주　　간 박재영
편　　집 김하나
디 자 인 김지영

발 행 처 ㈜청년의사
발 행 인 양경철
출판신고 제313-2003-305호(1999년 9월 13일)
주　　소 (121-829) 서울시 마포구 독막로 76-1 (상수동, 한주빌딩 4층)
전　　화 02-3141-9326
팩　　스 02-703-3916
전자우편 books@docdocdoc.co.kr
홈페이지 www.docbooks.co.kr

ISBN 978-89-91232-63-1 03510

책값은 뒤표지에 있습니다.
잘못 만들어진 책은 서점에서 바꾸어 드립니다.

수전, 사라, 에반, 안토니오, 그리고 줄리안…
그들이 없었다면 이 책은 나오지 못했을 것이다

일러두기
1. 역주(*)는 각주 처리했습니다.
2. 책의 제목은 《 》로 표시하고, 신문·잡지·방송·영화 등의 제목은 〈 〉로 표시했습니다.
3. 정확한 의미 전달을 위해 필요한 경우 한문이나 영어를 병기했습니다.
4. 문맥상 저자가 강조한 부분은 ' ', 인용한 부분은 " "로 표시했습니다.
5. 흔히 쓰이는 보건의료 분야의 용어들 일부에 대해서는 띄어쓰기 원칙을 엄격하게 적용하지 않았습니다.

"에릭 토폴이 앞서 선보였던 선구자적인 연구를 바탕으로 또 다른 성과를 일구어 냈다. 그는 스마트폰, 빅데이터, 의학 관련 정보 스트림의 새로운 디지털 모니터링, 유비쿼터스 컴퓨팅, 더욱 확장된 네트워크가 모두 하나로 결합하여 우리의 예상을 훨씬 뛰어넘는 보건의료의 혁명이 일어나리라고 전망한다. 그리고 의료 비용은 줄어들지만 의료의 질은 더욱 향상되리라는 기분 좋은 약속도 함께 했다. 빠른 속도로 변화하고 있는 의료의 본질을 독특한 관점으로 바라보는 세계적인 의사 에릭 토폴이 환자의 권리 강화를 위해 내놓은 처방인 이 책은 누구나 읽어 보아야 할 필독서다."

– 앨 고어Al Gore, 전 미국 부통령

"보건의료의 역사에서 가장 놀라운 시간이 우리 앞에 놓여 있다. 에릭 토폴은 개개인을 위한 빅데이터의 시대을 맞아 의료가 어떻게 민주화될 것인지에 대해 대단히 혁신적인 비전과 모델을 제시하고 있다."

– 미트 롬니Mitt Romney, 전 매사추세츠 주지사

"에릭 토폴은 의료민주화의 새로운 시대를 준비할 수 있는 독특한 위치에 서 있다. 이 새로운 시대에는 개개인이 자신의 모든 의학 자료에 즉각적으로 접근할 수 있을 뿐만 아니라, 심지어 그 자료의 상당 부분을 생성하고, 자신의 의료에서 핵심적인 역할을 담당하게 될 것이다."

– 산제이 굽타Sanjay Gupta, CNN 의학전문기자

"에릭 토폴은 앞으로 보건의료에서 스마트폰이 어떻게 해서 중추적인 역할을 담당하게 될지에 대한 비전을 제시하고 있다. 미래의 의료에서는 소비자가 새롭고도 막강한 역할을 맡게 될 것이다. 이 책은 어떻게 그런 일이 일어나게 될지를 우리 앞에 생생하게 제시한다."

– 신종균, 삼성전자 CEO

"에릭 토폴이 무력감에 빠져 있던 환자들을 위한 필독서를 내놓았다. 다양한 지식과 흥미로운 이야기로 가득 찬 이 책은 우리가 어떻게 하면 기술을 통해 의료의 주인으로 나설 수 있는지, 아니면 적어도 의사의 더 나은 파트너가 될 수 있는지 보여 준다. 나는 에릭 토폴을 주치의로 두고 싶다."

– 엘리자베스 로젠탈Elisabeth Rosenthal, 〈뉴욕타임스〉

"당신의 피, 당신의 DNA, 당신의 돈이다. 그럼 의학 영상, 기록, 자료들도 당연히 모두 당신의 소유여야 하지 않겠는가? 심도 깊은 연구로 무장한 에릭 토폴의 논리에 의료 기득권층은 심기가 불편해지겠지만 그는 스마트폰, 어플리케이션, 그리고 소형 센서의 새로운 시대가 열리면서 처음으로 환자들이 자기 의료의 책임자로 나서게 되었다고 주장한다. 그의 주장이 옳다."

　　　　　　　　　　　　　　– 데이비드 포그David Pogue, 야후 테크의 창립자, PBS 프로그램 〈노바Nova〉 진행자

"우리는 의료 분야에서 상전벽해와 같은 혁명을 목격하고 있다. 이제는 낡은 패러다임이 더 이상 통하지 않을 것이다. 의사이자 과학자인 에릭 토폴은 이 혁명에 기여하는 동시에 이 혁명을 우리에게 설명해 주는 해설가 역할도 하고 있다. 그는 겉으로는 상관이 없어 보이는 분야에서 일어나는 놀라운 발전들을 하나로 엮어 설명해 줄 수 있는 몇 안 되는 인물 중 하나다. 그가 과학에서 일어난 복잡하기 이를 데 없는 발전을 간단하고 흥미로운 방식으로 설명하고, 미래에 대한 자신의 비전을 명확하게 제시한 덕분에 이 책은 더할 나위 없이 매력적인 책으로 탄생하게 되었다. 나는 이 책을 도무지 손에서 내려놓을 수 없었고, 이 책을 통해 정말 많은 것을 배웠다. 이 책 덕분에 앞으로 다가올 미래를 다른 관점에서 바라보게 되었다."

　　　　　　　　　　　　　　– 에이브러햄 버기즈Abraham Verghese, 《눈물의 아이들Cutting for Stone》 저자

"에릭 토폴은 미래 의료의 선구자이고, 미래는 지금 바로 우리 눈앞에 있다! 완전한 웰빙을 위해 이 책을 읽고 힘을 기르자!"

　　　　　　　　　　　　　　– 디팩 초프라Deepak Chopra

"심장혈관의 99%가 막히고 난 다음에 나는 1,200만 명의 독자를 거느린 잡지 〈맨즈 헬스Men's Health〉의 심장학 자문위원이자 예지력이 돋보이는 《청진기가 사라진다》의 저자 에릭 토폴을 내 주치의로 두고 그의 치유의 손길을 느꼈었다. 《청진기가 사라진 이후》에서 그는 자신의 치유력을 가장 효과가 좋을 대상, 즉 환자 자신들에게로 넓히고 있다. 지금 당장 시간을 내어 이 책을 읽으라. 그럼 나중에 본인부담금을 상당히 절약하게 될 것이다."

– 피터 무어Peter Moore, 〈맨즈 헬스〉 편집장

"에릭 토폴의 책은 오늘날 보건의료에서 일어난 가장 중요한 발전에 초점을 맞추고 있다. 바로 환자를 모든 것의 중심에 두는 일이다. 이것이야말로 가장 효과적이고 효율적인 혁신과 발전으로 나가는 길이고, 전 세계적으로 보건의료의 임상, 상품, 정책을 개혁할 수 있는 길이다."

– 알렉스 고스키Alex Gorsky, 존슨 앤 존슨 CEO

"에릭 토폴은 오늘날 의료계가 직면한 혼란과 도전을 분명하게 포착해 내고 있다. 보건의료의 혁명이 마침내 일어나고 있는 것이다. 이 혁명은 치료 결과를 향상시키는 데 그치지 않고 환자 개개인의 경험도 개선해 줄 것이다. 이 책은 모두가 읽어 보아야 할 필독서다. 의료의 임상과 미래가 정말로 뒤집어지고 있다."

– 존 켈리 3세John E. Kelly III, IBM 연구소장

"이 책에서 에릭 토폴은 보건의료의 새로운 시대를 정의할 수 있게 도와주고 있다. 새로운 시대에는 디지털 의료 기술의 급속한 도입으로 환자의 역할이 새롭게 진화하고 막강해질 것이다. 보건의료가 점점 틈새 없이 매끄러워지고, 소비자가 자신이 원하는 시간, 장소, 가치에 따라 의료에 접근할 수 있게 되리라는 그의 미래 비전에 전적으로 동의하는 바다."

– 그레그 와슨Greg Wasson, 월그린 CEO

"기술과 정보를 통해 자기결정권이 강화된 환자와 여전한 의료계 지배층 사이의 싸움이 점점 격해지고 있다. 이 싸움에 대해서라면 에릭 토폴만큼 잘 이해하는 사람이 없다. 그리고 그는 싸움의 승자가 누가 될지도 알고 있다. 이 책을 읽으면 여러분도 에릭 토폴과 한편이 되어 싸움에 나서게 될 것이다."

– 앤드류 맥아피Andrew McAfee, 《제2의 기계 시대The Second Machine Age》 저자

"이 놀라운 책을 통해 에릭 토폴은 사실상 우리에게 의료의 미래를 위한 처방전을 내놓았다. 그는 현재의 의료가 처한 도전을 요약해 보여 주고, 우리가 무엇을 어떻게 바꿀 수 있을지에 대한 강력한 비전을 보여 준다. 에릭 토폴은 내가 아는 그 어느 의사나 과학자보다도 더욱 효과적으로 미래를 설명한다. 만약 오늘날의 의료가 어떤지 알고 싶은 독자라면 이 책을 읽어 보아야 한다. 하지만 내일의 의료가 어떨지 알고 싶은 독자라면 반드시! 절대적으로! 이 책을 읽어 보아야 한다."

– 싯다르타 무케르지Siddharta Muhkerjee,

《암: 만병의 황제의 역사The Emperor of All Maladies》 저자

Contents

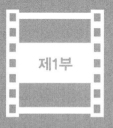

제1부

무르익은 혁명
Readiness for a Revolution

■■■■■

모든 환자는 자기가 선택한 분야,
즉 자기 자신과 자신의 삶에 있어서는 전문가다.
엠마 힐Emma Hill, 〈랜싯The Lancet〉의 편집자[1]

권력이 판매자에서 구매자로 이동하고,
환자가 담당하는 부분이 더 많아질 때 보건의료에 대한 불만은 더 줄어들 것이다.
데이비드 커틀러David Cutler, 하버드 대학교 응용경제학 교수[2]

수십억 명의 사람들이 이제 곧 인쇄기, 열람용 도서관, 학교, 컴퓨터 등을
손바닥 위에서 이용할 수 있게 되리라는 것은 결코 과장이 아니다.
에릭 브린졸프슨Erik Brynjolfsson, 앤드류 맥아피Andrew McAfee, 《제2의 기계 시대The Second Machine Age》[3]

서구 기계 문화의 모든 측면은 인쇄술에 의해 빚어졌지만,
현대는 전자미디어의 시대다. (…) 전자미디어는 파편화된 구텐베르크 인간Gutenberg man과
일체형 인간Integral man 사이를 가르는 변곡점을 이룬다.
마셜 맥루한Marshall McLuhan, 1996[4]

뒤집어진 의료

Medicine Turned Upside Down

오래전 1996년에 미국의 시트콤 드라마 〈사인필드 Seinfeld〉에서 '까다로운' 환자에 대한 이야기가 방영된 적이 있다.[5] 줄리아 루이스 드레이퍼스Julia Louis-Dreyfus가 연기한 일레인 비니스Elaine Benes가 피부에 발진이 생겨서 병원에 찾아갔더니 의사가 제대로 봐주지 않았다. 이유인즉, 일레인이 4년 전에 병원에 내원했을 때 이 의사에게 '까다로운' 환자로 찍혔었기 때문이다. 당시에 의사가 가운으로 갈아입고 피부에 생긴 점을 검사해 보자고 했지만 일레인은 말을 듣지 않았었다. 일레인은 이 일이 너무 망신스러워 차트에서 지우고 싶었지만 의사는 협조해 주지 않았다. 덕분에 오히려 '아주 까다로운' 환자라는 딱지만 더 붙었다. 그래서 일레인은 크레이머Kramer와 일을 꾸몄다. 크레이머가 박사 반 노스트랜드Van Nostrand로 위장해 들어가 차트를 훔쳐 오려 한 것이다. 하지만 이것이 오히려 화근이 되었다. 일레인은 진단도 받지 못하고, 차트도 얻지 못했을 뿐만 아니라, 크레이머도 의사를 사칭한 사람으로 의무기록에 낙인이 찍혔다. 이 이야기는 배꼽을 잡는 이야기였지만, 그와 동시에 식은땀이 흐르는 이야기이기도 했다. 의료와 관련된 생활의 한 단면을 보여 주고 있기 때문이다. (http://www.

youtube.com/watch?v=ZJ2msARQsKU 참조.)

　이제 테이프를 빨리감기해서 20년 후를 보자. 아직도 의사들은 환자들에게 까다로운 환자라는 딱지를 붙이고 있다.[6,7] 환자들은 '자신의' 질병과 몸에 대한 진료기록을 보관하거나 기록의 작성에 참여하는 것은 고사하고, 보통은 그 기록을 볼 수조차 없다. 그것을 위해 돈까지 지불했는데도 말이다. 똑같은 병을 두고 여러 명의 의사들과 상담해야 할 때도 종종 생기고, 내원 약속을 잡으려면 몇 주를 기다려야 할 때도 있다. 의사와 상담하는 시간도 상당히 제한적이어서 보통은 10분을 넘지 않는다. 그리고 그 시간 동안에는 의사와 눈이 마주치는 일도 별로 없다. 의사가 키보드를 두드리느라 정신이 없기 때문이다.[8]

　하지만 이제 새로운 의료 모델이 뿌리를 내리기 시작했다. 이 모델은 까다로울 것도, 어려울 것도 없는 편안한 모델이다. 일레인이 오늘 피부 발진을 검사받고 싶으면 그냥 스마트폰으로 그 사진을 찍고, 그 사진을 처리할 어플을 다운로드받으면 그만이다. 그럼 대부분의 의사보다 더 정확한 공인 컴퓨터 알고리즘이 몇 분 안에 피부 발진의 진단명을 문자메시지로 알려 줄 것이다. 이 문자메시지는 연고로 치료하라든가, 피부과 전문의를 찾아가 추가적으로 검사를 받으라는 등 다음에 필요한 단계도 구체적으로 콕 집어 준다. 일레인은 어플만 다운로드받으면 근처 피부과 병원의 평가 점수도 볼 수 있다. 한 번 진료받는 비용이 얼마인지, 심지어는 의사가 까다로운 사람인지 아닌지도 알 수 있다. 의사를 보면 일레인은 자기 진료기록의 복사본을 요구할 수도 있고, 내용을 검토하고 편집해 줄 것을 요구할 수도 있다. (특히 자기에게 잘못된 딱지가 붙어 있다면 말이다.)[9] 하지만 아마도 일레인은 아예 의사를 만나 볼 필요가 없을 가능성이 크다. 때와 장소를 가리지 않고 언제 어느 때든 즉각적으로 접근해서 자신의 질병에 대한 진단을 알아볼 수 있기 때문이다. 진료의 지연이나 불편, 불필요한 비용 등을 피할 수 있을 뿐만 아니라, 자기 차트를 훔쳐다 줄 누군가를 구할 필요도 없다.

이 두 가지 시나리오의 차이는 새로운 의료 시대의 본질을 보여 주고 있다. 이 시대에 힘을 불어넣는 것은 무선 디지털화unplugged digitization이며 스마트폰이 그 중추를 담당하고 있다. 우리는 이런 모델이 이미 소매업, 여행업, 식당, 유흥업, 은행, 그리고 거의 모든 산업 분야에 도입되는 것을 목격해 왔다.[10] 이런 분야는 모두 온디맨드on demand*이고, 요구만 하면 즉각적으로 실행에 옮겨진다. 이것은 그저 검색용 인공 뇌prosthetic brain나 인체 내장형 내비게이션 GPS를 갖는 것을 훨씬 뛰어넘었다. 거의 모든 분야에서 눈 깜짝할 사이에 일 처리가 끝나는 것이 당연한 것으로 자리 잡았다. 그런데 의료 분야만 예외다. 하지만 이제는 의료 분야도 이런 변화를 피할 수 없게 되었다.

최고의 진료를 받는 것은 아마존에서 무언가를 주문하는 것과는 판이하게 다를 수밖에 없다. 그저 책 한 권을 사는 것이 아니라 인생에서 가장 소중한 자신의 건강에 관한 이야기니까 말이다. 하지만 이 둘을 잇는 공통의 맥락은 정보와 개인화individualization의 힘이다. 우리는 개개인이 각자의 의학 자료와 그것을 처리할 계산 능력을 자신의 세상이라는 맥락 속에서 소유하는 시대를 열고 있다. 뛰어난 접근, 분석, 전송이 가능한 한 개인의 포괄적 의료 정보가 만들어질 것이다. 이는 지각 변동과도 같은 권력 이동의 장을 열어 결국 개인이 무대의 중심에 서게 할 것이다. 의사는 더 이상 의료의 신성함을 상징하는 존재일 수 없다. 영어에서 가장 강력한 여섯 마디

---

* 사용자의 요구에 따라 상품이나 서비스를 제공하는 것.

라는 별명이 붙은 "The doctor will see you now."[*][8]라는 말은 옛말이 될 것이다. 여전히 당신은 의사에게 진료를 받게 되겠지만 그 관계는 근본적으로 달라질 것이다.

한 시간이나 기다릴 필요도 없고, 밤낮을 가릴 필요도 없이 어느 때건 의사는 스마트폰 화면을 통해 당신을 진료해 줄 것이다.[8] 그 사람이 당신의 주치의는 아닐지라도 화상 진료를 통해 임상의 일부를 진행하는 명망 있는 의사일 가능성이 크다. 그리고 이런 의료상담에서는 원격으로 표준 신체검사도 일부분 진행하게 된다. 더 중요한 것은 이 상담에서는 당신의 데이터가 함께 공유된다는 점이다. 전자의무기록electronic medical records의 내용뿐만이 아니라 센서 측정치, 촬영 영상, 임상검사 결과, 유전체 서열에 이르기까지 전반적인 정보가 환자와 공유된다. 우리가 지금 이야기하고 있는 당신의 의학 자료는 테라바이트 단위의 막대한 양이 될 것이다. 언젠가는 당신이 엄마의 배 속에 있을 때부터 무덤에 들어갈 때까지의 모든 데이터가 개인 클라우드 저장소에 축적될 것이고, 잡음으로부터 의미 있는 신호를 탐색해서 질병이 생기기도 전에 그것을 예방할 준비를 마치게 될 것이다.

권력 이동

여기에는 당신의 그저 '작은' 빅데이터만이 아닌 더 큰 무언가가 작용하고 있다. "민주화democratization"라는 용어를 더 깊이 파고들어 보자. 민주화에는 '무언가를 모든 사람이 이용할 수 있게 하는 것'이라는 의미도 들어 있

---

* 의사 선생님께서 지금 진료해 주실 거예요.

다. 지금까지는 의학 자료의 흐름이 의사에게로 집중되어 있었다. 운이 좋은 환자는 임상검사 결과나 스캔 자료 같은 '자신의' 데이터를 우편으로 받아 볼 수 있었다. 하지만 그보다는 보통 달랑 그 결과(이를테면 '모두 정상으로 나왔습니다.')만 간호사나 간호조무사가 전화로 알려 주는 경우가 많고, 그나마 이런 경우마저도 흔치 않다. 정말로 운이 좋은 환자는(미국에서는 그 확률이 10분의 1도 안 된다.) 자신의 모든 데이터가 첨부파일로 들어 있는 이메일을 받기도 한다.

하지만 이제 세상이 변하고 있다. 환자들은 자신의 장비로 자신만의 데이터를 만들어 내고 있다. 이미 누구든 자신의 혈압이나 혈당은 제한 없이 측정할 수 있고, 심지어는 스마트폰으로 심전도까지 측정할 수 있다. 그 데이터는 즉각적으로 분석되어 그래프로 만들어져 화면에 표시되고, 새로 측정할 때마다 업데이트되며, 저장되었다가 개인의 재량에 따라 다른 사람들과 공유되기도 한다. 한 환자가 "저한테 심방세동이 있습니다. 이제 어떻게 해야 할까요?"라는 제목으로 보낸 심전도 이메일을 처음 받아 보는 순간 나는 세상이 변했음을 알게 되었다. 환자의 스마트폰이 그저 데이터를 기록만 하지 않고 분석까지 한 것이다! 스마트 알고리즘^{smart algorithm}이 이제 심장전문의인 나의 기술을 능가하고 있다. 이런 능력이 모든 사람들의 주머니 속에 들어가 있으면 사람들은 응급실을 찾거나 급하게 진료 예약을 할 필요가 없어질 수도 있다. 모바일장치로 가득한 우리의 무선 세상에서는 언제 어디서나 누구를 통해서든 진단을 내릴 수 있다. 아니면 기계를 통해서도.

나는 지난 2년 동안 곤경에 처한 비행기 승객을 돌보는 일을 세 번 겪었다. 그 경험은 나로 하여금 의료가 이미 달라졌다는 사실을 매우 실감하게 해 주었다. 첫 번째 비행기의 환자는 가슴에 불편한 느낌과 함께 땀을 흘리고 있었다. 나는 휴대폰 심전도를 이용해 그 사람이 실제로 심근경색을 겪고 있음을 확인할 수 있었고, 결국 비행기는 비상착륙하게 되었다. 스마트폰 센서와 응용프로그램만 있었더라면 내가 아니라 승무원이나 다른 승객 누구라도 똑같은 일을 할 수 있었을 것이다. 조금이라도 애매한 부분이 있었다면 비행기에서 지상의 의료 인력에게 심전도 기록을 무선으로 보내 도움을 요청할 수도 있었을 것이다. 다른 비행기에서 만난 두 번째 환자는 공황발작과 함께 호흡이 곤란해지고 맥박이 대단히 빨라진 젊은 여성이었다. 심전도를 통해 심방세동을 확인할 수 있었다. 맥박이 140회나 되었다. 그리고 환자에게 질문을 던져 보니 갑상선 기능 항진증이 있는 것이 분명해 보였고, 이 부분은 나중에 사실로 확인되었다. 이 여성은 대화를 통해 안심시켜 주고 손을 잡아 주는 것만으로도 상태가 호전되었다. 좀 더 최근에는 한 남성이 비행기가 이륙한 직후에 의식을 잃는 일이 발생했다. 날아가고 있는 비행기 안에서 나는 심전도, 혈압측정기, 혈액산소농도 센서, 고해상도 심장 초음파 영상 등으로 스마트폰 신체검사를 했다. 이 자료들을 종합적으로 검토한 결과 이 승객은 일시적으로 심장박동이 아주 느려졌던 것일 가능성이 크며 지금은 상태가 안정되어 있음을 알 수 있었다. 그래서 비행은 계속되었다. 승무원들은 탑승객들 중에 의사가 있는지 물어보기는 했었지만, 사실 의사가 없었어도 의학 자료를 수집할 도구들만 있으면 될 일이었다.

심장을 위한 도구만 있는 것이 아니다. 이제는 사실상 거의 모든 생리적 지표(예를 들면, 뇌파, 안압, 폐 기능, 기분[mood] 등)에 대해 센서가 개발되어 있다. 누구든 활력징후vital sign, 피부, 눈, 귀, 인후, 심장, 폐 등을 비롯한 신체검사의 여러 부분을 자신이 직접 해 볼 수 있다. 그리고 일상적으로 이루어지는 거의 대부분의 임상검사를 이제 곧 자신의 스마트폰을 통해 시

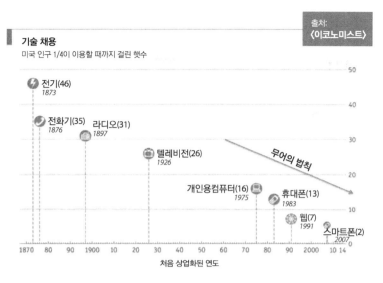

기술 채용
미국 인구 1/4이 이용할 때까지 걸린 햇수

전기(46)
1873

전화기(35)
1876

라디오(31)
1897

텔레비전(26)
1926

무어의 법칙

개인용컴퓨터(16)
1975

휴대폰(13)
1983

웹(7)
1991

스마트폰(2)
2007

처음 상업화된 연도

그림 1.1. 기술이 도입된 시기와 각각의 기술을 25%의 미국인이 사용하는 데까지 걸린 기간(괄호 속 수치와 y축) [출처: "Happy Birthday World Wide Web." *The Economist* (2014): http://www.economist.com/blogs/graphicdetail/2014/03/daily-chart-7.]

행해 볼 수 있게 될 것이다.

진정한 민주화로 평가받으려면 이것이 엘리트 집단이나 부유층만이 아니라 일반 서민들 사이에서도 널리 퍼질 수 있어야 한다. 이것은 분명 가능한 일이다. 스마트폰은 인류의 역사상 가장 급속하게 채용된 기술이다. 미국인 4명 중 1명이 휴대폰을 사용하게 되기까지는 13년이 걸렸지만 스마트폰을 이용하는 데는 겨우 2년밖에 걸리지 않았다.(그림 1.1) 사실 지금은 전세계 인구 4명 중 1명이 스마트폰을 사용하고 있다.[11] 하지만 지구상의 72억 5천만 명 이상의 인구 중 대략 20억 명만이 스마트폰을 사용하고 있다는 과제가 여전히 우리 앞에 놓여 있다.[11] 물론 스마트폰을 가진다고 다 해결되는 것은 아니다. 광대역 인터넷에 연결되어야 한다. 하지만 이것 역시 실현될 날이 멀지 않았다. 전 세계 사람들에게 무료 인터넷 서비스를 제공하기 위해 Internet.org와 다른 프로젝트들이 나서고 있다.[12]

다행히도 우리에게는 무어의 법칙[Moore's law]이 있다. 이제 우리는 스마트폰 하나에 20억 개의 트랜지스터를 집적할 수 있다. 그 덕분에 모두가 사용할 수 있는 민주화된 디지털의료의 실현에 필요한 기술의 비용이 기하급수적으로 낮아졌다. 앞으로의 의료에서 스마트폰을 중추로 만들어 줄 거의 모든 혁신들은 놀라울 정도로 가격이 저렴하다. 예를 들어 심전도 센서를 제조하는 데 드는 비용은 약 50센트* 정도다. 코드를 작성하고 개발하는 데 드는 비용을 제외하면 소프트웨어는 무료다. 스마트폰 가격은 놀라울 정도로 저렴해지고 있다. 별로 필요가 없는 부가 기능은 빠져 있지만 값비싼 스마트폰이 지닌 핵심 기능은 온전히 유지한 형태로 35달러 미만의 가격에 스마트폰을 생산하려는 프로젝트가 진행 중이다.[13-15] 따라서 팀북투[Timbuktu]** 같은 외딴 내륙지역이라도 모바일 신호만 잡히면 의료와 관련된 이 모든 일들을 수행할 수 있다. 실시간으로 바이오센서 지표[biosensor metrics]를 포착하고, 다양한 신체검사를 수행하고, 일련의 임상검사도 진행할 수 있다. 이것은 모든 사람을 위한 새로운 의료 모델을 전파할 수 있는 좋은 출발점이다. 어쩌면 전 세계적으로 끝없이 치솟는 보건의료 비용을 삭감할 수 있는 최고의 방법은 스마트폰과 인터넷 서비스를 구입할 여력이 없는 사람들에게 이것들을 저렴한 가격으로 공급하는 것일지도 모른다.

---

* 1달러를 환율 1,000원으로 계산하면 약 500원.
** 서아프리카의 말리 공화국 내 니제르 강가에 있는 도시.

똑똑한 스마트 환자의 등장

환자들은 본질적으로 대단히 똑똑하다. 환자들은 자신의 몸과 자신의 삶이 처한 맥락을 잘 알고 있고, 자신의 건강에 대해 그 누구보다도 큰 관심을 가지고 있다. 하지만 그렇다고 환자들이 건강 유지에 필요한 일들을 모두 올바르게 잘하고 있다는 의미는 아니다. 다만 무언가 잘못되었을 때 그런 문제점을 감지하는 데 대단히 뛰어나다는 의미다.[6,16-18] 하지만 보통 의사들은 똑똑한 환자를 좋아하지 않는다고 알려져 있다. 사실 최근에 의사들의 태도에 대해 조사한 연구에서는 다음과 같은 결론이 나왔다. "자신의 질병에 대해 심도 있는 지식을 갖춘 환자는 그들의 전문 지식이 일반적인 의료 상호작용에서 부적절한 것으로 보이면 곤란을 겪는다."[6]

하지만 이런 태도만으로는 더욱 똑똑한 환자들, 그리고 바라건대 더욱 협력적이고 똑똑한 의사들로 구성된 새로운 세대의 등장을 막지 못할 것이다. 사실 이들은 우리 주변에 이미 등장했다.(그림 1.2) 먼저 지네트 에르트만[Jeanette Erdmann]을 생각해 보자. 에르트만은 내 연구 동료로 지금 독일에서 살고 있고 자신의 사례 보고서인 "Forty-five Years to Diagnosis"***를 발표했다.[19] 네 살 때 에르트만은 자기가 또래의 다른 아이들보다 계단 오르는 속도가 훨씬 느리다는 것을 알아차렸다. 에르트만의 질병은 박사 학위 논문을 준비하고 있을 때 급격히 악화되었고, 나머지 인생 내내 밤마다 산소호흡기를 착용해야 할 지경에 이르렀다. 하지만 에르트만은 만 45세가 되어 '구글[Google]'을 통해 자신의 질병을 기술하는 검색어(근위축증[muscular dystrophy], 고관절 탈구[hip dislocation], 켈로이드 흉터[keloid scarring])로

*** 진단에 이르기까지의 45년.

검색해 본 후에야 아주 희귀한 질병에 대해 알게 되었다. 이것은 전 세계적으로도 사례가 300건이 채 되지 않는 질병으로 울리히 근위축증Ulrich muscular dystrophy, UMD이라고 알려져 있다. 유전체 과학자genomic scientist인 에르트만은 자신의 엑솜exome* 서열을 분석하여 자신이 UMD의 근본 원인으로 알려진 특정 돌연변이를 갖고 있음을 확인하였다.

두 번째로는 엘레나 시몬Elena Simon에 대해 생각해 보자. 시몬은 만 12세에 드문 유형의 간암섬유층판 간세포암(fibrolamellar hepatocellular carcinoma, FL-HCC)에 걸렸다.[20-24] FL-HCC에는 알려진 치료약이 없고, 당시에는 그 생물학적 기반에 대해서도 알지 못했다. FL-HCC는 매년 약 200명 정도의 젊은 사람들에게 발병되고 사망에 이르는 경우도 드물지 않다. 다행스럽게도 엘레나의 수술은 성공적이었다. 진단을 받은 지 4년 후 엘레나는 고등학교 과학 과제 수행을 위해 자신을 담당했던 외과 의사와 록펠러 대학교의 연구자들과 함께 연구를 진행했다. 이 연구를 통해 엘레나는 자신과 14명의 다른 환자들의 암 표본의 염기서열을 분석하였고, 결국 다른 유형의 암에 걸린 대조군에는 없지만 실험군의 모든 환자들에게는 존재하는 유전자 돌연변이를 발견하였다. 한마디로 이들이 암의 원인을 밝혀낸 것이었다. 이 발견은 효과적인 치료법 발견을 위한 첫 단추가 되어 줄 것이었다. 그 덕분에 엘레나는 2014년에 그 발견 내용을 일류 학술지인 〈사이언스Science〉에 발표했을 뿐만 아니라, FL-HCC에 걸린 모든 사람들을 전 세계적으로 이어 줄 웹사이트도 개발하게 되었다.

마지막으로 아기였을 때 또 다른 희귀한 질병이 발현된 그레이스 윌시Grace Wilsey에 대해 생각해 보자. "울지 않는 아이kids who don't cry"[25, 26a]라는 별명

---

* DNA 염기서열 중 단백질의 구성 정보를 담고 있는 모든 부분을 지칭하는 말.

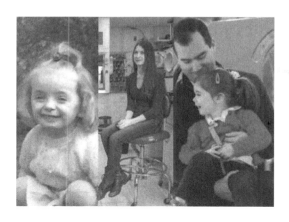

그림 1.2. 희귀한 질병을 가지고 있다가 분자진단(molecular diagnosis)을 받은 지네트 에르트만(왼쪽), 엘레나 시몬(가운데), 아빠 매트 윌시와 함께 있는 그레이스 윌시(오른쪽)

이 붙은 이 질병은 사실 훨씬 더 복잡한 병으로 근긴장도muscle tone의 상실, 발작seizure, 발달지체developmental delay, 간손상 등으로 이어진다. 윌시의 아버지 매트 윌시Matt Wilsey는 똑같은 병이 있는 다른 아이의 아버지와 함께 소셜미디어를 통해 비슷한 질병에 걸린 아이를 둔 여덟 가족을 찾아낼 수 있었고, 유전자 염기서열분석을 통해 이 질병의 근본 원인인 NGLY1 유전자의 돌연변이를 확인했다.[26b] 그 결과 여러 가지 잠재적 치료법이 개발되었고, 이것들은 현재 임상시험을 거치고 있다. 윌시의 아버지와 또 다른 아이의 아버지는 생물의학 학술지에 칼럼을 발표하여 의료를 바꾸어 놓을 힘을 갖고 있는 환자의 부모, 소셜미디어, 그리고 "틀을 벗어난 사람들individuals outside the box"에 주목할 것과 연구자와 의사들이 이것들을 무시하지 않을 것을 요청하였다.[26a] NGLY1 보고서의 주요 저자인 그레고리 엔스Gregory Enns는 이렇게 말했다. "이것은 우리가 임상의학을 대하는 방식에 완전한 변화가 찾아왔음을 상징한다."[27] 데이비드 커틀러David Cutler도 〈MIT 테크놀로지 리뷰MIT

Technology Review〉에 이렇게 적었다. "보건의료에서 제일 활용되지 못하고 있는 인력은 바로 환자다."[2] 이것은 민주화에 대한 요구다.

여기서 이 세 사람에 대해 언급한 것은 그저 이들이 공로를 인정받을 자격이 있기 때문만이 아니다. 이들은 모두 진단이 되지 않는 희귀한 질병을 가지고 있었고, 결국에는 유전자 분석을 통해 질병을 해독해서 정확한 분자진단을 가능하게 만들었지만, 여기에는 또 다른 중요한 공통의 맥락이 존재한다. 바로 연결성connectivity이다.[24] 지네트가 인터넷 검색엔진을 이용한 것, 엘레나가 FL-HCC에 걸린 사람들 여러 명을 한데 모을 수 있었던 것, 매트 월시가 다른 부모들과 함께 소셜미디어를 사용하여 자기 아이가 가진 질병의 근본 원인을 확실하게 밝혀낸 것 모두 이런 점을 잘 보여주고 있다. 우리가 실제로 서로서로, 그리고 기계와도 전자적으로 초연결성hyperconnected을 가지고 있다는 사실은 새로 등장하는 의료민주화 모델에서 또 하나의 핵심적 특성이다.

초연결성?

만약 사람들 사이의 전자적 연결electronic connectivity이 광범위하게 이루어져 있다는 사실에 조금이라도 의문이 든다면 페이스북Facebook을 생각해 보라. 페이스북이 시작된 해는 불과 2004년이었지만 현재 그 가입자 수는 13억 명에 이른다. 전 세계에서 가장 인구가 많은 중국의 인구와 대략 맞먹는 수치다. 그리고 이 수치는 계속해서 커지고 있다. 전 세계 인구 6명당 1명꼴로 페이스북에 가입되어 있다는 얘기다.

온라인 건강공동체online health community의 중요성을 과소평가해서는 안 된다.

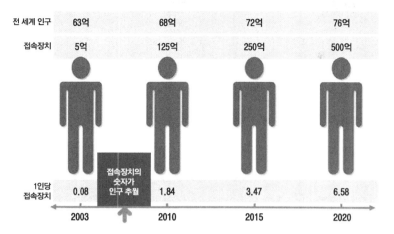

| 전 세계 인구 | 63억 | 68억 | 72억 | 76억 |
| 접속장치 | 5억 | 125억 | 250억 | 500억 |

접속장치의 숫자가 인구 추월

| 1인당 접속장치 | 0.08 | 1.84 | 3.47 | 6.58 |
| | 2003 | 2010 | 2015 | 2020 |

그림 1.3. 2003년에서 2020년까지 사물인터넷에서 접속장치의 부상에 대한 예측 [출처: D. Evans, "The Internet of Things: How the Next Evolution of the Internet is Changing Everything." Cisco Internet Business Solutions Group, April 2011, http://www.cisco.com/web/about/ac79/docs/innov/IoT_IBSG_0411FINAL.pdf. Courtesy of Cisco Systems, Inc. Unauthorized use not permitted. August 1, 2014.]

그 전형적인 사례가 페이션츠라이크미PatientsLikeMe다. 의사를 찾아갈 때 겪어야 하는 시간과 공간의 제약 없이 비슷한 질병을 갖고 있는 환자들이 연결되어 서로 배울 수 있게 되면 의료민주화의 또 하나의 중요한 차원이 드러날 것이다.

'사물인터넷Internet of Things, IoT'을 고려하면 이런 연결성은 더더욱 두드러진다. 이것은 사람들뿐만 아니라 무선으로 인터넷에 접속되는 장치들이 고삐 풀린 듯 성장하는 현상을 말한다. 2020년 즈음에는 접속장치connected device가 280억 개에서 500억 개에 이를 것으로 추정되고 있다.[28] 이 함축적 의미는 대단히 심오하다. 이것은 그저 네스트Nest의 스마트 온도계thermometer*

---

* 모바일을 활용하여 집 안의 온도를 조절하고, 에너지 효율성도 웹으로 확인할 수 있는 온도계를 말한다.

나 커넥티드 카connected car*만을 지칭하는 것이 아니다. 이런 성장의 상당 부분은 사실 센서 시장의 성장을 통해 이루어질 것으로 예측되고 있다. 특히나 의학 자료를 추적하는 착용형 센서wearable sensor가 주목받고 있다. 〈그림 1.3〉에 나와 있듯이 2020년이면 한 사람당 평균 여섯 개에서 일곱 개의 접속장치를 몸에 착용하고 있을 것으로 추정되고 있다. 이는 10년 동안 인구는 10%만 성장하는 데 반해 접속장치는 4배로 증가한다는 의미다. 사람과 기계 사이에서 이루어지는 접속성에서 나타나는 이런 인상적인 성장 속도는 의료민주화를 더욱더 개연성 있고 강력하게 만들어 줄 가공할 과학기술의 힘이다.

이들 접속된 의료 장비(나는 이것을 IoMT[Internet of Medical Things], 즉 의료사물인터넷이라 부른다.)는 그 정보를 의사나 간호사뿐만 아니라 다른 누구와도 공유할 수 있게 해 준다. 가족과도 공유가 가능하다. 이를테면 나이가 많은 사람이 자기를 돌봐 주는 딸과 정보를 공유할 수 있다. 아니면 동료들끼리도 공유가 가능하다. 이렇게 하면 친구들과 네트워크를 형성해서 누가 생리적 지표physiologic metrics를 제일 잘 관리하는지를 두고 '관리 경쟁managed competition'을 벌일 수도 있다. 이른바 "협력 경쟁coopetition"이다. 물론 기계나 알고리즘과 정보를 공유하여 데이터를 처리하고, 자동화된 피드백을 받아 볼 수도 있다.

초연결된 스마트한 환자가 직접 자신의 의학 자료를 만들어 내는 이 모든 움직임은 "의료가부장주의medical paternalism"에 대한 심각한 도전이다. 전통적인 권력 구조는 하향식이었다. 의사인 리처드 고든Richard Gordon은 《집 안의

---

* 정보통신기술과 자동차를 연결시킨 것으로 양방향 인터넷, 모바일 서비스 등이 가능한 차량을 말한다.
** 국내 미출간.

의사_{Doctor in the House}》**라는 소설에서 이렇게 적었다. "의사들은 스스로를 가장 진화한 인류라 여긴다."[18] 의사는 언제나 우두머리의 자리에 있었고, 그 자리는 오랫동안 "Doctor knows best."***라는 말로 묘사되어 왔다. 사실 의사가 지식을 제일 많이 갖고 있는 것은 사실일지도 모른다. 하지만 그렇다고 의사가 내 몸을 제일 잘 안다는 의미는 아니다. 새로운 모델에서는 정보가 더 이상 하향식으로 흐르지 않는다. 물론 자료와 정보가 그 자체로 지식은 아니다. 그리고 지식이라는 측면에서 보면 의사는 계속해서 지식의 공급자로 남아 있게 될 것이다. 더군다나 의사와 환자 사이의 관계에서 가장 핵심적인 부분은 바로 친밀감이다. 이것이 있어야만 환자는 자신의 비밀과 두려움을 의사들 앞에서 솔직히 드러낼 수 있고, 자신감을 높여 주고 치유를 북돋아 주는 의사의 솜씨를 경험할 수 있다. 이러한 친밀감은 양보할 수 있는 것이 아니고 결코 잃어버려서도 안 될 부분이다.

하지만 이 관계는 변하고 있고, 또 변해야만 한다. 새로운 모델을 비즈니스 세계에 비유하자면 환자는 최고운영책임자_{chief operating officer, COO}로 자리매김하고 있다. 보잘것없는 존재에서 고위 간부가 되었으니 놀라운 승진이다. 최고운영책임자는 몸에서 일어나는 '모든' 활동을 감독한다. 최고운영책임자는 정보통신기술팀의 정보를 비롯한 모든 관련 자료를 정확하고 신속하게 분석해서 다시 자신에게 직접 보고하게 만드는 일을 담당한다. 이 회사의 정보통신기술팀은 자료를 시각화하는 것을 무척 좋아해서 최고운영책임자를 위해 길거리 아이라도 이해할 수 있을 그래픽을 부지런히 만든다. 이런 그래픽 도구들은 그를 더 똑똑하게 보이도록 만들어 준다. 최고운영책임자는 정기적으로, 또 즉석으로 최고경영자_{chief executive officer, CEO}에

*** 내 몸은 의사가 제일 잘 안다.

게 보고한다. 여기서 최고경영자는 바로 의사다. 의사는 최고경영자가 되는 것을 좋아하지만 사실은 책임을 위임하기를 정말 좋아한다. 의사는 한꺼번에 여러 가지 일에 손을 대고 있기 때문에 정말로 중요한 일이 아니면 최고운영책임자가 알아서 처리해 주기를 바란다. 하지만 최고운영책임자가 알아서 처리할 수 없는 일이 일어난 경우 최고경영자는 기꺼이 귀를 열고 문제 해결에 필요한 지침과 경험, 지식, 지혜를 제공할 준비가 되어 있다. 그 밖에도 최고경영자는 소통과 멀티태스킹 양쪽에 탁월한, 친절하고도 다정한 경영자다. 최고경영자 역시 정보통신기술을 무척 좋아한다. 모든 사람이 컴퓨터 자원을 최대로 활용할 때 자신과 회사의 성과가 크게 향상된다는 것을 알기 때문이다.

어떻게 이룰 것인가

《청진기가 사라진다The Creative Destruction of Medicine》*29라는 책에서 나는 의료가 디지털화되리라는 점과 우리가 인류를 디지털화할 수 있는 새로운 능력을 갖추었다는 점을 집중적으로 분석했다. 하지만 이는 의료민주화와는 한참 거리가 있는 얘기다. 와엘 고님Wael Ghonim은 《레볼루션 2.0Revolution 2.0》**에서 이렇게 적었다. "The power of the people is greater than the people in power."***30 그의 책은 스마트폰과 소셜미디어 덕분에 가능했던 '아랍

---

* 박재영 · 이은 · 박정탁 옮김, 청년의사, 2012.
** 이경식 옮김, 알에이치코리아, 2012.
*** 민중의 힘은 권력자의 힘보다 강력하다.

의 봄the Arab Spring' 중에서 이집트와 관련된 부분을 다룬 것이지만, 이 주장은 이제 분명 의료 분야에도 똑같이 적용되고 있다. 각각의 사람들이 진료 기록, 주석, 임상검사, 촬영 영상, 체학體學, omics****, 센서 등을 포함하는 자신의 의학 자료와 정보 전체를 소유하고, 또 그 자료와 정보를 만들어 내는 일에 참여할 때. 그리고 개인정보 보안이 완벽히 보장되어 자신의 신원이 탄로 나거나, 자신의 자료가 다른 데로 팔리거나 오용되지 않으리라 확신할 수 있을 때. 사람들이 의사들과 대등한 위치에서 완전하게 존중을 받을 때, 사람들이 이제 주눅들지 않고 올바른 질문을 던지고, 과정을 주도하고, 선택을 내릴 수 있을 때. 사람들이 클라우드, 슈퍼컴퓨팅, 원격의료 telemedicine에 전면적으로 접근할 수 있고, 치료 결과·비용·순위 평가 등과 관련해서 의사와 병원에 대한 자료가 완전히 투명하게 공개될 때. 그리고 이 모든 것이 전 세계 어느 곳에서든 보통 사람들을 위한 것일 때. 이 모든 것이 현실이 되었을 때 이는 그저 의학적 권한의 부여에서 끝나지 않고, 의학적 해방으로 자리매김할 것이다.

우리는 이 책에서 민주화에 대해 깊숙이 파고들 것이다. 이 책은 총 3부로 나뉘어 있다. 제1부에서 우리는 변화의 역사적 선례인 구텐베르크로부터 의료가부장주의와의 유사점을 살펴보며 우리가 뒤에서 살펴볼 한 유명 인사처럼 자신의 의료를 책임질 수 있게 되었을 때 어떤 새로운 태도가 필요할 것인지에 대해 탐구할 것이다. 제2부에서는 우리가 새로 습득한 자료와 정보를 다루면서 맞이하게 될 도전과 기회를 살펴볼 것이다. 자기만의

**** 생명체를 네트워크로 인식하고 그 네트워크 구성물 간의 상호작용과 전체적인 새로운 행동 등을 연구하여 생물학을 총체적으로 이해하고, 각 부분들의 관련성으로부터 새로운 지식을 대량으로 창출하는 새로운 연구 방법론.

정보 체계, 자기만의 임상검사, 자기만의 스캔 영상, 자기만의 진료기록, 투약, 비용, 의사와의 상호작용 등이 무슨 의미인지 철저하게 검토할 것이다. 제3부에서는 이런 거대한 변화가 미칠 영향에 대해 전반적으로 살펴볼 예정이다. 미래의 병원에서 필요해질 것에 대하여, 대규모 의학 자료를 공개적으로 공유하는 동시에 사생활 및 보안과의 올바른 균형을 어떻게 찾을 것인지에 대하여, 질병을 미연에 방지하고 세상의 장벽을 낮추고 우리 각자를 의학적으로 해방시킬 수 있는 능력에 대해서도 살펴보겠다.

1450년에는 유럽 전체 인구 중 글을 읽을 줄 아는 사람이 8% 미만이었고, 독서는 오직 소수의 엘리트만을 위한 것이었다. 요하네스 구텐베르크 Johannes Gutenberg는 인쇄술뿐만 아니라 인류의 정신과 보통 사람들까지도 해방시켰다. 더 이상 독서는 고위 성직자 등 엘리트만의 전유물이 아니었다. 평범한 사람들도 책이나 온갖 형태의 인쇄물을 접할 수 있게 됨에 따라 이 세상은 사상 유례가 없는 방식으로 민주화되었다. 지식은 그 어느 때보다도 폭넓게 전파되었다. 활자 덕분에 문화는 인류 역사 그 어느 때보다도 큰 변화를 이룰 수 있었다.

"미디어의 철학자the metaphysician of media"로 불렸던 마셜 맥루한Marshall McLuhan은 1969년에 구텐베르크에 대해, 그리고 그가 현대적 삶의 사실상 모든 부분이 인쇄기의 직접적인 결과물이라고 생각하는 이유에 대해 질문을 받았다.[4] 그는 이렇게 말했다. 첫째, 책 인쇄의 기계화는 그 이후로 이어지는 모든 기계화에서 청사진으로 작용했다. 활판인쇄술은 최초로 균일한 재현이 가능한 생산품이 되었고, 이는 결국 최초의 조립라인이자 최초의 대량생산 공정인 헨리 포드의 자동차 공장으로 이어졌다. 더군다나 활판인쇄술은 읽고 쓰는 능력을 널리 퍼지게 만들었다. 이는 생산 과정과 판매 과정만 변화시킨 것이 아니라 교육에서 도시 계획, 그리고 산업주의 그 자체에 이르기까지 다른 모든 삶의 영역들을 바꾸어 놓았다. 이제(1969년) 그는 다음과 같은 급진적인 결론을 내리며 또 하나의 변화를 바라보았다.

> 서구 기계 문화의 모든 측면은 인쇄술에 의해 빚어졌지만, 현대는 전자미디어의 시대다. 전자미디어의 시대는 인쇄술에서 유래한 기계적 소비 사회 mechanical consumer society와는 판이하게 다른 환경과 문화를 구축한다. 인쇄술은 인간을 자신의 전통적인 문화 지형cultural matrix으로부터 분리시키며 그와 함께 개인들을 하나씩 차곡차곡 쌓아 올려 국가와 산업강국이라는 거대한 복합체를 만드는 법을 보여 주었다. 서구의 활판인쇄술이라는 최면 상태는 오늘날까지도 이어지고 있지만, 전자미디어가 드디어 우리를 그 최면으로부터 깨어나게 하고 있다.[4]

만약 마셜 맥루한이 오늘날까지도 살아 있었다면 우리가 의료 분야에서 그와 비슷한 변곡점에 서 있다고 생각했을 것이다. 다만 이번에는 구텐베르크의 인쇄기 대신 스마트폰이 그 자리를 대신하고 있다. 자신의 의학 자료를 소유하고 이해하는 사람의 백분율은 아직 한 자리 수치에 머물고 있지만 정보가 동등하고 평등하게 공유되어 그 결과 당신이 '의사결정자decision maker'로 나설 수 있는 새로운 가능성이 펼쳐지고 있다. 그러나 의료 분야의 가부장적 경향은 아직도 완고하게 버티고 있다. 이제 이런 경향은 어디서 왔으며, 그것에 대해 우리가 할 수 있는 일은 무엇인지 알아보자.

■■■■■

의사가 내 몸을 제일 잘 아는 존재이고 환자는 그런 의사를 만나 다행이라 느꼈던
가부장적 의료의 시대는 막을 내렸다.

마이클 스펙터^{Michael Specter}, 〈뉴요커^{New Yorker}〉, 2013[1a]

부패할 수밖에 없는 자신의 운명을 받아들이기를 이렇게 거부하는 것은
의사로 임명되었다 한들 결국에는 똑같이 죽을 운명인 사람을
맹목적으로 믿는 것만큼이나 현실적이지 못한 일이다.

홀리 브루바흐^{Holly Brubach}, 〈뉴욕타임스^{New York Times}〉, 2014[1b]

명성중심의학
Eminence—Based Medicine

- 가부장주의의 오랜 역사 -

킴 굿셀Kim Goodsell을 만나 보자. 굿셀은 근래에 내가 만나 본 환자들 중 가장 흥미로운 환자였다. 활기차고, 운동을 좋아하고, 야외 활동을 좋아하고, 놀라울 정도로 힘이 넘치는 굿셀은 20대와 30대에는 철인 삼종 경기로 세계 순위를 다툴 정도였다.(그림 2.1)[2-5a] 하지만 굿셀의 의학적 병력은 신체 외모와는 상황이 판이하게 다르다. 16년 전에 굿셀은 심장부정맥으로 쓰러졌다가 심폐소생술로 살아났다. 포괄적인 정밀 검사가 이루어졌고 그 결과 부정맥유발성 우심실 형성이상arrhythmogenic right ventricular dysplasia, ARVD이라는 아주 드문 심장 질환을 앓고 있음이 밝혀졌다. 이 질환은 10,000명당 1명꼴로 발생하고, 보통은 40세가 아니라 청소년기에 발병한다. 하지만 굿셀이 처음 돌연사의 고비를 넘겼을 때의 나이는 40세였다. ARVD는 심장 근육, 특히나 우심실의 심장 근육에 처음에는 지방조직이, 그리고 뒤이어 섬유성 조직이 침윤되어 생기고, 일반적으로는 소위 상염색체 우성 질환으로 유전된다. 한마디로 매 세대마다 이 질환이 등장한다는 소리다. 하지만 굿셀의 가족에게는 돌연사나 심각한 심장리듬 이상의 가족력이 없었는데도 불구하고 굿셀의 담당 의사는 ARVD 진단에 따라 치료하였다. 굿

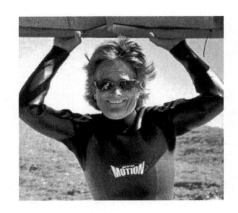

그림 2.1. 킴 굿셀

셀은 삽입형 제세동기internal defibrillator를 심장에 심었다. 이 장치는 심각한 심실부정맥이 일어날 경우 이를 감지하여 내부 쇼크를 일으켜 심장리듬을 정상으로 돌려 주는 역할을 한다.

안타깝게도 굿셀은 지난 10년 동안 심실성빈맥ventricular tachycardia이 여러 번 재발되어 제세동기의 쇼크를 몇 번이나 받아야 했다. 이것은 일반적으로 생각하는 것보다 훨씬 충격이 크다. 장치가 쇼크를 발생시킬 때마다 굿셀은 완전히 의식이 있는 상태였다. 이것은 마치 2×4인치의 각목으로 가슴 부위를 후려치는 듯한 느낌이 든다. 믿기 어려울 정도로 무섭고, 고통스럽고, 정서적으로도 대단히 절망적이다. 그럼에도 굿셀은 수백 킬로미터 코스의 자전거 여행을 하는 등 대단히 활발한 생활 방식을 계속 이어 갔다.

그러다가 상황이 더 나빠졌다. 5년 전부터 근력 저하와 함께 새로운 신경학적 증상들이 여럿 나타난 것이다. 식사에 필요한 도구들도 잡고 있을 수 없었다. 걸음걸이도 너무나 불안정해져서 걷기가 힘들었다. 다리에 저리는 느낌이 심했고, 종아리 근육에 위축증이 왔다. 이런 증상들 때문에 메이요 클리닉Mayo Clinic을 찾았고, 결국 희귀한 질병인 2형 샤르코-마리-투스 Charcot-Marie-Tooth, CMT로 진단을 받았다.

유형을 따지지 않으면 일반 대중에서 CMT의 발병률은 대략 2,500명당 1명꼴이다. 그리고 ARVD와 마찬가지로 이것 역시 성인 초기에 주로 발현되는 유전 질환이다. 하지만 굿셀의 친척들 중에는 ARVD 증상을 가진 사람도 없었을뿐더러, CMT나 다른 신경학적 장애를 가진 사람도 없었다. 그래서 굿셀은 왜 자기에게 이런 희귀한 질병이 두 개나 생겼을까 궁금해졌다. 간단하게 산수를 해서 1/10,000에 1/2,500을 곱하면 0.00000004라는 값이 나온다. 이 정도면 100만 명당 1명꼴도 아니고 그보다 훨씬 낮은 확률이 나온다. 1억 명당 4명꼴이다. 이 확률은 소행성과 충돌할 확률보다도 훨씬 작은 값이다. 어떻게 이런 희귀한 병에 그것도 두 개나 동시에 걸릴 수 있느냐고 의사에게 물었더니, 그저 운이 나쁜 것일 뿐이라는 대답이 돌아왔다.

굿셀은 '그저 운이 나빠서'라는 말을 믿지 않았다. 그래서 굿셀은 어떤 의학적 배경지식도 갖추지 못한 상태였지만 자기 질병의 근본 원인을 찾아내기 위한 2년간의 조사 작업에 착수했다. 인터넷에서 찾아낸 자료들을 빠짐없이 꼼꼼히 읽으며 수많은 시간을 보냈다. 그중에는 대단히 기술적이고 난해한 논문들도 포함되어 있었다. 대학생 때 배운 교양생물학 말고는 공식적인 과학 분야 배경지식이 없었기 때문에 유전학을 상당 부분 독학으로 배웠다. 그래서 나중에는 검토하는 자료에 등장하는 특정 유전자나 분자경로도 힘들이지 않고 찾아볼 수 있는 수준에 도달했다. 그리하여 결국 굿셀은 LMNA라고 불리는 유전자에서 일어나는 희귀한 돌연변이를 찾아냈다. 이 돌연변이는 그녀의 심장에 생긴 문제와 신경계에 생긴 문제를 하나로 묶어 주는 돌연변이였다. 굿셀은 메이요 클리닉으로 돌아가 자신의

DNA에서 이 특정 유전자 부위의 서열을 분석해 줄 것을 요구했고, 굿셀이 실제로 그 돌연변이를 갖고 있음이 밝혀졌다. 이 돌연변이와 거기에 관여하는 생물학적 경로에 대해 알고 있던 굿셀은 그에 맞추어 식생활을 개선했고, 덕분에 신경학적 증상들 중 일부는 경감시킬 수 있었다.

이것은 대단히 복잡하게 조합된 희귀한 유전 질환들의 근본 원인을 환자 본인이 직접 진단해 낸 아주 놀라운 사례다.[5b] 몇 년 전만 해도 이런 일은 불가능했었다. 최근에 들어서야 인간의 유전체genome 서열과 돌연변이에 대한 지식이 이런 사례를 해결하는 데 잠재적인 도움이 될 만큼 충분히 축적될 수 있었다. 이것은 모든 과학 문헌과 유전학 데이터베이스에 접근할 수 있기에 가능한 일이기는 했지만 이 일을 가능하게 만든 진짜 동력은 굿셀 자신이었다. 굿셀 외에는 그 누구도 자신의 질병에 대해 이토록 큰 관심을 기울일 수 없었고, 두 질병을 하나로 묶는 진단은 없다는 의사의 권위적인 말도 거부할 수 없었다. 더군다나 요즘에는 환자가 정보에 의문을 표시하거나 의사의 지시에 문제를 제기하는 경우가 점점 흔해지고 있다. 사실 의사라는 직업이 시작될 때부터 극단적인 가부장주의가 있었다는 증거가 있다. 그리고 여러 가지 형태로 그러한 전통이 현재까지도 이어지고 있다. 하지만 소비자가 계속적으로 억압당하고 2등 시민 취급을 받는 한 의료는 앞으로 전진할 수 없을 것이다. 가부장주의는 우리의 발목을 붙잡고 있는 가장 결정적 요인이기 때문에 그 뿌리를 이해하는 것이 궁극적으로는 그것을 극복하는 데도 도움이 될 수 있다.

내 몸은 의사가 제일 잘 안다?

기원전 2600년으로 거슬러 올라가 보자. 고대 이집트 의학의 가장 중요한 인물인 임호테프Imhotep는 최초의 의사 중 한 명으로 여겨지고 있다. 그는 또한 지위가 높은 사제이기도 했다.[6]

"의학의 아버지"라 일컬어지는 고대 그리스의 의사 히포크라테스Hippocrates는 여러 가지 질병의 이해에 길이 남을 공헌을 하였고, 의학에서 전문성이 반드시 필요함을 역설하였다.[7] 그는 또한 질병은 초자연적인 힘에 의한 것이 아니라 자연적 환경 때문에 생기는 것이라 이해하였다. 그는 "cancer암. karkinos, '게(crab)'에 해당하는 그리스어에서 유래"라는 말을 처음으로 사용하였으며 유방, 피부, 혀, 턱 등 표층에 생기는 여러 가지 유형의 암에 대해 기술하였다. (그 시대에는 사람 몸속으로 들어가 보는 일이 없었다.)

암에 대해 그는 이렇게 적었다. "이것은 치료하지 않고 그대로 두는 것이 낫다. 그래야 환자가 더 오래 살기 때문이다." 손톱을 늘 같은 길이로 유지했다고 알려진 히포크라테스는 의사들이 몸단장을 철저히 하고, 환자들에게 친절하고, 도덕성을 높게 유지할 필요가 있음을 역설하였다. 하지만 그는 의학의 아버지이면서 또한 의료가부장주의의 아버지이기도 했다.[8-11] 그는 자신이 생각하는 의사와 환자 사이의 관계를 가감 없이 그대로 표현하였으며 의사는 "환자가 앞으로 처하게 될 상태나 현재의 상태"를 포함하여 대부분의 내용을 환자로부터 숨겨야 한다고 적었다.[12] 히포크라테스는 의약 조제법은 환자들이 알지 못하게 비밀에 부쳐야 하며, 이러한 지식은 의사들만 알고 있어야 한다고 생각했다.

직업윤리 규정의 전형인 그 유명한 '히포크라테스 선서'에서 그는 이렇게 적었다. "계율과 구두 지시, 그리고 다른 모든 배움을 내 아들과 나를 가르쳐 준 스승의 아들, 그리고 의학의 법률에 따라 맹세를 하고 계약을 맺은 학생들과는 함께 나누되 그 외의 사람들과 나누지는 않는다."[13] 쿠르츠Kurtz는 자신의 글 "고지에 입각한 동의의 법칙The Law of Informed Consent"에서 다음과 같이 요약하였다. "히포크라테스 선서는 환자의 치료와 관련된 의사와 환자 사이의 소통에 대해서는 완전히 침묵하고 있다."[12] 로버트 비치Robert Veatch는 《환자여, 스스로 치유하라Patient, Heal Thyself》*에서 이것을 두고 "환자를 이롭게 한다는 히포크라테스식 가부장주의 원리"라며 혹독하게 비난했다. 즉, 환자에게 진실하지 않음으로써 그들의 권리를 해치고 있다는 것이다. 〈뉴 리퍼블릭New Republic〉은 비치의 책을 리뷰하면서 한발 더 나아가 히포크라테스 선서를 비판한다. "오늘날까지도 숭배되며 암송되고 있는 히포크라테스 선서는 분명 가부장주의의 빌미를 제공해 주고 있다. 물론 치유자가 환자에게 없는 지식과 기술을 항상 소유하고 있었다는 단순한 사실만으로도 이러한 태도는 그 전부터 이미 고양되고 있었고, 현재까지도 마찬가지인 상황이다."[14] 의대생들은 오늘날에도 이 히포크라테스 선서를 암송하고 있다.[15]

"침묵silence"이라는 용어는 의사와 환자 사이의 관계를 역사적으로 검토할 때 자주 등장한다. 제이 카츠Jay Katz의 영향력 있는 책《의사와 환자의 침묵의 세계The Silent World of Doctor and Patient》**의 제목은 제대로 고지를 받지 않아 의사 결정 과정에 참여하지 못하는 환자를 통해 드러나는 가부장주의를 기술하고 있다.[9] 카츠는 다음과 같이 주장하며 히포크라테스가 《데코럼Decorum》***

---

* 국내 미출간.
** 국내 미출간.
*** 국내 미출간.

에서 어떻게 은폐를 강조하고 있는지 지적한다. "의사와 환자 사이의 관계 속에 만연한 침묵은 환자가 자기 스스로 결정을 내릴 수 있는 권리에 대해 의사들이 무심하다는 것을 반증하고 있다." 그리고 "환자는 의학의 신비를 이해하지 못하기 때문에 의사결정의 짐을 의사와 함께 짊어질 능력이 없음을 강조"하는 바람에 히포크라테스는 환자에게 모든 사실을 솔직히 밝히거나 환자의 동의를 받아야 할 필요성을 무시하고 말았다.[16]

히포크라테스는 의사들에게 환자들을 아랫사람 다루듯 대하도록 가르치기는 했지만 의사들의 힘에 한계가 있다는 것을 분명하게 이해하고 있었다. 심지어 그는 이런 글도 남겼다. "신이야말로 진정한 의사다."[17] 그럼에도 그는 "만약 의사가 치료 가능한 병을 치료하고, 치료 불가능한 병도 치료하겠다고 약속하지 않는다면"[16] 환자들은 그 의사를 세상에서 제일 형편없는 의사라 생각할 것이라 믿었다. 플라톤도 그와 비슷하게 의사가 환자를 치료할 때는 선하고 고귀한 목적을 위해 거짓말을 하는 것은 괜찮다고 생각했다.[18]

비치는 《환자여, 스스로 치유하라》에서 진실을 말하거나, 혹은 말하지 않아야 할 의사의 의무에 대해 언급했다.[8] 그는 다음과 같이 적었다. "여러 세기에 걸친 가부장적 의료에서 히포크라테스식 의사 윤리에서는, 진실을 밝히는 것이 환자에게 득이 될지 해가 될지를 의사가 평가할 것을 요구하고 있다. 만약 진실을 밝히는 것이 환자에게 도움이 되지 않는다고 생각되면 완곡한 표현이나 전문용어를 사용하거나, 그냥 거짓말을 통해 진실을 숨기는 것이 의사의 의무였다."[19]

히포크라테스에 의해 확립된 모델은 그 후로 여러 세기에 걸쳐 강화되었다. 카츠는 중세 시대 의사와 환자 간의 관계를 다음과 같이 요약한다. "환자는 의사를 존경해야 한다. 의사들은 신으로부터 그 권위를 받았기 때문이다. 환자는 의사를 믿어야만 한다. 환자는 복종을 약속해야만 한다."[9] 이 주장을 뒷받침하기 위해 카츠는 의사들의 글로부터 여러 가지 기이한 사례들을 찾아냈다. 이를테면 18세기 후기에 나온 다음과 같은 글이다. "신께서 의사를 창조하였으므로 마땅히 의사를 존중해야 한다. 그러니 그가 주는 물약을 조금도 망설이지 않고 받아 마셔야 할 일이다."[17] 19세기에 아랍의 한 의사는 다음과 같이 적었다. "의학의 기술을 비난하는 자는 고귀한 창조주이신 알라신의 행동을 비난하는 것이나 마찬가지다."[17] 또한 19세기에 한 유대인 의사는 다음과 같이 적었다. "확신이 서지 않더라도 환자를 안심시키며 안전하다고 말해 주어라. 이렇게 함으로써 당신은 그 환자의 심신을 강화시켜 줄 수 있다."[20] 이렇게 말한 장본인인 의사 아이작 이스라엘리Isaac Israeli는 같은 의사들에게 다음과 같이 말하며 까다로운 환자들은 상대하지 말라고 촉구했다. "행여 환자가 당신의 지침에 복종하지 않거나, 환자의 하인이나 집안사람들이 당신의 지시를 성실하고 신속하게 따르지 않거나, 당신을 제대로 존중하지 않는다면 치료를 계속하지 말라."[20] 요즘 하는 소리하고 똑같다! 11세기에 의료에 대해서 다렘버그Daremburg는 다음과 같이 적었다. "떠나면서 의사는 환자에게 병이 나을 것이라고 약속해 줘야 한다. 하지만 병상 주변에서 환자를 돌보는 이들에게는 환자의 병환이 위중하다고 분명하게 얘기해 두어야 한다. 이렇게 해 두면 만약 환자가 회복될 시 의사의 명성이 올라갈 것이고, 행여 환자가 죽더라도 의사는 이미 예상했던 결과라고 말할 수 있기 때문이다."[16] 14세기 프랑스의 한 외과 의사도 자신의 선조들과 뜻을 같이했다. "외과 의사는 (…) 환자가 병세를 견뎌낼 수 있고, 짧은 기간 동안 외과 의사의 말을 잘 따르기만 한다면 곧 완쾌될 것이고, 앞서 지적했던 모든 위험을 빠져나갈 수 있으리라고 약속해 주어야 한다. 이렇게 함으로써 좀 더 쉽고 신속하게 치유될 수 있다. 환자가 반항적이면 치료 결과가 성공적이기 힘들다."[21]

히포크라테스 이후로 약 2천 년 후인 16세기와 17세기가 되어서야 사무엘 드 소르비에르Samuel de Sorbiere, 존 그레고리John Gregory, 그리고 그 후로 토마스 퍼시벌Thomas Percival과 같은 의사들이 등장해서 환자들도 그들의 치료에 있어 자신의 목소리를 낼 수 있다고 인정하기 시작했다. 하지만 그렇다고 이런 태도가 흔한 것은 아니었다. 미국 건국의 아버지이자 미국 정신과학의 아버지로 인정받고 있는 박사 벤자민 러쉬Benjamin Rush는 "의사는 자기 환자의 취향에 너무 휘둘려서는 안 된다. (…) 별로 중요하지 않은 문제에 대해서는 환자들에게 양보할 수도 있지만, 생명과 직결된 문제에 대해서는 완고하게 권위를 유지해야 한다."[12]고 쓴 바 있다. 이것은 소위 '계몽주의의 시대'에 쓴 글이다.[22] 흥미롭게도 러쉬는 피뽑기 치료bloodletting를 극단적으로 자주 사용했던 것으로 알려져 있다. 이 치료법은 아주 드문 경우를 제외하고는 환자에게 전혀 도움이 되지 않는다. 만약 환자가 이질이나 암의 치료법으로 피뽑기를 사용하는 데 반대했다면 러쉬 같은 가부장주의자는 그런 반대를 무시했을 것이다.

'가부장주의 시대Age of Paternalism'는 수천 년이나 지속되었다.[23] 마크 시글러Mark Siegler는 의학 학술지 〈내과학기록Archives of Internal Medicine〉에서 이 기나긴 시대의 핵심을 이렇게 묘사했다. "'내 몸은 의사가 제일 잘 안다doctor knows best'라는 이 의료 모델은 의사의 의료 기술과 도덕적 위상에 대한 신뢰가 그 전제 조건이었고, 치유자에게 부여된 마법의 힘에 의해 지탱되었고, 환자의 의존성과 의사의 지배를 특징으로 했다."[23] 많은 이들은 오늘날에도 우리가 이 모델을 포기하지 못하고 있다고 말한다.

현대의학의 상당 부분은 그 뿌리를 고대 그리스에 두고 있다. 따라서 의사를 나타내는 상징 역시 그 시대에 기원을 두고 있다고 해서 놀랄 일은

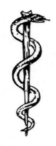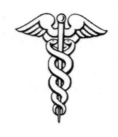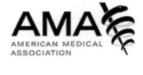

그림 2.2. 의사의 상징 카두케우스의 진화 과정. 미국의사협회에서도 이 상징을 채택했다 [출처: (왼쪽) 및 가운데) "Caduceus," Wikipedia, 2014년 8월 13일에 접속, http://en.wikipedia.org/wiki/Caduceus, (오른쪽) "History of AMA Ethics," American Medical Association, 2014년 8월 13일에 접속, http://www.ama-assn.org/ama.]

아니다. 이 상징은 카두케우스caduceus*라고 하는데 모양을 알아보기는 쉽지만 그 의미를 정의하기가 쉽지 않아서 논란을 일으켜 왔다.[24] 원래의 상징은 사실 그리스 의약의 신이자 아폴로의 아들인 아스클레피오스Aesculapius의 곧게 선 지팡이 주위를 뱀 한 마리가 휘감고 있는 모습이었다. '믿음의 시대Age of Faith'에 신이 아스클레피오스를 의사로 임명하였기 때문에 많은 사람들은 카두케우스가 의료의 신성한 속성을 상징한다고 생각하였다. 그러다가 혼자 있던 뱀이 짝을 얻어 두 마리가 함께 지팡이를 휘감게 뒤었고, 올림포스의 신이자 상업의 수호자인 헤르메스를 상징하는 날개가 덧붙여졌다. 1800년대 중반에 이 버전의 카두케우스가 미 육군병원에 등장하기 시작해서 미 육군 의무대의 상징을 만드는 데도 사용되었다. 미국의사협회 American Medical Association, AMA에서는 원래 형태의 아스클레피오스 지팡이를 상징으로 채택했다. 이 상징이 원래 의사가 신과 같은 속성을 가지고 있음을 암시하고 있다는 점과 미국의사협회와 더불어 수많은 의사들이 고대로부

---

* 그리스 신화에 나오는 헤르메스의 지팡이로, 두 마리의 뱀이 감긴 꼭대기에 두 날개가 있다.

터 물려받은 가부장주의의 전통을 고려하면 이 상징을 채택한 것은 참으로 적절하다고 할 수 있다.

미국의사협회

미국의사협회는 1847년에 창립되었고, 웹사이트에 따르면 그 후로도 160년이 넘도록 미국의사협회의 의료윤리강령Code of Medical Ethics은 '임상 의사들을 위한 권위 있는 지침'이었다.[25] 그만큼 오랫동안 '권위적'이었던 것이다.

미국의사협회는 2010년을 기준으로 215,000명 이상의 회원을 거느린 미국 최대의 의사 전문가 조직이지만 회원들 중 3분의 1은 의대생이나 아직 본격적인 진료 행위를 하지 않는 레지던트로 구성되어 있다. AMA는 10만 명이 넘는 의사 회원을 거느리고 있지만 진료 행위를 하는 전체 의사의 15%만을 대표하고 있다.[26] 미국의사협회가 미국 의사들 중 75% 정도를 회원으로 거느리고 있었던 1950년대와 비교해 보면 상당히 감소된 규모다. 하지만 소수의 미국 의사들을 대변하고 있음에도 불구하고 미국의사협회는 정부에 막대한 로비 영향력을 가지고 있고 이런 영향력을 보건의료 정책에 행사했던 역사도 있다. 메디케어Medicare**의 도입, 부담적정보험법Affordable Care Act의 제정, 건강관리기구health maintenance organization, HMO***에 대한 영향력 등이 그 사례다.

** 미국에서 시행되고 있는 노인의료보험제도.
*** 미국 민간 의료보험의 일종으로, 보험자가 의료서비스를 피보험자에게 직접 제공한다는 특징이 있다.

2012년 〈월 스트리트 저널Wall Street Journal〉에서 의료 분야의 혁신을 주제로 나와 인터뷰한 내용을 기사화한 이후, 나는 미국의사협회와 약간의 논쟁을 벌인 적이 있다. 그 인터뷰 기사에는 다음과 같은 내용이 실렸다.

월 스트리트 저널: 이 새로운 세계로 넘어가는 것을 막는 걸림돌은 무엇입니까?

에릭 토폴: 정말로 나를 자극한 일은 환자에게 자신의 의학 자료에 접근할 권한을 부여해야 하는가에 대한 논란이었습니다. 미국의사협회에서는 소비자가 자신의 DNA 자료에 직접 접근하지 못하게 막아야 한다며 정부에 로비를 벌이고 있었습니다. 의사의 중재를 통해서만 접근이 가능해야 한다고 말이죠. 그런데 미국의사협회에서 10,000명의 의사들을 대상으로 설문 조사를 했더니 90%는 자신의 임상에서 유전체학genomics을 이용하는 것이 불편하다고 대답했습니다. 그렇다면 이런 의사들이 어떻게 일반 대중이 자신의 DNA 자료에 접근하게 해 줄 궁극적인 중재자 역할을 할 수 있다는 말입니까? 이들은 실제로는 의학적 가부장주의를 옹호하고 있을 뿐입니다.[27]

내가 의사를 통하지 않고는 개인이 자신의 DNA 검사 결과를 알 수 없게 막으려는 가부장주의적인 노력에 대해 비판하자 미국의사협회는 화가 났다. 그 인터뷰 기사가 나가고 얼마 지나지 않아 미국의사협회의 최고경영자 겸 업무집행부회장인 제임스 마데라James Madera가 내게 전화를 걸어왔다. 그는 이 문제에 대해 이야기를 나누고 싶어 했다. 그는 통화를 이렇게 시작했다. "에릭 토폴 씨, 우리는 당신 아버지 시절의 미국의사협회가 아닙니다." 하지만 나는 의료가부장주의의 역사를 연구하고 나서야 이 문제의 뿌리가 미국의사협회와 깊이 얽혀 있음을 깨달았다. 이것은 아버지 시절 미국

의사협회의 문제가 아니라 할아버지의 할아버지 시절 미국의사협회의 문제였다. 1847년에 나온 초판 《윤리강령》을 보면 그 실상을 알 수 있다.[28]

여기 그 서문과 강령 본문에서 따온 일부 주요 문구를 등장 순서대로 소개한다. 몇몇 핵심 단어는 굵은 활자로 강조해 놓았다.

1. 의사의 의무는 조언을 하는 것이므로, 의사는 환자에게 자신의 말에 주의 깊고 정중하게 귀 기울이도록 요구할 권리가 있다.

2. 질병을 예방하고 생명을 연장하는 것은 (…) **섬세하고도 고결한 일**이다. 따라서 생산적인 노동을 증대하는 것, 그리고 도덕적·종교적 가르침과 관련된 자리를 차지하지 않고도 일반인 전체의 문명화에 기여하는 것 또한 섬세하고 고결한 일이다.

3. **자신의 고귀한 소명**에 감명받은 과학의 수탁자trustee이자 선행과 자선의 분배자almoner로서 의사들은 끊임없는 경계를 통해 도덕적·지적으로 훈련하고, 적절하게 준비하지 못한 이들이 자신들의 조직으로 들어오는 것을 막아야 할 것이다.

4. 가장 박식한 사람, 그리고 인간의 본성을 가장 잘 판단하는 사람.

5. 의사는 환자의 호출에 언제든 나설 준비가 되어 있어야 할 뿐 아니라, 마음속에는 **위대한 사명감이 깃들어 있어야** 한다.

6. 의사들은 (…) 부드러움을 단호함과 통합하고, **겸손을 권위와** 통합하며 환자의 마음속에 감사와 존경, 신뢰를 불어넣어 주어야 한다.

7. 의사는 암울한 예상을 스스럼없이 내보이지 않아야 한다. 그렇게 하면 질병의 치료나 치유의 과정에서 의사가 들이는 수고의 중요성을 과장함으로써 경험에 의지해서 비과학적 진료를 하는 분위기를 풍기기 때문이다.

8. 환자의 수명은 행위를 통해서 줄어들 수도 있지만, 의사의 말이나 태도를

통해서 줄어들 수도 있다.

9. 의학은 과학 중에서도 가장 어렵고 섬세한 분야이므로 세상은 그 지식이 직관적으로 쉽게 이해할 수 있는 것이라 감히 추측해서는 안 된다.

10. 환자는 자신의 병과 관련이 없는 사소한 사건이나 문제를 지루하게 자세히 늘어놓아 의사를 피곤하게 하는 일이 절대로 없어야 한다.

11. **환자는 자기 의사의 처방에 무조건적이고 즉각적으로 복종해야 한다.** 환자는 자신의 건강에 대해 미숙한 의견을 제시하여 의사의 관심을 그쪽으로 끌어들이려 해서는 안 된다.

12. 환자는 자기 담당 의사의 명확한 동의 없이 자문의사consulting physician를 청해서는 안 된다.

13. 환자가 의사를 부르는 시간은 가능한 상황이라면 언제나 의사가 평상시에 외출하는 시간보다 이른 아침 시간이어야 한다. 그렇게 하면 의사는 그날 하루에 방문해야 할 곳을 일찍 파악할 수 있어서 업무가 겹치지 않도록 시간을 배분할 수 있기 때문이다. 환자는 또한 의사가 식사를 하거나 잠을 자는 시간에는 불필요하게 의사를 방문하는 일을 삼가야 한다. 환자들은 늘 의사의 방문을 받을 준비를 하고 있어야 한다. 몇 분만 지체가 되어도 의사에게는 큰 불편이 야기되는 경우가 많기 때문이다.

14. 회복된 후 환자는 의사가 제공한 노고의 가치에 대해 적절하고 지속적인 감사의 마음을 품어야 한다. 이런 노고는 그 어떤 금전적 보상으로도 갚거나 상쇄할 수 없는 속성을 지닌 것이기 때문이다.

15. 의료 분야만큼 구성원들에게 **인격적 순수함**과 **높은 도덕성**을 요구하는 전문직은 없다. 그리고 그러한 **명성을 얻는 것**은 모든 의사들이 똑같이 자신의 직업과 환자들에게 갚아야 할 의무이다.

16. 의료 분야만큼 그 구성원들에 의해 자선적 노고가 후하게 베풀어지는

직업은 없다.

17. 의사라는 직업의 능동적이고 지칠 줄 모르는 선행에서 간접적으로 대중에게 축적되는 혜택이 무척 크고 막중하기 때문에 의사들은 공동체로부터 최고의 배려와 존경을 받을 자격이 있다.

　여기에 사용된 언어들을 보면 자화자찬의 느낌이 난무함을 알 수 있다. 고결, 권위, 저명 같은 어휘가 여기저기서 사용되고 있다. 미국의사협회는 이 강령을 몇 번에 걸쳐 개정했지만《윤리강령》초판에서 드러난 이런 분위기는 그대로 굳어져 있다.

　첫 개정은 50년 이상이 흐른 1903년에 가서야 이루어졌다. 의료윤리원칙Principles of Medical Ethics 중 의사가 환자의 호출에 응할 준비를 해야 한다는 문장에 대해서만 약간의 변화가 있었다.[29] "마음속에는 위대한 사명감이 깃들어 있어야 한다."(위의 5번)라는 문구 대신, 수준을 조금 낮추어서 "자신의 사명의 고결함을 유념하고 중대한 의무를 이행함에 대해 책임감을 가져야 한다."가 들어갔다.[30] "암울한 예상"(위의 7번)에는 흥미롭게도 생각하지 못했던 구절이 추가되었다. "하지만 이런 부분을 의사가 직접 통보하다 보면 환자를 너무 놀라게 할 수 있기 때문에 판단력이 좋은 다른 사람에게 통보를 맡기는 것이 나을 수도 있다."[29] 개정판에서는 의사의 말이나 태도에 의해 "수명이 더 길어질 수도 있다."라고 기술하는 등 의사의 힘이 더 커졌다. (위의 8번 문항에서 수명이 줄어들 수 있다고 지적한 것과 비교된다.) 환자와의 소통에 대해 중요한 문장이 추가되었다. "환자의 사기를 꺾거나 우울하게 만드는 경향이 있는 발설이나 행동을 모두 삼가는 것이 의사가 마땅히 지켜야 할 근엄한 의무다."

　1957년에 다시 개정할 때가 되어서야 미국의사협회에서 "고지에 입각한 동의informed consent"를 처음으로 언급하였다는 것은 무척이나 충격적이다.[31] 여기서는 다음과 같이 언명이 이루어지고 있다. "외과 의사는 수술의 필요성 및 수술과 관련된 모든 사실들을 밝힐 의무가 있다." 그리고 "실험자는 새로운 약물이나 치료법을 이용할 때 참가자로부터 자발적인 동의를 얻을 의무가 있다."[31] 고지에 입각한 동의와 환자의 권리에 대한 개념이 공식화되기까지 의학 태동 이후 1957년까지 이르는 기나긴 시간이 걸렸다는 사실이 정말 믿기 어렵지만, 실제로 그렇게 긴 세월이 걸렸다.

그 후로 1980년대에 윤리에 관한 미국의사협회의 개정 문서에는 의사에게 상당한 판단 권한을 부여하는 두 문장이 포함된다. 고지에 입각한 동의와 관련해서 미국의사협회는 환자의 동의가 "의학적으로 금기 사항에 해당한다고" 믿는 경우에는 동의 없이 치료에 들어갈 수 있는 권한을 의사에게 부여해야 한다고 주장했다. 그리고 "위험을 밝히는 것이 의학적으로 금기 사항에 해당할 정도로 환자에게 심각한 정신적 위협이 되는 경우에는 그러한 위험을 밝힐 필요가 없다."라고 주장했다.[32] 미국의사협회에서 내놓은 강령과 정책이 점차 짧아진다는 것도 흥미로운 부분이다. 1847년에는 5,600단어였던 것이 1903년에는 4,000단어, 1912년에는 3,000단어, 1957년에는 500단어로 줄었고, 1980년에는 250단어로 줄었다.[28,29,31,32] 전체적으로 단어의 숫자는 크게 줄어들었지만 환자도 목소리를 높일 필요가 있다는 의식을 고취하기 위해 추가된 단어는 전혀 없었다.

나의 외할아버지 헤르만 렙Herman Lepp과 외할머니 미리엄 렙Miriam Lepp은 이런 의료가부장주의를 그 어느 경우보다 적나라하게 보여 주는 경험을 했다. 두 분 모두 60대 초반까지 아주 건강하셨는데 1965년에서 1966년 사이에 6개월 간격으로 각각 장폐색bowel obstruction 진단을 받으셨다. 그리하여 두 분 모두 장폐색수술을 받으셨지만 나중에 심각한 황달 증상과 함께 장폐색

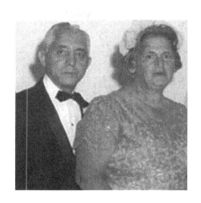

그림 2.3. 에릭 토폴의 외할아버지와 외할머니

이 재발했다. 두 분이 증상도 똑같고, 증상 발생 시기도 거의 비슷하고, 똑같은 치료를 받았는데, 똑같이 급속하게 악화되었다면 감염성 질환이라고 생각할 수도 있었다. 하지만 사실 두 분은 감염성 질환이 아니었고, 끝까지 그 사실을 몰랐다. 두 분이 넓게 전이된 대장암에 걸렸다는 사실과 의심의 여지가 없는 말기암이라는 사실을 의사들은 끝까지 알려 주지 않았다. 충격적인 일이지만 외할아버지나 외할머니 모두 암에 걸렸다는 얘기를 결코 들어 보지 못했다. 1960년대에는 의사들이 암이란 말을 거의 입 밖에 내지 않았기 때문이다. 사실 1961년에 〈미국의사협회지Journal of the AMA. JAMA〉에 발표된 한 연구를 보면 의사들 중 88%는 암으로 진단이 나왔음을 환자에게 말하지 않는 것을 원칙으로 하고 있다고 보고되어 있다.[33] 이것은 오랫동안 이어 온 습관이었다. 《암: 만병의 황제의 역사The Emperor of All Maladies》*에서 싯다르타 무케르지Siddhartha Mukherjee는 1973년의 미국국립보건원National Institutes of Health, NIH의 한 암 병동에 대해 기술한 바 있다. 이곳의 직원들은 환자들에게

---

* 이한음 옮김, 까치, 2011.

'암'에 대한 언급을 적극적으로 삼가고 있었다.[34] 물론 암 진단을 숨긴다고 해서 끔찍한 현실을 숨길 수 있는 것은 아니었다. 나는 두 분이 병원에 있을 때와 잠시 집(이동주택 주차장의 이동주택)에 돌아와 있었을 때 여러 차례 병문안을 갔었는데, 어린 내 눈으로 보기에도 두 분이 말기의 위독한 병에 걸렸다는 것은 너무나 확연했다. 하지만 의사는 두 분에게 장을 '덩어리'가 막고 있다는 말과 개복수술을 할 때마다 덩어리를 제거해서 장폐색을 '성공적으로' 치료했다는 말만 되풀이했다. 그 당시 의사들에게는 이것이 일반적 관습이었다는 사실이 나는 지금까지도 믿기지 않는다.

가부장주의가 여전함을 보여 주는 흔적들

자기 스스로 복잡한 분자진단을 내린 킴 굿셀의 이야기와 흔한 질병에 걸려 진단이 쉽게 나왔음에도 불구하고 자기 진단명조차 제대로 듣지 못하고 세상을 떠난 내 외조부모의 이야기를 대조해 보면 참으로 충격적이다. 하지만 굿셀의 경우, 의사들이 의학 문헌과 유전학 문헌을 광범위하게 조사해 보려는 관심과 시간만 있었더라면 LMNA 돌연변이를 진단할 수도 있었을 것이다. 나의 외조부모님의 시절에는 암이라는 말 자체가 금기시되어 있었고, 환자가 의학 정보에 접근하기도 쉽지 않았다. 환자들이 묻는 말에 속 시원하게 대답해 줄 의사를 찾아보는 일조차도 쉽지 않았다. 그렇게 보면 사실 많은 발전이 있었던 셈이다. 현재는 암이든 다른 어떤 질병이든 진단이 확실히 나온 상태에서 의사가 진단명을 환자에게 숨기는 것은 용납되지 않는다. 이제는 킴 굿셀이 그랬듯이 누구라도 구글 검색을 통해서 증상 이상의 것들을 검색해 볼 수 있고, 대중에 공개된 폭넓은 데이터베이스에도 접근할 수 있다. 하지만 아직도 생물의학 관련 출판물의 대다수는 구독료를 내지 않으면 접근이 불가능하고, 논문 한 편을 구입해서 보는 데 드는 비용도 터무니없을 정도로 비싸다. (흔히 30~50달러다.) 이 사안에 대해서는 나중에 자유 열람의 필요성과 함께 다시 살펴볼 테지만, 지금도 논문 초록이나 요약본 정도는 보통 무료로 공개되어 있다.

굿셀과 내 조부모의 사례를 관통하는 근본적인 공통의 가닥이 존재한다. 바로 정보의 비대칭성information asymmetry이다. 의사들은 모든 자료, 정보, 지식을 가지고 있다. 반면 환자는 자신의 의학 정보에 무지한 채 수동적으로 남아 있는 경우가 많다. 능동적으로 움직여야겠다고 마음먹은 사람의 경우에도 보통 임상검사나 스캔검사 결과 같은 자료들을 얻으려면 여러 번 전화를 해서 사정을 해야 한다.

이런 상황을 변화시키려면 그에 앞서 먼저 의료계에 깊숙이 뿌리박혀 있는 임상 용어나 관례부터 해결해야 한다. 이런 것들이 문제를 키우고 있다. 제일 먼저 바꿔야 할 것이 '의사의 처방doctor's orders'이다.[35] 3학년이 되어 처음으로 임상실습을 돌 때 내가 맡고 있었던 환자의 차트에 처방 적는 법을 배웠던 것이 생생하게 기억난다. 우리가 처방을 적을 때는 면허가 있는 의사의 확인 서명을 받아야 했다. 이 경우 면허가 있는 의사란 같은 진료팀 안에 있는 인턴이나 레지던트를 의미했다. 하지만 환자가 받을 약물이나, 임상검사, 스캔검사, 수혈, 혹은 치료에 대한 처방을 내 손으로 직접 적는다고 생각하니 마치 '열려라 참깨'와 같은 마법의 주문을 외우는 듯한 기분이 들었다. 내가 차트에 처방을 적어 넣으면(그리고 적절하게 확인 서명만 받으면) 그것은 간호사나 병동사무원을 통해 일련의 명령 계통을 따라 시행된다. 처음으로 환자를 보는 의대생이 벌써부터 환자를 위해 처방을 내린다고 생각하니 이것은 정말이지 크나큰 권한이 부여된 느낌이 들었다. 의사가 이런 우월감의 유혹에 쉽게 넘어갈 수 있으며, 이런 권위적인 경향이 스스로 지속될 수 있음을 이해하기는 어렵지 않다. 그저 차트 위에 한 줄 휘갈겨 쓰기만 하면 환자는 말할 것도 없고 직원 전체가 내 명령에 따라 움직인다.

'의사의 처방'에 "명령order"이라는 용어를 사용하는 것 자체가 문제다. 이런 용어는 달라져야 한다. 앞으로는 의사가 절대로 그 무엇도 지시를 내려서는 안 된다. 투약, 임상검사, 스캔검사, 시술, 수술 등 그 무엇이든 간에 앞으로는 모두 전체적인 논의를 통해 공동으로 결정돼야 한다. 자신과 관련된 모든 진단과 치료에 참여하는 것은 모든 환자의 당연한 권리인데도 우리는 아직 환자와 공동으로 결정을 내리지 않고 있다. 그리고 환자가 의사의 처방 아래 종속되어 있는 한 그런 일은 일어날 수 없다. 그리고 환자가 '환자patient'로 남아 있는 한 마찬가지로 그런 일이 일어날 수 없다.[36] 환자를 의미하는 영단어 "patient"는 "고통 받는 사람one who suffers"이라는 뜻으로 원래 "고통 받다"라는 의미의 그리스어 동사 "pashkein"에서 유래하였다. 이 'patient'는 명사로는 다음과 같이 정의된다. "의학적 치료를 받고 있거나 받기로 등록되어 있는 사람." 이 정의는 대단히 수동적인 역할을 암시하고 있다. 'patient'가 형용사로 쓰일 때는 다음과 같이 정의된다. "지연, 문제, 고통 등을 짜증을 내거나 불안해하지 않고 받아들이거나 견딜 능력이 있는." 미국에서 의사를 보기 위해 병원에서 기다려야 하는 대기 시간이 평균 60분임을 생각하면 이 얼마나 적절한 정의인가. 그럼 환자를 'patient'가 아닌 무엇으로 불러야 할까 생각하려니 그것도 쉬운 일은 아니다. '고객', '소비자', '의뢰인' 등의 용어들이 있지만 이런 것들은 임상적 상호작용의 의미는 포착하지 못하고, 그저 사업적 관계만을 나타내고 있는 듯 보인다. 더 나은 용어를 생각해 내기가 쉽지는 않지만 무엇이 되었든 그 용어는 자신의 진료에 능동적으로 참여하며, 의사와 동등한 수준의 존중을 받고, 자신과 관련된 모든 자료와 의학적 정보를 빠짐없이 공유할 수 있는 개인이라는 의미가 담겨 있어야 한다. 한 가지 용어가 떠올랐다. 그것은 바로 "능동적 개인 참여자individual, active participant, IAP"다.

　의사들이 환자를 존중하는 것이 마땅함에도 위에 적은 IAP의 개요와는 달리 오늘날의 의사들에게는 전반적으로 그런 존중이 결여되어 있음을 우리는 잘 알고 있다. 이런 부분은 의사들뿐만 아니라 환자의 치료를 담당하는 보건의료 인력 전반에 널리 퍼져 있다. 루시안 리프Lucian Leape는 소아외과 의사로 환자의 안전을 고취하는 일에 힘써 왔으며, 특히 지난 10년 동안에는 "무례함을 근절하는 일rooting out disrespect"에 많은 노력을 기울였다.[37,38] 7,000명의 중환자치료실 간호사들이 모인 2013년 말의 대형 의료 콘퍼런스에서 그는 청중들에게 이렇게 물어보았다. "지난 석 달 동안 일터에서 모욕적인 행동을 목격하거나 직접 겪은 분은 손들어 보세요." 이 질문에 참석자 대부분이 손을 들었다.[37] 리프는 환자에 대한 무례함은 그저 대기 시간을 길게 끌거나, 내원할 때마다 셀 수 없이 많은 똑같은 양식을 채워 넣게 하는 것뿐만 아니라, 환자의 질병에 대해 빠짐없이 설명하지 않는 것이나, 실수를 했을 때 정직하지 않는 것도 포함된다고 생각했다. 리프는 최근에 이렇게 적었다. "보건의료 기관들이 이런 부당한 문제에 대해 무언가 조치를 취하고 존중의 문화를 가꿔야 할 시간이 찾아왔다." 이 글은 미래를 위한 격언, 혹은 구호를 다시금 절실히 떠올리게 만든다. "Nothing about me without me."* 이것은 IAP의 역할을 맡은 개인들에게 반드시 적용되어야 할 원칙이다.[38]

---

* 나에 관한 일은 나의 참여 아래.

하지만 한마디로 이런 일이 현재로서는 요원하다. 이를 잘 보여 주는 사례가 의사가 환자에게 의료 영상 촬영을 처방 내릴 때다. 컴퓨터단층촬영computerized axial tomography, CAT scan, 양전자방출단층촬영positron emission tomography, PET scan, 핵의학 기능검사nuclear tests, 단일광전자방출단층촬영(single photon emission computer tomography, SPECT), 심장 질환 검사를 위한 탈륨(thallium)이나 세스타미비(sestaMIBI) 영상 등, 혈관촬영술angiogram, X-레이 등의 스캔검사들 중 상당수는 전리방사선을 방출한다.[39] 이런 검사를 처방 내릴 때 환자가 노출되는 방사선의 양 등에 대해 논의가 이루어지는 일은 결코 없다. 방사선의 양은 밀리시버트millisieverts, mSv 단위를 이용하여 쉽게 정량화하거나 확실하게 추정할 수 있는데도 말이다. 미국에서만 매년 900만 건 이상 이루어지고 있는 핵의학 영상을 이용한 스트레스검사의 방사선 노출량은 약 40mSv 정도다. 이 양은 흉부 X-레이 2,000장을 촬영하는 방사선 노출량과 맞먹는다.[40] 나는 심장 핵의학검사를 하기 전이나 하고 난 후에라도 이런 정보를 전해들었다는 환자를 한 명도 만나 보지 못했다. 하지만 미국에서는 의학 영상이 남용되고 있고, 전리방사선은 노출 후 여러 해가 지나고 나면 누적 효과에 의해 암을 유발할 위험이 있음을 고려하면 이런 정보는 대단히 중요한 것이다.[41] 2011년에는 미국에서 컴퓨터단층촬영CT은 8,500만 건, 핵의학영상검사는 1,900만 건 이상 이루어졌다.[42] 이 수천만 명의 환자들 중에 방사선 노출량을 측정하거나, 검사 전에 그 부분에 대해서 의사와 함께 논의를 한 환자가 얼마나 되리라 생각하는가? 희망적인 첫 조짐은 2013년에 찾아왔다. 유타 주 솔트레이크시티에서 높은 평가를 받으며 운영되고 있는 의료 기관 체인인 인터마운틴 헬스케어Intermountain Healthcare에서는 의학스캔검사를 하기로 결정했을 경우 노출되는 방사선 양에 대해 환자에게 체계적으로 정보를 제공하는 프로그램을 도입했다.[43]

이것은 '고지에 입각한 동의'에 해당한다. 대부분의 의사는 소프트웨어

회사에서 하는 것과 똑같은 방식으로 동의를 구한다. 컴퓨터 업데이트나 스마트폰 응용프로그램을 다운로드할 때 보면 소프트웨어 회사에서는 기나긴 법적 문서를 쭉 나열해 놓고는 '동의함' 버튼을 누르라고 요청한다. 새로운 컴퓨터 운영체계나 응용프로그램의 계약 조항을 모두 꼼꼼히 읽어 본 사람이 이 세상 어딘가에는 분명 존재할 테지만, 아직까지 나는 그런 사람을 단 한 명도 만나 보지 못했다. 당신은 한 번이라도 '동의하지 않음' 버튼을 눌러 본 적이 있는가? 고지에 입각한 동의에서도 이와 다를 것이 없다. 임상연구에 참가하거나 중요한 의학 시술을 받기로 결정할 때 환자들은 보통 읽어 보고 동의 서명을 하라는 문서를 받는다. (이런 문서를 보면 빽빽한 글씨로 6장이나 8장 정도 되는 경우가 드물지 않다.) 의사들은 이것을 두고 '고지에 입각한 동의'라고 부르고 있지만 이것은 기껏해야 표면적인 고지에 불과하다. 대부분의 사람들은 이런 문서를 읽어 보지도 않을뿐더러, 읽어 봐도 이해가 안 되는 말들일 때가 많기 때문이다. 여기에는 강제성이 들어 있다. 당신이 철저히 조사를 해 본 후에 한 외과 의사에게 수술을 받기로 예정이 되어 있다고 가정해 보자. 수술실로 들어가기 전에 당신은 수술동의서를 받아 들었다. 동의서를 살펴보니 수술에서 원하지 않는 결과가 나오더라도 의사에 대한 고소권을 모두 포기한다는 규정이 들어 있다면? 이런 양식을 들이미는 것이 법적으로 가능한지 여부는 차치하더라도 과연 당신이 이런 상황에서 서명을 거부하고 수술을 취소할 수 있을까? 이것은 고지에 입각한 동의가 아니다. "강압에 입각한 동의coercive consent"라고 불러야 옳다. 환자는 사실상 다른 실행 가능한 대안을 박탈당한 상태이기 때문이다. 이것은 소프트웨어 업그레이드 다운로드와 똑같은 상황이지만 여기에는 그보다 훨씬 중요한 것이 달려 있다. 고대 그리스의 환자들에 비하면 오늘날의 환자들은 훨씬 많은 정보를 고지받고 있는 것이 사실이지만, 정보를 충분히 고지받고, 결정 과정에 능동적으로 참여해서 열성적으로 과정을 진행시키기를 바라는 환자가 나오려면 가야 할 길이 멀다.

병원을 떠날 때가 되었을 때도 비슷한 문제가 생긴다. 입원해 본 적이 있는 사람이라면 악명 높은 퇴원명령서가 어떤 것인지 알 것이다. 《환자여, 스스로 치유하라》에서 약사 겸 윤리학자인 비치는 이런 퇴원명령서의 어조가 "군대나 감옥에 더 적합한 언어"라고 적었다.[44] 맞는 말이다. 이 명령서에는 병원 진료를 받고 있는 사람의 자율성에 대한 존중이 전혀 담겨 있지 않다. 대부분의 병원에서는 의사가 퇴원명령서를 발부하기 전까지는 환자가 퇴원하지 못하는 정책을 펼치고 있다. 그래서 환자들은 며칠 밤을 잠못 이루고 뜬눈으로 보내다가 드디어 병원에서 나갈 수 있는 날을 맞이한다. (병원이 마치 감옥처럼 느껴질 때도 많다.) 그럼 환자의 가족들은 퇴원 준비를 하고 아침 일찍 병원에 도착한다. 정맥주사 줄을 빼고, 환자가 가지고왔던 짐들을 모두 꾸린다. 그리고 휠체어 하나가 병실로 들어온다. 환자가병원을 걸어서 나가는 것은 허용되지 않기 때문이다. 그럼 당신은 휠체어에 앉아서 기다리고, 또 기다린다. 의사의 퇴원명령서를 받으려면 몇 시간이 걸릴 때가 많다. 그렇게 기다리고 나서야 당신은 투약 처방과 퇴원 지시사항이 요약된 종이를 한 장 받아 든다. 이렇듯 대단히 불만스러운 퇴원 경험 속에는 환자에 대한 무례함이 짙게 배어 있다. 이것은 그다지 자애로울것 없는 가부장주의의 단면을 보여 주는 또 하나의 노골적인 사례다.

당연히 환자는 죄수가 아니다. 따라서 이런 상황, 혹은 병원에 입원해 있는 어느 시점, 심지어는 일이 마음에 들지 않게 돌아가는 응급실 상황에서환자가 취할 수 있는 흥미로운 선택이 있다. 의사의 충고를 무시하고 자발적으로 퇴원하는 것이다. 이 경우 자신이 의사와 진료팀의 의견을 무시하고 있으며 그에 따르는 모든 책임을 지겠다는 양식에 서명을 해야 한다. 이런 행동은 굉장히 반항적인 행동으로 여겨지기 때문에 환자와 그의 가족들이 스스로 여기에 서명하는 일은 드물다. 퇴원 명령과 자발적 퇴원과 관련해서 비치는 이렇게 적절한 지적을 했다. "내가 알고 있는 한 다른 어떤 직종도 고객을 내보낼지 말지 결정하는 권한이 자기에게 있다고 주장하는 경우는 없다. 그리고 전문가의 충고를 무시하고 떠나고 싶다는 고객에게 방출신청서release form 양식에 서명하라고 요구하는 직종도 없다."[44]

최근 가족 중 한 명이 직접 환자가 되어 보니 이 사안의 심각성을 절실히 느끼는 데 도움이 되었다. 92세이신 나의 장모님이 저혈압으로 진찰을 받고 있었는데 임상검사를 해 보니 혈중 나트륨 농도가 아주 낮은 것으로 나와 입원을 했다. 불행히도 이런 일이 생겼을 때 나는 외지에 나가 있었지만, 그래도 임상검사에 무언가 오류가 있었던 것이 아니냐고 물어보았다. 장모님은 아무런 증상도 없었고, 오랫동안 혈압이 아주 들쭉날쭉해서 어떤 때는 통제가 어려울 정도로 높아졌다가 어떤 때는 굉장히 낮아지기도 했기 때문이다. 그럼에도 장모님은 병원에 입원수속을 했고, 혈중 나트륨 농도를 다시 검사해 보았다. 수치가 역시 낮게 나오기는 했지만 입원이 필요할 정도도 아니었고(이미 입원해 있는 상황이 아니었다면) 고농도 나트륨 정맥주입과 같은 공격적인 치료를 해야 할 정도도 아니었다. 그런데도 장모님은 정맥주사를 통해 나트륨 수치를 올리는 치료를 받았다. 여기까지가 첫째 날의 일이었다. 둘째 날에는 담당 의사가 헤파린 피하 투여 처방을 내렸다. 헤파린은 피를 묽게 하는 혈액희석제다. 나이가 많은 여성이 병원 침상에 누워 있으면 혈전이 생길 위험이 커지기 때문에 내린 처방이었다. 때마침 그때 내 아내가 병문안을 가서 나와 통화를 하고 있었다. 아내가 말하기를 이제 막 간호사가 주사를 투여할 준비를 하고 있다고 했다. 그 순간 나는 장모님이 엘리퀴스Eliquis를 복용하고 있다는 사실을 기억하고는 급히 말했다. "안 돼! 헤파린 주사를 놓지 못하게 해." 엘리퀴스는 강력한 혈액희석제로, 장모님은 잠재적인 심방세동 부정맥이 있어서 뇌졸중의 위험을 낮추기 위해 이 약을 복용하고 있는 중이었다. 이런 상황에서 또 다른 혈액희석제를 투여했다가는 장모님이 돌아가실 수도 있었다. 잘못된 치료를 막을 수 있어서 다행이었다. 그 후에도 혹시나 의료 과실이 발생할 가능성이 있어서 나는 아내에게 어머니를 자발적 퇴원시키라고 했다. (물론 의학적 충고를 무시하고.) 하지만 내 아내와 장인 장모님은 간신히 최악의 상황을 면했다는 점을 알면서도 의사와 병원 직원들의 말에 너무 겁을 먹어서 감히 반항하는 행동을 실천에 옮기지는 못했다. 그날 늦게 레지던트가 새로 나온 약물인 엘리퀴스가 혈액희석제임을 못 알아본 실수에 대해 사과를 했다. (의료 분야에서는 실수에 대해 이렇게 사과를 하는 것이 대단히 드문 일이다.) 셋째 날, 드디어 퇴원할 시간이 되었다. 아내는 아침 8시에 와서 장모님을 모시고 가라는 지시를 받았다. 하지만 의사는 나트륨 농도를 한 번 더 검사하고 싶어 했는데, 10시가 되도록 혈액 채취조차 이루어지지 않았다. 결국 거의 오후 2시가 되어서야 퇴원명령서에 서명이 이루어지고 퇴원지시서가 나왔다. 이 경우나 그와 비슷한 수많은 다른 사례들을 보며 나는 코미디언 로드니 데인저필드Rodney Dangerfield의 고전적 대사가 떠오른다. "I don't get no respect."* 환자들은 오늘날에도 여전히 자신이 마땅히 받아야 할 존중을 받지 못하고 있다.

가부장주의를 지속시키는 데 중요한 역할을 하고 있는 마지막 요소는 의사들이 자신의 행동의 지표로 삼는 지침guideline이다. 의료 분야에서는 전문가 지침professional guideline이 특히나 중요하다. 이것이 진료의 표준을 정의하

---

* 로드니 데인저필드는 미국의 코미디언으로 "난 항상 무대접이야."라는 설정으로 유명하다.

고, 의료 과실 사례 평가에서 보편적인 관례를 만들어 내기 때문이다. 의료 분야의 지침은 전문 기관에서 발표하는데 그 글을 보면 이 지침들은 절대적인 것이 아니며 개개 환자의 상태가 더 우선시된다는 단서가 붙을 때가 많다. 하지만 이런 단서가 법정에서는 소용이 없기 때문에 소송을 피하려는 의사들은 보통 지침을 글자 그대로 따를 때가 많다.[45] 그런데 역설적이게도 의사가 규칙을 너무 철저하게 따를 때는 환자가 오히려 크나큰 위험에 직면할 수 있다는 지적이 나오고 있다.[46]

미국심장협회American Heart Association. AHA와 미국심장학회American College of Cardiology. ACC가 2013년 11월에 발표한 스타틴statin 관련 지침은 지침의 문제점이 잘 드러나는 사례다.[47-50] 10년 전쯤에도 혈중 LDL 콜레스테롤(나쁜 콜레스테롤) 수치 조절의 특정 목표치를 달성하기 위한 스타틴 사용 지침이 존재했었다. 이미 기존에 심장병이 있었던 환자의 경우(즉 심근경색 병력, 스텐트 치료, 혈관우회로술, 협심증 환자 등) 70mg/dl 미만이 목표치였다. 심장병이 발현된 적은 없으나 고혈압이나 당뇨병 등 위험 요소를 가지고 있는 사람의 경우에는 100mg/dl 미만이 목표치였다. 후자의 집단을 위해 스타틴을 사용하는 것을 "1차 예방"이라고 불렀다. 심근경색이나 관상동맥coronary artery 폐쇄의 발생을 방지하는 것을 목표로 하기 때문이다. 2004년에 스타틴 지침이 발표된 이후 2012년까지 거의 4,000만 명 정도의 미국인들이 스타틴을 복용하게 되었다. 즉 만 45세 이상은 4명당 1명꼴로 스타틴을 복용했다는 소리다. 상황이 여기까지 오게 된 이유 중에는 스타틴의 제조사에서 후원하는 TV, 신문, 잡지 광고가 대규모로 이루어진 탓도 크다. 이런 광고는 소비자들에게 이렇게 묻는다. "당신은 당신의 LDL 수치를 알고 있습니까?" 의사들은 자신의 환자들이 LDL 목표치에 도달하였는지에 따라 그 능력을 평가받았다. 하지만 2013년에 나온 새로운 지침에서는 이런 목표치가 삭제되었다. 전문가들로 구성된 패널에서는 이 목표 수치가 원래부터 과학적 근거가 없었음을 지적하였다. 엄격한 무작위 임상실험을 통해 전향적으로prospectively 검증된 적이 없다는 것이다. 그 대신 전문가 패널에서는 나이, 성별, 인종, 총콜레스테롤과 HDL 콜레스테롤(좋은 콜레스테롤), 흡연, 당뇨, 혈압 등의 자료를 물어봐 위험도를 계산해 주는 계산법을 제공했다. 이 계산법으로 수치를 냈을 때 심장병 발생 위험이 앞으로 10년 동안에 걸쳐 7.5%가 넘는다면 스타틴의 사용을 권장했다.

그런데 이 위험 계산기는 문제가 많다. 첫째, 만약 당신이 만 62세 이상의 남성이거나 72세 이상의 여성이면서 유럽 혈통이라면, 심장병의 위험 요소가 전혀 없다고 해도 스타틴 복용 대상자에 포함된다. 오로지 나이 때문에 남은 평생 매일 스타틴을 복용해야 할 처지가 된다는 의미다. 둘째, 스타틴이 1차 예방에 효과적이라는 근거 자료가 빈약하다. 가장 대규모로 이루어진 실험에서는 환자들을 아토르바스타틴atorvastatin, 상품명은 리피토(Lipitor)으로 치료하였는데 심근경색이나 다른 심각한 심장 문제가 불과 2% 줄어드는 데 그쳤다. 달리 표현하면 100명 중 98명은 LDL 임상검사 수치만 더 좋게 나왔을 뿐, 심근경색이나 사망을 감소시켜 주는 개선 효과는 나타나지 않았다는 의미다. 셋째, 스타틴 사용에는 분명한 위험이 따른다. 이런 위험 중에는 비교적 흔히 나타나는 근염muscle inflammation도 있다. 하지만 이 증상은 보통 일시적이고, 약 복용을 중단하면 그 영향도 제한적이다. 스타틴은, 특히나 그중에서도 약효가 강한 것들은 치료받은 사람 200명당 최소 1명꼴로 당뇨를 일으킨다. 이것만 따져도 스타틴 치료에서 얻는 전체적인 혜택이 25% 감소한다. 넷째, 이 위험 계산기는 가장 중요한 위험 요인이라 할 수 있는 가족력을 무시하고 있다. 가족력은 유전적 소인을 반영하며, 조기 심장 질환precocious heart disease이 있는 (남성의 경우 '조기'의 의미는 보통 만

45세 이전을 의미한다.) 가족에서는 특히나 관심 있게 지켜보아야 할 부분이다. 7.5%라는 위험의 기준치가 유래한 세 임상시험은 심장 질환이나 뇌졸중의 위험을 과대평가한 것이었고, 이 7.5%라는 기준치는 장기간에 걸쳐 대규모의 환자 집단을 추적·연구하여 전향적으로 평가한 값이 전혀 아니었다. 이 값은 그저 임상시험 자료를 검토해서 추정한 값에 불과했다. 이래서는 해당 약물을 사용하는 것이 이로운지 해로운지 판단할 마법의 기준치를 찾아냈다고 말할 수 없다. 다섯째, 새로운 지침대로라면 스타틴을 이용하는 미국인의 숫자가 두 배로 뛰어 8,000만 명에 육박할 것으로 추정된다. 관심을 끄는 부분은, 임상검사에서는 지질 수치가 비정상으로 나왔지만 심장 질환의 증거는 전혀 없는 환자를 치료하는 데 들어가는 비용이 2000년에는 99억 달러에서 2010년에는 380억 달러로 증가하였다는 점이다.[51] 이는 상위 10위 안에 드는 질병 중에서도 지출이 가장 폭발적으로 증가한 사례다.(14.4%) 그리고 이러한 지출 증가가 질병이나 실제 증상의 발병률 증가 때문이 아니라 순전히 임상검사 수치 하나 때문에 이루어진 경우는 이것이 유일하다. 마지막으로 특히나 관련이 큰 부분은, 미국심장협회/미국심장학회 지침이 공식 발표되기에 앞서 대중에게 공개되지 않았다는 점이다. 어떤 지침이든 완전히 마무리하고 발표하기에 앞서 초안을 먼저 공개하여 대중의 의견을 수렴하는 미국질병예방서비스특별위원회US Preventive Services Task Force와 달리 미국심장협회/미국심장학회는 스타틴 관련 지침을 발표 전까지 비밀에 부쳤다. 왜 대중의 의견을 수렴하지 않았느냐는 질문에 박사 닐 스톤Neil Stone은 다음과 같이 대답했다. "그 부분은 대답할 수 없습니다. 돌이켜 보면 문제가 없어 보이기 때문에 아마 다음에도 그런 식으로 진행되지 않을까 생각합니다."[52]

이것은 '전문가의 횡포tyranny of experts'다. 그래서 이를 두고 '근거중심의학

통상적 검사나 지침	도입 시기	중단/수정 시기
자궁경부암검사	1940s	2014
전립선특이항원검사	1987	2013
유방조영술	1967	2014
표준 산전 염색체 이수성 스크리닝검사	1970s	2014
정신장애 진단 및 통계 편람	1952	2013
LDL 콜레스테롤 목표치	1988/2004	2013
연례 건강검진	1920s	2013
골반내진	1940s	2014

표 2.1. 심각한 의문이 제기되거나 뒤집힌 통상적인 검사와 진단 지침들[46-49,54-62]

evidence—based medicine'이 아니라 '명성중심의학eminence—based medicine'이라는 말도
나왔다. 설사 이 약이 오늘날 가장 흔하게 처방되어 사용되는 약이고, 스
타틴 처방을 받는 사람의 숫자가 4명당 1명꼴에서 2명당 1명꼴로 늘어나
고 있다고는 해도 이런 부분을 대중과 협의해야 할 이유가 무엇인가? '스
타틴'이라는 말이 대중에게 잘 알려져 널리 사용되는 흔한 단어라는 사실
자체가 대중이 분명 이 주제에 참여해 왔음을 분명하게 드러내고 있다. 지
침이라는 주제 전반에 대해 비치는 다음과 같이 적었다. "무엇이 최선인지
알지 못하는 의사가 환자에게 무엇을 어떻게 하는 것이 최선인지 말해 줄
지침이나 규약을 쓸 수는 없다."[53] 안타까운 일이지만 콜레스테롤에 대한
새로운 지침은 마치 십계명을 전해 준 모세의 이야기처럼 들린다. 다만 이
경우에는 제목이 '너희는 스타틴을 사용할지니'다. 여기에 반응해서 〈뉴욕
타임스New York Times〉의 시사만화가 브라이언 맥파든Brian McFadden은 다음과 같은
만화 캡션을 달았다. "맥박을 확인해 보십시오. 맥박이 뛰고 있나요? 그럼
진작 스타틴을 복용하고 있었어야죠."[54] 지침은 그저 개별화된 접근을 대
신하는 또 다른 차원의 인구의학population medicine이나 대중의학mass medicine이 아

니다. 미국심장협회와 미국심장학회의 사례에서 볼 수 있듯이 현재의 형태로 볼 때는 대단히 권위적이고 무례한 지침들이다. 〈표 2.1〉에 나와 있는 8가지 지침은 수십 년 동안 일상적인 검사와 진단 지침으로 자리 잡고 있다가 최근에 와서 심각한 의문이 제기되거나 뒤집힌 사례들이다.[48-50,55-63] 여기에는 골반내진pelvic examination의 통상적 사용, 연례 건강검진annual physicals, 유방촬영술mammography, 태아염색체 이상 간접스크리닝검사법indirect methods of screening for fetal chromosome abnormalities, 전립선특이항원검사PSA testing와 자궁경부암검사Pap smear의 사용, 정신 질환의 진단과 분류법, LDL 목표치 등이 포함된다. 이런 의학적 지침에 나오는 권고 사항들이 대중의 온전한 참여를 통해 밝혀져 누구나 쉽게 믿을 수 있는 확립된 사실을 바탕으로 만들어지지 않는 한, 그리고 이런 권고 사항들을 임상의 절대적 표준으로 여기기보다는 그저 개인에게 정확한 치료 지침을 제공한다는 실질적인 목표에 도움이 될 대략적인 지침으로 여기지 않는 한, 앞으로 의학적 지침들이 차지하게 될 위치는 불안정할 수밖에 없을 것이다.

지식의 간극

히포크라테스 시절에서 시작해서 미국의사협회의 《윤리강령》, 그리고 현대의 의료 지침에 이르기까지 전반적으로 의학 정보의 흐름을 통제하는 주체는 의사들이었다. 카츠는 이것을 "의료 독점Medical Monopoly"이라 불렀다. 즉 환자가 아니라 의사가 의료의 모든 측면을 통제해야 한다는 역사적 믿음을 말한다.[64] 30년 전에 이 글을 쓰면서 카츠는 이것의 특징을 침묵이라 생각했지만,[9] 나는 정보의 심오한 간극이라는 면이 더 크다고 본다. 개인의 수준에서는 임상검사나 스캔검사 등을 통해 자료가 환자에게서 만들어진다고 볼 수도 있지만, 의사 없이는 환자가 그 결과를 구하기가 어려울 가능성이 크다. 이런 경우는 의사가 환자에게 불리하거나, 불안을 야기할 수 있는 정보를 밝히지 않음으로써 환자를 '보호'하려 하기 때문일 수도 있다. 역사적으로는 이것이 환자에게 암에 걸렸음을 말하지 않는 등의 형태로 나타났고, 내 외조부모님의 경우에서 이런 부분이 특히 잘 나타나 있다. 고지에 입각한 동의라는 맥락에서 보면 의사는 사실 발생할 수 있는 모든 합병증, 시술이나 수술과 관련한 자신의 모든 실적, 임상시험에 참여함으로써 따라오게 될 위험 등을 모두 잘 알고 있다. 이런 정보들을 환자가 제공받지 못해서는 안 된다. 하지만 동의서 양식에서 환자가 얼마나 많은 정보를 얻든 간에, 환자는 의사의 머리와 경험 속에 들어 있는 것과 똑같은 정보를 공유할 수는 없다. 그리고 인터넷을 아무리 열심히 뒤진다고 해도 그 정보는 전체 집단에 관한 일반적 정보일 뿐, 개인에 관한 정보는 아니다. 더군다나 그런 정보는 질이 보장되지 않는다.

정보의 간극이야 우리가 줄일 수도 있지만, 지식의 간극을 줄이기는 훨씬 더 힘들다. 의사와 보건의료 종사자들이 대대적인 훈련을 통해 막대한 양의 지식을 습득하였다는 사실에는 의문의 여지가 없다. 미국의 경우 일반내과 진료를 하는 의사들은 의사가 되기 위한 준비에 의대 생활 4년, 레지던트 생활 3년을 전념하였다. 전문의가 되려면 거기에 2년에서 5년이 더 추가된다. 의학적 배경이 없는 개인도 인터넷을 통해 무제한의 검색이 가능하지만, 그것으로는 결코 의사와 같은 지식 수준에 도달하지 못한다. 킴 굿셀이 잘 보여 준 것처럼 비전문가인 개인들의 투지와 힘을 과소평가해서는 안 되겠지만, 지식의 간극은 여전히 남아 있게 될 것이다. 하지만 궁극적으로는 모든 사람이 공평하게 자료와 정보에 접근할 수 있는 날이 올 것이다. 하지만 환자들이 의사들의 지식 기반에 매끄럽게 접근할 수 있으려면 가부장주의가 막을 내려야만 한다. 가부장주의 모델에서 동반자 모델로, 독재 모델에서 자율적 모델로 이동한다면 그런 날은 곧 다가오게 될 것이다. 이런 일이 일어나기 위해서는 의학 공동체 내부에서 문화적 변화가 필요할 뿐만 아니라, 그런 변화를 외부에서 추진해 줄 새로운 기술도 필요하다. 수백 년 전에 인쇄술이 그랬던 것처럼 말이다.

■■■■■

세상의 얼굴과 상태를 통째로 바꾸어 놓았다.

프랜시스 베이컨 경Sir Francis Bacon, 1620

사람들 사이에서 정보를 전달하는 새로운 미디어의 발명이
사회에 지각변동을 일으키는 효과가 있음을 역사는 증언하고 있다.

N. St. 존N. St. John, 1967[1]

먹거리를 수집하는 자food-gatherer였던 인간이
어울리지 않게 정보를 수집하는 자information-gatherer로 다시 등장했다.

마셜 맥루한, 1962[2]

중대한 변화의 선례

A Precedent for Momentous Change

2013년 말에 세계에서 역사상 가장 비싼 책인 《베이 시편집Bay Psalm Book》*이 1,420만 달러에 팔렸다.[3,4] 처음에 인쇄된 1,700권 가운데 지금까지 보존된 11권 중 하나이다. 이 책은 영국령 북아메리카에서 나온 최초의 책이었다. 구매자는 미국의 금융업자 겸 백만장자인 데이비드 루벤스타인David Rubenstein이었다. 그는 1215년에 나온 원고인 마그나 카르타Magna Carta, 대헌장(大憲章)를 2007년에 2,130만 달러에 사들이기도 했다. 1508년 즈음에 레오나르도 다빈치Leonardo da Vinci가 손으로 직접 적은 72쪽짜리 원고인 코덱스 레스터Codex Leicester는 가장 비싼 책보다도 비싼 가격인 3,080만 달러에 빌 게이츠Bill Gates에게 팔렸다.[4]

손으로 필기하거나 인쇄된 책이 왜 그리도 비싸단 말인가? 손으로 직접 쓴 책은 하나밖에 없는 것이니 분명 수요와 공급의 불일치에 해당한다고 쳐도, 인쇄된 책은 말 그대로 대량생산된 것이 아니던가? 그런데도 이것이 가치를 인정받는 것은 역사에 가장 큰 영향을 미친 발명품의 초기 생산품

---

* 국내 미출간.

이라는 지위가 있기 때문이다.

요하네스 구텐베르크가 10년에 걸쳐 비밀을 궁리한 후에 독일 마인츠로 가서 활판술의 시대를 연 것은 1440년의 일이었다. 그의 발명은 세 가지 요소에 의지하고 있다. 금속으로 만들어진 개별 글자들의 활자(구텐베르크 같은 대장장이는 이것을 어떻게 만들어야 하는지 알았다.)와 활자에 달라붙기 좋은 점도를 가진 유성 잉크, 종이나 양피지가 활자와 접촉하게 만들어 주는 변형된 압착기(독일에서 포도주를 만들 때 쓰는 장치로부터 유래가 바로 그것이다.)까지. 이 압착기를 이용해서 나온 그의 첫 책은 '구텐베르크 성서Gutenberg Bible'로 알려져 있다.

엘리자베스 아이젠슈타인Elizabeth Eisenstein이 두 권짜리 고전 《변화의 동인이 된 인쇄기The Printing Press as an Agent of Change》*를 통해 인쇄기 발명이 미친 영향을 심도 있게 설명하기까지는 15년이라는 세월이 걸렸다.[5] 아이젠슈타인은 이 변화를 다음과 같이 요약했다. "손 글씨를 복사할 수 있는 새로운 방법이 5세기 전에 발명되어 처음으로 사용되었다. 서구 문명의 역사 중에 지적 생활환경에 이처럼 혁명적인 변화를 불러일으킨 것은 없었다. (…) 이 발명의 영향력은 머지않아 삶의 모든 측면에서 느껴졌다."[6] 이것은 문명에서 그 무엇과도 비교할 수 없는 진정한 전환점이었다. 세상을 인쇄기 이전 시대와 인쇄기 이후 시대로 나누어 생각할 수도 있을 것이다. 인쇄기 이전 시대는 필기 문화였고, 필사본의 가격이 무척 비싸서 5장당 1플로린florin**이었다. 이것을 현재의 돈으로 따지면 약 200달러 정도고, 책 한 권의 값은 지금 돈으로 평균 2만 달러 정도였다.[7] 하지만 똑같은 책이 인쇄기 이후

---

* 국내 미출간.
** 2실링짜리 옛날 영국 동전.

시대에는 대략 70달러, 즉 300분의 1의 값으로 떨어졌다. 300권의 필사본을 손으로 필사하려면 세 사람이 평생을 매달려야 했다. 하지만 1470년에는 세 사람이 석 달이면 책 300권을 인쇄할 수 있었다. 인쇄기 이후 시대가 열리고 50년 만에 그 전의 인류 역사에서 만들어진 모든 책보다 더 많은 책이 만들어졌다.[8] 1500년 즈음에는 약 1,000대 정도로 추정되는 인쇄기가 유럽 전역으로 보급되어 수백만 권의 책이 만들어졌다.

인쇄기 이전 시대에는 필사에 의존했기 때문에 오류가 많았고, 필사본은 부식, 오염, 내용물의 손실 등을 겪어야 했다. 반면 인쇄기 이후 시대로 접어든 후로는 영구적이며, 믿을 수 있는 완전한 복사본을 얻을 수 있게 되었다. 원본에 오류가 있는 경우에는 이것도 그대로 함께 대량생산되었다. 아마도 이런 오류 중 가장 주목할 만한 사례는 2세기 후인 1631년 '사악한 성경Wicked Bible'[9]이다. 이 성서는 모세의 십계명 중 제7계명을 "그대는 간음을 할지어다."라고 잘못 인쇄했다.***

가장 현저한 차이는 바로 '듣는 시대'에서 '보는 시대'로 바뀌었다는 점이다. 인쇄기 이전 시대에는 대단히 부유한 귀족이나 사제만이 필사본을 구해서 읽을 수 있었다. 이런 사람들은 유럽 인구 중 8%밖에 되지 않는다. 사정이 그렇지 못한 평민들은 그저 읽어 주는 내용을 귀로 듣는 수밖에 없었다. 하지만 인쇄기 이후 시대가 열린 후로는 책이 대량으로 인쇄되어 나오고 가격은 급락하여 책을 구하기 쉬워지면서 대중 속에서 식자층이 급속도로 늘어났다.

아이젠슈타인의 단언대로 이것은 소통의 혁명이자 지식의 폭발이었다. "이것은 체계 사이뿐만 아니라 학식이 있는 사람들 사이의 관계도 변화

*** "Thou shall not commit adultery."에서 'not'이 누락되었다.

시켰다."[1] 정보의 흐름이 되돌릴 수 없는 철저한 방식으로 변화했다. 스탠리 모리슨Stanley Morison은 《하나의 제도가 된 학구적 인쇄기The Learned Press as an Institution》*라는 책에서 이런 식으로 표현했다. "마인츠라는 도시에서 이루어진 발명은 인간의 생각과 활동의 모든 측면에서 지속적인 혁명을 불러일으켰고, 이 혁명이 지금까지 누적적으로 미친 영향은 너무나 거대해서 감히 묘사하기가 불가능하다. 이것이 종교, 정치, 산업에 미친 결과는 너무나 방대하기 때문에 지금의 역사가와 서지학자들이 평가할 수 없음은 물론이고, 현재로서는 앞으로 그 어떤 학자 집단에 의해서도 불가능할 것으로 보인다."[10]

기존의 관점에서 시대를 되돌아보면 우리는 전 세계에 지각변동과도 같은 일련의 변화가 있었음을 알 수 있다. 이것이 〈그림 3.1〉에 요약되어 있다. 일반적으로는 인쇄의 도움을 받아 이루어진 첫 번째 종교운동인 루터의 종교개혁, 10회 이상의 종교전쟁, 르네상스 등등이 인쇄기의 영향이었다고 평가한다. 즉 구텐베르크의 발명이 없었다면 그 이후로 일어났던 여섯 가지 중요한 문명 시대도 도래하지 않았으리라는 것이다. 아이젠슈타인의 경우 1차 산업혁명도 인쇄기로 인해 야기된 결과라 주장하기는 꺼렸으나, 다른 많은 사람들은 그렇게 주장했다. 마셜 맥루한은 《구텐베르크 은하계The Gutenberg Galaxy》**라는 책에서 다음과 같이 적었다. "활판인쇄술의 발명은 응용지식의 새로운 시각적 강조를 확인하고 확장하여 최초로 균일하고 재현 가능한 제품 생산을 가능하게 했고, 최초의 조립라인과 최초의 대

---

* 국내 미출간.
** 임상원 옮김, 커뮤니케이션북스, 2001.
*** 이경식 옮김, 더퀘스트, 2014.

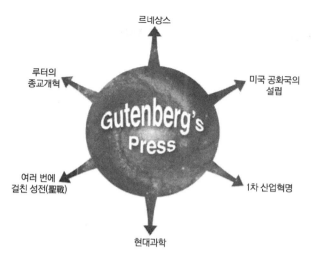

그림 3.1. 구텐베르크 인쇄기의 영향

량생산을 제공하였다."[11] 좀 더 최근에는 네이트 실버Nate Silver가 《신호와 소음The Signal and the Noise》***에서 1775년의 산업혁명이 인쇄술에 의해 촉발되었다고 단언하였다. 연간 0.1%로 침체되어 있던 경제성장률이 그때부터는 인구성장률보다 빠른 속도로 높아졌다.[12]

하지만 나는 구텐베르크의 변화 효과를 그 이후의 역사에서 나타난 중요한 시기의 전조로서 평가하기보다는 그것이 야기하거나 가꾸어 낸 특정 속성을 위주로 평가하는 편이 더 좋다고 생각한다. 그 근거는 1440년에 시작된 소통의 혁명이 575년 후에 다시 반복되려 하고 있다는 점이다. 〈표 3.1〉은 구텐베르크의 인쇄술의 영향을 받은 주요 속성을 요약하고 그것을 스마트폰이나 "패블릿phablet, 스마트폰과 태블릿의 합성어"에 비유하고 있다. 얼핏 보면 칸마다 체크 표시가 되어 있는 것을 알 수 있을 것이다. 하지만 여기서 나는 이러한 유사점을 충격적인 것으로 볼 수 있는 이유에 대해 설명하려 한다.

속성	구텐베르크의 인쇄술	스마트폰
지식의 폭발	✓	✓
혁신 자극	✓	✓
개인주의 고취	✓	✓
혁명이나 전쟁 촉발	✓	✓
사회연결망의 기반	✓	✓
대인 상호작용 감소	✓	✓
개념과 창의력 확산	✓	✓
DIY(Do-It-Yourself) 고취	✓	✓
세상의 장벽 낮추기	✓	✓
현저한 비용 감소	✓	✓
기록 보관소	✓	✓
지루함 감소	✓	✓

표 3.1. 인쇄술과 스마트폰 사이의 핵심 속성 비교

인쇄기 이후 시대가 지식의 폭발적 증가와 정보의 과잉으로 이어졌음은 의문의 여지가 없다. 지금 우리 시대도 마찬가지다. 네이트 실버는 15세기의 상황을 다음과 같이 요약하였다. "정보의 양이 그것으로 대체 무엇을 해야 할지도 알 수 없고, 거짓 정보로부터 유용한 정보를 가려낼 수도 없을 정도로 급속하게 증가하고 있었다."[13] 21세기가 된 지금 우리는 그것을 "빅데이터big data"라고 부른다. 지난 20년 동안에 만들어진 자료의 양이 인류 역사의 나머지 전체에서 만들어진 자료보다도 많다. 그리고 그러한 정보들 중 점점 더 많은 양이 모바일장치에서 유래되고, 또 모바일장치를 통해 전달되고 있다. 《생각하지 않는 사람들The Shallows》*에서 니컬러스 카Nicholas

---

* 최치향 옮김, 청림출판, 2015.
** 1엑사바이트는 10억 기가바이트이다.

^{Carr}는 1612년의 한 연극에 나왔던 대사를 이야기한다. "책이 많아질수록 혼란도 그만큼 많아지지! 우리 주변이 온통 인쇄물의 바다야. 그리고 그것들 대부분이 공허한 내용을 담고 있다고."[14] 오늘날에는 하루에만 300경 바이트의 정보가 만들어지고 있다. 우리의 디지털 세상은 2010년에서 2020년 사이에 1,000엑사바이트^{exabyte**} 이하에서 50,000엑사바이트 이상으로 50배 정도 증가하리라 예상된다. 1400년대에 기존에는 귀한 물품이었던 책이 갑자기 구하기 쉬워지자 이를 두고 초자연적인 힘이 개입한 것이라 인식한 사람이 많았던 것처럼 스마트폰의 원형을 발명한 스티브 잡스^{Steve Jobs}도 예수, 욥기^{Book of Job}, 신과 동급으로 대우받고 있다.[15]

혁신이 인쇄기 이후 시대를 가속시켰다. 모든 형태의 학습에 대변혁이 찾아왔다. 사람들의 정신이 자유로워지고, 휘어지고, 개조되었다. 책이 기하급수적으로 증가된 창의력에 영감을 불어넣자 생각의 공유가 현저하게 이루어지면서 새로운 교차 수정이 이루어졌다. 아이젠슈타인은 여기에 "조합식 지적 활동^{combinatorial intellectual activity}"라는 이름을 붙였다.[16] 인쇄기 이전 시대에도 혁신은 존재했지만 그런 혁신을 분명하게, 혹은 쉽게 기록할 수 있는 방법이 없었다. 하지만 인쇄기 이후 시대인 1469년에서 1474년 사이에 베니스에서 인쇄기 운영을 시작했고, 특허와 관련된 최초의 법이 글로 남게 되었다. 구텐베르크의 인쇄기 덕분에 "발명, 발견, 창작에 대한 주장을 표시할 수 있게 되어 개인이 이룬 혁신을 분명하게 인정받을 수 있게 되었다."[17] 요즘에는 모바일장치 응용프로그램 개발자들이 세계 곳곳에 있다. 수만 명의 젊은이들이 수백만 가지 스마트폰 및 태블릿의 응용프로그램 개발자들이다. 이 응용프로그램들 중에 2007년 이전부터 존재했던 것은 단 하나도 없다! 처음에 책은 전 세계 인구 중 단 4억 명만이 서로의 생각을 교환할 수 있게 해 주었다. 오늘날에는 전 세계 70억 인구 대다수가 휴대

전화를 보유하고 있으며 그것으로 쉬지 않고 서로 소통하고 있다.

듣는 집단으로만 지내다가 개별적 활동을 통해 참여하게 된 개인들의 증가야말로 인쇄술 이후 시대의 혁신과 생각 교환의 뿌리를 이룬다. 이제 개인은 더 이상 사람들과 함께 모여 누군가의 말에 귀를 기울일 필요 없이 단독 활동에 참여할 수 있게 되었기 때문이다. 맥루한은 다음과 같이 지적했다. "책의 휴대성은 이젤 그림의 휴대성과 마찬가지로 개인주의에 대한 추종을 강화시키는 역할을 하였다."[18] 아이젠슈타인은 개인적인 독서가 가능해진 것을 두고 다음과 같은 결론을 내렸다. "독립에 대한 새로운 정신과 스스로의 삶을 스스로 만든다는 새로운 주장이, 개성을 일깨웠다."[1] 영속성을 띠는 인쇄물이 등장하고, 그것이 널리 퍼지게 됨에 따라 사람들의 마음속에 있던 야망, 인정받고 싶은 욕구, 개인적 성취 등이 자극을 받았다. 인쇄기 이전 시대에는 개인의 역사를 기록하거나, 자신의 이름이나 얼굴을 홍보할 방법이 없었기 때문에 자신을 세상에 널리 알릴 수 있는 여지가 거의 없었다.

구텐베르크의 인쇄기와 마찬가지로 스마트폰도 개성에 대해 각성을 일으키고 있다. "셀피Selfie. 셀카"는 2013년 올해의 단어로 선정된 단어다. 이것은 스마트폰으로 자신의 모습을 찍어 그것을 페이스북이나 트위터Twitter 같은 소셜네트워크 서비스Social Network Service. SNS에 올리는 행동을 지칭한다. 스마트폰은 문자, 이메일, 사진, 동영상 등 수많은 개인 자료를 저장하는 보관소 역할을 하고 있을 뿐만 아니라, 소셜미디어의 주요한 게시 수단으로 자리 잡아 자기표현의 통로로 기능하고 있다. 셰리 터클Sherry Turkle은《외로워지는 사람들Alone Together》*에서 기술이 정체성의 기반을 형성하게 된 이유를 설명하고 있다. "신속한 반응이 이루어지는 세계에서 형성된 자아는, 수신된 전화, 도착한 이메일, 응답된 문자메시지, 연결된 친구 등의 숫자에 의해 그 성공 여부가 결정된다. 자아는 기술이 제안하는 것을 기준으로 자신을 평가한다."[19] 우리들 각자는 주로 스마트폰 연결을 통해 형성된 분명하고 뚜렷한 온라인의 가상 정체성virtual identity을 가지고 있다. 그리고 이것은 자신의 물리적 정체성과 상응할 수도, 상응하지 않을 수도 있다.

사회연결망

사회연결망social network은 책의 인기가 높아진 덕분에 15세기에도 활성화되었다. 공동으로 이용하는 모임 장소로 독서실, 다방, 서점 등이 있었다.[20] 다방은 그저 커피를 마시기 위한 장소가 아니라 최근에 나온 책, 팸플릿, 신문 등에 대해 이야기를 나누는 공간으로 사용되었다. 17세기경에는 여러 다방들이 과학, 문학, 정치 등 특정 주제별로 특화되었다. 한 다방에서의 논쟁은 1687년에 출판된 아이작 뉴턴Isaac Newton의 고전 《프린키피아Principia Mathematica》**가 세상에 나오게 된 밑거름이 되기도 했다. 이 책은 고전역학, 운동의 법칙과 중력의 법칙 등 광범위한 분야의 기초를 닦은 책이다.[21] 뉴턴에 대해서는 잠시 후에 다시 다루도록 하겠다. 1700년대 후반에는 저명한 경제학자 애덤 스미스Adam Smith가 실제로 한 다방에서 그곳의 단골손님들에게 초고를 여러 번 돌리며 조언을 구한 후에 《국부론The Wealth of Nations》***을 쓰기도 했다. 인쇄물을 바탕으로 이렇게 물리적으로 만나 상호작용하

---

* 이은주 옮김, 청림출판, 2012.
** 이무현 옮김, 교우사, 1998.
*** 유인호 옮김, 동서문화사, 2008.

는 것을 넘어 아이젠슈타인은 다음과 같이 썼다. "똑같은 이미지, 지도, 도표를 여러 곳에 흩어져 있는 독자들이 동시에 볼 수 있다는 사실은 그 자체로 일종의 소통 혁명이었다."[22] 그와 비슷하게 우리는 소셜미디어의 혁명을 목격하고 있다. 그 누구도 이런 것을 예상하지 못했었다. 페이스북 가입자가 13억 명, 트위터 이용자가 5억 명이 넘고 그들 대다수가 모바일장치로 게시물을 포스팅한다. 미국에서는 이런 소셜미디어에 접속할 때 스마트폰이나 태블릿을 이용한다.[23] 인터넷상에서는 매 1분마다 페이스북에서 200만 건 이상의 '좋아요(like)' 버튼이 눌리고, 70시간 넘는 분량의 유튜브 YouTube 동영상이 업로드되며, 30만 건의 트윗이 올라오고, 20만 건의 인스타그램 Instagram 및 10만 건의 스냅챗 Snapchat 사진 공유가 이루어지며, 그 밖에도 링크드인 LinkedIn, 핀터레스트 Pinterest, 텀블러 tumblr, 플리커 flickr와 다른 수많은 소셜미디어 네트워크를 통해 헤아릴 수 없이 많은 상호작용이 일어나고 있다.[3] 이 모든 연결이 스마트폰과 태블릿으로 이루어지는 것은 아니지만 점진적으로 빠르게 그러한 종점을 향해 움직이고 있다.

하지만 사람들이 연결되면서 전쟁과 혁명이 일어날 수도 있다. 인쇄술이 발명된 결과 1480년 스페인의 종교재판을 시작으로 독일, 프랑스, 아일랜드, 스코틀랜드, 영국의 내전을 거치며 두 세기 동안 11번의 종교전쟁이 계속해서 일어났다. 책과 인쇄물이 인류를 역사상 가장 처절하게 핏빛으로 물든 시대로 내몰고 만 것이다. "인류가 스스로의 운명을 예측하고 선택할 수 있다고 믿게 됨에 따라" 수백만 명의 사람들이 유럽의 전쟁터에서 죽어 갔다.[24]

스마트폰 시대가 사회적 불안과 혁명을 자극하는 데 미치는 영향력도 놀랍도록 비슷하다. 이제는 자신의 생각이나 감정, 연설, 그림, 동영상을 수많은 사람들과 즉각적으로 너무나 쉽게 공유할 수 있다. 사람들을 선동하기 위해 풍성한 그래픽 능력을 갖춘 이런 멀티미디어들은 책의 영향력에 기반을 두고 만들어졌다. 〈이코노미스트The Economist〉의 2013년 표지는 스마트폰을 현대의 저항의 상징으로 그리고 있다.[25] 하지만 이들이 확산시켜 놓은 모바일장치와 사회연결망이 없었더라면 이렇듯 저항과 반란의 힘이 커지지는 못했을 것이다. 현대의 스마트폰은 중동 지역을 넘어 우크라이나와 불가리아 등 전 세계적으로 이어지고 있는 봉기와 혁명을 부추기고 있다.[26]

책과 스마트폰이 무언가에 저항하도록 그리고 사회연결망을 형성하도록 사람들을 한데 모으기도 했지만, 둘 다 사람들 사이의 상호작용을 줄이는 데 크게 기여한 것도 분명한 사실이다. 구텐베르크 인쇄술 덕분에 개인적으로 혼자 독서를 하는 움직임이 생겨나자 결국 "사람 사이의 대화가 침묵의 독서로 대체되고, 얼굴과 얼굴을 마주하고 이루어지던 상호작용이 인간미가 떨어지는 상호작용으로 대체되는" 결과를 낳았다.[27] 소형 장치들에 대해 터클은 다음과 같이 지적하였다. "기술에 기대하는 것이 많아지면서 사람들 서로 간에 기대하는 것은 줄어든다." 그리고 "기술이 사람들과의 직접적 만남을 대신할 대체물을 제공하자 우리는 변하고 있다. (…) 우리가 즉석 메시지, 이메일, 문자, 트위터 등으로 소통할 수 있게 되면서 친밀함intimacy과 외로움solitude 사이의 경계가 기술에 의해 바뀌고 있다. (…) 기술에 묶여 있는 우리는, '접속이 끊긴' 세계가 중요하지도 않고 만족스럽지도 않다는 점에서 동요하게 된다."[19] 이제는 미국인 대다수가 통화보다는 문자를 선호하고, 특히 10대들 사이에서는 문자가 절대적으로 인기다. 자신의 실제 감정을 감출 수 있다는 점이 자주 거론되는 이유다. 책과 스마트폰에 의해 야기된 대인 상호작용의 변화는 거대한 사회적 영향을 미쳤다. 물론 그런 변화가 모두 긍정적이라 평가를 받는 것은 아니지만.

창의성의 고취

인쇄기 이후 시대에 아이디어가 널리 퍼지고 창의성이 고취되었던 가장 좋은 사례는 근대과학의 탄생이다. 과학 실험을 해도 그 실험 결과와 해석이 발표되고, 검토되고, 타인에 의해 확인되기 전에는 발전을 인정받을 수 없다. 과학적 사실을 확립하고 검증하는 이 유서 깊은 과정이 확립될 수 있었던 것은 모두 인쇄물 덕분이었다. 책은 인쇄된 단어나 숫자에서만 머물지 않고 점차 그래픽 요소가 풍부해져서 결국 18세기에는 원그래프, 막대그래프, 선그래프 등이 추가되었다. 문예가literary artist라는 완전히 새로운 분야가 움트는 데는 그래픽 요소조차 필요하지 않았다. 문예가란 "글만으로 맛, 촉각, 후각, 청각을 흉내 내는 사람으로, 이런 글은 결국 독자들에게 전달될 감각적 경험에 대한 고양된 인식과 면밀한 관찰이 요구된다."[5]

해부학 분야는 대유행을 타게 된 전형적인 사례다. 《과학의 르네상스The Scientific Renaissance》*라는 책에서 마리 보아스 홀Marie Boas Hall은 다음과 같이 적었다. "1500년 이후로는 해부학의 발전이 깜짝 놀랄 정도로 빨랐으나 16세기 이전에는 발전 속도가 기이하다 싶을 정도로 느렸다."[28] 아이젠슈타인은 여기서 한발 더 나갔다. "관찰 내용을 완벽하고 정확하게, 3차원 그래픽 기록으로 보존할 방법이 없이는 해부학이 과학으로 자리 잡기가 한마디로 불가능했다. (그리고 이것은 관찰과 기술을 기반으로 하는 다른 모든 과학 분야에도 적용된다.)"[29]

인쇄기 이후 시대에는 역사상 가장 위대한 과학자들 중 일부가 자신의 연구 내용을 책으로 펴내 그 중대한 통찰들을 인정받을 수 있었다. 그러한

---

* 국내 미출간.

목록의 거의 첫머리에 갈릴레오 갈릴레이^{Galileo Galilei}가 있다. 그는 1610년 3월에 《시데레우스 눈치우스^{Sidereus Nuncius}》**를 출판했다. 이 책은 높이 10인치, 폭 7.5인치 정도***에 60쪽으로 구성된 소책자다.[30] 이 책에서 그는 지구가 우주의 중심이라는 프톨레마이오스^{Ptolemaios}의 천동설을 부정하고, 자신의 망원경 관찰을 바탕으로 분화구와 산이 있는 달의 모습을 스케치해서 아리스토텔레스^{Aristotle}의 생각이 틀렸음을 보였다. 니컬러스 슈미들^{Nicholas} ^{Schmidle}이 "A Very Rare Book"****이라는 제목으로 〈뉴요커〉에 실은 기사에서는 이 책이 "세상을 바꾸어 놓은 발견들을 그 이전이나 그 이후의 그어떤 책보다도 많이 담고 있다."[30]라고 말한 한 익명의 역사가 이야기를 소개하고 있다. 미국의 서적상인 릭 왓슨^{Rick Watson}은 '플로렌스 시트^{Florence Sheet}'라고 알려진 달의 동판 에칭화를 "과학적 발견의 역사에서 독립선언문에 해당한다."라고 묘사했다.[30] 은퇴한 하버드 대학교 천문학 교수인 오언 깅거리치^{Owen Gingerich}는 목성의 달에 대해 갈릴레오가 묘사한 페이지를 일컬어 "과학의 역사에서 가장 흥미로운 페이지"라고 주장했다.[30] 심지어 이 책은 '구텐베르크 성서' 그 자체와 비교되기도 했다. 갈릴레오의 업적이 그만큼이나 강력했던 것이다.[30] 현저한 역사적 중요성을 띠고 있는 이 사례는 과학에서 온 것이기는 하나, 그로 인한 창의력의 태동과 아이디어 공유는 과학 분야에 국한되지 않고 각계각층으로 퍼져 나갔다.

소형 모바일장치들도 그와 마찬가지로 창의력을 북돋우는 엔진 역할을 하고 있다는 사실을 이해하는 것은 그리 어렵지 않다. 이제는 스마트폰이

** 장헌영 옮김, 승산, 2004. '별 세계의 보고'라는 의미다.
*** 높이 약 25cm, 폭 약 19cm.
**** 아주 희귀한 책.

나 태블릿을 위해 특별히 설계된 수백만 가지의 응용프로그램이 나온 덕분에 이런 장치들의 기능성이 현저하게 향상되었다. 예를 들어 천문학과 관련해서는 '별자리표Star Chart' 같은 증강현실 응용프로그램이 나와 있다. 이 응용프로그램을 다운로드받은 사람의 숫자가 1,000만 명이 넘는다. 간단하게 모바일장치를 하늘로 갖다 대기만 하면, 12만 개의 별에 관한 정보를 가지고 있는 이 어플리케이션이 당신이 지금 바라보는 별자리가 무엇인지 정확히 얘기해 준다. 이 책의 뒷부분에서는 온갖 의료용 센서가 완벽하게 구비된 '랩온어칩lab-on-a-chip, LOC'*을 통한 체액 분석에 대해, 그리고 스마트폰을 고성능 현미경과 신체검사 도구로 전환하는 것에 대해 다룰 것이다. 이는 강력한 휴대용 마이크로프로세서와 하드웨어로 무장하고, 인터넷으로의 무선 연결이 가능해지면 이루어지리라고 모두 예상되었던 혁신들이다. 모바일 운영체계 플랫폼의 양대 산맥인 애플의 iOS와 구글의 안드로이드는 응용프로그램의 개발을 위한 아이디어의 공유를 전례 없던 수준으로 끌어올렸다. 물론 과학과 의학 분야에 국한되는 이야기가 아니다. 스마트폰 응용프로그램에서 유래된 창조적인 부산물들은 금융, 에너지, 소매업, 운송업 등을 비롯해 사실상 모든 산업 분야에 심오한 영향을 미치고 있다.

아이디어 공유와 관련해서 〈그림 3.2〉에는 유럽에서 출판된 책의 숫자와 전 세계적으로 출하된 스마트폰의 숫자가 대략 6배에 이르기까지의 관련 수치들이 나와 있다. 구텐베르크의 발명 이후로 이 정도의 증가가 이루어지기까지는 거의 400년이라는 세월이 걸린 반면, 스마트폰에서 똑같은 상대적 규모로 성장이 이루어지는 데는 불과 8년밖에 걸리지 않았다. 그리

---

* 실험실에서 행해지는 혼합, 반응, 분리, 분석 등의 여러 가지 조작이 구현되도록 제작된 칩으로 칩 하나에 실험실을 담았다는 의미다.

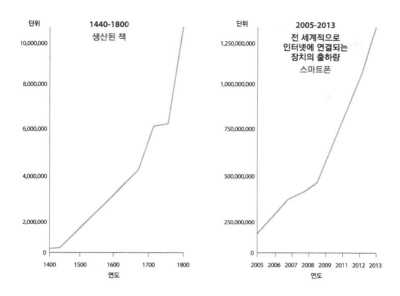

그림 3.2. 인쇄기와 스마트폰에서 유사하게 나타나는 활용 증가: X축의 시간 간격에 큰 차이가 보인다

고 숫자의 규모가 100배 이상 크다. 인구는 겨우 20배 늘어났는데, 그들을 위한 도구는 50배 빠른 속도로 증가하여 1,000배나 많은 도구들이 생겨났다는 의미다. 수학적으로 따져 보면 아이디어 공유의 기회가 100만 배나 증가했다는 이야기가 된다. 그렇다고 책이 사라진 것도 아니다. 책도 소형 모바일장치 속으로 들어와 있다!

자율성의 고취

인쇄물이나 전자장치를 통해 아이디어를 공유하면 어떤 일이든 스스로 할 수 있을 가능성이 훨씬 더 커진다. 역사상 가장 영향력 있는 단 한 명의 과학자는 아니라도, 그런 과학자들 중 한 명이라 할 수 있는 아이작 뉴턴을 예로 들어 보자. 놀랍게도 그는 구입하거나 빌린 책을 가지고 수학을 독학했다. 버나드 코헨Bernard Cohen은 《아이작 뉴턴의 수학 논문The Mathematical Papers of Isaac Newton》*이라는 책에서 다음과 같이 적었다. "수학이라고는 간단한 산수밖에 모르고 삼각법을 알지 못해서 점성술에 관한 논문을 읽을 수도 없는 젊은이였던 뉴턴은 스스로의 힘으로 고차원적인 수학의 발명자가 되었다."[31] 아인젠슈타인이 단언하였듯이 책의 영향력은 스승과 견습생이라는 전통적 관계에 분명한 변화를 가져왔다. 사람들은 "외부의 도움을 최소로 하면서도 주로 책을 통해 스스로 학습할 수 있게 되었고, 학생과 견습생들을 스승의 지도 아래 묶어 놓고 있었던 종속적 유대 관계를 끊을 수 있게 되었다."[32] DIYdo-it-yourself 능력은 독학으로 공부하여 음악가가 되고 의학적으로 자립하는 것을 비롯해서 마크 트웨인Mark Twain과 벤저민 프랭클린Benjamin Franklin 같이 독학으로 출판을 하는 등 다양한 형태로 나타났다.

스마트폰은 놀라울 정도로 다양한 DIY 활동을 이끌어 냈다. 모든 웹사이트 검색 중 80% 정도는 모바일장치에서 이루어지고 있다. 어디에서나 웹사이트를 검색할 수 있게 됨에 따라 보통 동영상, 사진, 음성안내 등이 함께 제공되는 시각적인 설명이 가능해져 독학을 통해 성취할 수 있는 길이 열렸다. 집을 수리하든, 악기 연주법을 배우든, 유화 그리기를 배우든, 술 담그는 법을 배우든, 배관을 고치든 해당 분야를 안내해 줄 응용프로그램이 대부분 존재한다.

세상의 장벽을 낮추는 부분은 어떨까? 구텐베르크의 인쇄기가 이러한 사명을 완수하였음은 의문의 여지가 없다. 특히나 현저한 종교적 힘을 기

---

* 국내 미출간.

원으로 한 경우에는 더욱 그랬다. "기쁜 소식을 퍼뜨리겠다는 복음주의적 열망은 결국 아시아, 아프리카, 중동, 멕시코 등을 비롯해 전 세계적으로 출판사가 설립되는 결과를 낳았다."[33] "읽고 쓰는 능력의 선순환 고리virtuous cycle of literacy"가 뿌리를 내려 책에 대한 수요가 더욱 늘어남에 따라 유럽의 한 발명으로 시작된 인쇄기술이 빠른 속도로 전 세계로 퍼져 나갔다.[34]

스마트폰의 경우 모바일 신호가 잡히는 곳이면 어디서나 작동할 수 있는데, 전 세계 인구의 95% 정도는 모바일 신호가 잡히는 곳에 있다. 지구상에는 70억 개의 휴대전화가 있으며 이는 전 세계의 변기나 칫솔보다도 훨씬 많은 숫자다. 이 때문에 휴대전화는 인류 역사상 가장 널리 보급된 기술이 되었다.[35] 데이터 처리 능력이 떨어지는 휴대전화에서 스마트폰으로의 전환이 맹렬한 속도로 일어나고 있고, 스카이프Skype와 페이스타임FaceTime을 통해 사람들 사이의 동영상 연결도 마찬가지로 급증하고 있다. 이 덕분에 멀티미디어 전문 지식을 언제 어디서든 한 장소에서 다른 장소로 쉽게 옮길 수 있는 가능성이 열리고 있다. 역설적이게도 스마트폰과 태블릿은 이제 전 세계 외딴 지역에 살고 있는 아이들이 글을 읽는 법을 배울 수 있게 돕고 있다.[36]

전 세계에 걸쳐 있는 거대한 사회연결망이 196개국의 가입자들을 서로 연결하고 있다. 인도의 방갈로르Bangalore나 뉴욕의 론콘코마Ronkonkoma 또는 브라질의 리우데자네이루Rio de Janeiro에서 잘 작동하는 모바일장치 응용프로그램은 불가리아에서도 똑같이 잘 작동한다. 이런 점이 전 세계 의료에 미칠 영향력은 지대하며, 이 부분에 대해서는 뒤에서 더욱 자세히 알아보겠다. 하지만 커뮤니케이션과 기술 접근에서 세계가 점점 더 평등해지게 된 것은 소형 무선장치들로 인해 생긴 놀라운 결과물이다.

자료 보관의 부피와 비용을 줄일 수 있게 된 것은 구텐베르크의 인쇄기로 인해 생긴 핵심적인 결과들 중 하나였다. 아이젠슈타인은 다음과 같이 단언하였다. "인쇄기의 복제 능력으로 인해 도입된 모든 새로운 측면 중에서 가장 중요한 것은 분명 보존preservation이라는 측면이었다."[37] 여기서는 그저 직접적인 인쇄물만을 말하는 것이 아니라 구전을 통해 정보의 확산이 더욱 증폭되는 것도 함께 포함해서 말하고 있다. 글을 읽을 줄 아는 사람들의 숫자가 급등하자 자료들이 그 전처럼 비밀로 유지되지 않고 대중화되었다. 이 점은 과학의 발전에서 특히나 중요한 부분이었다. 아마도 가장 심오한 영향은 문화를 광범위하게 포착할 수 있는 능력이 생겼다는 점일 것이다. 그에 비해 인쇄기 이전 시대에는 그런 정보가 대단히 희귀했다. 프랑스 학자 기욤 피셰Guillaume Fichet가 (그는 프랑스 최초의 인쇄기를 만들었다.) 프랑스 르네상스 철학가인 로베르 고갱Robert Gauguin에게 선물로 준 책에 함께 적힌 메모는 15세기 후반에 이런 부분에 대한 깨달음이 있었음을 이미 반영하고 있다. "바커스Bacchus*와 케레스Ceres**는 인간에게 포도주와 빵을 사용하는 법을 가르쳐 신성神性을 얻었으나, 구텐베르크의 발명품은 그보다 더 높고 신성합니다. 말하고 생각한 것들을 모두 적고, 번역하고, 후세의 기억으로 보존할 수 있게 해 주는 도구를 통해 인간을 더 풍부하게 만들어 주기 때문입니다."[38]

오늘날 스마트폰은 사람들이 일반적으로 생각하는 것보다 더 많은 양의 자료와 정보를 보관하고 있다. 문자, 이메일, 방문했던 웹사이트, 촬영한 사진과 동영상, 소셜미디어 게시물 등이 보관되면서 그 모든 활동이 이루어졌던 장소와 시간도 함께 저장된다. 이런 기록 보관에는 그저 스마트폰

---

* 로마신화에 나오는 술의 신으로, 그리스신화의 디오니소스에 해당한다.
** 로마신화에 나오는 대지의 여신으로, 그리스신화의 데메테르에 해당한다.

에 저장된 내용뿐만 아니라 소형 장치를 통해 클라우드에 저장한 내용들도 포함된다. 따라서 인쇄기가 여러 문화나 일부 저명한 인물들로부터 나온 자료를 보존할 수 있는 기록 보관소 역할을 했다면 모바일장치 기록 보관은 그런 부분을 개인의 수준까지 극단적으로 넓혀 놓았다고 할 수 있다. 이것은 인쇄 자료를 통한 기록 보관만큼이나 중요한 사건임이 앞으로 밝혀질 것이다.

물론 이 두 가지 소통장치 모두 지루함을 해소하는 데 사용할 수 있다. 지루함을 의미하는 영단어 "boredom"이 처음 단어가 된 것은 1852년이었지만, 이런 정서적 상태가 문명이 시작된 이후로 존재해 왔으리라는 점은 어렵지 않게 상상할 수 있다. 실제로 기원전 300년경 고대 그리스의 장군 피로스Pyrrhus는 은퇴하고 난 후에 끔찍할 정도로 지루해했었다고 전해진다. 하지만 그는 지루함을 극복하게 해 줄 책을 쉽게 구할 수 없었다. 하지만 스마트폰으로 오면 사정이 다르다. 스마트폰을 이용해 지루함을 달래는 모습을 보고 싶다면 백화점에 쇼핑하러 온 한 쌍의 연인을 지켜보기만 하면 된다. 분명 함께 온 남자는 의자에 앉아 스마트폰을 만지작거리고 있을 것이다. 아니면 비행 중에 비행기 복도를 따라 걸어 보면 모두들 스마트폰이나 태블릿으로 게임을 하는 모습을 볼 수 있다.

나는 지루함은 마지막을 위해 아껴 두었다. 비교를 너무 장황하게 늘어놓아 사람들이 지루해지지 않기를 바라는 마음 때문이었다. 스마트폰과 인쇄기가 여러 면에서 유사하다는 주장이 억지스럽다고 느낄 사람이 많을 것이다. 〈그림 3.1〉을 다시 보면 스마트폰의 역사적 영향력은 구텐베르크의 발명에 비하면 별것 아니라 여겨질 것이다. 스마트폰 때문에 또 다른 종교개혁이나 르네상스가 찾아오지도 않을 것 같고, 이런 큰 사건들이 미래에 다시 재현될 가능성도 크지 않다. 하지만 스마트폰이 이미 반란에 핵심적인 기여를 하였고, 제3의 산업혁명을 부채질하는 데 도움을 주었다는 주장이 과한 것은 아닐 것이다. 제3의 산업혁명에 관한 권위자이며 그 제목으로 책을 펴내기도 한 제러미 리프킨^{Jeremy Rifkin}은 이렇게 적었다. "커뮤니케이션 기술은 경제적 유기체^{economic organism}를 감독하고, 조화시키고, 관리하는 신경계이고, 에너지는 정치적 통일체^{body politic}를 이곳저곳 순환하며 자연이 부여해 준 자원을 상품과 서비스로 전환시키고, 경제를 살아서 성장하게 만들어 줄 영양분을 공급하는 피다. 기반 시설^{infrastructure}은 더욱더 많은 사람들을 좀 더 복잡한 경제적·사회적 관계로 끌어모으는 생명체계와 비슷하다."[39]

"incunabula^{인큐내뷸러}"라는 개념을 염두에 두는 것이 중요하다. 이 단어에는 두 가지 정의가 있다. 하나는 1501년 이전에 인쇄된 책이라는 정의, 그리고 또 하나는 무언가의 여명기 혹은 초창기라는 정의다. 인쇄술의 경우에서 보았듯이 그 영향력이 뚜렷하게 발현되기까지는 상당한 시간적 간격이 존재했다. 아이젠슈타인은 이렇게 상기시킨다. "새로운 세계의 윤곽이 눈앞에 등장하기까지는 구텐베르크 이후로 꼬박 한 세기를 기다려야 한다."[40] 가장 초기 형태의 스마트폰이 도입된 시기는 2005년이다. 그리고 스마트폰의 진정한 원형인 최초의 아이폰^{iPhone}은 2007년에 등장했다. 따라서 새로운 무선 접속의 시대에 접어든 지 10년도 채 지나지 않은 지금은 아직 태동기일 뿐이며 스마트폰의 영향력을 평가하기에는 너무 이르다고 할 수 있다.

디지털 기반 시설에 대한 리프킨의 지적도 눈여겨보아야 할 부분이다. 스마트폰의 기능은 직접 눈으로 보고, 손으로 잡을 수 있는 최종 사용자적 요소^{end-user component}를 띠고 있지만, 광대역 인터넷이나 널리 보급된 무선 연결이 없다면 음악 재생기보다 나을 것이 없다. 따라서 소형 모바일장치에 대해 생각할 때는 그것이 훨씬 깊은 기반 시설을 상징하는 아이콘에 불과함을 인정하는 것이 좋다.

구텐베르크의 인쇄기와 스마트폰 사이에 존재하는 주목할 만한 유사성에 대한 논의는 여기까지 하고, 이제 그 범위를 좁혀 핵심 논지로 들어가보고자 한다. 스마트폰이 중요한 '변화의 전례'를 통째로 똑같이 따라가는 일은 결코 없으리라는 주장도 가능하겠지만, 나는 스마트폰이 결국에는 의료의 미래에 측정할 수 없을 정도로 큰 변화를 가져오게 되리라 믿는다. 이런 주장을 뒷받침하기 위해 이 책 전반에서 더욱 많은 내용을 다루게 될 것이다. 언젠가는 우리가 뒤를 돌아보며 이 혁신을 '보건의료계의 구텐베르크'와 같은 사건이라 여기는 날이 올지도 모르겠다.

가부장주의, 성직자, 스마트폰

이것이 과감한 주장임을 알고 있으니 이제 나는 의료가부장주의에 관한 제1장의 내용과 현재 장의 내용을 좀 더 구체적으로 연결해서 결론을 이끌어 내고자 한다. 나는 일부러 연대순으로 이야기를 진행했다. '내 몸은 의사가 제일 잘 안다.'의 시대는 인쇄기가 발명되기 거의 2,000년 전인 기원전 400년 즈음에 시작했기 때문이다. 인쇄기 이전 시대에 지위가 높은 성직자는 글을 읽을 줄 알고 책에 접근할 수 있는 소수의 사람들 중에 포함되어 있었다. 성직자, 귀족, 대단히 부유한 사람들만이 글을 읽고 쓸 줄 알았고, 이는 지식과 권력을 독점할 수 있는 밑바탕이었다. 마틴 루터Martin Luther는 1517년에 자신의 《95개 태제95 Theses》*를 저술하여 교회의 권위에 깊숙이 도전했다.[41] 그는 분명 의료에 대한 글은 쓰지 않았지만 그의 태제들 중 몇 가지는 지금 다루는 주제와 관련이 있다고 생각할 수 있다. (1) 돈이 상자 바닥에서 쩔렁 하고 떨어지자마자 영혼이 연옥에서 빠져나온다는 설교에는 그 어떤 신성한 권위도 담겨 있지 않다. (2) 어째서 회개의 교회법penitential canon laws이 존재하는가? 이것은 관습적으로는 몰라도 사실상 그 자체로 오래전부터 무용지물로 죽어 있던 것이 아니던가? (3) 불가능한 일을 하고, 성모 마리아를 욕되게 한 자까지도 무죄로 만들어 줄 막강한 힘을 교황의 면죄부가 가지고 있다 생각하는 것은 어리석은 짓이다.

의사와 신이 관련되어 있음은 이미 앞에서 살펴본 바 있다. 이런 관련성은 의료의 신적인 속성을 암시하는 원래의 카두케우스의 상징에도 들어 있다. 그리고 "환자는 의사를 존경해야 한다. 의사들은 신으로부터 그 권위를 받았기 때문이다."[42]라는 말 속에도 들어 있다. 신이 아스클레피오스를 의사로 임명한 것은 고대 그리스 시대였지만 이런 부분이 1847년에 나온 미국의사협회《윤리강령》속에도 강력하게 암시되어 있다.[43]

그에 따라 의사의 힘은 종교적 지도자와 귀족의 힘에 비유할 수 있다. 이런 지배력은 지식, 전반적인 의학 정보, 그리고 각각의 환자와 관련된 구체적인 의학 정보에 대한 권위적 통제로부터 유래한 것이다. 루터는 30만 장이 넘는《95개 태제》복사본을 널리 퍼뜨려 교회의 절대적 권위에 맞섰다.[44] 의료에 대해서 그렇게 따로 도전이 이루어진 경우는 한 번도 본 적이 없지만, 그런 일을 완수할 만한 발판이나 조건이 갖추어졌던 적도 없었다. 적어도 지금까지는 말이다.

커뮤니케이션 혁명의 모델로 구텐베르크의 인쇄기가 그 후의 미래에 미친 영향을 설명하였듯이, 우리는 이제 소형 모바일장치들로 이루어질 의

---

* 국내 미출간.

료의 혁명을 목전에 두고 있다. 정보의 흐름이 근본적으로 달라질 것이기 때문이다. 자료가 제일 먼저 의사에게 갔다가 환자에게 찔끔찔끔 흘러들어 가는 현재의 뿌리 깊은 관행이 뒤집어지려 하고 있다. 스마트폰은 소통 수단으로 작용하여 개인적인 건강기록, 바이오센서, 임상검사, 스캔검사, 유전체학, 환경 등으로부터 나온 한 개인과 관련된 모든 자료를 해당 개인에게, 혹은 아동의 경우라면 그 부모에게 직접 전달해 주는 역할을 할 것이다. 스마트폰은 클라우드와도 연결되어 슈퍼컴퓨터 리소스와의 연결도 증가시킬 것이다. 그리고 많은 경우에서 스마트폰은 그저 수동적인 전달자의 역할을 넘어 실제로 직접 임상검사나 의학스캔검사를 수행하고, 전통적으로 의사에 의해 수행되던 신체검사도 일부 담당하고, 그래픽 표시나 예측을 위한 분석에 사용되는 자료를 처리하는 일도 담당하게 될 것이다.

하지만 이 전자 커뮤니케이션 혁명에서 스마트폰의 역할이 개인적인 부분에만 국한되지는 않을 것이다. 우리는 이미 개인들이 수면 시간, 혈당, 혈압 등의 측정치 등 센서에서 얻은 스마트폰 자료를 이용해서 관리 경쟁managed competition을 시작하는 것을 목격했다. 이런 경향은 생리적 지표 전반에서 사회연결망의 사용을 통해 점차 확대될 것이다. 규모를 더 넓혀서 바라보면, 소형 장치에서 나오는 자료들을 광범위하게 공유하여 개인 자료로부터 거대 집단의 코호트 정보 자원cohort information resources을 만들어 내는 것은 온라인 대중공개의료massive open online medicine, MOOM가 시작될 수 있는 새로운 기회를 열고 있다. 개념적으로 보자면 이것은 상향식 의료라 할 수 있다. 상향식 의료는 그것을 이끌어 낼 도구와 디지털 기반 시설이 갖추어지기 전에는 절대적으로 불가능한 일이었다.

스마트폰을 통한 정보의 확산은 의학 자료를 전송하는 것에 국한되지 않는다. 이것은 현재의 보건의료 현실에 신물이 난 사람들을 대량으로 신속하게 끌어모아 행동에 나서게 만드는 방법이 되고 있다. 의사의 얼굴을 보려면 평균 62분이나 기다려야 하고, 그렇게 기다려서는 고작 7분 남짓 얼굴을 보는 게 전부고, 게다가 그 시간 동안에도 눈 한 번 마주치지 않는 경우가 다반사인 현실, 병원에 머물다가 위험한 병원 내 감염에 걸리거나, 치명적 부작용이 있는 잘못된 약을 투약받는 등의 심각한 실수를 경험하게 되는 현실, 터무니없는 진료비가 매겨진 악명 높은 진료비 청구서를 받아 들게 되는 현실, 처방약·왕진·보험 등의 의료서비스에서 본인부담금이 끝없이 올라가는 현실 말이다. 따라서 스마트폰을 통해 전송된 감정, 아이디어, 사진, 동영상이 정치적 항거를 촉발시켰던 것처럼, 오늘날의 보건의료에서 점점 더 늘어나는 실망과 짜증이 스마트폰과 사회연결망에서 힘을 받아 상향식 운동을 불러일으켜 미래의 의료를 발전시킬지도 모를 일이다.

특별히 스마트폰의 의료적 속성에 중점을 두며 〈표 3.1〉을 다시 살펴보니 이미 전 세계적으로 개발자 네트워크를 통해 수만 가지의 의료용 응용프로그램이 개발되어 나와 있다는 사실이 눈에 들어온다. 하지만 가장 놀라운 것은 그 숫자가 아니라 깜짝 놀랄 창의력이다. 대체 어느 누가 스마트폰으로 호흡을 디지털화해서 암을 감지할 수 있다고 생각이나 했겠는가? 어느 누가 마이크에 대고 호흡을 함으로써 중요한 폐 기능 매개변수lung function parameter를 측정할 수 있다고 생각했겠는가? 어느 누가 미소유체 부가장치microfluidic attachment를 이용해 체액 한 방울로 수백 가지 일상적인 임상검사를 시행할 수 있으리라 생각했겠는가? 스마트폰의 용도를 바꾸어서 강력한 현미경이나 검안경ophthalmoscope 또는 이경otoscope 등 다용도의 신체검사 장치를 만들어 내는 것은 또 어떤가? 이런 장치들은 환자와 의사 모두에게 힘을 실어 준다.

의료용 스마트폰 기술은 전례가 없었던 DIY 응용프로그램을 만들어 낼 것이다. 이런 장치들은 모바일 신호가 잡히는 곳이라면 어디서든 작동하기 때문에 전 세계에서 휴대용 의료 기술에 평등하게 접속할 수 있을 가능성이 무척 높다. 카메라와 텍스트 문자를 이용해 피부암을 스크리닝검사하는 것이 그 예다. 역설적이게도 의료용 스마트폰 기술은 개발도상국에서 더 많이 이용되고 있다. 이런 기술은 기술적 능력이 낮아도 시작할 수 있을 뿐 아니라 수가보상에 대한 삐뚤어진 욕심이 방해물로 작용하지도 않는다. 비용이 저렴한 무선의료unplugged medicine의 기회는 개념적으로 확증을 얻기 시작했고, 이후로 이 부분에 대해 심도 있는 검토가 이루어질 것이다. 하지만 원격모니터링remote monitoring과 가상내원virtual office visit으로 종합병원과 일반병원의 역할이 도전을 받으면 비용 구조에 커다란 변화가 찾아오리라는 것을 어렵지 않게 예측할 수 있다. 또한 커다란 저항도 있을 것이다.

그리하여, 새로운 의료 커뮤니케이션 혁명을 위한 발판이 마련되었다. 나는 이 혁명이 불가피한 것이라 믿지만 이것이 언제 현실화될 수 있을지는 불분명하다. 의료에서 무언가 변화를 준다는 것이 종교적 의식을 바꾸는 것처럼 정말로 어렵다는 것을 우리는 알고 있다. 예를 들어 18세기와 19세기 유럽에서 성직자는 애프스apse*를 마주 보고, 사람들로부터 뒤돌아서서 미사에 참석한 사람들 대부분이 이해하지 못하는 라틴어로 기도를 했다.[45] 이렇게 특정 방향을 취하는 관례를 "전례적 동쪽ad orientem"이라고 부른다.[46] 미사가 정말 엉뚱한 방향으로 이루어지는 것이다. 오늘날에도 유럽의 일부 교회에서는 여전히 이 의식을 따르고 있지만, 이는 1960년대 이후로 대부분 폐기되었다. 성직자가 사람들을 마주 보고 서서 모국어로 기도를

---

* 교회당 동쪽 끝에 돌출된 반원형 혹은 다각형 부분.

하기까지 1,000년이라는 세월이 걸렸다. 의사들은 비의료 분야에서는 전문용어 사용에 그리 뛰어나지도 않으면서 처방을 내릴 때는 여전히 라틴어를 사용하고, 전자의무기록를 사용해야 한다는 압력 때문에 환자의 얼굴도 제대로 보지 못하지만, 앞으로 나갈 수 있는 새로운 길이 열려 있다.

이 새로운 길을 엿볼 수 있게 해 주고, 이 장의 주요 대상인 책과 디지털 장치를 하나로 묶어 주는 아주 흥미로운 한 실험이 있다. 〈그림 3.3〉에 나온 아르논 흐륀베르흐Arnon Grunberg는 유명한 네덜란드 소설가다. 그는 독자들이 자기가 새로 펴낸 책을 읽을 때 어떤 감정을 경험할지, 그리고 독자의 감정이 자신이 그 책을 읽을 때의 감정과 어떻게 비교되는지 이해하려 애쓴다.[47] 이것을 위해 그는 다양한 센서를 장착하고 글을 쓴다. 여기에는 뇌파를 추적하기 위한 28개의 전극이 달린 모자, 심장박동 감지센서, 피부전도반응galvanic skin response, 정서적 각성이나 스트레스를 말해 주는 지표 감지센서, 그리고 얼굴 표정을 감시하기 위해 얼굴 앞에 달아 놓은 카메라 등이 있다. 그의 책이 출판된 다음에는 50명의 독자가 똑같은 일련의 센서와 카메라를 장착하고 전자책으로 책을 읽게 하여 작품이 잘 창작된 만큼 제대로 소비가 이루어지고 있는지 조사한다. 이는 창작 과정을 디지털화하는 방식이다. 요즘에는 전자책 독자들이 책의 어느 부분에 밑줄을 긋는지 파악하기가 쉬워서 (예를 들어 그 책의 아마존 킨들[Amazon Kindle] 사이트에 들어가 보면 쉽게 파악이 가능하다.) 어떤 부분이 공감을 얻었는지 저자가 확인할 수 있지만 이 실험은 이러한 궁금증을 훨씬 광범위하게 파헤치고 들어간다. 이 실험의 설계자인 네덜란드의 신경과학자 이스브란트 반 데 베르프Ysbrand van de Werf는 이렇게 묻는다. "아르논의 글을 읽는 독자들은 아르논이 그 글을 쓸 때 느꼈던 감정을 똑같이 이해하고 체화한다고 생각할까요? 아니면 읽는다는 것은 그와는 완전히 다른 과정일까요?"[47] 이 과학적 신경미학 조사scientific neuroaesthetic

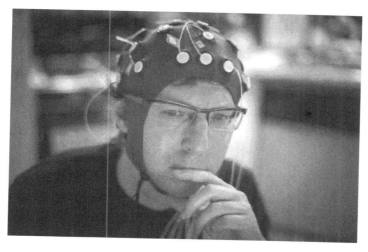

그림 3.3. 글을 쓰는 동안 뇌 센서로 자신의 감정을 판단하여 그것을 독자들의 감정과 비교해 보려 하는 저자 아르논 흐륀베르흐 [출처: E. Roscow, "The Quantified Writer: Monitoring the Physiology of the Creative Process," Neurogadget, December 10, 2013, http://neurogadget.com/tag/arnon-grunberg.]

scrutiny의 실험 대상이자 종교적 신심(信心)을 부정하는antipiety 글을 써서 유명한 흐륀베르흐는 이렇게 말했다. "나는 이 실험으로 문학이 독자에게 유익함을 증명할 필요는 없다고 생각합니다. 너무 진지하게 받아들이면 문학이 때로는 실제로 위험할 수도 있으니까요."[47] 이것을 한 걸음 더 전진시켜 MIT의 연구자들은 "웨어러블 북wearable book, 착용형 서적"을 개발했다. 이 장치에는 센서들이 달려 있어서 독자들이 이야기를 읽고 있는 동안 가상의 경험과 느낌을 제공해 준다.[48]

여기서 우리는 커뮤니케이션에서 일어난 혁명 두 가지를 전체적으로 초월한 셈이다. 진정한 원조 문학작품 읽기에서 무선 소형 장치 디지털 기술로 말이다. 전자가 끼쳤던 놀라운 영향력에 대해서는 이미 살펴보았고, 그와 아울러 후자의 잠재력에 대해서도 탐사를 시작했다. 자신의 실험에 대해 흐륀베르흐가 한 말을 보면 (흐륀베르흐[Grunberg]는 구텐베르크[Guten-berg]와 이름 철자도 비슷하고 종교적 신심에 대한 비판으로도 유명하다는 점 또한 놓치기 싫은 부분이다.) 오래된 기술이나 새로운 기술이나 모두 위험할 수 있다는 사실이 떠오른다. 하지만 그럼에도 나는 우리가 의료의 미래를 대단히 건전하면서도 완전히 다른 방식으로 가꾸어 갈 수 있다고 믿는다. 구텐베르크가 독서를 민주화시켰듯이 스마트폰도 의료를 민주화시킬 수 있다. 이런 민주화는 궁극적으로 개개인이 자신의 모든 건강 관련 자료와 정보에 제한 없이 직접 접근할 수 있을 때 달성될 것이다. 아니면 그 유명한 구호처럼 'Nothing about me without me.'가 이루어질 때.

청진기가 사라진 이후

■■■■■

하지만 요즘에는 혈액검사를 통해 자기가 유방암이나 난소암에 걸릴 확률이
높은지 알아내서 조치를 취하는 것이 가능해졌습니다. (…)
인생에는 여러 가지 도전이 찾아옵니다.
우리가 책임질 수 있고, 통제할 수 있는 도전이라면 두려워할 필요가 없죠.

안젤리나 졸리Angelina Jolie 1

사람들이 자기가 어떤 음식을 먹을지, 어떤 약을 복용할지를
정부가 결정하게 내버려 둔다면
그들의 몸은 곧 폭정 아래 살아가는 사람들만큼이나 비참한 상태로 빠져들 것이다.

토마스 제퍼슨Thomas Jefferson

환자가 자신의 건강에 대해 알려면 의사를 통해야만 하는 때가 있었다.
하지만 이제는 모바일 건강 도구, 응용프로그램, 그리고 23앤드미23andMe 같은
서비스 덕분에 그런 상황이 변하고 있다.

〈이코노미스트〉2

안젤리나 졸리, 나의 선택

Angelina Jolie: My Choice

– 변화의 주체 –

안젤리나 졸리Angelina Jolie는 모험과 스릴을 좋아하는 고고학자 라라 크로프트Lara Croft 역에서 북한의 감옥에서 고문을 받는 에블린 솔트Evelyn Salt 역, 그리고 영화 〈미스터 앤 미세스 스미스Mr. and Mrs. Smith〉에서 맡은 암살자 역까지 큼직큼직한 액션 연기를 선보이는 데 익숙한 배우였다. 졸리는 "문신을 한 사나운 전사와 야성 그 자체인 요부가 결합된 완벽한 육체의 화신"이라 불려 왔다.[3] 졸리의 문신들 중 왼쪽 팔뚝에 새겨진 글귀는 "A prayer for the wild at heart, kept in cages"*로 테네시 윌리엄스Tennessee Williams의 글에서 따온 것이다.[4] 또 다른 문신은 죽음을 의미하는 한자 '死'다. 어린 시절을 떠올리며 졸리는 이렇게 말했다. "다른 소녀들이 발레리나를 꿈꿀 때 나는 뱀파이어가 되기를 꿈꿨어요."[4] 졸리의 예명인 "졸리Jolie"는 불어로 "예쁘다"라는 뜻이지만 졸리는 예쁘다는 딱지를 초월해 숨 막히는 아름다움과 성적 매력의 상징으로 거듭났다. 졸리를 두고 세상에서 가장 아름답고 섹시한 여성이라 칭송하는 여론조사 결과와 잡지의 숫자는 너무

---

* 새장에 갇힌 거친 심장을 위한 기도.

많아서 헤아리기 힘들 정도다. 이 모든 것들이 왜 안젤리나 졸리가 지구상에서 가장 유명한 사람 중 한 명이 되었는지를 설명해 주는 배경이다.

영화의 스턴트 연기 중 상당수를 본인이 직접 연기하고, 칼을 수집하고, 장례지도학mortuary science에 관심이 있고, (어릴 적에 장례지도사가 되는 꿈을 꾸었다.) 애완용 악어와 뱀을 키우고 있는 것으로 유명한 졸리지만, 졸리가 자기 집에서 '번지점프'를 하다가 일어난 화재로 화상을 입었던 것을 기억하는 이는 많지 않다. 하지만 그것은 별 문제가 되지 않을 것 같다. 졸리가 이렇게 말했기 때문이다. "나는 흉터가 섹시하다고 생각해요. 흉터는 실수를 해서 난장판을 만들었다는 의미니까요." 굉장히 터프한 여성임에 틀림없다.

그와 동시에 졸리는 내면의 아름다움과 외면의 아름다움 모두에서 크나큰 관심을 받아 왔다. 졸리가 10년 넘게 국제적인 인도주의자로, 특히나 난민 운동가로서 헌신적으로 활약해 온 것은 잘 알려져 있다. 2003년 졸리는 UN의 친선대사로 활약하여 세계시민상Citizen of the World award의 첫 번째 수상자가 되었다.

이런 상황에서 졸리가 2013년 5월에 〈뉴욕타임스〉에 특집으로 "My Medical Choice"*라는 글을 발표하자 전 세계가 깜짝 놀랐다. 당신이 동굴에 혼자 살고 있지 않는 한, 틀림없이 안젤리나 졸리가 먼저 BRCA 유전자유방암, BRCA1|2의 염기서열을 분석한 다음에, 양측성 유방절제술을 받고서 그 사실을 대중에게 널리 알리기로 '결심'한 것에 대해 들어 보았을 것이다. 그 결과는 "안젤리나 효과Angelina effect"5-16라고 불리게 되었고, 그 영향력은 전 세계적이었다. 내 관점에서 볼 때 그 진정한 '효과'는 미디어에

---

* 나의 의학적 선택.

서 유전자 스크리닝검사와 한 스타 연예인에 대해 방송했다는 점이 아니다. 이것은 '의료에서의 자기결정self-determination in medicine'이라는 거대한 기념비적 이야기이다.

제일 먼저 궁금해지는 부분이 있다. 졸리는 대체 왜 자신의 BRCA 유전자 염기서열을 분석해 보았을까? 안젤리나 졸리는 아버지인 배우 존 보이트John Voigt로부터는 슬로바키아와 독일 혈통을 물려받고, 어머니로부터는 프랑스, 캐나다, 네덜란드, 독일, 체코슬로바키아, 그리고 먼 휴론Huron** 혈통을 물려받은 혼합된 유럽 혈통을 가지고 있다. 졸리는 어머니인 마르셀린 버트란드Marcheline Bertrand와 아주 가까웠고, 특집 기사에서는 엄마를 "엄마의 엄마Mommy's Mommy"***라고 불렀다. 안젤리나 졸리의 어머니는 48세에 난소암으로 진단을 받고 7년 반이 지난 2007년에 사망했다. 어머니의 성을 볼 때 프랑스계 캐나다인French Canadian 혈통임을 알 수 있다. 이 혈통은 아시케나지 유대인Ashkenazi Jewish 혈통과 마찬가지로 BRCA1 돌연변이의 발생률이 일반 대중보다 더 높다.

안젤리나의 수술을 집도한 박사 크리스티 펑크Kristi Funk에 따르면 안젤리나 졸리의 어머니 마르셀린도 유방암에 걸렸던 병력이 있었고, 마르셀린의 어머니도 난소암에 걸렸었다.[17,18] 삼대에 걸쳐 이러한 가족력이 있었으니 BRCA 검사를 해 봐야 할 기준에 분명 해당했다. 일반 대중은 질병을 일으킬 수 있는 병원성 BRCA 돌연변이가 발생할 위험이 400명당 1명꼴이다.(0.25%) 반면 아시케나지 유대인의 경우에는 40명당 1명꼴이다.(2.5%) 그리고 난소암을 진단받은 여성에서는 8명당 1명에서 10명당 1명꼴이며

** 북미 인디언의 한 종족.
*** 안젤리나 졸리의 아이들이 외할머니라는 명칭 대신 사용한 별칭.

(10~15%), 젊은 나이에 발병한 여성에서 제일 높게 나타난다. 프랑스계 캐나다인 또한 소위 "창시자 효과_founder effect_"* 때문에 아이슬란드나 덴마크 혈통의 사람들처럼 일반 대중보다 BRCA1, BRCA2 돌연변이의 발병률이 더 높다. 아시케나지 유대인, 프랑스계 캐나다인, 아이슬란드인, 덴마크인 등의 인구 집단은 한 가지 공통점을 공유하고 있다. 섬에서 살거나 혈통이 비슷한 사람들 사이에서만 혼인이 이루어지는 바람에 인구 집단이 역사적으로 고립되고 인적 교류가 제한되어, 창시자가 지니고 있던 돌연변이가 세대를 거치며 영속적으로 전달되었다는 점이다.

두 세대 동안에 유방암과 난소암 가족력이 있었고, 어머니의 혈통 때문에 부가적인 위험이 더해져 있었기 때문에 안젤리나 졸리는 자신의 상태를 알고 싶어 혈액을 채취하여 두 BRCA 유전자를 분석해 보았다. (이런 검사를 받는 여성은 매해 25만 명 정도고 안젤리나 졸리도 그중 한 명이 되었다. 이 검사를 할 당시 BRCA 유전자의 염기서열을 분석하는 회사는 미리어드 제네틱스[Myriad Genetics] 하나밖에 없었고 비용은 3,000~4,500달러 사이였다. 이 경우는 보험금 지급 기준을 충족하기 때문에 청구했다면 의료보험회사에서 이 비용을 지급해 주었을 것이다. 2014년에 미국에서 부담적정보험법이 시행되면서 이제 보험회사에서는 일정 자격의 위험도가 있는 여성의 BRCA 유전자 염기서열분석 비용을 모두 지급해야 한다.)

결국 안젤리나 졸리는 BRCA1 유전자에 돌연변이를 갖고 있었고, 유방암에 걸릴 위험은 87%, 난소암에 걸릴 위험은 50% 정도로 나왔다. 게다가 특집 기사가 나가고 2주가 채 지나지 않아 졸리의 이모 데비 마틴_Debbie Martin_

---

* 원래의 개체군에서 일부 개체들이 새로운 개체군을 형성하며 떨어져 나왔을 때 그 새로운 개체군에 원래의 개체군에서는 발생 빈도가 드물던 유전자가 들어 있다면 그 후손에서는 이 유전자가 흔하게 관찰될 수도 있다. 이런 효과를 창시자 효과라고 한다.

이 만 61세의 나이로 유방암으로 사망해 유전적 가족력의 부담이 더 커졌다.[19] 이모는 만 52세였던 2004년에 유방암 진단을 받았다. 이모 역시 안젤리나 졸리와 똑같이 BRCA1 돌연변이를 지니고 있음을 알게 된 것은 최근의 일이었다. (가족이라는 부분과 관련해서는 졸리의 친자 세 명에게 BRCA 유전자 스크리닝검사를 받게 하는 것이 중요해질 것이다. 언젠가 그 아이들 중 한 명이 자기 아이를 갖게 될 때는 시험관 아기를 하면서 수정란이나 배아를 스크리닝검사해서 BRCA 돌연변이가 전달되지 않게 할 수도 있다.)

돌연변이를 발견하고 유방절제술을 받다

'My Choice' 두 번째 부분은 안젤리나 졸리가 양쪽 유방을 절제하고 단계적 재건술을 받기로 결정한 것에 대해 다루고 있다. 미국에서 BRCA 돌연변이를 지니고 있는 여성들 중 35%만이 유방절제술을 선택한다. 상당수의 사람들은 유방촬영술, 초음파검사, MRI 등을 자주 시행하여 밀착 감시하는 쪽을 택한다. 어떤 사람들은 암 발병 위험을 40~50% 정도 줄여 주는 타목시펜tamoxifen이라는 약물을 복용하고, 어떤 사람은 실제로 유방암 진단이 나올 때까지 지켜보았다가 진단 이후에는 일측성 유방절제술 unilateral mastectomy이나 방사선 치료를 이용한 유방보존술lumpectomy with radiation 같은 덜 침습적인 수술을 진행한다. 하지만 안젤리나 졸리는 가장 공격적인 예방 전략을 선택했다. 그리고 외과 의사로 크리스티 펑크를, 수술 장소로는 비버리힐스의 핑크 로터스 브레스트 센터Pink Lotus Breast Center를 지목했다는 점도 졸리의 선택 중 일부였다.[17,18,20] 담당 의사는 한 인터뷰에서 졸리의 선택에 대한 자신의 생각을 밝혔다. "사람들로부터 그렇게 존경을 받고, 세상에서 가장 아름다운 여성이라 인정받는 사람이 여성성과 성적 매력의 상징인 신체의 일부를 제거한다고 하면 이런 말이 튀어나올 수밖에 없죠. '아니, 왜?'"[17,18,20]

안젤리나 졸리도 분명 미리 얘기를 들었겠지만,[21,22] 이 재건술은 보통 9개월 동안 여러 번의 수술을 거쳐야 하는 만만치 않은 치료다. 물론, 안젤리나 졸리의 경우에는 이 과정이 9주 만에 마무리될 수 있었다. 이 치료에는 출혈, 흉터, 등과 어깨의 만성 통증, 감염 등의 부작용 위험이 뒤따른다. 재건술 치료의 35%에서 감염이 일어난다는 보고가 있다. 일부 여성은 치료 과정에서 너무나 많은 어려움에 처해 결국에는 또 다른 수술을 통해 인공 보형물을 완전히 제거하기도 한다. 통틀어서 '상체상부 기능이상upper quarter dysfunction'이라고 알려진 이 증후군의 특징은 운동 제한, 근력 감소, 가슴·어깨·상박의 이상 감각 등이며, 암 때문에 유방재건술을 받은 환자의 절반 이상에서 나타날 수 있다.

특집 기사를 보면 안젤리나 졸리가 유두 보존 유방절제술을 받았음을 알 수 있지만 그런 환자들 중 25%는 유륜areola과 그 근처의 피부, 혹은 유두 그 자체에 괴사가 일어날 수 있다. 그리고 그런 합병증이 발생하지 않는다 해도 일반적으로는 유두에 감각소실이 일어난다. 그리고 그 다음으로는 새거나 찢어져서 결국에는 새로 대체해 주어야 하는 인공보형물을 사용할 것인지, 아니면 신체의 다른 부분에서 떼어 낸 자가 조직으로 이식을 할 것인지를 선택해야 한다. 2012년 미국에서는 91,655명의 여성들이 유방재건술을 받았는데 대부분은 인공보형물을 선택했고, 겨우 19,000명 정도만 자가 조직을 이식했다. 안젤리나 졸리는 인공보형물을 선택했다.[21]

양측성 유방절제술의 경우 수술의 권장 연령이 만 40세 이전이기 때문에 아이를 낳은 이후로 수술을 늦출 수 있다.[23] 안젤리나 졸리의 나이는 만

38세였고, 자녀가 여섯이었다. 자녀들 중 셋은 (한 명은 캄보디아, 한 명은 에티오피아, 그리고 한 명은 베트남에서) 입양한 아이들이고, 쌍둥이를 비롯한 셋은 졸리가 직접 낳은 자식들이다.

안젤리나 졸리는 세 단계의 외과적 접근에 대해 설명했다. 특집 기사에서 약속했던 대로 치료의 세부적인 사항이 펑크 박사의 웹사이트 블로그를 통해 게시되었다.[18] 첫 단계로는 '유두 지연nipple delay' 수술 과정이 있었다. 졸리는 이것 때문에 약간의 통증과 멍이 생겼다고 했다. 그리고 2주후에는 8시간의 수술을 통해 유방 조직을 제거하고 그 부위를 임시충전물temporary filler로 대체했다. 안젤리나 졸리는 이것이 마치 공상과학영화의 한 장면 같았다고 묘사했다. 공상과학영화라면 분명 졸리가 하나라도 더 아는 영역일 것이다. 3일 후에는 펑크 박사가 왕진을 했다. 안젤리나 졸리의 가슴에는 수술하면서 설치해 놓은 배농관이 양쪽으로 세 개씩 모두 여섯 개가 달려 있었고, 이것들은 허리에 두른 고무벨트에 고정되어 있었다. 그리고 9주밖에 지나지 않은 2013년 4월 27일에 안젤리나 졸리는 인공보형물로 재건술을 받았다. 졸리는 수술 후 2주밖에 지나지 않았는데도 작은 흉터밖에 남지 않았고, 아이들이 보기에는 다른 모든 것이 "예전의 엄마 그대로였고, 수술 결과가 아름다울 수 있다."고 적었다.[1]

이렇게 세 번의 수술을 받았음에도 불구하고 졸리는 여전히 유방암이 발생할 위험 5%와 난소암이 생길 위험 50%를 지니고 있다.[24] 안젤리나 졸리는 결국에는 난소제거술도 받아야 할 필요가 있을 것이다. 〈그림 4.1〉에 나와 있듯이 수술을 하면 암 발생 위험이 뚝 떨어지기 때문이다.[25-27] 촬영 영상을 통해 조기 진단이 가능한 유방암과는 달리 난소암을 조기에 진단할 수 있는 입증된 비침습적 진단법은 아직 나와 있지 않다. 따라서 안젤리나 졸리의 앞길에는 더 많은 수술이 기다리고 있다. 난소제거술도 받

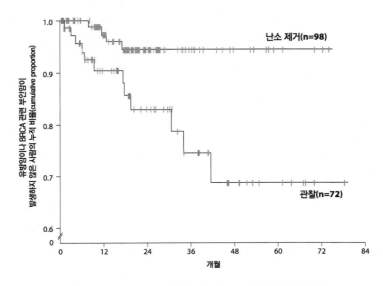

그림 4.1. 관찰하며 지켜보았을 때와 난소를 제거했을 때 난소암 발생 위험률의 차이 [출처: N. D. Kauff et al., "Risk-reducing salpingo-oophorectomy in women with a BRCA1 or BRCA2 mutation," *New England Journal of Medicine* 346, no.21 (2002): 1609 – 1615.]

아야 하고, 아마도 어느 시점에 가서는 유방 인공보형물을 대체해야 할 테니 말이다. *

　이런 부분을 모두 알고 있으면서도 졸리는 왜 이런 공격적인 방법을 선택했을까? 미국 여성 세 명 중 두 명은 이런 수술을 하지 않고 좀 더 보존적인 방법을 선택한다. 전사처럼 강인한 여성으로 평판이 자자한 졸리의 성격도 한몫했을 것이다. 젊은 나이에 어머니가 돌아가셨다는 점 때문인지 졸리는 언젠가 죽을 수밖에 없는 자신의 운명에 대해 다른 사람들보다 더 민감한데, 한번은 이렇게 말했었다. "내가 다른 사람들보다 죽음에 대

---

* 이 책이 미국에서 출간된 이후인 2015년 3월, 실제로 안젤리나 졸리는 난소제거술을 받았다.

한 생각이 많다면 그것은 아마도 내가 다른 사람들보다 삶을 더 사랑하기 때문이 아닐까 싶어요."[1]

대중에 공개하다

안젤리나 졸리의 선택에 대해 모린 다우드Maureen Dowd는 이렇게 적었다. "5kg만 체중이 불어도 재앙이라 여기는 연예 산업에 몸을 담고 있음에도 불구하고 자신의 유방절제와 재건에 대해 상세한 부분까지 모두 대중에 공개한 안젤리나 졸리의 용기는 그녀를 현실 세계의 액션 영웅으로 만들어 주었다."[3]

이것이 졸리가 세 번째로 내린 중요한 선택이었다. 마음만 먹으면 이 일 모두를 비밀로 유지하는 것도 어렵지 않았을 텐데, 안젤리나 졸리는 재건술을 받은 지 불과 2주 만에 자신의 글을 발표했다. "내가 지금 이 글을 쓰는 이유는 다른 여성들도 내 경험으로부터 혜택을 받을 수 있으리라 기대하기 때문이다. 암은 여전히 깊은 무기력감과 함께 사람들의 마음에 두려움을 불러일으키는 단어다." 그리고 여기서 더 나아가, "내가 이 이야기를 공개하기로 마음먹은 것은 자신이 암의 그늘 속에서 살고 있음을 모른 채 살아가는 여성들이 많기 때문이다. 그 여성들도 나처럼 유전자검사를 받고 만약 위험도가 높다면 자신이 선택할 수 있는 강력한 방안이 있음을 알았으면 하는 것이 나의 바람이다."[1] 안젤리나 졸리의 담당 의사는 이런 질문을 받았다. "당신의 환자인 안젤리나 졸리가 자신의 경험을 대중에 공개하리라는 점이 처음부터 분명했나요?" 크리스티 펑크는 다음과 같이 대답했다. "그렇습니다. 안젤리나 졸리는 완벽한 타이밍을 기다렸습니다. 개인적으로나 직업적으로나 완벽한 시간을 말이죠. 하지만 제 생각에 가장 중요했던 타이밍은 자신의 영혼을 위한 타이밍이 아니었나 싶군요. 졸리는 좀처럼 자기 얘기를 공개하지 않는 사람이지만 지극히 개인적인 일을 대중에 공개할 마음의 준비가 될 시점이 언제일지 계산했죠. 졸리는 자신의 박애주의적인 영혼 때문에 이 일을 비밀로 숨겨 둘 수 없어 결국에는 자기 본연의 모습에 충실하게 되리라는 점을 늘 알고 있었죠. 항상 알고 있었어요." 펑크는 대중 공개를 다음과 같이 묘사했다. "전 세계에서 환호성이 울리는 듯했습니다." 그리고 또 이렇게 얘기했다. "대중에 공개하겠다는 결정은 전적으로 스스로 내린 것입니다. 안젤리나 졸리와 브래드 피트는 자신들의 상황이 다른 여성들에게 공감을 불러일으키기를 바랐어요."[17,20] 이 공개 이후에 따라온 것은 공감 이상의 것이었다.

'유명인 의료 신드롬celebrity medical syndrome'의 사례는 그 전에도 많았다.[28,29] 예를 들면 2000년에는 케이티 쿠릭Katie Couric이 NBC〈투데이〉쇼에서 생방송으로 대장내시경검사를 받았다. 이것은 "쿠릭 효과the Couric Effect"를 낳아 대장내시경검사의 증가로 이어졌다. 크리스티나 애플게이트Christina Applegate 만 36세에 유방암을 진단받았고, 이것은 MRI 사용이 대중화되는 계기가 되었다. 하지만 그 어떤 사례도 안젤리나 졸리의 고백만큼 강력한 영향을 미친 것은 없었다.

안젤리나 효과

안젤리나 졸리의 이야기를 통해 유전학과 암이 서로 관련되어 있고 그 부분에 대해 조치를 취할 수 있다는 사실에 대한 대중의 각성이 크게 고양

되었다. 〈타임TIME〉지는 이렇게 적고 있다. "세상에서 가장 아름다운 여성이 아름다움을 새롭게 정의했다. 그리고 그 덕분에 우리 모두는 조금 더 똑똑해졌다."[12] 최근에는 이 효과를 정량적으로 평가하는 데 초점을 맞춘 연구가 일부 진행되고 있다. 미국의 온라인 설문 조사 기관인 해리스 인터랙티브Harris Interactive에서는 미국 성인 2,572명을 대상으로 다음과 같은 조사를 했다. 〈뉴욕타임스〉의 특집 기사를 읽어 봤다는 사람은 3%에 불과했지만 73%는 텔레비전이나 연예뉴스를 통해 그 이야기에 대해 알고 있었다.[8] 안젤리나 졸리의 예방적 유방절제술 이야기에 대해 알고 있는 사람의 비율은 74%였고, 그중 절반은 안젤리나 졸리가 유방암에 걸릴 추정 확률이 87%였다는 것도 알고 있었다. 하지만 BRCA 돌연변이가 없는 여성의 유방암 발병 위험에 대해 제대로 이해하고 있는 응답자는 10%에 불과했다. BRCA 병원성 돌연변이는 상당히 희귀해서 전체 인구 중 0.24%에 불과하며 이들이 유방암 사례 중 대략 10% 정도를 차지한다는 지식을 갖춘 사람이 그리 많지 않다는 얘기다. 특집 기사가 나가고 처음 한 달 동안에 나온 103건의 신문 기사에 대해 조사한 또 다른 연구에서는 안젤리나 졸리가 갖고 있는 돌연변이가 대단히 희귀한 것이라는 부분에 대한 언급이 결여되어 있다는 결과가 나왔다. 이 연구는 다음과 같이 결론 내리고 있다. "미래의 어느 시점에 가서는 미디어 과잉 보도 때문에 BRCA1|2 검사와 예방적 유방절제술에 대한 수요와 사용이 영향을 받았는지 밝힐 연구가 필요하다."[30]

결국 BRCA 검사 건수가 미국, 캐나다, 호주, 유럽, 이스라엘을 비롯해 전 세계적으로 극적으로 급등한 것으로 밝혀졌다. 미리어드 제네틱스는 2013년 6월 13일에 대법원으로부터 BRCA 유전자 염기서열 특허를 인정받을 수 없다고 판결을 받았음에도 불구하고 수입이 52% 증가하였다고 발표하였고, 이것을 '안젤리나 효과' 덕분이라 보았다.[31] 영국의 일부 병원에서는 예방적 유방절제술 건수가 4배나 증가하였다.

〈뉴욕타임스〉에서는 1면 기사로 이스라엘의 유방암 현주소와 그 영향에 대해 집중적으로 조명했다. "소위 유대인 유방암 유전자Jewish breast cancer gene라는 것이 여러 해 동안 이곳 여성들의 뇌리를 떠나지 않고 있었지만, 배우 안젤리나 졸리가 그런 돌변연이를 검사한 결과 양성 판정이 나와서 양측으로 유방절제술을 했다고 5월에 밝힌 이후에는 그와 관련된 보도가 폭발적으로 급증하여 라디오와 텔레비전 토크쇼에 그와 유사한 결정을 두고 고심하는 여러 명의 이스라엘 여성들이 등장하고 있다."[32] 한 기사에서는 왼쪽 유방에 암을 갖고 있고, BRCA 돌연변이가 있는 가족 구성원을 둔 28세 텔아비브Tel Aviv 여성의 사진이 논쟁을 야기했다.[32] 이 여성의 유륜과 수술 절개 장면 사진이 여과 없이 그대로 실린 것에 대해 항의하는 독자가 많았다. 하지만 이 뉴스에 나온 한 그래프는 특히나 주목할 만한 것이었다. 아시케나지 유대인 창시자 돌연변이 때문에 이스라엘에서는 새로운 유방암 환자 발생 건수가 매년 10만 명당 97명에 이를 정도로 유방암 발병률이 대단히 높다. 이 수치는 미국의 10만 명당 79명, 폴란드의 10만 명당 49명이라는 수치와 비교된다. 하지만 예방적 유방절제술의 비율이 미국에서는 36%인데 반해, 이스라엘에서는 전 세계적으로 가장 낮은 축인 4%에 불과하다. 성차별적 성향을 가진 남성 의사가 건강한 여성에게 유방절제술을 하기를 꺼린다는 점도 적어도 부분적으로는 이런 현상이 일어나는 이유라 할 수 있다. 일례로 이 기사에 인용된 텔아비브 의료센터 종양내과 과장은 여성은 유방을 절제하고 나면 오르가즘을 느끼지 못한다는 근거도 없는 주장을 펼치며 예방적 유방절제술을 반대하였다.

나는 안젤리나 효과가 대중의 각성을 고양시키고, BRCA 검사와 예방적 수술을 더욱 증가시키는 것을 넘어 의료의 큰 전환점을 마련한 것으로 인정받는 날이 오리라고 믿고 있다. "My Choice"라는 말이 의료의 새로운 시대를 상징적으로 표현하고 있기 때문이다. 이 새로운 시대에는 자기 자신에 대한 중요한 정보, 이 경우에는 유전 정보에 대해 접근이 가능해짐에 따라 자신의 운명을 결정할 중요한 선택을 내릴 권한이 개인에게 돌아간다. 10년 전만 해도 개인은 이런 결정을 내리기가 거의 불가능했다. DNA 염기서열 자료를 구해서 해독할 수 있는 능력이 극히 제한되어 있었기 때문이다. 자신의 DNA만큼 개별화된 고유의 자료는 없을 것이다. 졸리의 이야기가 세상에 나오기까지는 한 엄청난 유명 인사가 있어야 했고, 그 유명 인사가 지금까지 알려진 DNA 돌연변이 중 조치를 취할 수 있는 여지가 가장 큰 돌연변이를 지니고 있어야 했으며, 그 유명 인사의 어려운 선택이 있어야 했다. 분명 여기에는 그중 어느 하나도 쉽지는 않은 여러 가지 선택 사항들을 두고 대단히 개인적인 결단이 필요했을 것이다. 하지만 여기서 가장 중요한 부분은 그 결정을 안젤리나 졸리가 직접 내렸다는 점이다. 담당 의사 크리스티 펑크는 안젤리나 졸리가 적절한 선택을 내리고 시기를 고를 수 있게 돕는 파트너로 참여했고, 안젤리나 졸리는 펑크와 긴밀하게 상의하였다. 그리고 안젤리나 졸리가 타인에게 본보기가 되도록 자신의 경험을 기꺼이 투명하게 모두 밝히기로 결정을 내린 것은 우리가 앞으로 의료에서 보게 될 것들을 상징적으로 보여 주고 있다. 졸리가 대중에게 자신의 이야기를 공개하지 않았더라면 중요한 기회를 놓치는 사람이 많았을 것이다. 여기서 중요한 부분은 그저 희귀한 유방암 유전자에 대해 대중의 의식이 높아졌다는 것이 아니다. 자신의 관련 의학 정보에 접근할 수 있게 됨으로써 결정권이 개인에게 돌아간다는 점이 핵심이다. 우리가 다시 구텐베르크의 인쇄기 시절로 돌아가 인쇄물을 통해 정보에 접근할 수 있는 방법을 새로이 발견한 상태라면 '인큐내뷸러', 즉 무언가가 처음 시작되는 단계인 여명기가 있었을 것이다. 언젠가 우리가 뒤돌아보았을 때 안젤리나 졸리의 이야기를 루터의 종교개혁처럼 큰 움직임이라 생각하지는 않을지도 모르지만, 졸리의 이야기가 제시한 적어도 한 가지의 명제가 있다. 바로 "It's my data and my choice."*라는 명제다. 안젤리나 졸리는 액션영화의 선두 주자에서 자기이해self-knowledge, 정보의 자유, 그리고 의학 정보 생태학medical information ecology의 선두 주자로 영원히 탈바꿈하였다. 그리고 특히나 유전체학에 대해 고양된 대중의 각성은 우리의 디지털 정체성digital identity의 한 핵심 요소인 DNA 민주화의 핵심 단계를 나타낸다. 그와 함께 나란히 DNA 민주화를 앞당기고 있는 상호 보완적인 힘이 있다. 바로 소비자유전체학consumer genomics과 미국 대법원의 기념비적 결정이다. 이제 이 각각에 대해 좀 더 깊숙이 파고들어 보자.

안젤리나 효과와 소비자유전체학

안젤리나 졸리의 특집 기사가 나온 날 아침, 소비자유전체학회사의 최고경영자 겸 공동 창립자인 앤 워치츠키Anne Wojcicki의 사무실로 이메일, 문자, 전화가 물 밀듯 쏟아져 들어왔다. 워치츠키는 이렇게 말했다. "안젤리나 졸리가 기술적 주제에 대해 이야기하면서 '내가 이렇게 했으니 당신도 이렇게 할 수 있다.'라고 말한 것이 우리에게는 정말 좋은 일이죠. 졸리는 질병을 예방하기 위해 무언가를 했고, 그것이 바로 우리가 사람들이 이렇게 생각해 주었으면 하고 바란 부분이거든요."[33]

---

* 나의 자료고, 나의 선택이다.

우리는 23앤드미23andMe에 대해 자세히 파헤쳐 볼 것이다. 23앤드미는 유전 정보의 민주화를 사명으로 하는 곳이다. 23앤드미는 소비자가 의사를 거치지 않고 직접 유전자검사를 받을 수 있는 최초의 소비자직접연결 유전체학회사direct-to-consumer genomics company이다. 이 회사는 2006년도에 창립되었으며 2007년 11월에는 999달러에 받을 수 있는 타액검사를 처음으로 시장에 선보였다. 이 검사는 14가지 의학적 질병에 걸릴 위험에 대한 유전자 변이 정보를 제공해 주었다. 2012년 11월 이후로는 이 검사의 비용이 99달러로 내려갔고, 제공하는 유전자 변이 정보의 대상도 250가지가 넘는 의학적 질병으로 확대되었을 뿐 아니라, 거기서 그치지 않고 유전자 보유 상태carrier status. 낭포성 섬유(cystic fibrosis)나 테이—삭스병(Tay-Sachs disease) 등까지 포괄하는 건강 상태에 대한 정보, 임신 계획 관련 정보, 조상에 대한 정보, 30가지 약물에 대한 DNA-약물 상호작용 정보, 그리고 수많은 질병에 대한 취약성 정보 등도 함께 제공되고 있다. 23앤드미에서는 이것을 "개인유전체서비스Personal Genome Service, PGS"라고 부른다. 이 회사의 직원은 125명이며 구글, 존슨 앤 존슨Johnson & Johnson, 러시아의 백만장자 유리 밀너Yuri Milner, 그리고 몇몇 벤처캐피탈 회사로부터 1억 2,500만 달러 이상의 투자를 받았다.

2013년 11월에 미국 FDA식품의약국에서는 23앤드미에 다음과 같은 엄중한 경고장을 보냈다.

14회 이상 직접적인 대면이나 화상을 통해 회의를 하고, 수백 통의 이메일을 교환하고, 수십 회에 걸쳐 서면 소통을 하는 등 귀사와 저희 사이에 이루어진 상호작용의 일부로서 저희 측에서는 귀사에 연구 규약study protocol 및 임상 검증, 분석 검증의 필요 요건에 대해 구체적으로 피드백을 제공하였고, (합리적인 의견개진 시한을 비롯하여) 잠재적 분류와 규제 경로에 대해 논의하고, 통계적 조언을 제공하고, 잠재적인 위험 완화 전략에 대해 논의하였습니다. 위에서도 논의하였듯이 FDA는 PGS 장치에서 나온 부정확한 검사 결과가 대중의 건강에 미칠 영향에 대해 우려하고 있습니다. FDA의 규제 사항을 준수하는 가장 큰 목적은 그 검사 방법이 효과가 있는지 확실히 하고자 함입니다. (…) 저희는 귀사에서 텔레비전 광고를 비롯한 새로운 마케팅 전략을 개시했음을 알게 되었습니다. 이런 마케팅 전략과 아울러 적응증 목록이 확대되고 있는 것을 보면 귀사에서는 FDA로부터 광고 승인을 받지 않은 상태에서 PGS의 사용과 소비자 기반을 확장하려 계획하고 있음을 알 수 있습니다. 따라서 23앤드미에서는 FDA에서 해당 장치에 대한 광고 승인이 떨어질 때까지 PGS에 대한 마케팅을 즉각적으로 중지하여야 합니다. (…) 적절한 시정 조치가 이루어지지 않을 경우에는 추가적인 공지 없이 FDA로부터 규제 행동이 개시될 수 있습니다. 규제 행동에는 압수, 경고, 범칙금 등이 있으며 그 외의 추가적인 조치도 있을 수 있음을 알립니다.[34]

FDA의 이 공지에 대한 반응은 격렬했다. 졸리의 경우처럼 광범위하거나 전 세계적인 반향을 불러일으키지는 않았지만 양쪽 극단에 걸쳐 대단히 격한 반응이 일어났다.[2,35-77] (반응이 얼마나 격렬하고 양극화되어 일어났는지 보여 주기 위해 많은 참고 문헌을 제공하였으나 이것 역시 이런 경고 조치에 반응해서 발표된 내용의 일부에 불과하다.) 어떤 이들은 23앤드미가 무모하고 오만해서 도를 넘었다고 느끼는 반면, 어떤 이들은 이것이 의료 정보의 민주화를 위험에 빠뜨리고 있다고 느꼈다. 23앤드미의 공동 창립자는 트위터에 이런 글을 남겼다. "So much for patient empowerment."[*69]

---

* 환자의 권리 강화라는 것이 그렇지, 뭐.

이 논란의 핵심에는 제2장에서 살펴보았던 의료가부장주의라는 쟁점이 자리 잡고 있다. 개인이 자신의 의학 정보에 '직접' 접근할 수 있는 권리를 갖는 것이 옳은가? 특히나 미국의사협회에서 소비자직접연결 유전체 정보direct-to-consumer genomic information를 금지하기 위해 FDA와 정부에 로비를 벌였던 것을 떠올려 보자.

듀크 대학교의 유전학자 미샤 앵그리스트Misha Angrist는 흥미로운 비유를 했다. "FDA의 경고문은 마치 버림받은 애인의 편지 같다. 우린 14일이나 데이트 했잖아! 그 수많은 이메일이 오고 갔고! 우린 공원에서 손도 잡았어! 그런데 이제 와서 엿 먹으라고 이렇게 나를 차 버리다니 어떻게 그럴 수 있어!"[78] 그는 또한 〈뉴욕타임스〉에서 이렇게 말했다. "하얀 가운을 입은 누군가를 통하지 않고는 내 세포 안에 들어 있는 내용물에 내가 접근할 수 없다는 말입니까? FDA에서는 분명 그렇다고 생각하는 모양입니다. 저로서는 그것이 대단히 실망스럽고 근시안적이며 순진한 생각이라 말하지 않을 수 없군요."[35]

유전학자 겸 기자인 라지브 칸Razib Khan은 다음과 같이 적었다. "이 사건은 19세기 돌팔이 의료의 위험에 대처하기 위해 들고 일어섰던 가부장적 의료 기득권층과 새로운 IT 기술을 이용하여 개인의 건강 평가와 의사결정을 개척하려 하는 미국 사회의 '테크노포퓰리스트technopopulist' 집단 사이의 긴장감을 잘 드러내 보이고 있다."[40] 하지만 존스홉킨스 대학교의 저명한 유전학 교수인 데이비드 발리David Vallee는 이렇게 말한다. "이렇게 복잡하고 미묘한 자료를 소비자들이 스스로 해석하게 놔두어서는 안 됩니다." 그리고 여기에는 보건의료 전문 인력이 참여하는 것이 옳다고 주장한다.[63] 하지만 23앤드미의 웹사이트에는 이렇게 나와 있다. "우리가 당신에게 제공하는 정보가 지금 또는 유전 연구가 발전한 장래에 환영받는 정보, 혹은 확실한 정보가 되리라고 함부로 가정해서는 안 됩니다."

애리조나 주립대학교의 생명과학 법률교수life-science law professor 게리 마찬트Gary Marchant는 이렇게 적었다. "이것은 자신의 유전 정보를 얻을 소비자의 권리를 없애려 노력하는 FDA의 마지막 발악이다. 유전 정보야말로 우리의 건강과 안녕에 관한 정보들 중에서도 가장 중요하고, 사적이고, 유용하며, 흥미로운 정보 중 하나다."[79] 또 다른 칼럼니스트는 이것을 FDA가 개인의 정신을 상대로 일으킨 전쟁이라 규정하였다. 이 사건을 통해 FDA가 전달하려는 메시지는 다음과 같다. "당신은 진실을 감당할 능력이 없다. 무엇이 진실이고 합리적인지를 결정할 수 있는 자는 FDA에 있는 우리밖에 없다. 당신은 자신이 합리적으로 일을 진행하고 있다고 생각할지도 모르지만, 그 정도로는 충분하지 못하다. 당신에게 무엇이 합리적이고 무엇이 합리적이지 않은지는 우리가 결정한다."[69]

FDA 임원이자 에이벌리어 헬스Avalere Health의 규제 정책 담당자인 라크슈만 라마무티Lakshman Ramamurthy의 시각도 흥미롭다. 그는 이 논쟁을 즐거워한다. 그는 이렇게 빈정거렸다. "그런 논리를 따르자면 고속도로에 노란색으로 차선을 그리는 것도 가부장적인 행동이 되겠군요. 그리고 속도 제한을 두는 것 역시 가부장적인 행동이 될 것이고 말이죠. 우리가 방종이 허용되는 세상에 살고 있지 않는 한 가부장주의에 대한 주장은 정말 솔직하지 못한 얘기라 생각합니다."[38] 이런 비유는 옳지 못하다고 생각할 수도 있다. 속도 제한은 도로를 더 안전하게 만들어 주고 고속도로에 그려진 줄무늬는 정보를 제공해 주지만, 이것들은 자기가 차를 몰지는 않는다. 반면 FDA는 차를 조종할 수 있는 독점적 권리를 요구하고 있다.

FDA와 23앤드미 사이의 이 소동은 가부장주의를 넘어 풀리지 않은 또 하나의 핵심적 문제를 이끌어 내고 있다. 바로 유전체검사 결과의 타당성이다. 타당성은 두 가지 범주로 구분할 수 있다. 기술적 타당성과 임상적 타당성이다. 기술적 타당성과 관련해서 보면 23앤드미의 유전자형분석genotyping은 내셔널유전학연구소National Genetics Institute라는 임상검사실에서 최신의 장치를 통해 이루어진다. 이 연구소는 랩코프LabCorp가 완전히 소유하고 있는 자회사다. 2010년에 23앤드미 자료의 복제 실험replication experiment에서 60만 개의 유전자형 중 오류는 85개에 불과했다. 오류율이 0.01% 정도로,[54] 이 정도면 그 어떤 학술적인 유전체 연구소에도 뒤지지 않는 뛰어난 수준이다. 따라서 유전자형분석의 정확도에 대한 의문은 쉽게 제쳐 놓을 수 있다.

더군다나 2013년 2월에 23앤드미의 과학자들은 널리 인정받고, 전문가 상호심사peer-reviewed가 이루어지고, 접근-개방된open-access 학술지인 〈피어제이Peer〉에 BRCA 검사에 양성 판정이 나온 사람들에 대한 자신의 연구 결과를 발표했다. 양성 판정은 아시케나지 유대인에게 널리 퍼져 있는 세 가지 돌연변이로 크게 제한되어 있다.[80] BRCA1|2 유전자에는 암과 관련이 있을지 모를 돌연변이 수백 가지가 존재한다. 23앤드미에서는 염기서열분석sequencing이 아니라 배열 유전자형분석array genotyping이라고 알려진 방법을 이용해서 흔한 돌연변이 몇 가지만 검사한다. 배열 방식은 특정 유전자나 유전체의 특정 영역에 포함되어 있는 모든 염기를 체계적으로 검사하지 않고 유전체 안에 들어 있는 특정 염기들만을 평가한다. 정량적으로 표현하자면 이 방법은 유방암과 난소암에 걸리는 유전적 위험도에 영향을 미치는 관련 염기들 중 오직 0.02%만 검사해 보는 것이다. 하지만 이곳에서 분석하는 세 가지 BRCA 돌연변이BRCA1의 185delAG, 6382insC와 BRCA2의 6174delT에 대해서는 대단히 정확도가 높은 검사 결과가 나온다. (이것들은 잘 알려진 프랑스계 캐나다인 돌연변이인 BRCA1의 C446T나 BRCA2의 8765delAG와는 다른 것들이다.) 이곳

에서는 일루미나 옴니익스프레스 플러스 바이오칩Illumina OmniExpress Plus biochip을 사용한다. 이 바이오칩은 전 세계 학술 연구자들이 사용하는 것과 같은 것이다.[68] 그 당시 23앤드미의 자료에 들어 있던 114,627명의 고객들 중 204명(남성 130명, 여성 74명)이 이 세 가지 BRCA 돌연변이 중 하나에 대해 양성 판정이 나왔다. 아시케나지 유대인이면서 연구에 참여할 의사가 있었던 사람들 중에서 32명은 타액유전자형분석saliva genotyping을 통해 나온 뜻하지 않았던 BRCA 돌연변이 검사 결과를 직접 받아 들었다. 이들은 지나친 불안에 빠지는 일 없이 이 정보를 잘 다루었고, 친척들과 이 정보를 공유하여 친척들 중에서 유전자 보유자를 추가로 확인하였다. 더군다나 나이와 성별 구성 비율은 비슷하지만 BRCA 돌연변이 유전자 보유자는 아닌 아시케나지 유대인 대조군 31명은(23앤드미 데이터베이스에서 추출했다.) 23앤드미의 검사 결과가 대단히 제한적임을 인정하고 암 스크리닝검사를 계속 받았다. 63명의 참가자 중 오직 한 명만 이 검사가 부정적인 영향을 미쳤다며 이렇게 말했다. "다시는 이런 검사를 받지 않을 거예요."[44]

　하지만 23앤드미 보고서의 임상적 타당성은 완전히 다른 문제다. 각각의 고객들은 250가지 의학적 질병이나 특성을 대상으로 수십만 가지의 DNA 염기서열 변이를 평가받는다. 이 중에는 귀지의 종류가 어떤 것인지 또는 태양을 직접 바라볼 때 재채기가 나올 가능성이 큰지(이 유전자 변이는 23앤드미에서 자기네 데이터베이스를 검토하다가 발견하여 보고한 것이다.)처럼 시시한 것들도 있다. 하지만 대부분은 심근경색, 당뇨병, 다양한 암 같은 흔한 질병이나 DNA와 약물의 상호작용 등에 대한 평가다. DNA 염기서열의 변이가 미치는 영향은 대단히 미미하다. 그리고 결정론적인 것이 아니라 그냥 확률론적인 이야기다. 안젤리나 졸리가 BRCA1 돌연변이 때문에 인생의 어느 시점에서 유방암이 생길 위험이 87%라는 것에 대해 다시 생각해 보자. 이것은 100% 확실하게 암이 발생한다는 것도 아니고, 발생한다고 해도 그 시기가 언제가 될지는 그 누구도 모른다. 고객들은 대부분 확률적 가능성을 잘 이해하지 못한다.

뉴욕 대학교의 저명한 법학교수 리처드 엡스타인Richard Epstein은 이렇게 지적했다. "FDA는 그 회사의 고객들을 조사해서 FDA의 주장대로 23앤드미가 위험한 결과를 낳고 있다는 분명하고 설득력 있는 증거를 보여 주어야 한다."[68,81] 지금까지는 70만 명이 넘는 고객들 중에 23앤드미 때문에 해를 입었다는 그 어떤 보고도 없다.[82] 스크립스Scripps에 있는 우리 연구팀에서는 23앤드미에서 비슷한 소비자유전체학 평가를 받은 3,000명 이상의 개인을 대상으로 한 연구 내용을 〈뉴잉글랜드 의학저널New England Journal of Medicine〉에 발표했는데, 고객이 정신적인 피해를 입거나 지속적인 불안을 경험했다는 증거는 전혀 발견하지 못했다.[83] 참가자들은 4명 중 1명꼴로 자신의 유전체 정보를 자기 담당 의사와 공유하기로 결정했다. 하버드 대학교의 에릭 그린Eric Green과 그의 동료들은 23앤드미의 검사나 또 다른 회사의 검사를 받은 1,057명의 소비자를 연구했다. 이 연구를 통해 이 소비자들에게 부작용이 전혀 일어나지 않았음이 확인되었고, 의사와 자신의 자료를 공유하는 사람들의 비율도 확인되었다.[84]

하지만 해가 되지 않는다는 것과 이롭다는 것은 엄연히 다른 문제다. 그래서 어떤 사람들은 이것을 "오락용 유전학recreational genetics"라고 부르기도 한다. 나는 23앤드미를 유전체 자료의 입문용 키트starter kit라 생각하기를 좋아한다. 이것은 우리가 미래에 인간의 DNA 염기서열을 어떻게 이해하게 될지 보여 주는 시작에 불과하기 때문이다. 다양한 의학적 질병과 혈통을 가진 수백만 명의 사람들이 전체 유전체의 염기서열분석을 하게 될 때 우리는 훨씬 더 똑똑해져 있을 것이다. DNA 암호 속의 한 글자염기가 변하는 것에 따르는 위험의 크기가 얼마나 되는지, 서로 다른 변화들이 서로 어떻게 상호작용하는지, 희귀하거나 빈도가 작은 변화가 대체 얼마나 큰 중요성을 갖는지도 더 잘 가늠할 수 있게 될 것이다. 현재로서는 전반적으로 영향력이 작은 흔한 염기 변화에 대해서만 알고 있는 상황이다. 그리고 이런 흔한 변이들이 서로 어떻게 상호작용하는지에 대해서는 거의 아는 바가 없다. 하지만 검사비도 99달러로 저렴하고, 회사 측에서는 타액 채취 키트saliva kit를 나눠 주고 그것을 분석할 때마다 돈을 손해 보고 있는 형편이니, 소비자 입장에서는 꽤나 유리한 거래다. 특히 대략 30가지 약물의 상호작용에 초점을 맞추고 있는 보고서에는 대체로 가치 있는 정보가 담겨 있다. 임상검사실에서는 한 가지 약물의 상호작용에 대해서만 검사받으려 해도 비용이 250달러를 넘어간다. 현재의 상황은 시간이 지나 우리의 지식 기반이 확대되었을 때 소비자유전체학이 도달할 수 있고 또 도달하게 될 수준을 보여 주는 시작 단계에 불과하다.

2007년에 상업적으로 진출했을 때 23앤드미가 처음에 견지했던 입장은 소비자들에게 유전체학 교육과 연구를 제공하자는 것이었다. 하지만 2013년 8월에 23앤드미는 경력이 풍부한 영업관리 간부를 요직에 앉힌 다음 "건강 초상화Portraits of Health"라는 이름하에 500만 달러 규모의 텔레비전과 인터넷 광고로 공격적인 마케팅 모드에 돌입했다.[62] 어떤 광고에서는 사람들이 자기의 유전체 프로파일genomic profile 그래프 옆에 서서 다음과 같이 말했다. "저는 심장병의 위험이 높을지도 모릅니다."[62,85] 23앤드미가 '의료를 지향하고 있음'은 "당신의 건강에 대해 더 잘 알아 두세요!"와 같은 광고 문구, 그리고 뜻하지 않은 진단으로 인생이 뒤바뀌어 버린 사람들의 일화가 담긴 웹사이트 콘텐츠가 새로이 포함된 데서도 분명하게 드러났다. 더군다나 23앤드미는 자기네 타액 채취 키트와 개인유전체서비스를 최초로 아마존^{Amazon}을 통해 판매하기 시작했다.

이러한 마케팅을 FDA에서는 쉽게 받아들일 수 없었다. 6개월에 걸쳐 이해할 수 없을 정도로 소통이 결여되어 있었고, 그 기간 동안 23앤드미 측에서는 FDA 측의 연락을 여러 번 무시하면서 상황을 악화시킬 뿐이었다. 그리고 2010년 5월에 일어났던 또 다른 소비자유전체학회사 패스웨이 지노믹스^{Pathway Genomics}의 경험을 보면서 23앤드미도 이럴 경우 어떤 일이 일어나리라는 점을 분명 알고 있었을 것이다. 패스웨이 지노믹스는 약국 체인점인 월그린^{Walgreens*}을 통해서 자신들의 타액 채취 키트 판매를 개시하려 하고 있었는데, 전국 출시 하루 전날에 FDA에서 패스웨이 지노믹스에 서신을 보내 그들의 검사 방법이 승인받지 못하였음을 알렸다. 월그린에서는 황급히 판매 프로그램을 철회했다. 그리고 나서 2010년 6월에 FDA는 내비제닉스^{Navigenics}, 디코드^{DeCode}, 패스웨이, 23앤드미를 비롯한 모든 소비자직접연결 유전체학회사^{direct-to-consumer genomic company}에 정지 명령서를 발송했다. 그리고 결국 이 때문에 각각의 회사들은 검사가 의사의 처방을 통해서만 가능하도록 상품 모델을 바꾸어야만 했다. 23앤드미만 유일하게 소비자직접연결 모델을 고수했다. 23앤드미 측에서는 자신의 마케팅을 고집하면서 자신들이 불장난을 하고 있음을 분명 알고 있었을 것이다. 역설적이게도 〈패스트 컴퍼니^{Fast Company}〉 2013년 11월호(11월호는 FDA가 23앤드미에 경고장을 보내기 한참 전인 10월에 출간되었다.)의 특집 기사는 앤 워치츠키를 "미국에서 가장 용감한 CEO"라 부르며 다음과 같은 질문을 던졌다. "의사, 보험회사, 개인정보 보호주의자들은 왜 심근경색에 걸리고 있나?"[33] 여기에는 FDA도 포함되어 있어야 했다!

---

* 미국 최대의 잡화, 식품, 건강보조제품 판매 업체.

FDA에서 23앤드미의 마케팅을 중지시킨 것을 두고 change.org의 테크프리덤TechFreedom과 whitehouse.gov의 위더피플We the People, 이렇게 두 갈래로 대중적인 온라인 청원 운동이 일어나 오바마 행정부에 FDA의 명령을 취소시킬 것을 요구했다.[38] 둘 다 청원이 성립하기 위한 필요조건인 10만 명의 서명인을 확보하는 데는 실패했지만 그들의 진술은 눈여겨볼 만한 가치가 있다. 테크프리덤에 올라온 청원은 타당했다. "FDA에서는 미국인들이 잠재적 건강 위협에 대해 더 많은 정보를 다룰 능력이 있음을 믿지 않는 듯하다. 그들은 일부 사람들이 그런 정보를 가지고 무모한 결정을 내릴지도 모른다고 생각한다. 하지만 그렇다고 개인유전체학personal genomics을 금지하는 것이 그 해답은 아니다."[38] 반면 '위더피플'에 올라온 또 다른 청원은 합리적이지 못했다. 이 청원에는 다음과 같은 내용이 포함되어 있었다. "우리는 23앤드미와 같은 유전체검사 서비스에 대한 접근 권한을 유지해 줄 것을 요구한다." 그리고 "과도한 규제는 잠재적으로 생명을 구할 수 있는 의료 혁신을 장기간 지연시키는 대가를 치르게 될 것이다."[38] 후자의 주장은 분명 틀린 것이다. 23앤드미나 여타 그 어떤 소비자유전체학회사도 아직까지 생명을 구하는 의료 혁신의 증거를 전혀 보여 주지 않았기 때문이다. 약물과 유전자의 상호작용이나 BRCA 같은 유전자의 선별적 돌연변이에 대한 정보 등 여러 가지 정보가 특정 개인에게는 특히나 유용할 수 있고, 또한 이런 효과를 보여 주는 일화들도 여럿 찾아볼 수 있지만,[86,87] '생명을 구한다'는 기준은 아직까지 충족되지 못했다. (이 부분을 확인하려면 무작위 실험이나 다른 반박 불가능한 증거가 필요하다.)

〈월 스트리트 저널〉의 편집자들은 FDA가 도를 넘었다고 주장하며 다음

---

* FDA와 그대.

과 같은 제목의 기사로 강력히 반발했다. "FDA and Thee"* 는 1938년에 제정된 연방식품의약품화장품법Federal Food, Drug and Cosmetic Act을 근거로 23앤드미의 서비스가 법정 기준에 맞지 않는 상품이라고 선언했다. 이는 20세기의 법안이 21세기의 의학적 진보를 가로막는 또 하나의 사례다."[88] 그리고 "FDA는 유전체 염기서열분석 기술을 규제할 수 있는 그 어떤 명확한 법적 권한도 없다. 그런데도 2010년에 FDA는 이런 검사법들을 마케팅 전에 검사와 승인이 필요한 새로운 의료 장비로 여겨야 한다는 법령을 통해 이러한 판단을 내렸다."[88]

FDA의 국장 마가렛 햄버그Margaret Hamburg는 다음과 같은 답글을 남겼다. "FDA에서는 자신의 유전체학과 특정 질병 발생에 대한 유전적 위험에 대한 정보를 얻고 싶어 하는 소비자가 많다는 사실을 잘 이해하고 있습니다. 유전 정보가 보다 나은 결정과 더욱 건강한 삶으로 이어질 수 있다는 워치츠키의 견해에는 저도 개인적으로 공감하고 있습니다."[89] 하지만 마가렛 햄버그는 FDA에서는 그런 정보가 의사나 유전상담전문가genetic counselor를 먼저 거쳐야 한다고 고집하고 있다는 사실에 대해서는 언급하지 않았다.

FDA가 23앤드미의 뒤통수를 칠 준비를 하고 있었다는 마지막 조짐은 그보다 이틀 전인 2013년 11월 20일에 나왔다. 이날 FDA에서는 DNA 염기서열분석 기술인 일루미나Illumina의 소위 "MiSeq" 플랫폼을 처음으로 승인했다고 공표했다. 이 승인을 대대적으로 알리기 위해 FDA 국장과 미국 국립보건원의 이사는 〈뉴잉글랜드 의학저널〉에 공동 논설을 발표했다.[90] 돌이켜 보면 소비자직접연결 유전체학에 무슨 일이 닥치려 하고 있었는지 알 수도 있었던 부분이었다. "의사와 다른 보건의료 종사자들은 유전체학 자료와 그 자료가 개개 환자들에게 의미하는 바를 해석할 때 도움이 필요하게 될 것이다. 환자들은 자신의 유전 정보에 대해 의사와 대화를 나눌 수 있기를 바라게 될 것이다. 적절한 정보와 도움이 있다면 환자들은 의사들과 함께 참여해서 좀 더 올바른 정보를 바탕으로 결정을 내릴 수 있게 될 것이다."

23앤드미와 다른 회사에 대한 이런 조치들을 취하였음에도 불구하고 FDA가 소비자유전체학을 취급하는 방식에는 일관성이 두드러지게 결여된 부분이 무척 많다. 이를테면 미리어드 제네틱스는 BRCA 분석에 대해 승인이나 허가를 받은 적이 한 번도 없다. 사실 1976년 이후로 FDA에서는 (의료장치수정법[Medical Devices Amendment Act]을 통해) 개별 연구소에서 개발한 모든 진단용 검사법diagnostic test을 통과시켜 주었는데, 이것들은 대부분 분자유전학분석법molecular genetic assays이다.[91] 그 결과 의사의 처방이 떨어지면 검사해 볼 수 있는 대략 3,000가지 상업적 유전자검사법 중에서 FDA의 승인을 받은 것은 불과 몇 개에 불과하다.[79,91] 혈통 지도를 만들고 계보를 검사할 목적으로 이루어지는 유전자검사를 소비자직접연결 방식으로 판매하는 다른 사례(실험실 개발 검사법[Laboratory Developed Tests])들은 FDA의 단속 대상이 되었던 적도 없다.

FDA에서는 가정용 에이즈 자가진단 시약인 오라퀵OraQuick 같은 소비자 자가검사법을 대놓고 승인한 바 있다. 이 검사법은 거짓음성이 나오는 비율이 12건당 1건으로 깜짝 놀랄 정도로 높다.[71] 그 다음으로는 FDA가 연간 규모 320억 달러에 이르는 다이어트용 보충제 산업에 대한 어떤 규제 권한도 가지지 않는다는 점 또한 일관성이 결여된 부분이다. 이런 제품은 55,000가지가 넘는데 그중 그 부작용을 판단하기 위해 연구가 진행된 제품은 겨우 0.3%에 불과하다. 이런 제품들이 자신들이 주장하는 것처럼 다이어트에 효능이 있는지에 대해서도 연구가 진행되지 않고 있음은 두말할 나위도 없다![92,93]

강조할 만한 모순을 한 가지 더 덧붙이자면, 이는 우리가 의료에서 위험도 계산기를 사용하는 방식, 그리고 뉴욕 유전자 센터New York Genome Center의 유전학자 조 피크렐Joe Pickrell이 날카롭게 지적하였듯이 전통적인 역학조사방식epidemiology이 가진 한계다.[94] 다양한 정부 웹사이트에서는 나이, 성별, 가족력 등의 기초 정보만을 바탕으로 심근경색, 뇌졸중, 유방암, 당뇨병, 파킨슨병, 대장암, 흑색종 등의 위험도를 계산할 수 있는 위험도 계산기를 제공하고 있다. 국립암연구소National Cancer Institute, NCI 웹사이트에는 유방암 위험도 계산기에 대한 경고문이 들어 있다. "계산기 결과가 부정확하여 그릇된 정보를 바탕으로 결정을 내리게 될 가능성이 없지 않으니 주의하시기 바랍니다."[94] 이 계산기의 예측은 23앤드미가 서비스하는 예측 내용과 본질적으로 다를 것이 없는데도 국립암연구소 사이트는 누구나 단독으로 제한 없이 사용할 수 있고, 23앤드미는 FDA에 의해 3급 의료 장비로 분류되어 승인을 받기 전에는 시장에 나오는 것이 금지된다.[94,95] 캘리포니아 대학교 버클리 캠퍼스의 유전학자이며 23앤드미의 고문인 마이클 아이젠Michael Eisen은 이렇게 깔끔하게 요약했다. "유전자검사는 어떤 의미에서 보아도 의료 장비가 아닙니다. 적어도 아직까지는 말이죠. 유전자검사 결과는 정확한 진단을 내린다기보다는 가족력을 말해 주는 것이라고 봐야죠."[96]

23앤드미는 개인유전체서비스의 판매를 중단하기로 합의했지만 유전체 자료 원본raw genomic data은 여전히 소비자들에게 제공할 것이며, 그로부터 핵심적인 해석 정보를 얻을 수 있는 무료 소프트웨어 도구도 나와 있다. 따라서 결과적으로 FDA가 소비자유전체학을 완전히 규제하기는 어려운 상황이다. 나는 선도적인 생물의학 학술지인 〈네이처Nature〉의 의견에 완전히 동의한다. 〈네이처〉에서는 이 문제에 대한 사설에서 이렇게 결론을 내렸다. "규제 당국과 의사들은 원한다고 해도 일반인과 그들의 DNA 사이를 오랫동안 가로막고 서 있을 수는 없을 것이다."[97] 장애물이 있기는 하지만 이런 유전체 정보가 대중에게 자유롭게[freely] 흘러들어 가는 것은 그저 시간문제일 뿐이다. 아, 물론 공짜는[freely] 아닐지도 모르지만, 분명 흐르기는 할 것이다.

소비자유전체학 빅데이터

23앤드미에 대한 논의를 끝맺기 전에 주의를 기울여야 할 또 다른 큰 문제가 있다. 바로 2,500만 명에 이르는 고객들에게서 얻은 DNA 자료를 가지고 데이터베이스를 구축해서 그것으로 보건의료에 혁명을 일으키겠다는 23앤드미의 야심찬 전략이다. 워치츠키는 이런 종류의 빅데이터에 대해 이렇게 말한다. "그것은 우리 모두를 더욱 건강하게 만들어 줄 것입니다. 그 안에 담긴 정보 데이터베이스는 학자, 제약회사 등이 하는 모든 연구에서 믿기 어려울 정도로 소중한 도구가 될 것이기 때문이죠." 워치츠키가 말하는 "사회의 거대한 자산[massive asset for society]"은 다른 이들로부터 격렬한 항의를 이끌어 냈다. 예를 들어 《제로: 위험한 생각의 일대기[Zero: The Biography of a Dangerous Idea]》*의 저자 찰스 자이페[Charles Seife]는 그것을 "부지불식간에 대중으로부터 대량의 정보를 빼돌리려는 전처리 과정"이나 "기업들이 당신의 세포 가장 깊숙한 곳에 들어 있는 내용물에 접근할 수 있고, 보험회사와 제약회사, 마케팅회사들이 당신 자신보다 당신의 몸에 대해 더 많은 것을 알게 해 주는 일방통행의 입구" 등으로 묘사했다.[98]

---

* 국내 미출간.

이것은 사실이 아니다. 23앤드미의 고객이 되면 사람들에게 연구에 참여할 것인지 선택할 것을 요청하고, 90%의 사람들은 참여를 선택한다. 그리고 데이터가 모두 합쳐지기 때문에 자료의 익명성이 유지된다는 보증 또한 이루어진다. 정보는 그 자체로서 연구자들에게도 대단히 유용하다. 이 회사의 과학자들은 파킨슨병에서부터 광반사 재채기photic sneeze에 이르기까지 다양한 의학적 질병에 대해서 새로운 유전자 변이를 발견하여 전문가 상호심사 학술지에 17건의 논문을 발표하였다.[82] 이들은 알레르기나 천식 같은 질병이 있는 개인으로부터 얻은 자료를 크라우드소싱해서 국립보건원으로부터 전문가 상호심사 연구 보조금을 대규모로 받기도 했다. 이 연구들 중 상당 부분이 겨우 수십만 명의 개인으로부터 나온 데이터베이스로 이루어졌다. 만약 2,500만 명의 고객이라는 23앤드미의 설정 목표가 달성될 수만 있다면 23앤드미에서 분석하는 유전체 부위가 다소 제한되어 있다고는 해도 질병의 근본 원인, DNA가 약물과 상호작용하는 방식 등을 발견하고, 유전회로genetic circuitry에 대한 이해(이를테면 한 유전자에서 일어난 변이가 다른 유전자의 영향을 어떻게 상쇄하는지 등)를 풍성하게 만들 수 있는 가능성이 크게 증진될 것이다.

수백만 고객들의 정보를 가지고 만들어 낸 거대한 정보 자원을 익명화하여 제약회사나 의료보험회사에 판매하는 전략이 가능한지는 입증되지 않았다. 그저 그 자료를 구입해 줄 고객이 필요하기 때문이 아니라 그 유전자 정보에서 역으로 신원을 다시 확인하는 '재식별re-identification'을 막는 보안 조치를 해야 하기 때문이다. 자이페의 비판에서 분명하게 드러나듯 일부 사람들은 자기의 정보를 제약회사에 판다는 점에 대해 정말 불편해할 것이다. 이 두 가지 걱정거리를 모두 해소하는 것이 대단히 중요하다. 대규모 의학 정보 자원의 장래성이 대단히 밝기 때문이다. 이 주제는 23앤드미 관련 주제보다 훨씬 큰 주제이기 때문에 이 책의 뒤에서 두 개의 장을 통째로 할애해서 다시 다루도록 하겠다.

대법원과 유전체의학

안젤리나 졸리의 예방적 수술에서 핵심적인 역할을 했던 BRCA 유전자가 결국에는 유전자 특허에서 판례가 되는 소송 사건으로서 굉장히 중요한 것으로 밝혀졌다. 이 사건을 자세히 살펴보기 전에 BRCA 유전자에 대해 조금 더 알아보고 넘어가자. BRCA1 유전자는 17번 염색체에 들어 있고, 81,888쌍의 염기(암호글자)로 구성되어 있다. BRCA2는 13번 염색체에 들어 있고 10,254쌍의 염기로 구성되어 있다. 이 유전자들은 둘 다 DNA의 보수에 관여하기 때문에 우리 DNA의 살림살이에서 대단히 중요하다.[99] 이 유전자가 제대로 기능을 못하면 암이 발생할 가능성이 있다. 이 유전자들은 1994년에 유타 대학교와 미리어드 제네틱스 양쪽 실험실에서 최초로 복제clon되었다. 1996년 미리어드 제네틱스는 유전자 서열분석 특허를 따내어, 미국에서 BRCA 염기서열분석을 임상적으로 수행할 법적 권한을 가진 유일한 기관이 되었다. 다른 회사나 대학, 학술연구소에서 BRCA 염기서열분석을 하려고 하면 미리어드 제네틱스에서는 특허권을 주장하며 그런 활동을 일체 금지한다고 통지했다. 미리어드에서 제시하는 비용도 앞에서 보았듯이 터무니없이 높아서, 염기서열당 3,000달러에서 4,000달러를 호가했다.[100]

몇 가지 핵심 포인트를 보여 주기 위해 BRCA1의 유전자 염기서열을 제한된 일부분만 제공하였다.(그림 4.2) 이 유전자는 8만 개가 넘는 염기쌍을

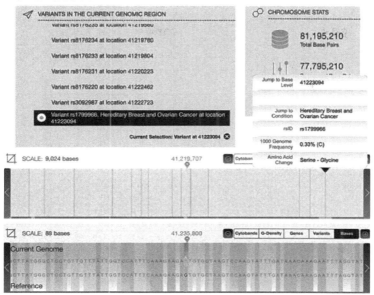

그림 4.2. 에릭 토폴의 아이패드에 들어 있는 그의 BRCA1 유전자의 일부

가지고 있지만 수백 종류의 변이가 존재한다. 그림 아래쪽에 88쌍의 염기 구간을 똑같은 구간의 참조염기서열reference sequence*과 비교해 놓았다. 내 유전체와 여기 나온 참조유전체reference genome 사이의 차이점은 딱 한 가지로, 아래쪽 구간에서는 G 대신 A가 들어가 있다. 그 바로 위 그림에는 낮은 확대율로 9,024 염기쌍이 나와 있다. 그 그림에는 모두 14개의 수직선이 있는데, 이 선들은 각각 참조유전체와 다른 변이를 나타낸다. 오른쪽에 화살

---

* 어떤 종의 표본 유전자를 염기서열분석해 놓은 것으로 그 종의 대표 유전자 염기서열이라 할 수 있다. 대표적인 표본의 염기서열이기 때문에 이것과 염기서열이 완전히 일치하는 개체는 사실상 존재하지 않는다.

표가 달린 마지막 수직선은 DNA의 차이 때문에 단백질 합성 과정에서 실제로 다른 종류의 아미노산으로 대체되는 부위를 가리킨다.(세린 대신 글리신) 왼쪽 위에 있는 부분은 내가 이 구간의 염기서열에서 가지고 있는 DNA 변이의 이름과 위치를 알려 준다. 이것을 설명하는 이유는 우리 각자가 자신의 BRCA 유전자 안에(그리고 우리의 유전체 곳곳에) 지니고 있는 DNA 염기서열 변이가 수백 가지나 된다는 사실을 보여 주기 위해서다. 변이는 여기서 든 사례처럼 치환substitution으로 나타날 수도 있지만, 삭제deletion, 삽입insertion, 구간 중복extra copy of a segment, 역위逆位, inversion, 전이轉移, transposition 등으로 나타날 수도 있다. 이런 변이 중 일부는 아미노산을 바꾸어 놓아 BRCA1의 기능을 완전히 뒤바꿔 놓을 수도 있다. 하지만 대부분은 무해한 변이라서 유전자의 기능에 변화를 야기하지 않는다. 이런 부분이 얼마나 중요한지는 미리어드 제네틱스의 독점이 지닌 미묘한 의미를 파고들면 분명해진다.

2009년 5월에 미국시민자유연맹American Civil Liberties Union과 다른 고소인들은 미리어드 제네틱스와 미국특허청을 상대로 소송을 제기했다. 이 소송은 BRCA 유전자 특허가 부당하고, 헌법에 위배되며, 검사를 이용할 권리를 제한하고 있다고 주장했다. 이 소송은 여러 법원을 거치다가 결국에는 안젤리나 졸리가 자신의 이야기를 대중에 공개하기 직전인 2013년 4월 15일에 미국대법원에서 공판이 시작되었고, 6월 13일에 "분리된 유전체 DNAisolated genomic DNA는 특허 대상이 아니다."라는 판결이 나왔다.[101] 즉 대법원은 대자연은 특허의 대상이 아니라고 생각한 것이다.[102,103] 미리어드 제네틱스의 소유권 주장은 최초의 망원경으로 행성과 달을 바라본 후에 그것들에 특허권을 주장하는 것과 동일하게 취급받았다.[102,104-114]

법원의 판결이 나오고 머지않아 퀘스트 다이아그노스틱Quest Diagnostics, 암브리 제네틱스Ambry Genetics, 인바이테Invitae, 랩코프, 진바이진Gene by Gene을 비롯한 여러 회사들이 자기들도 이제 BRCA 유전자의 염기서열을 분석하겠다고 발표했다. 그리고 상당수는 미리어드 제네틱스보다 훨씬 낮은 가격을 책정했다.[115-118] 따라서 이것은 위험도가 있는 개인들이 BRCA 염기서열분석 검사를 이용할 수 있게 하는 DNA 정보 민주화를 향한 거대한 발걸음이라 볼 수도 있었다.

하지만 불행히도 민주화는 빨리 찾아오지 못했다. 특허 판결에 영향을 받지 않는 미리어드 제네틱스 소유의 데이터베이스가 BRCA1|2 유전자라는 소중한 보물의 열쇠를 쥐고 있었기 때문이다. 이 두 유전자에 존재하는 수백 가지 변이는 〈그림 4.2〉에 나오는 것과 같은 수십만 개 이상의 DNA 글자들 사이에 걸쳐져 있다. 예방적 유방절제술을 고려해야 할 여성이 있다면 그 변이들 중 어느 것이 위험을 띠고 있는 것이며, 그 위험의 정도는 얼마나 되는 것일까? 17년 동안 수백만 명의 여성들이 미리어드 제네틱스를 통해 BRCA 유전자의 염기서열을 분석했고, 그 유전자들 중 상당수는 이미 암이 발생한 환자들로부터 나온 유전자였다. 이 각각의 환자들마다 인간 참조유전체와 다른 DNA 변이에 대한 확인 작업이 이루어졌는데, 이 변이 중에는 유방암이나 난소암, 혹은 둘 모두를 야기할 수 있는 범인이 분명 들어 있었다. 하지만 두 유전자에는 수십만 개 이상의 DNA 글자가 들어 있기 때문에 처음에는 "중요성 불확실uncertain significance"로 분류된 염기서열 변이(전문가들 사이에서는 이런 변이를 VUS[variants of unknown significance]라고 한다.)가 엄청나게 많았다. 이런 염기서열들에 대해서 미리어드 제네틱스에서는 문제의 그 개인의 친척들로부터 DNA 표본을 채취하여 그 염기서열이 진정한 범인인지 아니면 암과는 상관이 없는 무고한 변화에 불과한지 가려내는 작업을 했다. 오늘날까지도 BRCA 염기서열 변이 중에는 미리어드 제네틱스에서조차 VUS로 분류되어 있는 것이 많지

만, BRCA 염기서열 사업에 새로 뛰어든 기관보다는 미리어드 제네틱스가 정보 면에서 분명 유리한 위치에 서 있다. 일반적으로 독점은 소비자들에게 좋지 않지만, 이런 경우처럼 의료에서의 독점은 정말이지 개탄스러운 일이 아닐 수 없다. 졸리의 대중 공개가 있고 난 후 석 달에 걸쳐 미리어드 제네틱스는 2억 200만 달러의 수입을 올렸다고 발표했다. 앞선 4분기 실적보다 52%나 껑충 뛰어오른 수입이다. 회사에서는 이것을 '안젤리나 효과' 덕분으로 돌렸다.[31] 미리어드 제네틱스는 검사 방법, 반응개시 DNA^{DNA} primer, 탐침^{probe}, 실험실 합성 DNA^{laboratory-synthesized DNA, cDNA라고 부른다} 등, 대법원에서 특허 대상이라고 판결을 내린 다른 10가지 특허를 바탕으로 BRCA 염기서열검사 시장에 새로 뛰어든 회사들을 상대로 소송을 제기함으로써 법정을 이용해 자신의 사업을 보호하려 하고 있다.[119]

의사와 환자들이 참여하는 풀뿌리 자원봉사 단체인 '임상보고 공유 프로젝트^{Sharing Clinical Reports Project}' 같은 곳에서는 수십만 명의 개인들로부터 BRCA 염기서열검사 결과 자료를 수집·분석하여 우리의 BRCA 지식 기반에 남아 있는 구멍들을 메우려 노력하고 있다.[120] 그럼에도 불구하고 BRCA 자료 해석 능력을 장악하고 있는 미리어드 제네틱스를 뛰어넘는 데는 여러 해가 걸릴 듯 보인다.

여전히 쟁점들은 남아 있지만 대법원의 판결은 유전체 정보의 민주화를 위한 토대였다. BRCA의 경우에는 이런 판결이 너무 뒤늦게 나와서 소중한 의학적 정보에 대한 독점을 피하기에는 늦어져 버렸지만, 우리에겐 또 다른 19,000개의 유전자가 있고 (그중 40%는 특허가 있다.) 유리 유전체의 나머지 부분이 남아 있다. (그중 98.5%는 유전자가 아니지만 우리의 독특한 생물학을 정의하는 데 있어서는 여전히 크게 중요한 부분이다.) 특허 유전자에 대한 권리를 무너뜨림으로써 우리의 DNA는 앞으로 그런 제약으로부터 자유로워졌다. BRCA 염기서열분석의 경제적 환경은 이미 밝아지고 있다. 메디케어에서 2014년에 유방암 위험도 검사와 관련된 수가보상액을 2,795달러에서 1,440달러로 49% 삭감한 것이다.[116] 이런 온갖 이유에도 불구하고 2013년에 잡지 〈디스커버Discover〉에서 "유전자에 대한 대법원 판결"을 과학 분야의 톱뉴스 2번에 올려놓은 것은 놀랄 일이 아니다.

종합해 보면 우리는 이번 장에서 한 개인, 한 회사, 두 정부 기관(FDA와 대법원), 그리고 두 유전자가 대중이 유전체 정보에 접근할 권리를 다루는 데 있어서 얼마나 큰 영향을 미쳤는지 살펴보았다. 그 배경에는 뿌리 깊은 의료가부장주의가 여전히 자리 잡고 있지만 한편으로는 지속적인 커뮤니케이션 혁명이 전례가 없을 정도로 많은 의료 정보를 직접 개인에게 전달해 주고 있는 실정이다. 이제 우리는 모든 사람들이 점점 더 쉽게 접근할 수 있게 되고, 결국 개인의 의학적 미래를 되돌릴 수 없이 바꾸어 놓을 정보의 유형들을 구체적으로 살펴볼 준비가 되었다.

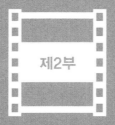

제2부

새로운 데이터와 정보
The New Data and Information

■■■■■

우리가 매일 남기는 디지털 흔적들은 우리가 알고 있는 것보다
우리에 대하여 훨씬 많은 것을 드러낸다. 이것은 개인정보 침해의 악몽이 될 수도,
아니면 더욱 건강하고 번영하는 세상을 위한 토대가 될 수도 있다.

알렉스 '샌디' 펜트랜드Alex 'Sandy' Pentland, MIT 미디어 랩MIT Media Lab 1

지식을 찾다가 잃어버린 지혜는 대체 어디로 갔나?
정보를 찾다가 잃어버린 지식은 어디에 있나?

T. S. 엘리엇T. S. Eliot

의료를 양적분석가the quants의 땅으로 만드는 것이 목표다.

제프리 해머바커Jeffrey Hammerbacher, 마운트 시나이 아이칸 의대Mt. Sinai Icahn School of Medicine 2

■■ 제5장 ■ ■

나의 GIS

My GIS

- 텐바이텐 접근법 -

　　구글 검색엔진을 이용하면 지도가 금방 튀어나오기 때문에 아마도 당신은 그 속에 어떤 것이 들어 있는지에 대해서는 전혀 생각해 보지 않았을 것이다. 구글 지도는 도로 정보, 인공위성 사진, 스트리트뷰 등 여러 층의 데이터가 한 지도 위에 겹쳐져 있는 전형적인 지리정보시스템Geographic Information System, GIS이다. 1968년까지는 GIS라는 용어 자체가 없었지만 지금에 와서 보면 시공간적 응용프로그램 중 최초의 것이라 여길 만한 것이 1800년대에 개발되었었다.[3] 이것은 파리와 런던에서 창궐한 콜레라를 추적하기 위해 사용되었다. 물론 요즘에는 GIS를 역학조사보다는 길을 찾아다닐 때 사용하는 사람이 더 많겠지만 이것을 의료에 응용하는 것은 여전히 중요한 부분으로 남아 있다. 물론 이제는 그저 콜레라환자가 사망한 장소만을 표시하는 대신 사회연결망과 전체 유전체 염기서열분석이라는 현대적 도구를 결합하여 병원균의 계통, 개인의 반응, 질병의 창궐로 이어진 정확한 전파 경로 등을 확실히 파악할 수 있게 되었다.(그림 5.1)[4] 이것이 가능해진 것은 이제 우리가 여러 층의 정보를 결합하고 통합하여 사실상 당신의 구글맵을 만들어 낼 수 있게 되었기 때문이다. BRCA 유전자의 한 가지 돌

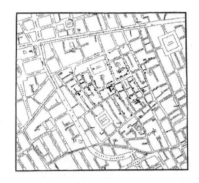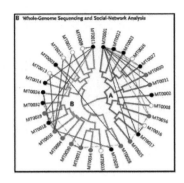

그림 5.1. 감염성 질환의 유행을 지도로 나타내는 능력의 차이 [출처: (왼쪽) "1854 Broad Street Cholera Outbreak," Wikipedia, 2014년 8월 13일에 접속, http://en.wikipedia.org/wiki/1854_Broad_Street_cholera_outbreak; (오른쪽) J. L. Gardy et al., "Whole-Genome Sequencing and Social-Network Analysis of a Tuberculosis Outbreak," *New England Journal of Medicine* 364 (2011): 730-739.]

연변이에 초점이 맞춰졌던 안젤리나 졸리의 이야기가 예방적 치료라는 것이 인구 집단 전체 차원의 위험과 대규모 스크리닝검사 기법에 관한 것만이 아님을 보여 주었듯이, 수백만 명의 GIS는 의료의 미래를 위한 근본적인 응용프로그램으로 자리 잡아 가고 있다. 이번 장은 이 책의 'My' 시리즈 중 첫 번째 장이다. 이 시리즈에 들어 있는 각각의 장은 '당신의' 정보 중 서로 다른 요소에 대해 다루고 있다. 책 뒷부분에서는 자신의 GIS 자료를 소유한다는 것이 지니고 있는 변화의 힘에 대해 논의할 것이다.

인간 GIS는 특정 개인에 관한 인구학적 자료, 생리학적 자료, 해부학적 자료, 생물학적 자료, 환경 자료 등의 여러 층을 포함하고 있다.(그림 5.2)[5] 이것은 한 인간에 대한 멀티스케일의 풍부한 모자이크로 한 사람의 의학적 본질을 정의하는 데 사용할 수 있다. 자료가 완전히 축적되어 통합된다면 적어도 의료의 제공 방식에 관한 한 이것이 바로 디지털화된 인간digitized person의 모습이 될 것이다.

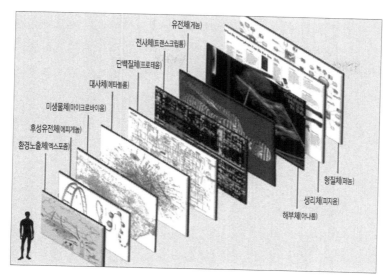

그림 5.2. 의학 정보의 층들이 다중으로 겹치고 통합되어 만들어진 인간 GIS [출처: E. J. Topol, "Individualized Medicine from Prewomb to Tomb," *Cell* 157 (2014): 241-253.]

파노라마 뷰

이제 인간 GIS를 풀어헤쳐서 각각의 구성 요소를 정의하고 이해해 보자. 각각의 요소명에 붙은 "체體", 혹은 "옴ome"이라는 글자는 원래 "집단, 덩어리" 등을 지칭하는 접미사로 특정 학문 분야의 주제나 소재를 지칭하기도 한다. 형질체phenome, 表現는 키, 체중, 눈동자 색과 피부색 등 한 개인이 나타내는 모든 표현형 특성phenotypic trait을 묶은 것을 지칭한다. 나는 이것을 그 개인의 소셜그래프social graph*와 결합하기를 좋아한다. 이렇게 하면 한 개

---

* SNS 사이트 내의 이용자 간 네트워크를 도식화한 것.

인의 '바깥에서 바라본 모습'이 사람들의 소셜네트워크로 넓어진다. 생리체physiome, 피지옴는 심장박동수, 혈압 등 한 개인의 모든 생리적 지표를 묶은 것이고, 해부체anatome, 아나톰는 우리의 개별 해부학을 지칭한다. 유전체genome, 게놈는 개인의 DNA 염기서열을 구성하는 60억 개의 글자를 지칭한다. 그와 유사하게 다른 생물학적 '체옴, ome'로는 당신의 모든 단백질을 지칭하는 단백질체proteome, 프로테옴, 모든 대사산물을 지칭하는 대사체metabolome, 메타볼롬, 당신의 몸에서 함께 살고 있는 미생물들을 지칭하는 미생물체microbiome, 마이크로바이옴, DNA의 곁사슬side chain, 그리고 DNA의 패키징packaging 방식 등을 지칭하는 후성유전체epigenome, 에피게놈* 등이 있다. 그리고 마지막으로 환경노출체exposome, 엑스포좀가 있다. 이것은 당신의 환경, 당신이 노출되는 모든 것을 지칭하는 말이다. 이 모든 것을 지칭하는 말로 나는 대량의 정보, 그리고 여러 가지 주제를 다룬다는 의미로 "파노라마 뷰panoromic view"라는 용어를 채용했다.[5] 개개인의 파노라마 뷰를 보면 건강 및 의료와 관련된 모든 '체옴'를 포괄적으로 훑어볼 수 있다.

소셜그래프와 형질체

'소셜그래프'라는 용어는 인구통계학적 정보demographics, 위치location, 가족과 친구, 친구의 친구, 흥미 분야, 좋아하는 것, 교육, 반려동물, 사진, 동

---

* 후성유전이란 DNA 염기서열이 아닌 다른 부분의 변화로 유전자 발현이 달라지는 현상을 말한다. 대표적인 기전으로는 DNA 염기 중 하나인 시토신에 메틸기가 붙은 'DNA 메틸화'와 DNA에 감겨 있는 히스톤에 메틸화 · 아세틸화가 일어나는 '히스톤 변형'이 있다. 이런 변형이 일어나면 DNA와 히스톤이 결합하는 정도가 바뀌기 때문에 DNA의 발현이 억제 또는 증가된다.

영상, 그리고 그 외로도 훨씬 많은 것들이 포함되어 있는 아주 밀도 높은 정보들을 일괄한다. 페이스북 같은 사이트에 저장된 정보가 바로 이런 종류인데, 역시나 연구자들은 이런 부분을 놓치지 않았다. 울프럼 알파Wolfram Alpha라는 지식 검색엔진의 창시자인 저명한 수학자 스티븐 울프럼Stephen Wolfram은 "페이스북용 개인 분석기personal analytics for Facebook"로 알려진 소비자 소프트웨어 제품을 개발했다. 이 제품을 이용하면 1분 안으로 자기 자신과 자신의 SNS에 대해 깜짝 놀랄 자료와 도표를 얻을 수 있다. 이것을 울프럼은 "인생의 계기판a dashboard for life"이라고 부른다.[6,7] 만약 당신이 페이스북 가입자인데도 아직 이것을 보지 못했다면 http://www.wolframalpha.com/facebook/에 접속해서 무료로 자신의 것을 한번 확인해 볼 것을 권한다. 아마도 보면서 오싹한 기분이 들 것이다. 이 소프트웨어는 당신이 페이스북에 올렸던 모든 정보를 추출해서 워드 클라우드word cloud를 만들어 낸다. 당신이 올린 게시물, 게시물이 올라간 정확한 시간과 패턴, 당신이 누른 '좋아요(like)' 버튼, 당신이 남긴 댓글, 사람들이 제일 좋아한 게시물, 댓글이 제일 많이 달린 게시물, 당신의 모든 친구들의 인적 사항, 그리고 그 친구들의 위치를 보여 주는 세계지도, 그 친구들의 현지 시간과 생일 등을 비롯해서 친구와 가족, 영향을 준 사람, 이웃, 사람들을 이어 주는 사람social connector, 외톨이outsider, 내부자insider 등을 구분해 주는 당신의 사회연결망 지도social network map까지 모두 종합하여 이 워드 클라우드가 만들어진다.

  니컬러스 크리스태키스Nicholas Christakis와 제임스 파울러James Fowler가 《행복은 전염된다Connected》**를 비롯한 몇 편의 책에서 설명했듯이 사회연결망은 건강과 중요한 관련이 있다.[8] 이 두 사람을 비롯한 다른 많은 사회과학자들은

** 이충호 옮김, 김영사, 2010.

우리의 소셜그래프가 비만, 흡연, 그리고 행동과 생활 방식의 다른 측면에 큰 영향을 미친다고 강조했다. 데이터의 종류가 많아지고, 공유되는 데이터의 양이 많아졌기 때문에 미래에는 보건의료에서 사회연결망이 더욱 큰 역할을 담당할 가능성이 크다. 하지만 일반적으로 의학계에서는 이런 정보가 한 개인의 건강의 배경에서 핵심적인 부분임을 여전히 경시하고 있다.

역사적으로 형질체[매놈]는 진료기록이 제공해 주는 인구통계학적 정보와 임상적 특성에 의존하여 파악해 왔다. 여기에는 나이, 성별, 직업, 가족력, 복용 약물, 의학적 질병, 수술, 시술 등이 포함된다. 환자의 차트에는 키, 체중, 외모, 활력징후 등 신체적 특성에 관한 기술도 들어 있다. 우리는 본질적으로 이런 정보로부터 형질체, 즉 "한 개인의 관찰 가능한 특징과 특성들의 합성물"[9]을 얻고 있는 것이다. 한 가지 주목할 만한 점은 어느 한 개인에 있어서, 특히 나이가 들어 가면서는 표현형이 한 가지일 가능성이 별로 없다는 것이다. 그 대신 여러 개의 조건이 나타날 가능성이 크며, 이 때문에 한 개인의 형질체는 겉으로 보는 것처럼 그리 간단하지 않다. 예를 들어 나이와 함께 혈압은 올라가고, 시력은 떨어진다. 이상적으로 생각했을 때, 언젠가는 이런 데이터를 모두 포괄적으로 한데 모아 개인별로 형질체를 만들어 (소셜그래프 더하기 기존의 진료기록 정보) 지속적으로 업데이트할 수 있을 것이다. 소셜그래프는 형질체에 종속적인 반면, 한 개인의 사회연결망이 건강에서 중요한 역할을 담당한다는 점에 대해서는 의문의 여지가 없다.

센서와 생리체

아마도 개인의 정보를 추적하는 데 있어 최근에 이루어진 가장 큰 발전은 놀라울 정도로 다양하게 쏟아져 나오는 바이오센서들일 것이다. 이제는 스마트폰에서 생리학적 자료를 포착할 수 있는 착용형 무선센서도 상품으로 나와 있거나 임상 개발 중에 있다. 여기에는 혈압, 심장박동수, 호흡률, 혈중산소농도, 심박변이heart rate variability, 심박출량cardiac output, 1회박출량stroke volume, 피부전도반응, 체온, 안압, 혈당, 뇌파, 두개내압intracranial pressure, 근육의 움직임, 그리고 그 외 다양한 생리적 지표들이 있다. 스마트폰 마이크를 이용해서 폐 기능의 요소들을 정량화할 수도 있고, 목소리를 분석해서 기분을 파악하거나 파킨슨병이나 조현병을 진단 내릴 수도 있다.[10,11] 날숨을 디지털화해서 일산화질소, 유기화학물질 등의 다양한 화합물을 측정하여 스마트폰으로 폐 기능을 측정하거나 특정 암을 진단할 수도 있다. 이런 착용형 센서나 비침습적 센서 외에 혈류 속에 매립하여 종양 DNA가 출현했는지, 면역이 활성화되었는지, 혹은 심근경색이나 뇌졸중의 전조가 되는 유전체 신호genomic signal가 나타나지는 않았는지 감시할 수 있는 나노칩nanochip도 개발 중이다. 이런 바이오센서 데이터는 간헐적으로 수집되든 지속적으로 수집되든 간에 사실상 모든 신체 기관과 의학적 상태를 대상으로 몸의 작동 기능을 효과적으로 들여다볼 수 있는 창을 제공해 줄 것이다. 우리 자동차에는 400개 정도의 센서가 장착되어 있고, 스마트폰에는 10개 이상의 센서가 있다. 우리 몸이라고 센서를 설치하지 못할 이유가 무엇인가?

영상과 해부체

MRI, CT, 핵의학스캔nuclear scanning, 초음파 영상 등은 수술을 하지 않고도 개인의 해부학을 밝힐 수 있는 놀라운 능력을 부여해 준다. 인간 해부학은 인구 집단을 기반으로 평균적인 결과를 다루는 학문이기 때문에 개인 간의 차이는 고려하지 않는다. 이것이 바로 한 개인별 해부체를 정확히 밝히는 것이 중요할 수밖에 없는 이유다. 이런 전통적인 영상 촬영법들은 값비싼 병원 장비들을 이용해야만 했다. 그러나 최근 고해상도 초음파 영상이나 X-레이 영상을 얻을 수 있는 휴대형 장치들이 등장하면서 상황이 바뀌고 있다. 개인의 해부학에 접근하기가 훨씬 더 쉽고, 빠르고, 저렴해지고 있는 것이다. 이제는 스마트폰이나 다른 소형 장치를 이용하여 눈, 귀, 목의 혈관, 심장, 폐, 복부, 태아 등을 대상으로 신체검사를 할 수도 있고 의학 영상을 공유하여 환자가 자신의 해부학 전체를 태블릿이나 스마트폰으로 검토할 수도 있다.

염기서열분석과 유전체

게놈, 즉 유전체는 'A, C, T, G'라는 글자 60억 개로 이루어진 우리의 DNA 염기서열을 의미한다. 그중 98.5%는 유전자가 아니다. 단백질을 암호화한 19,000개의 유전자는 전체 유전체 중 겨우 1.5%만을 차지하며 약 4,000만 개의 글자로 구성되어 있다. 그리고 이 요소를 진유전체exome, 엑솜라고 부른다.[12]

유전체 염기서열분석 비용은 지난 10년 사이에 10만 분의 1 이하로 줄

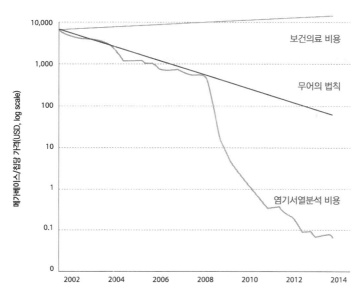

그림 5.3. 염기서열분석 비용은 반도체칩 가격에서 나타나는 무어의 법칙을 뛰어넘을 정도로 가파르게 낮아지고 있는 반면, 보건의료 비용은 올라가고 있다

어들었다. 이 속도는 지금까지 역사상 가장 가공할 만한 기술 발전 속도라 여겨 왔던 반도체칩의 가격 하락 속도를 훨씬 뛰어넘는 것이다. 인간 유전체 염기서열분석 비용은 2004년에 2,880만 달러에서 2015년에는 1,500달러 이하로 떨어졌다.[13,14]

가격의 급락과 함께 질병의 근본 원인에 대한 우리의 지식 기반 또한 지난 10년 동안 놀라울 정도로 넓어졌다. 유전 질환을 설명해 줄 희귀한 염기서열 변이를 찾아내는 데는 이 기술이 필요하고, 또 희귀 질병의 원인에 대한 지식의 도약적 발전도 필요하다. 희귀한 미토콘드리아병mitochondrial disease의 분자적 이상을 진단하는 능력이 1%에서 60%로 도약하면서,[15] 그야말로 장족의 발전이 이루어지고 있다.[5] 총 7,000종에 달하는 멘델 유전병

Mendelian disease, 상염색체 우성 유전이나 상염색체 열성 유전의 고전적인 패턴을 따르는 질병의 유전적 기반을 모두 규명하는 데까지는 그리 오랜 기간이 걸리지 않을 것이다.[5]

일부 문제에 대해서는 발전이 이루어지고 있지만, 한편으로는 우리의 유전체가 기존에 생각했던 것보다 더 복잡하다는 것도 알게 되었다. 우리는 예전에 '유전학Genetics 101'을 배울 때 한 개인에게는 하나의 DNA가 있고, 우리 몸에 있는 37조 개의 세포는 모두 똑같은 DNA를 갖고 있다고 배웠다. 하지만 결국 이것은 완전히 틀린 얘기로 판명이 났다. 단순하고 불변의 것으로 보였던 원형의 DNA가 돌연변이를 일으키기 때문이다. 단일세포single cell들의 유전체를 염기서열분석해 본 결과, 우리는 모두 모자이크라는 사실이 분명해졌다.[16,17] 일례로 솔크연구소Salk Institute의 연구자들은 죽은 사람들의 뇌세포를 가지고 단일세포 염기서열분석single-cell sequencing을 시행하였다. 그 결과 세포별로 현저한 차이가 있음을 발견했다.[17] 이 모자이크 현상mosaicism은 소위 "드노보 돌연변이de novo mutations"*라는 것으로 일부 설명될 수 있다. 드노보 돌연변이는 세포 내에서 한 사람의 일생에 걸쳐 나타난다. 하나의 암세포와 다른 암세포 사이에 놀라울 정도로 현저한 차이가 존재한다는 사실도 밝혀져 있다. 따라서 한 개인의 DNA를 염기서열분석한다는 개념적 틀에서 한 세포의 DNA를 염기서열분석한다는 개념적 틀로 옮겨 갔다는 것 자체가 이미 질병과 관련된 귀중한 교훈을 가르쳐 주고 있다.

염기서열분석과 관련해서는 인정해야 할 중요한 한계들이 있다. 한 사람의 염기서열을 분석해 보면, 인간 참조유전체와 비교할 때 보통 350만 개 정도의 염기 변이가 존재한다. 하지만 BRCA, 미리어드 제네틱스, 대법원 판결에 대해 논의할 때 설명했던 것처럼 대부분은 그 중요성을 알 수 없는

---

* '드노보'는 '신규로'라는 의미의 라틴어다.

변이들^{VUS}이다. 이런 변이들의 중요성은 다양한 혈통, 그리고 온갖 종류의 의학적 조건$^{medical condition}$을 가진 수백만 명의 사람들의 염기서열을 분석하고, 그 개인의 가족 구성원들까지도 모두 분석하였을 때 파악할 수 있을 것이다. 그리고 마지막으로 우리는 완전히 이해하지 못하는 DNA로 구성된 모자이크로 이루어졌다. 게다가, DNA의 모든 염기서열을 분석할 수조차 없다. "전유전체 염기서열분석$^{whole genome sequencing}$"이라는 말을 흔히들 쓰고 있지만 19,000개의 유전자 중 약 900개 정도의 유전자는 그 위치 때문에, 혹은 다른 기술적 문제점들로 인해 접근이 불가능하다. 따라서 앞으로도 우리의 유전체에 대해서 알아내야 할 부분은 내가 여기서 스치듯 간략하게 요약한 것보다 훨씬 더 많이 남아 있다.

전사체

우리 세포들이 DNA를 가지고 무엇이든 하려고 하면 그 내용이 반드시 RNA로 전사되어야^{transcribe} 한다. 이것은 수십 년 전부터 알고 있던 내용이지만 근래 들어 몇 년에 걸쳐 RNA의 중요성에 대한 인식이 크게 높아졌다. RNA의 형태가 여러 가지 발견되었고 그 특성이 파악되었을 뿐만 아니라 RNA가 유전체의 조작 지시$^{operating instruction}$에도 역동적으로 영향을 미친다는 것이 분명해졌다. 이것이 전사체$^{transcriptome. 트랜스크립톰}$다. 이 기술은 전유전체 유전자 발현을 탐지하려는 노력에서 시작해 이제 서로 다른 RNA들의 광범한 조합과 유전자 융합$^{gene fusion}$을 탐지하는 RNAseq로까지 발전했다. 이들 중 상당수는 질병이나 건강에 관한 기술이다.

단백질체와 대사체

간기능검사나 신장기능검사 같은 일상적인 임상검사에서 단백질에 대해 평가한 지는 오래되었다. 하지만 이제는 한 개인의 단백질 생물학을 들여다볼 수 있는 창이 놀라울 정도로 넓어졌다. 자가항체autoantibodies, 자기 자신의 단백질을 공격하는 항체는 물론이고 단백질 간의 상호작용도 명확히 규명할 수 있게 되었다. 그와 유사하게 질량분석법mass spectrometry을 이용하여 한 개인이 어느 특정 시간에 만들어 내는 대사산물대사의 결과물로 만들어지는 화학물질의 전체적 구성도 평가할 수 있다. 그 결과 모든 것을 한눈에 훑어볼 수 있는 시야가 확보되었다. 따라서 현재 대부분의 임상검사가 그러하듯이 하나의 혹은 한 그룹의 단백질이나 대사물을 분석하는 것과는 질적으로 다른, 전체적인 조망이 가능하게 되었다. 한 시점에서 한 개인의 RNA 전사, 단백질, 대사산물 전체를 파악할 수 있게 되면 한 개인의 순간적인 생물학instantaneous biology을 아무런 편견 없이 이해할 수 있는 매우 특별한 기회가 열린다.

미생물체

적어도 세포의 숫자로만 따지자면 우리는 아홉 부분이 미생물이고 겨우 한 부분만 사람이다. 아마 대부분의 사람들은 이런 점을 쉽게 수긍하지 못할 것이다. 염기서열분석의 시대가 열리면서 우리 몸 안에, 그리고 우리 몸에 살고 있는 수십조 개의 미생물세균, 바이러스, 곰팡이을 이해하는 데 특히나 큰 도움이 되었다. 우리 몸의 미생물로부터 나오는 DNA의 다양성은 우리 DNA의 다양성을 훨씬 능가해서 우리 몸의 세포는 37조 개 정도인 반면, 미생물의 수는 100조 개에 달한다. 우리 몸의 유전자는 대략 19,000개인 데 비해 미생물의 유전자는 800만 개 이상이며, 우리는 1종에 불과한 데 비해 미생물은 1만 종이나 된다.[18] 미생물체microbiome, 마이크로바이옴는 한 개인과 그 개인의 환경이 만나는 접점에 해당한다. 일례로 한 개인의 식생활은 그 사람의 미생물체에 강력한 영향력을 미친다. 그리고 이런 미생물들의 의학적 중요성은 우리가 상상했던 것보다 훨씬 더 커서 비만, 암, 심장, 알레르기, 자가면역 질환을 비롯한 여러 가지 질병에 커다란 영향을 미치고 있다. 그 중에서도 특히 장내 미생물체gut microbiome의 중요성이 두드러진다.

후성유전체

DNA의 곁사슬, 메틸화 및 히스톤 변형histone modification 등에 의한 패키징, 그리고 염색질chromatin 등은 우리의 유전체 생물학에서 또 하나의 대단히 역동적인 부분을 차지하고 있다. 예를 들어 유전체 안에 들어 있는 한 염기에 메틸화가 일어나면 유전자의 발현이 중단될 수 있다. 오늘날 특정 구간의 유전체에서 후성유전적 표식epigenomic marker을 평가하는 것은 기술적으로 어렵지 않다. 후성유전적 변화는 DNA 염기서열과는 독립적으로 유전될 수 있다. '재프로그래밍reprogramming'은 암, 당뇨, 자가면역 질환, 심혈관 질환 등 다양한 질병에 영향을 준다. 후성유전체는 RNA, 단백질과 마찬가지로 대단히 세포특이적cell-specific이다. 즉 한 종류의 세포에서 나타나는 DNA의 곁사슬 변화는 다른 유형의 세포와는 완전히 다를 수도 있다. 우리 몸에는 200가지 이상의 세포 유형이 존재한다. 이것이 우리의 생물학에 미치는 영향이 얼마나 다양할지 어림짐작할 수 있을 것이다. 인간 후성유전체

human epigenome 전체가 지도로 만들어지기는 했지만 인간 유전체와 달리 이것은 아직 대규모로 이루어질 수 있는 것이 아니다.

환경노출체

방사선, 공기 오염, 꽃가루 농도, 식품에 들어 있는 살충제 등에 대한 노출을 통해 환경은 우리의 의학적 본질에 심오한 영향을 미치고 있다. 노출을 정량화하고 추적하기 위해 다양한 환경 센서가 개발되어 왔고, 현재도 점점 더 많은 센서들이 개발되고 있으며, 그들 중 상당수는 스마트폰에 부착되거나 연결되는 것이다.

이 10가지 '체'가 모여 개인에 대한 파노라마 뷰를 제공한다. 그리하여, 이 드넓고 방대한 정보는 더욱더 쉽게 접근될 것이고 유용해져 의학의 발전을 이끌 것이다. 그 어떤 사람도 아직까지는 "최고의 기대치full Monty"에 도달하지 못했지만, 그래도 거기에 제일 가깝게 다가간 사람을 들라면 바로 스탠퍼드 대학교의 유전학과 교수 마이클 스나이더Michael Snyder다. 스나이더는 자신의 유전체 전체를 염기서열분석하였고, 몇 번에 걸쳐 전사체, 단백질체, 대사체도 검사했다.[19] 그 혜택은 스나이더가 상기도감염에 걸리고 얼마 지나지 않아 당뇨병으로 진단을 받은 후에 나타났다. 얼핏 서로 관련이 없는 듯 보일지도 모르지만 이 '체體' 데이터들이 단편적 사실들을 이어서 새로운 결론을 도출해 주는 듯 보였다. 비록 그때까지 그 누구도 이런 관계에 대해 보고한 적이 없었음에도 말이다. 이 진단은 또한 스나이더로 하여금 자신의 생활 방식을 바꾸어 정상적인 포도당 항상성을 회복하게 만들었고, 그 다음에는 몇몇 친척들로 하여금 검사를 받게 만들어, 결국 이들이 포도당 불내성glucose intolerance을 갖고 있었음을 밝혀냈다. 이런 사람들에게는 식이요법과 운동이 비슷하게 도움이 되는 것으로 밝혀졌다. 좀 더 최근에는 40명으로 구성된 스나이더의 스탠퍼드 연구팀이 스나이더의 후성유전체와 장내 미생물체를 분석하고, 다중의 바이오센서를 이용해서 초기 성과를 더욱 확장시켰다. 이렇게 GIS와 비슷한 정보를 얻고 보니 엄청난 양의 데이터가 만들어졌다. DNA의 염기서열이 1TB테라바이트, 1조 비트, 후성유전체 데이터가 2TB, 전사체가 0.7TB, 미생물체가 3TB의 용량을 차지했다.[5] 이해를 돕자면, 1TB는 브리태니커 백과사전 1,000부에 해당하는 양이고, 스나이더의 파노라마 뷰에 모아진 10TB라는 양는 미국 의회도서관의 모든 책의 내용을 저장하는 수준이다. 전 세계적으로 해마다 약 5제타바이트zettabyte, 즉 400해(4×10^{22}) 비트의 데이터가 만들어지고 있다.[20] 이 수치를 전 세계 인구인 70억으로 나누면 1년에 한 사람당 평균적으로 거의 1TB의 데이터가 만들어지고 있다는 얘기다. 이 계산을 통해 인간 GIS가 얼마나 더 많은 데이터를 만들어 낼지 상상해 볼 수 있다.

완전한 인간 GIS를 향한 이 첫 번째 시도를 검토한 이유는 그것이 아직 현실성이 없음을 강조하려는 것이 아니다. 현 시점에서는 여기에 막대한 비용이 들어가고, 여기서 생기는 데이터도 우리의 해석 능력을 훨씬 뛰어넘는다. 하지만 실제로 실현 가능한 것이다. 이것은 그저 어떻게 하면 인간을 디지털화해서 맞춤의료individualized medicine의 진정한 기반을 쌓을 수 있을지에 대한 고민을 시작한 것에 불과하다. 그리고 아직 현실성이 없다고 해서 앞으로도 영원히 불가능하다는 의미는 아니다. 최초의 인간 유전체를 염기서열분석하는 데는 10년의 세월과 50억 달러라는 비용이 들었지만, 이제는 24시간도 안 되는 시간과 1,500달러도 안 되는 돈이면 충분하다.[5]

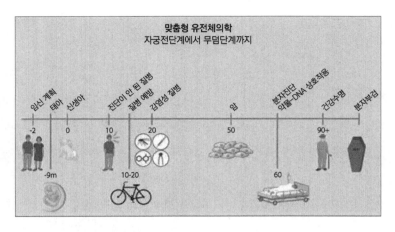

맞춤형 유전체의학
자궁전단계에서 무덤단계까지

임신 계획 | 태아 | 신생아 | 진단이 안 된 질병 | 질병 예방 | 감염성 질병 | 암 | 분자진단 약물-DNA 상호작용 | 건강수명 | 분자부검

-2   0   10   20   50   90+

-9m   10-20   60

그림 5.4. 자궁전단계에서 무덤단계에 이르는 맞춤의학 [출처: E. J. Topol, "Individualized Medicine from Prewomb to Tomb," *Cell* 157 (2014): 241–253.]

GIS를 이용한 맞춤의학

열 가지 '체학' 도구가 합쳐지면 〈그림 5.4〉에서 보듯 자궁전단계prewomb 에서 무덤단계에 이르는 새로운 맞춤형 의학을 제공할 수 있는 특별한 잠 재력이 생긴다. GIS는 한 사람의 평생에 걸쳐 적용이 가능하다. 어떻게 그 것이 가능한지 살펴보자.

자궁전단계

의료에서 가장 큰 영향력을 가지는 예방의 형태는 임신 계획에 유전 지 식을 활용하는 것이다. 심각한 열성 대립 형질을 보유하고 있는 사람의 비 율은 일반적으로 생각하는 것보다 훨씬 높다. 그러한 비율의 예를 일부 살펴보자면, 낭포성 섬유종cystic fibrosis은 40명당 1명, 척수근위축spinal muscular atrophy은 35명당 1명, 취약X증후군fragile X syndrome은 125명당 1명이다. 아시케나지 유대인 중에는 고셔병Gaucher Disease 보유자가 15명당 1명이고, 테이−삭스병의 경우는 27명당 1명이다.[5] 예비 부모들은 다양한 상업적 스크리닝 검사를 통해 중요한 보유 상태carrier condition를 손쉽게 검사할 수 있다. 23앤드미는 50가지 질병에 대해 스크리닝하고, 카운실Counsyl은 100가지가 넘는 질병에 대해 스크리닝한다. 이 두 회사는 모두 전통적으로 특정 질병의 원인이라 추정되는 돌연변이만을 찾아내는 배열칩array chip을 사용한다. 하지만 BRCA나 낭포성 섬유종의 예에서 언급하였듯이 특정 유전자 안에는 병원성으로 작용하거나 아직은 스크리닝이 이루어지지 않고 있는 변이가 수백 가지나 존재한다. 좀 더 새롭게 등장한 회사들은 대상 유전자를 실제로 염기서열분석하는 방식을 취한다. 리콤바인Recombine, 굿스타트 제네틱스Good Start Genetics, 진픽스GenePeeks 등이 이런 방식을 채택하고 있다. 만약 양쪽 부모가 중요한 열성 대립 형질에 대해 양성으로 나오면 아이를 입양하거나, 아이를 갖지 않기로 결정하는 등 다양한 대안이 존재한다. 하지만 가장 많은 사람이 선택하는 방식은 착상 전 유전진단preimplantation genetic diagnosis을 이용한 시험관아기in vitro fertilization, IVF다. 여기서는 배아를 만들어 낸 다음 그 배아가 열성 대립 형질이 한데 모이는 결과가 생겼는지 결정하는 기술이 이용된다. 이것은 태아에서 질병을 예방하는 데 대단히 큰 효과가 있다. 최근에는 난모세포를 파괴하지 않으면서 염기서열분석할 수 있는 방법이 개발되었기 때문에 시험관아기의 성공률도 획기적으로 향상시키는 동시에, 유전진단을 내리기 위해 착상 전 배반포 단계preimplantation blastocyst라는 초기 태아 단계를 진행해야만 하는 번거로움도 피할 수 있을 가능성이 생겼다.[14] 또 다른 대안은 기증된 정자를 이용하는 것이다. 하지만 정자은행은 그 어떤 표준 유전체학 평가에 대해서도 전혀 규제를 받지 않기 때문에,[21] 기증된 정자가 새로운 문제를 야기할 가능성도 배제할 수 없다. 어떤 사람들은 이러한 노력을 "맞춤형 아기designer baby"를 추구하는 일이라 폄하하며 의문을 제기하기도 하지만,[22,23] 이것은 심각한 의학적 질병을 예방하는 대단히 매력적이고 비용 측면에서도 효과적인 방법이다. 그럼에도 불구하고 충분히 이용되지 않고 있다.

태아 염기서열분석과 추적

산전의학prenatal medicine의 혁명은 이미 시작되었다. 임신 8주에서 10주 정도의 이른 시기에 시험관 한 개 정도의 산모 혈액이면 21삼체성trisomy 21, 다운증후군, 13삼체성trisomy 13, 파타우증후군, 18삼체성trisomy 18, 에드워드증후군을 비롯해서 디조지증후군DiGeorge syndrome, 고양이울음증후군Cri-du-chat, 프래더윌리증후군Prader-Willi syndrome 같은 주요 염색체 이상을 진단할 수 있게 되었다. (예전에는 이것을 진단하려면 양수검사나 융모막융모생검법[chorionic villi sampling] 같은 침습적인 방법이 필요했는데, 여기에는 400건당 1건 정도로 유산의 위험이 따른다.)

현재 이 새로운 검사법을 시장에 내놓은 회사는 네 군데가 있는데 각각 모두 놀라울 정도로 높은 정확도를 보여 주고 있다.[24,25] 이 검사법들은 의학의 역사상 가장 빠른 속도로 채용된 분자진단법이 되었고, 2014년에는 미국에서 1년 동안 태어난 400만 명의 신생아들 중 거의 20%가 이런 산전 유전자 스크리닝을 받았다.(그림 5.5) 이 검사법이 몇 년 안으로 일반적인 검사로 자리 잡게 되리라는 예상이 많다. 실제로 전 세계적으로 가장 대규모의 산전 스크리닝 프로그램을 갖추고 매년 40만 명의 임산부를 검사하고 있는 캘리포니아 주에서는 위험도가 높은 모든 임산부들을 대상으로 이 검사를 제공하고 있다.[26]

물론 간단한 스크리닝만 하지 않고 태아의 전체 유전체의 염기서열을 분

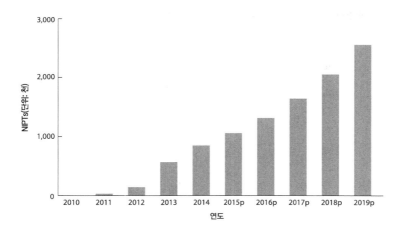

그림 5.5. 미국에서 이루어지는 비침습적 산전검사(noninvasive prenatal tests, NIPTs)의 숫자, 그리고 5년 이후의 추정치(p)

석하는 것도 가능하다. 이것은 아직 상업적으로 가능한 검사법은 아니고, 그 결과를 분석하기 위해서 그 전에 해결해야 할 생물정보학적 과제도 상당히 많다. 이로 인해 야기되리라 예상되는 생명윤리상의 쟁점들도 상당하다.[27] 받아들일 수 있는 초기 임신중절의 유전적 기준을 결정하기까지는 가야 할 길이 멀다. 이것은 단순히 심각한 질병과 연관된 핵심 유전자 변이가 무엇인지 정확히 판단하는 것으로 끝나는 일이 아니라, 이 질병이 실제로 발현될지 여부에 대한 이해도 필요하기 때문이다. "대기 중인 환자 patients in waiting"라는 용어는 알려진 질병과 관련된 돌연변이를 보유하고 있지만 해당 질병의 징후를 전혀 나타내지 않는 사람을 지칭하는 용어다.[28] 이런 사람들 중 전부는 아니라도 상당수는 질병이 아예 발생하지 않는다. 다른 유전자들의 변형이나 후성유전적 재프로그래밍epigenomic reprogramming 등 아직 제대로 이해하지 못하는 여러 가지 요인들을 통해 질병 발생의 위험이

상쇄되기 때문이다. 따라서 정확성, 심각한 질병의 경계, 돌연변이의 위험과 의학적 위험의 상관관계 여부 등 산전 스크리닝검사의 한계와 관련해서는 아직 불확실한 부분이 많다.[27] 하지만 산모의 자궁을 전혀 침습하지 않으면서 임신 초기에 여러 가지 중요한 질병에 대해 스크리닝검사를 할 수 있게 된 것만으로도 의학의 커다란 진보라 할 수 있다.

임신 후기에는 간단한 착용형 센서로 태아의 심장박동수나 산모의 진통에 대한 태아의 반응을 추적할 수 있다. 이것은 고위험임신을 원격으로 모니터링하여 태아의 고통을 최대한 빨리 진단 내리는 데 유용하다.

신생아 염기서열분석과 추적

발뒤꿈치 천자[heel stick]*를 이용해 신생아를 대규모로 선별 검사하는 방법이 미국에서 시작된 것은 1963년으로 거슬러 올라간다. 그 이후로 발전한 것이 거의 없다.[29] 오히려 더 나빠졌을지도 모른다. 발뒤꿈치 천자 사용 50주년이 거의 가까워진 상황에서 나온 "Deadly Delays"**라는 제목의 기사는 미국 곳곳의 종합병원에서 이 표본을 분석하는 데 드는 시간이 너무 들쭉날쭉하다고 보고하였다.[30] 이 방법으로 페닐케톤뇨증[phenylketonuria, PKU]이나 갈락토스혈증[galactosemia] 같은 50종 이상의 희귀 장애들을 저렴하고 쉽게 검사할 수 있지만, 이 검사 결과를 얻는 데 몇 주나 걸리는 병원이 무척 많다. 이것은 정말이지 웃지 못할 코미디가 아닐 수 없다. 이 질병들 중 상당수는 빠른 진단이 내려지지 않으면 아기에게 돌이킬 수 없는 손상이 일어날 수 있기 때문이다.

---

* 신생아의 발뒤꿈치를 살짝 찔러서 나오는 소량의 혈액을 채취하는 방법.
** 치명적 지연.

훨씬 즉각적이고 종합적인 접근법을 제공하기 위해 스티븐 킹스모어Stephen Kingsmore가 이끄는 캔자스시티의 아동자선병원Children's Mercy Hospital 연구팀은 신생아의 전체 유전체 염기서열분석이 24시간 안에 이루어질 수 있음을 입증했다. 이것은 신생아에게 필요한 조치를 취할 수 있게 할 정보를 제공할 뿐 아니라, 갓 태어난 어린 아기에게 평생 도움이 될 소중한 자료도 되어 준다.[4]

아우렛Owlet, 미모Mimo, 스프라우틀링Sproutling을 비롯해서 양말이나 옷에 장착하는 신생아를 위한 여러 가지 착용형 센서들이 나와 있다. 이 센서들은 아기의 수면, 심박수, 호흡에 문제가 생기면 이를 무선으로 부모에게 경고해 준다. 부모가 신생아를 강박적으로 추적하게 될지도 모른다는 문제가 당연히 제기되었다. 지나치게 많은 정보 때문에 오히려 부모가 쓸데없는 불안을 느끼고, 아기도 불필요한 검사를 받게 될 수도 있다는 것이다.[31] 미국에서 영아돌연사증후군sudden infant death syndrome, SIDS으로 사망하는 아기의 숫자가 매년 4,000명이 넘는다는 것을 알고 있지만, 아직 우리는 대체 어떤 아기를 주의 깊게 감시해야 하는지 가려낼 수 있을 만큼 충분히 알지 못한다. 미래에 '체학' 기술을 활용하면 위험도가 높은 아기에게서 그런 센서들을 어떻게 사용해야 할지 알 수 있을지도 모른다.

진단되지 않은 질병

장애를 유발하거나 심지어 생명을 위협하기도 하는 심각한 질병으로 고통 받고 있는데도 진단조차 받지 못한 미국인의 숫자가 100만 명이 넘을 것으로 추산된다. 일반적으로 이런 사람들은 여러 병원을 돌아다니며 검사를 받고, 그에 따르는 진료비도 수십만 달러 심지어는 수백만 달러까지 지출한다. 이제는 알려지지 않은 질병도 염기서열분석을 이용하여 분자진단을 내리는 것이 가능해졌다. 아버지와 어머니, 혹은 다른 친척의 DNA 도 함께 확보해서 고정 염기서열분석anchoring sequencing analysis과 비교 염기서열분석comparative sequencing analysis에 사용할 수 있다면 그 성공 확률을 더욱 높일 수 있다. 미국 여기저기에 흩어져 있는 몇몇 병원의 진단 성공률은 25%에서 50% 사이다. 여기에는 상당한 유전체 생물정보학 전문 지식이 필요하다. 세 사람을 함께 분석할 경우, 대략 7,500억 개의 데이터 포인트가 만들어진다. (염기서열당 60억 개의 글자, 세 사람, 그리고 정확도를 확보하기 위해 각각 50번에 걸쳐 진행.) 물론 그저 진단을 내린다고 해서 그것이 효과적인 치료나 완치로 이어지는 것은 아니다. 하지만 목숨을 구하거나 삶의 질이 극적으로 개선된, 눈길을 끌 만한 몇몇 어린이들의 사례가 있다. 일단 질병의 근본 원인이 규명되고 나면 기존에 존재하던 약물을 재활용하거나, 임상 개발 중인 약물을 찾아 볼 가능성이 열린다. 특히나 고무적인 부분은 최근에 일부 의료보험회사에서 염기서열검사와 분석에 대한 비용을 보장해 주겠다고 나서고 있다는 점이다. 염기서열분석에 선제적으로 비용을 지불하면 피보험자가 오랜 기간 동안 여러 병원을 돌아다니며 값비싼 의학적 검사를 받는 데 필요한 비용을 피할 수 있을지도 모른다는 것을 보험회사에서도 이해하기 때문이다. 효과에 대한 입증이 더 많이 이루어지면 이것은 알뜰하고 검소한 미래의 전략이 될 수 있을 것이다.

질병의 예방

유전체학의 도움을 받아 예방할 수 있는 질병이 유방암만 있는 것은 아니다. 린치증후군Lynch syndrome, 유전성 비용종증 대장암처럼 조치를 취하기가 대단히 용이한 희귀한 돌연변이도 여럿 있다. 매년 새로 발생하는 16만 명의 대장암 환자들 중 3~5% 정도가 이 린치증후군으로 진단받고 있다. 그리고 BRCA

와 마찬가지로 여기에 관여하는 유전자들은 보통 DNA를 보수하고 세포분열 동안에 다른 중요한 살림살이 기능을 하는 유전자다. 유전성 대장암의 또 다른 중요한 형태로는 APC 유전자에 생긴 돌연변이로 발생하는 가족성 선종성 용종증familial adenomatous polyposis이 있다. 대장암 위험이 높은 이 유전적 조건은 두 가지 모두 긴밀한 감시와 수술을 예방 차원에서 선택할 수 있다. 양쪽 모두 상염색체 우성이기 때문에 세대마다 나타나지만, 자궁전단계 임신 계획과 관련해서 위에서 논의하였듯이 보유자 스크리닝검사와 시험관아기 기술을 이용하면 양쪽 질병 모두 완벽하게 예방할 수 있다.

예방 전략과 짝지을 수 있는 희귀한 돌연변이의 사례는 그 외에도 많이 존재한다. 이를테면 치명적으로 위험할 수 있는 심장부정맥증후군에 대한 이온통로ion channel 돌연변이 같은 것이다. 병인성 돌연변이를 가지고 있는 것으로 밝혀진 사람들은 비정상적인 이온통로를 특별히 겨냥해서 개발된 약물로 치료받거나, 킴 굿셀의 사례에서 논의했던 것처럼 심장리듬을 지속적으로 감시하면서 심각한 부정맥이 발생할 때는 전기 충격을 제공해 주는 제세동기defibrillator로 치료받을 수 있다.

하지만 이런 사례들은 간단한 멘델식 유전 패턴을 따르는 희귀 돌연변이들이다. 인간에게 흔히 발생하는 질병들은 불행히도 대부분 여러 가지 유전자가 복잡한 방식으로 상호작용하는 다유전자성이라 유전 패턴이 단순하지 않다. 이 질병들 중에는 유전적 표식genomic marker이나 원인이 되는 DNA 염기서열 변이가 발견된 것이 극소수에 불과하다. 예방 방법에 대해서는 말할 것도 없다. 한 가지 긍정적인 사례로는 시력 상실의 주요 원인인 노인황반변성age-related macular degeneration, AMD이 있다. 유전적 위험성을 가지고 있는 사람들의 경우 시력 상실의 가능성을 줄일 수 있는 다양한 방법이 존재한다. 이를테면 금연, 햇빛 노출 피하기, 눈 검사를 통한 긴밀한 감시,

채소와 과일이 풍부하고 포화지방 함량이 낮은 식단 등이다. 위험도가 분명하게 높아지는 변이 유전자의 또 한 가지 사례는 apoε4 대립유전자^allele다. 이 대립유전자를 하나 가지고 있으면 알츠하이머병에 걸릴 위험이 세 배로 높아진다. (apoε4 대립유전자가 없는 사람은 8%, 있는 사람은 대략 24%다.) apoε4 대립유전자가 동협접합체^homozygote를 형성한 경우, 즉 이 대립유전자를 두 개 가지고 있는 경우에는 위험도가 75% 이상으로 높아진다. 하지만 노인황반변성 위험도 유전자 변이와 달리 여기에서는 입증된 예방 전략이 아직 하나도 나와 있지 않다. 대단히 흔하면서도 중요하고 두려운 질병인 알츠하이머성 치매의 경우 약물 개발을 위한 노력이 집중되고 있는데, 새로운 실험 약물을 가지고 대규모로 진행되고 있는 임상시험들 중에서는 apoε4 대립유전자 보유자이거나 apoε4 동협접합체인 사람을 위해 특별히 설계된 것도 있다.

하지만 노인성 치매에 걸리는 80대나 90대가 되기 훨씬 전이라도 apoε4 상태를 알아 두는 것이 중요할 수 있다. 전체 인구의 80% 이상을 차지하는 apoε2 또는 apoε3 변이를 가진 사람들과 비교해 보면, apoε4 보유자와 apoε4 동협접합체인 사람들의 경우 머리 부상 이후에 회복 지연, 인지 장애, 조기 치매 발생 등 좋지 않은 결과가 나오기 쉽다. 특히나 걱정스러운 부분은 외상성 뇌손상^traumatic brain injury, TBI의 위험이다. 이것은 심각한 신경학적·정신적 영향을 다양하게 아우르는 증후군으로 아직 효과적인 치료법으로 알려진 것이 없다. 권투나 미식축구처럼 머리 부상의 위험이 높은 운동이 특히 문제가 된다. 심지어 전문가들 중에서는 이런 운동을 하는 선수들은 apoε4 변이 스크리닝검사를 해야 한다고 제안하는 사람들도 있다. 알츠하이머 연구자인 데이비드 엡스타인^David Epstein은《스포츠 유전자^The Sports Gene》*라는 책에서 이렇게 말했다. "apoε4를 하나 가지고 있을 때의 치매

위험성은 NFL^{National Football League, 북미 프로미식축구리그}에서 경기를 뛸 때의 위험성과 대략 비슷합니다. 그리고 (…) 그것이 두 개가 같이 모여 있으면 그보다도 훨씬 더 위험하죠."[32] 사실 내가 미식축구를 보다가 선수가 머리 부상을 당하는 장면이 나오면 제일 먼저 드는 생각이 저 선수가 혹시 자기가 apoε4 대립유전자 보유자임을 모르고 있는 것은 아닐까 하는 걱정이다. 그런 경우 그 선수는 시간의 흐름과 함께 되돌릴 수 없는 뇌손상을 입을 수도 있다. NFL은 미식축구와 외상성 뇌손상을 연결 짓는 연구들을 수십 년 동안 불신하다가 요즘에 와서야 마침내 뇌진탕의 주요 위험에 대한 조사를 시작했다. 선수들의 헬멧에 충격을 감지하는 가속도계 센서를 장착하여 머리 부상의 정도를 정량화하려는 연구가 NFL에서 시작되었다. 하지만 외상성 뇌손상으로 고통 받는 수많은 전직 선수들에 대한 유전적 스크리닝 검사나 평가는 없었다. 더군다나 고위험 운동에 뛰어들려고 생각 중인 아동들을 대상으로 스크리닝검사를 진행하는 문제에 대해서는 아직 손도 대지 못한 상태다.

하지만 분명 apoε4는 예외적인 유전자 변이다. 꽤나 흔한 변이임에도 불구하고(대략 20% 정도의 사람들이 이 대립유전자를 적어도 하나는 가지고 있다.) 상당한 위험을 안고 다니기 때문이다. 전체 인구의 5% 이상에 존재하는 흔한 유전체 변이^{genomic variants}들은 대부분 작은 위험만을 안고 다닌다. 반면 전체 인구의 1% 미만에서 발견되는 희귀 변이들은 상당히 큰 위험과 관련되는 경향이 강하다. 전체 유전체 염기서열분석은 지금까지 제한된 숫자의 사람들에게서만 이루어졌고, 또 다양한 표현형과 혈통을 대상으로 이루어지지 못했기 때문에 중요한 희귀 변이들을 찾아내려면 아직 가야 할 길이 멀다.

---

* 국내 미출간.

위험도가 높은 희귀한 유전체 변이들은 한 개인에게 특히 유용한 신호가 되어 줄 수 있고, 따라서 특정 질병의 예방에 유용할 수도 있다.

하지만 그저 위험도를 아는 것만으로는 충분하지 못하다. 우리는 그 질병이 언제 덮쳐 올지도 알아야 한다. 이때가 바로 바이오센서가 무대에 등장해야 할 시점이다. 예를 들어 아이가 천식의 위험이 높다는 것을 우리가 알고 있을 경우에는 쌕쌕거림이나 다른 증상이 처음 시작되기 훨씬 전, 기도 문제가 시작되었을 때 미리 센서를 이용해서 알아낼 수 있어야 이상적일 것이다. 유전적으로 위험이 있음을 알고 있는 질환은 많지만, 질환의 발생을 막기 위해 언제 개입해야 하는가에 대해서는 단서를 갖고 있지 않다.

혈류 속에 매립해서 당사자의 스마트폰으로(아이의 경우 그 부모의 장치로) 신호를 보내는 매립형 센서embedded sensor가 대단히 유용할 수 있다. 유전체학을 통해 우리는 자가면역성(1형) 당뇨병의 위험도가 높은 아동을 가려낼 수 있다. 그리고 자가면역 공격에 의해 췌장의 도세포islet cells가 한계 비율까지 누적적으로 파괴되어 당뇨병이 발현될 때까지는 대략 5년 정도가 걸린다는 것도 알고 있다. 이제는 DNA, RNA, 단백질, 자가항체 신호를 감지할 수 있는 작은 나노센서nanosensor가 개발되어 있다. 만약 면역계 활성화를 감지할 수 있는 혈액 기반 센서가 있고, 그 순간에 때맞춰 적절한 약으로 면역계를 하향조절down-regulated할 수 있게 된다면 어떨까? 어쩌면 췌장을 구할 수 있을지도 모른다. 이런 유형의 의학적 개입은 다발성 경화증, 류마티스 관절염, 루푸스와 같이 산발적으로 발생하는 여러 가지 자가면역 질환에서 유용하다.

심근경색의 예방과 관련해서도 살펴보자. 심근경색은 동맥에 혈전이 형성되면서 심장 근육으로 가는 혈류가 멈출 때 일어난다. 그런데 동맥 내벽에서 떨어져 나온 세포('순환 내피세포[circulating endothelial cells]'라고 한다.)에서 유래한 유전 신호는 심근경색에 앞서 일어나는 전단계 과정smoldering process이 진행되고 있음을 알려 주는 역할을 한다. 환자가 심근경색을 키우고 있을 때를 정확히 알 수 있게 되면 강력한 항응고제를 이용해 이런 일을 미연에 방지할 수 있다.

그리고 암에 걸린 사람은 혈장에 암 DNA가 존재한다는 것이 알려져 있다. 치료하는 동안 이것을 감시하면 방사선 위험 노출이 크고 비싼 PET스캔이나 CT스캔검사를 하지 않아도 된다. 하지만 매립형 바이오센서를 이용하면 암의 재발 가능성을 더욱 긴밀하게 감시할 수 있고, 심지어 언젠가는 스캔검사에서 덩어리가 감지되기 훨씬 전에 이미 암의 첫 징후를 포착할 수 있을지도 모른다.

그와 비슷한 맥락으로 "분자 청진기molecular stethoscope"라는 개념 또한 매력적이다. 세포 밖 DNAcell-free DNA를 보는 것을 뛰어넘어 세포 밖 RNA 전사체cell-free RNA transcriptome는 의학적으로 관련이 있는 신호들을 감지해 낼 수 있는 중요한 잠재력을 갖추고 있다. 이는 최근에 임신과 태아 발달을 추적하거나, 알츠하이머병을 진단하는 것을 통해서도 입증이 되었다.[33] 미래에는 한 개인의 일생에서 가끔씩 시험관 한 개 분량의 혈액만 채취하면 자기 GIS의 또 하나의 차원으로 DNA/RNA 스크리닝을 할 수 있을지도 모른다. 하지만 그 데이터를 어떻게 해석할 것인가 하는 부분이 풀어야 할 과제가 될 것이다. 나중에 '예측분석predictive analytics'에 대해 이야기할 때 이 주제를 다시 다루겠다.

감염성 질환

사회연결망 지도 작성과 함께 전체 유전체 염기서열분석을 이용하는 방법은 클렙시엘라균Klebsiella pneumonia, 메티실린 내성 황색 포도상구균methicillin-resistant Staphylococcus aureus, 클로스트리듐 디피실리균clostridium difficile, 결핵 등 여러 병원균 감염 발생과 싸우는 데 적용되어 왔다. 감염성 질환에서 이것은 질병의 기원과 전파에 대해 이해할 수 있는 획기적인 진전이었다. 마찬가지로 인상적인 것이 바로 네트워킹의 디지털 과학이다. 이것 덕분에 전염 확산contagion spread에 대한 설명으로서 "유효 거리effective distance"라는 중요한 지표가 나올 수 있었다.[34]

병원체의 염기서열분석은 전염병의 기원을 밝히는 것을 뛰어넘을 잠재적 실용성을 가지고 있다. 하지만 현재 심각한 감염에 걸린 환자에서 전형적으로 이루어지는 정밀 검사들을 살펴보면, 혈액이나 다른 체액을 배양 검사하여 그 결과를 얻는 데 이틀을 기다려야 하고, 다시 또 그 병원체의 항생제 감수성을 검사하느라 추가적인 시간을 소모한다. 검사가 진행되는 이틀에서 사흘의 기간 동안에는 감염의 원인일지 모를 모든 가능한 병원체를 '커버'하기 위해 환자에게 강력한 광범위항생제broad-spectrum antibiotics를 투여한다.

감염성 질환에서 염기서열분석이 생명을 구하는 힘을 가지고 있음을 이해하기 위해 뇌 감염으로 거의 죽음의 문턱까지 갔던 14세 소년 조슈아 오스본Joshua Osborne의 이야기를 살펴보자. 조슈아는 계속적으로 발작이 일어나서, 뇌 생검을 하고 포괄적인 혈액 병원체 검사도 받았지만 진단이 나오지 않았다.[35] 하지만 조슈아의 척수액을 염기서열분석해 보니 그 원인이 희귀한 세균인 렙토스피라leptospira임을 신속하게 밝힐 수 있었고 적절한 항생제를 이용해 성공적으로 치료할 수 있었다.

염기서열분석이 도입되면 흔히 이루어지는 임상에 근본적인 변화가 찾아올 수 있다. 이제는 스마트폰이나 태블릿에 통합해 넣을 수 있는 '랩온어칩' 염기서열분석 플랫폼도 나와 있다. 장래에는 더욱 신속한 현장 진단 병원체 염기서열분석^{point-of-care pathogen sequencing}이 실현될 가능성이 크다. 바라건대 이것은 가장 치명적인 질병 중 하나인 패혈증을 좀 더 정확하게 조기에 치료할 수 있는 길을 열어 줄 것이다.

암

암은 유전체학에 뿌리를 둔 질병이기 때문에 질병에 대한 이해 증진과 치료를 위한 접근에 특히나 유리한 위치를 차지하고 있다. 실제로 환자들로부터 얻은 수천 개의 암을 개개인의 생식선 DNA와 함께 염기서열분석해 보았더니 약 200개가량의 유전자에서 차이를 확인했다. 이것은 "운전자 돌연변이^{driver mutations}"로 알려져 있으며 암의 성장에 핵심적인 역할을 한다.[5,36] 이런 유전자들 중 대다수는 "암유전자^{oncogene}"라 불리는 것들로, 암의 형성을 직접 촉진할 수 있다. 그렇기 때문에 이들을 표적으로 삼아 항암제를 개발할 수도 있다. 그 나머지는 P53와 같은 종양억제유전자^{tumor suppressor gene}에 변화가 생긴 것들이다. 이런 것들은 치료가 훨씬 어렵다. 이들이 기능을 상실하였기 때문에 암의 번식이 가능해진 것이기 때문이다. 생물학적 기능을 강화하는 약물을 만들기는 훨씬 더 어렵다. 따라서 종양억제유전자가 암 유발 돌연변이로 존재할 경우에는 대체로 그 유전자를 직접 활성화시키는 것 외에 다른 대안이 필요함을 의미한다.

우리가 인간의 GIS를 정의 내렸던 것처럼, 미국 국립보건원에서 연구비를 지원하여 2005년에 시작된 프로젝트인 암유전체 지도구축사업^{Cancer Genome Atlas}에서는 가장 흔한 암 유형의 GIS를 정의하기 위해 폭넓은 연구를 진행해 왔다. 〈그림 5.6〉에 12가지 다른 암 유형을 대상으로 모은 서로 다른 정보층들^{layers of information}이 나와 있다. 이 데이터에는 돌연변이, 구조변이

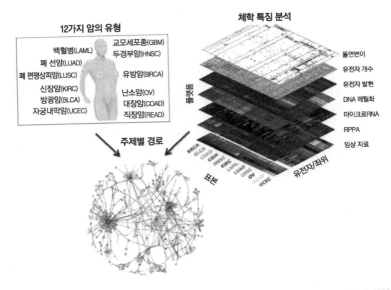

그림 5.6. 암의 GIS와 생물학적 경로를 정의하는 능력으로 여기에는 12가지 다른 유형의 암이 나와 있지만 이 접근 방식은 모든 유형에 그대로 적용되며, RPPA는 단백질체학(proteomics)을 지칭한다 [출처: J. N. Weinstein et al., "The Cancer Genome Atlas Pan-Cancer analysis project," *Nature Genetics* 45 (2013): 1113. 허가를 받고 사용함.]

structural variant. 존재하는 유전자의 개수에 생긴 변화를 의미, 유전자 발현gene expression, DNA 메틸화 DNA methylation, 단백질RPPA는 reverse phase protein array를 의미, 임상 자료clinical data가 포함된다. 광범위한 '체학 프로파일링omic profiling'을 통해 한 개인의 암의 주요 생물학적 경로를 확인할 수 있는 것이다. 이렇게 되면 암 유발 돌연변이나 경로를 표적으로 하는 특효 약물을 맞춰서 사용할 수 있는 가능성이 생긴다.[5]

암 유발 돌연변이에 맞추어 약물을 사용하면 놀라운 단기 효과가 나타나며 암이 몇 주 만에 완전히 소멸되는 경우도 많지만, 일반적으로 9개월에서 12개월 후에는 다시 재발한다는 큰 문제가 있다. 이 현상의 전형적 사례는 BRAF 돌연변이를 겨냥해 나온 한 약물에서 벌어졌다. BRAF 돌연변이는 전이성 흑색종metastatic melanoma이 있는 사람들의 60% 이상에 존재하며 암 발생의 원인으로 작용하는 돌연변이다. 이렇게 암이 재발하고 치료에 계속 내성을 보이는 이유에 대한 한 가지 중요한 설명은 암의 유전적 이질성genetic heterogeneity이다. 한 암의 서로 다른 부분들을 염기서열분석해 보면 발견되는 돌연변이가 뚜렷하게 다름을 알 수 있다. 일단 암이 전이되고 나면 이 문제가 더 심각해진다. 전이 병소는 원발 위치와는 또 다른 돌연변이를 지니기 때문이다. 장기적으로 치료의 성공을 거두려면 이러한 이질성을 고려한 GIS 접근법에 의해 규명된 서로 다른 돌연변이와 경로들을 각각 표적으로 하는 약물들을 조합해서 사용해야 할 것으로 보인다. 이것은 C형 간염과 HIV의 바이러스를 치료하는 데 성공한 접근 방식과도 유사하다. 여기서도 세 가지나 네 가지의 약을 조합해서 사용하는 것이 대단히 효과적임이 입증되었다. 하지만 바이러스처럼 암도 이런 조합 치료에 굴복할지 판단을 내리려면 좀 더 많은 연구가 필요하다.

현재 대부분의 의사들과 병원들은 GIS 접근 방식의 유용성에도 불구하고 유방암은 HER2, 혹은 결장암은 KRAS 등으로 고작 한 자리에 국한된 돌연변이 스크리닝검사만을 사용하고 있다. GIS 접근 방식을 채택하고 있는 대부분의 기관은 학술 기관이고 연구 계획의 일환으로만 이런 접근 방식을 사용하고 있다. 불과 몇 개의 기관만이 암 환자에게 임상적 지침을 제공할 목적으로 염기서열분석을 제공하기 시작했다. 파운데이션 메디슨Foundation Medicine이라는 한 회사는 암 유발 돌연변이의 존재를 추적하기 위해 암의 약 300개 정도의 유전자들을 제한적으로 염기서열분석하는 서비스 상품을 시작했다.[37] 2,000명이 넘는 환자들을 대상으로 나온 초기 결과를 보면 암유전자 범인을 찾아내기가 유망해 보이지만, 이 정보가 GIS가 아닌 표준의 접근 방식과 비교했을 때 더욱 개선된 결과를 낳는지 입증하려면 임상시험이 필요할 것이다. 더군다나 제한된 숫자의 유전자만 평가하고(19,000개 중 300개, 즉 1.6%) 유전체의 나머지 98.5%는 암흑물질처럼 그냥 내버려 둔다는 점에서 보면 이 부분적인 GIS 접근 방식이 중요한 자료를 놓칠 가능성이 크다는 것을 어렵지 않게 예측할 수 있다. 유전체에는 비부호화 요소noncoding element, 비유전자(nongene)이면서 암을 유발할 수 있는 요소가 많이 존재함을 우리는 이미 알고 있다. 이 정보의 일부는 RNA 염기서열분석을 수행하여 이용할 수 있다. 그리고 환자의 생식세포 DNAgermline DNA에 대한 평가도 없다. 파운데이션 메디슨의 염기서열분석 전략이 많은 제약을 안고 있는 것이 사실이기는 해도, 이는 미래로 나아가는 핵심 방향을 잘 보여 주고 있다.

암에서는 다른 두 가지 흥미진진한 발전이 있었다. 한 가지는 혈액 표본을 이용해 '액상생검liquid biopsy'으로 암을 진단하거나 추적하는 기술과 관련된 발전이다. 앞에서도 언급했듯이 대다수의 암환자들은 자신의 혈장 속에 암 DNA를 가지고 있고 이것은 혈액에서 쉽게 분리하여 염기서열분석할 수 있다. 이것은 미래의 암 GIS의 일부가 될 것이 확실시된다.

중요한 발전이 있었던 또 다른 영역은 암 면역치료cancer immunotherapy로, 과학 학술지 〈사이언스〉에서는 이것을 "2013년 올해의 획기적 성과Breakthrough of the Year"로 선정하기도 했다.[38] 이 치료법은 유전체 유도genomic-guided 암 치료법으로 치료하기보다는 면역반응에 정상적으로 브레이크를 걸고 있던 분자를 차단함으로써 면역계를 활성화시키는 방법을 사용한다. 임상시험을 통해 흑색종, 폐암, 신장암 등을 비롯한 다양한 전이성 암에서 주목할 만한 성공이 입증되었다. 하지만 반응률이 20~30% 정도에 맴돌고 있기 때문에 특정 개인에게 혜택을 주는 요소가 무엇인지 알아낼 필요가 있다. 면역계를 함부로 변경하는 데 따르는 위험 외에도 이 면역치료는 치료비가 대단히 비싸다는 것이 흠이다. 이필리무맵ipilimumab이라는 약의 가격은 12만 달러가 넘는다. 사실 이 치료법은 가격이 제일 큰 문제다. 거의 모든 유전체 유도 암 치료제는 치료 과정을 밟는 데 드는 비용이 10만 달러가 넘어간다. 따라서 맞춤의료는 이런 새로운 생물학 기반의 치료법들을 경제성 있게 사용한다는 또 다른 관점에서도 필요하다고 할 수 있다.

분자진단

GIS 접근 방식이 암에 대해 영향력을 미치기 시작한 것과 마찬가지로 의학 진단 전반에 걸쳐 이러한 방식은 자연스럽게 확장되고 있다. '2형 당뇨병'을 예로 들어 보자. 이것은 사실 인슐린 저항성, 도세포의 인슐린 생산 실패, 인슐린 수송체의 결함, 이온통로의 결함, 비정상적인 아드레날린성 수용체adrenergic receptor, 포도당에 대한 비정상적인 감각 등 포도당과 관련된 다양한 문제점들을 포괄하는 용어다. 이것이 메커니즘만의 문제는 아니다. 혈통도 문제가 될 수 있다. 최근에는 용질 운반체 유전자solute carrier gene, SLC16A11에서 흔히 나타나는 염기서열 변이와 또 다른 유전자HNF1A의 희귀 변이가 멕시코인과 라틴아메리카 사람들의 당뇨병 위험을 증가시키는 것으로 밝혀졌다.[39,40] 그리고 그린란드 사람들에게서 흔히 나타나는 유전자 변이TBC1D4는 근육의 포도당 흡수를 저해하여 당뇨병 위험을 10배나 증가시킨다.[41] 하지만 우리는 당뇨 진단을 받은 사람들의 기반을 이해하기 위한 임상적 노력을 아무것도 하지 않고, 사실상 주먹구구식 치료를 시도하고 있다. 14가지 서로 다른 당뇨 치료약 종류가 나와 있으니 GIS 접근 방식을 좀 더 머리를 써서 이용하면 효과적인 치료에 도움이 될 대단히 유용한 정보를 제공할 수 있을 것이다. 당뇨병의 분자 아형molecular subtype은 적어도 당뇨 치료에 이용되는 약물의 종류만큼이나 많다. 유전체 특징분석genomic characterization은 차치하더라도 연속으로 작동하는 포도당 센서를 며칠이나 몇 주 등 제한된 시간만 사용해도 포도당 조절에 대한 개인단위 자료granular data를 얻을 수 있을 것이다. 당뇨만 새로운 분자 분류학molecular taxonomy이 필요한 것은 당연히 아니다. 특출한 체학 연구omic study를 통해 흔한 질병이 별개의 분자 아형으로 더 잘게 나누어진 경우가 많다. 이 목록은 점점 길어지고 있으며 천식, 다발성 경화증, 류마티스 관절염, 대장암, 자궁암 등도 여기에 포함된다. 현재 흔히 이용되는 진단 중에서는 지나치게 단순화된 환원주의적 포괄적 용어가 아닌 것을 찾아보기가 힘들다. GIS가 준비되어 있는 의료의 시대에 이런 용어들은 적합하지 않다.

약물유전체학

우리는 진단을 지나치게 단순화해 왔던 것과 마찬가지로, 개인 유전체의 중요성이나 그것이 약물에 대한 반응을 어떻게 조절하는지에 대해서도 제대로 이해하지 못했었다. 현재 미국 FDA가 DNA와 중요한 상호작용을 하는 것으로 알려져 있다는 라벨을 붙인 의약품은 100가지가 조금 넘는다.[42] 이 목록은 계속 늘어나게 될 것이다. 사실 6,000가지가 넘는 처방 약품 중에서 사실상 모든 약품이 개인의 DNA에 따라 반응이 달라지리라 예상할 수 있다. 개개인의 반응 방식은 흡수, 대사, 결합, 수송, 분비 등 각각의 부분별로 사실상 모두 유전적으로 결정된다. 98%의 약품에 대해서는 이런 자료를 갖고 있지 않다는 것도 문제지만, 그것보다 더 큰 문제는 100가지 정도의 약품은 약물유전체학적 정보pharmacogenomic information를 가지고 있으면서도 임상에 그 정보를 사용하지 않는다는 점이다.

약물유전체학적 상호작용들 중 상당수는 대단히 두드러지게 나타난다. 그중 일부를 〈표 5.1〉에 요약해 놓았다.[42] 여기서 승산비odds ratio는 변이가

약물과 질병	유전자	승산비	비고
리튬(조울증)	GADL1	120 X	중국 한족에 대한 효능
인터페론-α(C형 간염)	IL28B	38 X	바이러스 감염의 치료에 대한 효능
카바마제핀(다수의 신경학적 질환)	HLA-A*3103	26 X	스티븐스-존슨증후군
심바스타틴(LDL 콜레스테롤 수치 낮추기)	SLCO1B1	17 X	심각한 근육 염증
플루클록사실린(감염)	HLA-B*5701	81 X	간독성

표 5.1. 두드러진 영향을 미치는 DNA-약물 상호작용들 중 일부 [출처: A. R. Harper and E. J. Topol, "Pharmacogenomics in Clinical Practice and Drug Development," *Nature Biotechnology* 30, no.11(2012): 1117-1124.]

미치는 효과의 상대적 정도를 말한다. 리튬으로 조울증을 치료하는 경우 DNA 변이는 치료 반응 달성률 120배 증가와 관련된다. (이 연구는 중국 한족[漢族] 집단 안에서 이루어졌다.)[43] 인터페론-α로 C형 간염을 치료하는 경우 유전자 변이는 38배 높은 효능과 연관된다.[42] 그 나머지 세 가지 사례는 주요 부작용과 관련된 것들이다. 여기서는 염기서열 변이가 개인이 심각한 부작용을 겪을 가능성에 아주 큰 영향을 미친다.

이런 것들은 대단히 큰 영향임에도 불구하고 그중 임상에서 활용되고 있는 것은 하나도 없다. 적어도 미국에서는 없다. 대만과 싱가포르의 경우에는 환자가 잠재적으로 치명적인 부작용인 스티븐스-존슨증후군Stevens-Johnson syndrome이 발생하게 될 위험 유전자형이 있지 않은지 확인하지 않고는 새로 처방된 카바마제핀carbamazepine을 조제할 수 없다. 미국의 경우 6,000가지 이상의 약물이 그 DNA-약물 상호작용에 대해 판단할 기술이나 의지가 생기기 전에 이미 상업화되었다는 것은 불행한 일이 아닐 수 없다. 더군다나 약을 개발하는 제약회사나 생명공학회사들 중에서 약물유전체학적 영향을 밝히려고 체계적으로 노력하는 사례도 별로 없다. 현재 그러한 기회가 열려 있는 상황임을 고려하면 이는 더욱 심난한 일이다. 이상적으로 보면 앞으로 나올 한 개인의 GIS에는 예상되는 약물 상호작용에 대한 포괄적 개요가 포함될 것이다.

건강수명

유전적 변이의 절대적 기준으로 여겨져 온 인간 참조유전체는 한 가지 중요한 결점을 안고 있다. 그것을 구성할 때 사용했던 유전체의 주인들이 어떤 질병의 표현형도 나타나지 않은 젊은 사람들이었다는 점이다. 따라서 우리가 '기준점anchor'으로 여기는 것이 어쩌면 질병과 관련된 변이투성이일지도 모른다. 예를 들어 응고장애clotting disorders의 주요소인major predisposition은 제5 응고인자 라이덴Factor V Leiden으로 알려진 유전자 변이에서 기인한다. 하지만 참조유전체에서 제5 응고인자를 살펴보면 다름 아닌 바로 이 제5 응고인자 라이덴이다! 이런 문제를 피하려면 우리는 엄격한 표현형 특징 분석이 이루어진 참조유전체가 필요하다. 극단적인 건강수명을 가진 개인들(예를 들면 지난 8년 동안 스크립스에서 진행하는 "건강 노인 프로젝트[Wellderly project]"에 포함된 개인들)의 대규모 집단을 모집하여 전체 유전체 염기서열 분석을 함으로써 우리는 비교에 사용할 수 있는 확실하게 건강한 배경을 지닌 참조유전체를 확보할 수 있었다.

하지만 인간 GIS에서 건강수명 유전체학health span genomics이 핵심적인 자리를 차지하게 될 또 다른 무시하기 힘든 이유가 있다. 우리는 수식유전자modifier genes와 보호대립유전자protective alleles에 대해 거의 아는 바가 없다. 수식유전자와 보호대립유전자는 각각 위험을 상쇄하거나 질병으로부터 실제로 보호해 주는 변이를 말한다. 한 가지 주목할 만한 사례가 APPamyloid precursor protein. 아밀로이드 전구 단백 유전자다. 이 유전자의 한 희귀 변이는 조기 알츠하이머성 치매premature Alzheimer's dementia를 만들지만, 또 다른 변이는 알츠하이머병의 발생이 아예 발생하지 않도록 완벽하게 보호해 주는 것으로 보인다. 심지어는 apoε4 대립유전자를 두 개 가지고 있는 아주 나이 든 개인에서도 완벽한 보호가 이루어진다. 불행히도 이 보호성 APP 대립유전자는 대단히 희귀하다. (유럽 혈통에서는 0.3% 미만이다.) 하지만 이것은 장래에 알츠하이머병을 막을 수 있는 약을 개발할 수 있는 값진 교훈을 제공해 줄지도 모른다. 그와 유사하게 ApoC3라는 지질 유전자lipid gene의 희귀 변이는 혈중 트리글리세라이드를 현저하게 줄여 주며 관상동맥 질환을 40% 줄여 준다.[44] 게다가 그와 유사하게 질병의 위험을 낮추거나 임상적으로 확실하게 막아 주는 희귀 DNA 변이가 많다는 사실에는 의문의 여지가 없다. 우리는 그저 그런 변이를 찾아내기만 하면 된다! 그리고 결국에는 "무지체無知體, ignorome"* 라 불리는 것을 없애 버려야 한다.[45]

분자부검

미국에서는 매일 1,000건 이상의 심장돌연사sudden cardiac death가 일어나고 있다. 이들 중 겨우 10%만 소생된다.[46] 사망의 원인을 밝히기 위해 물리적 부검이 이루어지는 경우는 드물다. 그리고 설사 부검이 실시된다 하더라도 QT연장증후군Long QT syndrome이나 브루가다증후군Brugada syndrome과 같은 이온통로의 유전적 결함 등 수많은 분자진단을 놓치게 될 것이다. 돌연사의 이유를 알지 못하면 살아남은 가족 구성원들이 자신의 위험 요소를 알지 못해 당혹스러운 처지로 남게 될 것이다. 영아돌연사증후군으로 아이가 사망한 부모들은 심각한 정서적 혼란으로 고통 받을 때가 많고, 무슨

---

* '무지(ignorance)'라는 단어에 '체'를 뜻하는 'ome'을 결합한 합성어.

일이 일어난 것인지도 알지 못한 채로 남아 있게 된다. 사망한 개인과 살아 있는 일부 가족 구성원들의 전체 유전체 염기서열분석을 하는 분자부검은 대단히 유익한 정보를 제공해 줄 수 있다. 이 책의 뒤에서 분자부검의 전 세계적인 정보 자원 구축의 필요성과 거기에 따라오는 기회에 대해 더 자세히 살펴보겠다.

거시적으로 바라보는 인간 GIS

자궁에서 무덤에 이르는 이 여행을 통해 우리는 미래의 GIS가 어떤 모습일지 감을 얻을 수 있었다. 미래의 GIS는 한 개인에 관한 거대한 멀티스케일의 파노라마 정보다. 이것을 "텐바이텐$^{ten\ by\ ten}$" 접근법이라 부르자. 열 가지 체학 도구, 그리고 한 사람의 평생 동안 열 번의 정거장. 하지만 이 탐험은 그저 '하나의' GIS나 '다른 누군가의' GIS에 관한 것이 아니다. 이것은 '나의' GIS에 관한 것이다. GIS는 반드시 개인의 소유가 되어야 한다. 혹 아이의 경우라면 아이가 자라 건네줄 수 있을 때까지는 부모가 소유하고 있어야 한다. 개인은 결정적인 임상적 선택을 내릴 때 이것을 이용하게 될 것이다. 안젤리나 졸리의 선택처럼 말이다.

사람들에게 동기를 부여하여 행동에 나서게 만드는 것은 자신의 의학적 본질이 담긴 개인 자료다. 그리고 그것의 적절한 사용과 관련해서는 그 누구도 당사자보다 큰 기득권을 갖고 있지 않다. 자료 흐름의 패턴을 생각하면 소유권은 더욱 분명해진다. 개인의 GIS는 궁극적으로 당사자의 작은 무선장치를 통해 들어올 테니 말이다. 사실 나의 전체 유전체 염기서열분석 자료는 이미 내 아이패드에 들어와 있다. 내 모든 센서 자료는 내 스마트폰을 통해 흐르고, 그 화면에 표시된다. 하지만 이 디스플레이 표시는 그저 최종 사용자 경험에 불과하다. 이 모든 자료가 어떻게 수집되고, 저장되고, 해석될까? 이것이 특정 개인에게 이롭다는 것이 어떻게 입증될까? '나의 GIS'에는 결국 나의 클라우드가 필요해질 것이다. 자료를 포착하고 저장하는 것을 뛰어넘어 예측분석을 수행하는 능력을 갖추는 것이 다른 무엇보다도 중요하다. 뒤에서 한 장을 통째로 할애하여 이 흥미로운 주제를 다루도록 하겠다.

하지만 현재 우리는 진짜 GIS도, 개인 클라우드도 갖고 있지 못하다. 여러 병원에 흩어져 있는 주먹구구식으로 조잡하게 수집된 자료, 진료기록, 약물, 임상검사, 스캔검사 결과를 다루어야 하는 것이 냉혹한 현실이다. 그리고 오늘날까지도 계속되는 의료가부장주의적 환경 속에서 이런 정보들은 사실상 의사와 의료계에 의해 소유되고 통제되고 있다. 우리는 인간 GIS가 불가피해질 날을 기다리고 있지만 의료정보학medical informatics의 이런 전통적 요소들이 좀 더 개인을 위해 봉사하게 만들고, 심지어는 그 방식에 혁명을 불러오게 할 수도 있는 중요한 방법들이 있다. 이것이 바로 다음 장에서 다룰 내용이다.

■■■■■

보통 사람들이 언제 어디서나 자신의 건강 진단을 스스로 할 수 있는 능력을 갖게 하라.

아리엘 사바[Ariel Sabar], 2014[1]

무언가를 선택해야 할 때 몸 상태에 대해 알려 줄
'검사 인프라'에 접근할 수 있는 것이야말로 인간의 기본 권리라고 나는 굳게 믿고 있다.

엘리자베스 홈즈[Elizabeth Holmes], 테라노스[Theranos]의 CEO[2]

여러 산업 분야들 중 절반에서, 테크놀로지가 비용을 낮추고 있다.
그리고 소비자들은 자신을 위해 완벽하게 옳은 결정을 내릴 수 있는
능력을 갖춘 것으로 간주된다.

데이비드 골드힐[David Goldhill 3]

나의 임상검사와 스캔검사

My Lab Tests and Scans

〈뉴요커〉에 실린 한 시사만화는 의사와 환자의 관계를 잘 포착하고 있다. "아주 간단한 스트레스 테스트입니다. 제가 당신의 혈액을 채취해서 그것을 임상검사실로 보냅니다. 하지만 그 결과가 당신에게 돌아가는 일은 절대로 없죠."[4] 나는 이 판에 박힌 일상을 의사의 입장에서나 환자의 입장에서 너무나 잘 알고 있다. 그래서 〈월 스트리트 저널〉에서 29살짜리 스탠퍼드 대학교 중퇴자에 관한 이야기를 읽고 충격을 받았다. 그는 현재 가격의 몇 분의 일에 불과한 가격에 좀 더 효율적이고, 접근도 쉽고, 덜 아프게 임상검사를 받게 해 주는 회사를 만들었다.

이 중퇴자는 바로 엘리자베스 홈즈Elizabeth Holmes였다. 홈즈는 대학을 1년 다니다가 그만두고 나와서 테라노스Theranos라는 회사를 창립했다.[2,5-7] 홈즈는 〈월 스트리트 저널〉에 다음과 같이 말했다. "피를 뽑는 행위는 기원전 1400년의 사혈瀉血, phlebotomy에서 기원했고, 현대적인 임상검사는 1960년대에 등장했죠. 그리고 근본적으로 보면 그 이후로 발전한 것이 없습니다. 병원에 가면 팔뚝에다 압박대를 묶고 바늘을 찌른 다음에 피를 시험관으로 몇 개씩 뽑아 가죠." 맞다. 그것이 올바른 절차다.

미국에서는 매년 대략 100억 건의 임상검사가 이루어지고 있다. 검사 결과는 의사가 내리는 의학적 결정의 70~80% 정도에 영향을 미친다.[2,5] 이것이 의료에서 얼마나 큰 부분을 차지하는 것인지 알고 있었기에, 따라서 지금 뭔가 대단히 혁신적인 일이 일어나고 있다는 것을 느꼈기에, 나는 홈즈와 인터뷰를 하기 위해 테라노스 본사를 방문했다. 그곳은 현대식으로 지어진 커다란 창고형 건물로 밝은 색을 띠고 있었다. 곳곳엔 행복한 아이들이 담긴 대형 사진이 붙어 있었다.

방문은 가벼운 점심 식사로 시작되었고, 우리는 홈즈가 만 19세에 스탠퍼드 대학교를 떠나 테라노스를 설립하기까지 지난 10년간의 일에 대해 이야기를 나누었다. 테라노스의 창립은 아주 최근까지도 사람들 모르게 진행되어 온 일이었다. 인터뷰를 시작하기 전에 나는 홈즈에게 내 혈액검사를 해 볼 수 있을지 물어보았다. 홈즈는 아주 기쁜 마음으로 내 부탁을 들어주었다. 이것은 아주 신선한 경험이었다. 압박대도 없었다. 주먹을 꽉 쥘 필요도 없었고, 커다란 주삿바늘도 없었다. 그 대신 채혈을 하러 온 한 젊은 여성이 내 검지에 손가락 가온기finger warmer를 부착했고, 그것 때문에 검지의 혈관이 확장되었다. 그러고는 따끔한 느낌도 없었는데 어느새 그 여성은 소위 "나노용기nanotainer"라고 부르는 것에 피를 한 방울 받았고, 그 피는 사내에 설치되어 있는 임상검사실로 보내졌다. 50가지 이상의 항목들이 분석되었고 (그중 일부가 〈그림 6.1〉에 나와 있다.) 나는 이 결과를 불과 몇 분만에 받아 보았다. 다행히 그 결과가 그 전에 기존의 임상검사 방법으로 나온 결과와 일치해서 안심이 되었다. 방금 점심을 먹은 상태였기 때문에 혈당 수치가 높아져 있었고 내 HDL, 혹은 '좋은' 콜레스테롤 수치는 조금 낮은 편이었다. 이것은 내가 오래전부터 알고 있던 부분이다. 나를 정말로 흥미롭게 만든 부분은 고작 피 한 방울만 뽑았는데 신장검사, 간기

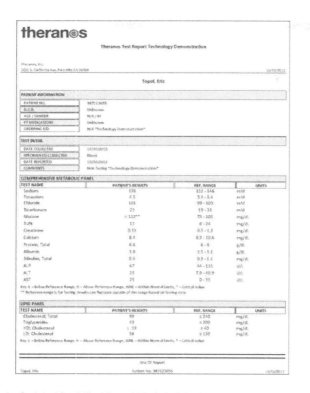

그림 6.1. 나노용기에 받은 피 한 방울로 몇 분 만에 나온 에릭 토폴의 테라노스 임상검사 결과

능검사, 혈액 화학적 분석blood chemistry, 지질검사lipid panel, 전혈구검사 complete blood count. CBC, 그리고 그 외의 검사 결과가 어떻게 이렇게 신속하게 내 앞에 도착할 수 있었을까 하는 점이었다. 일반적인 방법으로 이런 임상 결과를 얻으려면 적어도 시험관 두 개 분량의 피를 뽑아야 하고, 시간도 몇 시간이 걸렸을 것이다.

종합해 보면 테라노스는 1,000가지 임상검사 결과를 현재 메디케어에서 수가보상해 주는 비용의 50% 미만의 가격, 종합병원의 임상검사 비용과 비교하면 70~90% 저렴한 가격에 제공하고 있다.[2,5] 모든 검사와 그 비용은 홈페이지에 목록으로 나와 있다.[8] 월그린과 맺은 협정은 훨씬 더 급진적이었다. 우리는 새로 발표된 월그린과의 계약에 대해 이야기를 나누었다. 그 계약에 따르면 8,200개의 체인 약국 전체 매장에 설치된 테라노스 전용 코너에서 약사나 보조원이 피 한 방울을 뽑을 수 있도록 훈련시키도록 되어 있다. 약사의 중추적 역할을 인정한 것이 특히나 주목할 만하다. 의사들 사이에서는 이를 인정하는 경우가 비교적 드물지만, 홈즈는 이것을 "약사들이 내면에 지닌 재능을 멋지게 응용하는 것"[9]이라고 부른다. 이들의 목표는 모든 미국인들과 '5마일'* 이내로 가까워지는 것이다.

내게 있어서 가장 핵심적인 질문은 그 다음 단계였다. 바로 환자에게 검사 결과를 되돌려 주는 일 말이다. 홈즈는 자신의 검사 결과에 환자가 접근할 수 있게 하는 것은 '인간의 기본 권리'라고 주장했다.[2,9] 그 사람의 혈액이고 그 사람의 검사니까 말이다.[10] 대체 왜 개인이 자신의 피에 접근할 수 없다는 말인가? 엘리자베스와 테라노스가 처음에 검사 결과를 고객에게 제공하지 않은 단 한 가지 이유는 의료제도가 그것을 받아들일 준비가 되어 있지 않았기 때문이다. 이는 우리가 가부장주의의 시대에 붙들려 있기 때문이다. 이것은 2011년에 선도적 의학 학술지 중 하나에 발표되었던 한 논평만 봐도 알 수 있다. 몇 년이 지난 지금도 그 문구는 계속 내 머릿속을 맴돌고 있다. "Should Patients Get Direct Access to Their Laboratory Test Results?"**[11]

어떻게 오늘날 의료계를 선도한다는 의사들이 환자가 '자신의' 임상검사

---

* 약 8km.
** 환자가 자신의 임상검사 결과에 직접 접근할 수 있어야 할까?

결과에 직접 접근할 수 있게 해야 하느냐는 질문을 아직까지 던지고 있단 말인가? 그들은 임상 결과에 환자들이 혼란을 느낄 것이고, 그로 인해 불필요한 불안이 야기될 수 있고, 오직 환자의 담당 의사만이 그 자료를 진정으로 이해하여 제대로 된 맥락을 잡을 수 있다고 설명한다. 나는 그렇게 생각하지 않는다. 임상 결과지를 보면 항상 참고 범위reference range라고 이름이 붙은 칸이 포함되어 있기 때문에 그것을 보면 무엇이 정상이고 무엇이 비정상인지는 누구라도 쉽게 알아볼 수 있다. 그리고 알아보기 쉽게 도우려고 별표를 한두 개, 혹은 'H(높음)'나 'L(낮음)' 등의 표시를 해서(그림 6.1) 비정상적인 결과를 강조해 줄 수도 있다. 분명 가스요금 고지서나, 전기요금 고지서, 혹은 신용카드 청구 내역보다 덜 복잡해 보인다. 불안과 관련한 주장도 일부 의사들이 원래부터 그렇게 믿고 있어서 그렇지 그를 뒷받침해 줄 그 어떤 과학적 증거도 나오지 않았다. 〈참여의학 저널Journal of Participatory Medicine〉에 발표된 한 연구를 보면 연구에 참여한 1,546명의 환자들이 자신의 임상검사 결과를 온라인으로 확인하였는데 걱정, 혼란, 두려움, 분노 등의 흔적이 거의, 혹은 전혀 나타나지 않았다. (모두 1%나 그 미만.) 98%의 환자들은 이것이 도움이 되었다고 하였고, 결론은 다음과 같았다. "이 연구는 자신의 임상검사 결과를 온라인으로 확인한 환자들이 부정적인 감정보다는 오히려 긍정적인 감정으로 반응하는 경우가 압도적으로 많음을 입증해 보였다."[12] 하지만 이런 연구 결과도 아직 임상이나 의료계의 전반적 인식을 바꾸어 놓지 못했다. 앞에서도 언급했듯이 지금까지 보건의료 소비자들은 진정 의료계의 '로드니 데인저필드'***였다고 할 수 있다. "난 항상 푸대접이야!"

***62쪽의 각주 참고.

의료계 종사자들은 임상검사 결과를 내놓기를 여전히 꺼리고 있지만 상황이 변하려는 조짐은 나타나고 있다. 카이저 퍼머넌트Kaiser Permanente*의 모바일 앱과 웹사이트는 회원들(환자라 부르지 않고 있음에 주목하자.)이 접속해서 자신의 임상검사 결과를 볼 수 있게 허용하고 있다. 몇몇 의료시스템에서는 이를 따라하고 있으며 한두 군데에서는 이것을 특별 혜택으로 광고까지 하고 있다. 심지어 미국에서 가장 큰 임상검사전문회사central labs인 퀘스트 다이아그노스틱과 랩코프는 환자들의 임상검사 자료를 모바일 어플리케이션을 통해 접근할 수 있게 만들기 시작했다. 이는 회원들이 가부장적인 주에 살고 있지 않은 경우에만 해당하는 얘기다. 아직도 임상검사 결과를 보려면 의사의 승인을 요구하는 주가 많다. 웰니스FXWellnessFX와 다이렉트랩스DirectLabs[13] 같은 신규 온라인 혈액검사회사들은 최근에 불쑥 나타나서 소비자들이 자신의 임상검사를 직접 처방할 수 있게 하고 있다. 2014년 메디케어는 "임상검사회사는 요청이 들어온 지 30일 이내로 그 검사 결과를 환자에게 제공해야 한다."는 새로운 규칙을 발표하였다.[14-19a] 환자가 자신의 임상검사 결과에 직접 접근할 수 있게 해야 하느냐고 묻는 논평 대신 지금은 의사들로 하여금 사전에 미리 환자들과 상담하고, 접근의 장벽을 허물고, 변화를 위해 혜택을 잘 누리도록 재촉하는 신선한 칼럼이 등장하고 있다.[19b] 따라서 자료의 합법적 소유자에게 유리하도록 적어도 방향만큼은 제대로 설정되어 있는 셈이다.

---

* 미국의 건강보험 및 병원 체인.

나의 스마트폰 임상검사실

우리는 개인 자료의 소유권과도 멀리 떨어져 있지만 개인 자료의 생성, 즉 자신의 임상검사를 처방하고 더 나아가 직접 진행할 수 있는 권리로부터는 훨씬 더 멀리 떨어져 있다. 하지만 임상검사에서 일어난 커다란 움직임 덕분에 그에 필요한 기술은 이미 존재하고 있다. 바로 '랩온어칩'[20], "믿기지 않을 정도로 축소된 임상검사실the incredible shrinking laboratory"[20]을 담고 있는 스마트폰 부가장치다. 이것은 마이크로전자공학microelectronics과 미소유체장치microfluidic device를 스마트폰의 마이크로프로세서 및 디스플레이 기능과 결합함으로써 가능해졌다.[21-26] 이렇게 하면 10나노리터nanoliter도 안 되는 소량의 혈액, 소변, 타액, 호흡, 심지어는 DNA 그 자체만으로 우리 몸에서 나온 디지털 흔적digital breadcrumbs을 신속히 분석할 수 있는 완벽한 현장현시point-of-care 장치가 만들어진다. "Microfluidic Technology May Let You Print Out Your Own Heath Tests."** 라는 제목의 기사가 나올 수 있다는 사실은 무언가 흔치 않은 일이 임상검사실 바깥에서 일어나고 있다는 느낌을 준다. 진정한 DIY 임상검사가 이루어지는 것이다.

제니아Genia, 바이오밈Biomeme, 콴투엠디엑스QuantuMDx 같은 회사에서는 몇 가지 방법을 통해 DNA를 화학적으로 분석하거나 염기서열분석할 수 있는 스마트폰 개발에 박차를 가하고 있다.[27] 이를 이용하면, 환자에게 일어나는 처방 약물의 상호작용을 감지하기 위한 현장현시의 간단한 유전자형 검사를 비롯해서 감염의 원인과 최적의 치료를 결정하기 위한 신속한 병원체 염기서열분석, 그리고 유전체 한 영역의 실제 염기서열분석에 이르

** 미소유체 기술 덕분에 자신의 건강검사 결과를 직접 출력할 수 있게 될지도 모른다.

기까지 다양한 검사가 가능할 것이다. 이런 용도로 사용하는 소형 모바일 장치들은 "분권화된 보편적 진단 도구ª decentralized, universal diagnostic tool"라 묘사되고 있다.[27] 이런 도구들은 클라우드에 쉽게 접속해서 해석용 어플리케이션을 사용할 수 있다.

이제 스마트폰과 이미 통합되었거나 곧 통합될 놀라울 정도로 다양한 랩 온어칩 분석을 간단히 살펴보자. 혈액을 통해 분석할 수 있는 것에는 혈당, 헤모글로빈, 칼륨, 콜레스테롤, 신장 기능, 간 기능, 갑상선 기능, 뇌성나트륨이뇨펩타이드brain natriuretic peptide. 심부전을 추적하는 데 사용, 독소, 다양한 병원체말라리아, 결핵, 뎅기열, 주혈흡충증, 살모넬라, CD4+와 CD8+ T 임파구 추적 능력과 함께 HIV 바이러스, 카포시 육종 바이러스 등도 포함 등이 포함된다.[28-38] 소변을 통해 분석할 수 있는 것의 목록에는 전체 정량분석full quantitative analysis, 알부민, 인간 융모성 생식선 자극호르몬human chorionic gonadotropin, HCG, 고위험 임신에서 임신중독증 감시, 요로감염증 등이 들어간다.[39] 타액검사는 인플루엔자 바이러스와 패혈성 인후염의 균종 감지 능력이 있다.[23] 아마도 가장 놀라운 것은 호흡을 통해 가능해진 분석 범위일 것이다. 호흡으로는 젖산, 알코올, 심부전, 약물코카인, 마리화나, 암페타민, 심지어는 일부 유형의 암도 검사할 수 있다.[40]

마지막 것은 좀 이상하게 들릴 수도 있지만 개가 암의 냄새를 맡을 수 있다는 사실이 얼마 전에 알려졌다.[41-45] 이런 이야기는 1989년에 〈랜싯The Lancet〉에 발표된 사례 보고에서 시작된 것으로 보인다. 한 여성이 키우던 콜리-도베르만 잡종견이 그 여성의 피부에 생긴 반점에 대고 끊임없이 코를 킁킁거리는 바람에 거기에 의학적으로 주의를 기울이게 되었고, 결국 흑색종 진단이 나왔다.[46] 2004년 즈음에는 개가 호흡의 냄새로 암을 진단하고, 소변의 냄새로 방광암을 진단했다는 보고서들이 산발적으로 나왔다. 그러던 것이 2006년에는 캘리포니아 북부의 한 병원에서 폐암을 앓고 있는 것으로 알려진 55명과 83명의 건강한 대조군으로부터 호흡 표본을 수집했다고 보고하면서 더욱 설득력을 얻게 되었다. 세 마리의 래브라도 리트리버와 두 마리의 포르투갈 워터 도그Portuguese water dog가 폐암을 99%의 정확도로 진단한 것이다. 그와 유사하게 개들은 소변 표본을 통해 전립선암을 98%의 정확도로 진단할 수 있었다. 펜실베이니아 대학교에 있는 워킹독 센터Working Dog Center에서는 네덜란드 셰퍼드와 독일 셰퍼드가 난소암을 90%의 정확도로 감지해 냈다.[47-50] 개는 인간의 4배에서 5배에 달하는 2억 2천만 개 이상의 후각수용기 세포를 가지고 있기 때문에 후각 능력이 탁월하다. 그 덕에 알코올, 알켄alkenes, 벤젠유도체benzene derivatives 등 암에서 방출되는 휘발성 유기화합물을 포착하는 능력이 놀라울 정도다. 사실 이것은 개의 후각 신경전달로가 아주 강력한 랩온어칩임을 의미한다! 개의 이런 놀라운 능력을 바탕으로 애더먼트 테크놀로지스Adamant Technologies, 나노비크Nanobeak, 메타볼로믹스Metabolomx 등의 여러 회사에서는 호흡을 통해 암을 감지할 수 있는 스마트폰 "전자 코electronic nose" 센서를 시험 중이다. 이것은 폐암뿐만 아니라 난소암, 간암, 위암, 유방암, 대장암, 전립선암도 감지한다.[51,52] 이스라엘 하이파의 테크니온 연구소Technion Institute에서 나온 암 호흡분석기cancer breathalyzer 디자인 중 하나는 40개의 금 나노입자 배열을 전극으로 이용해서 센서로 기능한다고 알려진 유기 화합물 분자층에 부착해서 사용한다. 사람의 호흡이 거기에 들어와 어떤 패턴을 만들면 소프트웨어로 그 패턴을 분석한다. 마이크로전자공학을 이용해 뛰어난 후각을 시뮬레이션하는 이 스마트폰 호흡센서들은 천식에서 나타나는 일산화질소nitric oxide와 같이 특정 질병과 관련되는 다른 대사산물을 정량화하는 기술도 실험 중이다.

랩온어칩 연구는 스마트폰을 넘어 확장되고 있다. 피부 바로 아래쪽에 부착하는 마이크로주사기가 달린 착용형 패치wearable patch나 피부에 붙이는 전기화학 칩electrochemical chips은 땀 속에 들어 있는 젖산 같은 화학물질을 분석하는 능력을 갖춘 것으로 입증되었고,[53] 스마트폰을 통해 실시간으로 자료를 표시할 수 있다. 그와 유사하게 혈중 포도당 수치를 반영하는 눈물 속 포도당 수치를 정량할 수 있는 콘택트렌즈도 무선 스마트폰 전송과 디스플레이의 가능성에 대해 평가가 진행 중이다.

3D 프린터를 이용해 가벼운 스마트폰용 카메라 부착 장치를 만들고 있는 UCLA의 한 그룹은 랩온어칩의 한계를 넓히고 있다. 이것은 일반적인 카메라와는 차원이 다른 것으로 거대세포바이러스cytomegalovirus처럼 크기가 150~300나노미터nanomiter에 불과한(사람의 머리카락 굵기는 대략 10만 나노미터 정도다.) 바이러스 하나를 촬영할 수 있다.[31] 따라서 이것은 병원체를 신속하게 파악하는 능력을 더해 주는 역할을 하며, 염기서열분석 전략을 보조한다고 볼 수 있다. 이 책의 뒤에서 "세상의 장벽 낮추기"라는 주제를 살펴볼 테지만, 이런 스마트폰 랩온어칩은 대단히 정교한 임상검사를 전 세계 어디서나 할 수 있게 만들어 준다. 전기 공급도 제대로 이루어지지 않는 외딴 곳이라 해도 말이다.

하지만 한 가지 염려스러운 부분이 있다. 모든 분석 내용은 그 정확성이 기술적으로 입증되어야 하고, 환자의 치료 결과에 임상적으로 유용하며, 비용 대비 효율이 높아야 한다는 점이다. 외상성 뇌손상이나 특정 유형의 암을 암시하는 단백질 등 독특한 단백질들을 스마트폰 장치를 통해 측정할 수 있는 흥미롭고 전례 없는 기회가 열린 것은 사실이지만,[54] 생체지표biomarker의 경우 엄격한 평가 과정을 거친 다음에는 일이 생각했던 대로 풀리지 않는 경우가 무척 많았다. 이는 분석 자체가 정확하지 않아서가 아니라, 검사 결과와 임상 상황을 연결시키는 과정에서의 문제 때문이다. 생체지표라 주장되는 것에 대해 발표된 논문의 숫자와 임상에서 일상적으로 사용되는 생체지표의 숫자 사이의 비율에 대해 생각해 보자. 이 비율은 150,000 대 100 정도이다.[55] 이는 생체지표에 대한 주장이 잘못되었거나 상업적 시장에서 입증되지 않은 랩온어칩 검사법을 성급하게 받아들였을 가능성이 크다는 것을 의미한다.

그럼에도 불구하고 우리는 현재 임상검사의 완전한 민주화를 향해 나아가고 있다. 테라노스의 목표는 미국의 모든 가정이 5마일 이내의 거리에 있는 소매점에서 편리하게 임상검사를 받아 볼 수 있게 하는 것이다. 물론 스마트폰에 기반한 임상검사로 이행한다면 임상검사를 위해 어딘가로 가야 할 필요 자체가 없어진다. 이것은 두 번째 단계조차 건너뛴다는 것을 의미한다. 첫째는 임상검사전문회사 혹은 종합병원 임상검사실을 건너뛰는 것이고, 그 다음은 동네 약국마저 건너뛰는 것이다. 홈즈와 인터뷰를 하는 동안 나는 이에 관한 의견을 물었다. 홈즈는 "그것이 바로 우리 회사가 추구하고 있는 방향"이라고 답했다.[9]

홈즈는 분명 상황을 제대로 이해하고 있었다. 디지털원주민digital native 세대이기 때문이다. 하지만 그들의 임상검사 모델이 소비자의 스마트폰을 기반으로 하는 모델에 어떻게 적응할 수 있을지에 대해서는 아무것도 확실한 것이 없다. 그럼에도 그것이 우리가 나아가는 방향이라는 점에 대해서는 의문의 여지가 없다고 생각한다. 1978년에 나온 최초의 가정용 임신진단검사가 소비자 주권의 새로운 시대가 도래하였음을 알렸듯이 이 새로운 제품과 회사들은 앞으로 언제 어느 때고 전반적인 임상검사를 할 수 있는 능력이 제한 없이 펼쳐질 것임을 예고하는 선구자 역할을 하고 있다.

랩인더바디

랩온어칩에서 "랩인더바디lab-in-the-body, LIB 몸속의 임상검사실"로 넘어가려면 가야할 길이 더욱 멀다. 앞서 제5장에서 살펴보았듯이 랩인더바디는 혈류 속에 칩을 매립하여 다양한 성분을 분석하고, 그 자료를 스마트폰으로 전달하는 것을 말한다.56,57 스크립스와 캘리포니아 공과대학Caltech에서 우리는 심근경색이나 자가면역공격 예측, 혹은 암의 조기 진단에 응용하는 것을 목표로 유전체 신호를 포착하는 혈류 매립형 바이오센서bloodstream-embedded biosensor에 대해 공동 연구를 진행해 왔다. 캘리포니아 대학교 샌타바버라 캠퍼스에서는 동물에 매립한 미소유체-전기화학 센서가 혈중 약물 농도를 연속해서 실시간으로 추적할 수 있음을 입증해 보였다.58 또 다른 랩인더바디 기술로 자기공명 반사측정기magnetic resonance reflexometry가 있다. 이것은 항체부착 자기입자antibody-coated magnetic particles를 이용한다. 이는 죽어 가는 심장세포에서 분비되어 나오는 트로포닌troponin이라는 단백질을 분석함으로써 심근경색의 생체지표를 정량화해 냈고,59 암의 화학요법제인 독소루비신doxorubicin, 심장 근육세포를 파괴할 수 있음에서 나타나는 주요 부작용의 생체지표를 정량화하였다. 지금까지는 이 모든 연구가 동물실험에서 이루어졌다. 센서는 혈중에서 발견되는 단백질 수치를 그대로 반영하는 옆구리 쪽 피부 아래 피하지방 공간 속에 매립되었다. 또 매립 가능한 광학적 나노센서implantable optical nanosensor를 이용하면 포도당이나 나트륨, 칼륨 같은 전해질을 지속적으로 정확하게 추적할 수 있음이 밝혀졌다.60 센서를 혈류 속에 매립하는 것을 뛰어넘어 무선 광전자칩wireless optoelectronic chip을 뇌 같은 조직에 주사하거나 매립할 수도 있다. 그리고 MIT의 한 연구팀에서는 동물의 피부 표면 아래 매립하는 탄소 나노튜브를 개발했다. 이것은 염증을 감시할 목적으로 1년 넘게 일산

na

190

화질소의 수준을 감지했다.[61] 한편, 스탠퍼드 대학교의 공학자들로 이루어진 한 연구팀은 폭 3mm, 길이 4mm의 소형 무선 칩을 만들어 냈다. 이 칩은 전자기파를 이용하여 자체 추진력으로 혈류 속을 헤엄쳐 다닌다.[62] 마치 1966년에 나온 공상과학영화 〈마이크로 결사대Fantastic Voyage〉처럼 들리지 않는가? 스탠퍼드 연구팀에서는 임상검사 외에 약물 투여, 혈전 파괴, 동맥으로부터의 죽상경화반atherosclerotic plaque 제거 등의 응용 방법도 구상했다. 조지아 공과대학Georgia Tech에서 만든 매립형 바이오센서는 혈류의 수력학적 힘hydraulic force에서 동력을 얻는다. 그리고 칩이 더 이상 필요하지 않게 될 때를 대비해서 매립할 때 프로그램해 놓은 시간이 되면 녹아서 사라질 수 있는 가용성 칩도 개발되었다. 분명 매립 가능한 마이크로칩, 혹은 나노칩이 일상적인 임상의 일부가 되기까지는 아직 미진한 부분이 많다. 그 정확성도 입증해야 하고, 센서의 내구성도 알아내야 하고, 연속적으로 감지하는 것과 간헐적으로 판독하는 것 중 어떤 것이 더 나은지도 판단해야 한다. 하지만 스마트폰 랩온어칩처럼 랩인더바디도 결국에는 아주 흔한 것으로 자리 잡게 되어 사람들이 점점 사이보그처럼 변해 갈 것이다.

스캔검사 현명하게 선택하기

미국에서 1년 동안 촬영하는 의학 영상의 숫자는 하늘을 찌를 듯 증가해 왔다.(그림 6.2)[63,64] 초음파스캔검사는 일반 X-레이의 절반에 해당할 정도로 자주 이루어지고 있다. 지난 10년 동안 CT스캔은 두 배 이상 늘어났으며 현재 1년에 1,000명당 300건가량의 스캔이 이루어지고 있다.[64] 초음파와 MRI를 제외하면 대부분의 스캔검사에는 상당한 방사선 위험이 따른다.

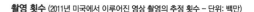

촬영 횟수 (2011년 미국에서 이루어진 영상 촬영의 추정 횟수 - 단위: 백만)

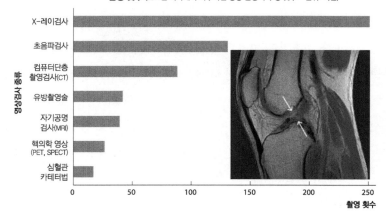

그림 6.2. 2011년 미국의 의학영상검사 [출처: L. Landro, "Where Do You Keep All Those Images?," *Wall Street Journal*, April 8, 2013, http://online.wsj.com/news/articles/SB10001424127887323419104578374420820705296.]

　　방사선 노출에 대해 다시 요약하자면, 일반 X-레이 영상, 유방촬영술, 혈관조영술angiogram, 동맥의 이미지, CT스캔, 양전자방출단층촬영술PET, 핵의학스캔 등은 모두 전리방사선ionized radiation의 위험을 안고 있다. 전리방사선을 측정하는 단위는 밀리시버트mSv다. 몇 밀리시버트까지 안전한가에 대한 기준은 없지만, 노출량이 클수록 암 발생 위험도 그만큼 커진다는 것은 알려져 있다. 핵폭발 생존자의 자료에서 추론하여 보면 노출량이 100mSv를 넘어가면 암 발생 위험이 급격히 증가한다. 사람의 평균 배경 노출average background exposure은 연간 2.4mSv다.[64] 하지만 한 번의 핵의학스캔만으로도 환자는 40mSv 이상의 방사선에 노출된다. 이것은 흉부 X-레이를 2,000번 넘게 촬영한 것과 맞먹는 양이다. 유방촬영술에서 사용하는 방사선의 양은 훨씬 적지만 그래도 약 0.5mSv다. 이것은 X-레이 촬영 20회분에 해당하는 양이다. 그리고 핵의학스캔처럼 유방촬영술도 매년 반복해서 이루어지는 경우가 많다. 방사선 노출은 특히 아동에게서 문제가 된다. 아동에서의 CT스캔 촬영 증가 속도가 성인 이상으로 높아져서 암 발생 위험이 고조되고 있다.[65]

미국에서 매년 이루어지는 400만 건의 소아 CT스캔 촬영 중에서 거의 5,000건가량은 암 발생이 유도되는 것으로 추산되고 있다. 심지어는 치과용 X-레이 촬영도 관련이 있다. 뇌종양은 대단히 드물게 발생하기는 하지만 매년 '교익bitewing' X-레이 촬영을 받았던 사람들의 경우 발생 가능성이 높아졌다. 그리고 아동기에 파노라마 X-레이를 자주 찍었던 사람에서는 다섯 배나 많이 관찰된다.

"We Are Giving Ourselves Cancer."[*]라는 제목의 〈뉴욕타임스〉 특집 기사에서는 전체 암 중 3~5% 정도가 의학 영상의 방사선 노출 때문에 생겼을지도 모른다고 지적했다.[66] 검사에 위험이 따른다는 것은 참으로 안타까운 일이 아닐 수 없다. 더 큰 문제는 그런 위험이 불필요한 것일 때가 많다는 점이다.[67] 2012년에 미국내과학회재단American Board of Internal Medicine Foundation은 대단히 존경받는 비영리 독립 소비자 조직인 〈컨슈머 리포트Consumer Reports〉와 함께 "Choosing Wisely"[**] 캠페인에 나섰다.[68-77] 이것은 불필요한 의학검사를 줄이고 비용을 절감하자는 캠페인이었다. 이 캠페인이 처음 공표되었을 때 아홉 곳의 의료 전문가 조직에서는 각각 자신이 불필요하다고 여기는 검사와 시술의 목록을 다섯 가지씩 발표했다. 불필요한 검사에 대한 이 45가지 권장 사항들 중 25가지(56%)는 전리방사선을 이용하는 영상 촬영과 관련된 것이었다. (〈표 6.1〉에서 일부가 강조되어 있다.)[70]

---

* 우리는 스스로에게 암을 주고 있다.
** 현명하게 선택하기.

불필요한 스캔검사와 기관	임상 상황
핵의학스캔-심장	증상이 없는 심장 질환 환자를 스크리닝하기 위한 스트레스 테스트
CT-뇌	신경학적 증상이 없는 단순 기절(실신)
CT-복부	기능성복통증후군(functional abdominal pain syndrome)이나 아동에서 맹장염이 의심되는 경우
PET, CT, 핵의학스캔-뼈	초기 유방암이나 전립선암의 단계 판정
핵의학스캔-심장	위험도가 낮은 수술에 앞서 진행하는 스트레스 테스트
CT-뇌	구조적 문제에 대한 위험 인자가 없는 두통
CT-척추	허리 통증
CT-부비강	급성 비복합성 부비강염
CT, 핵의학스캔-폐	낮은 폐색전 가능성

표 6.1. 'Choosing Wisely'에 의해 불필요하다고 여겨진 흔한 전리방사선 스캔들 중 일부 [출처: V. M. Rao et al., "The Overuse of Diagnostic Imaging and the Choosing Wisely Initiative," *Annals of Internal Medicine* 157(2012): 574–577; and C. K. Cassel et al., "Choosing Wisely Helping Physicians and Patients Make Smart Decisions About Their Care," *JAMA* 307 (2012): 1801–1802.]

이 프로그램은 이제 거의 50개의 조직들로 확대되었고, 여러 조직에서 제출한 '의사와 환자들이 의문을 제시해 보아야 할 것들'의 목록은 5대 목록에서 10대 목록으로 늘어났다. 영상검사는 불필요하게 낭비되고 있는 진료들 중에서 여전히 가장 큰 부분을 차지하고 있다. 분명 이 프로그램에도 문제가 없지는 않다. 예를 들면 〈컨슈머 리포트〉까지 관여하였음에도 불구하고 대중의 인식이 결여되어 있다는 점, 이런 권장 사항을 뒷받침해 줄 강제 조항이 없다는 점 등이다.

더군다나 'Choosing Wisely'에서는 전리방사선을 이용하는 이 스캔검사법의 '위험'이 누적된다는 점을 강조하지 않고 있다.[78-81] 예를 들면 일반적으로 심장내과에서는 스텐트를 장착하거나 우회수술을 받은 환자들에게 1년에 한 번씩 와서 핵의학 스트레스검사nuclear stress test를 받으라고 한다.

이렇게 하면 10년 동안 노출되는 방사선 양이 상당하다. 컬럼비아 의료센터에서 10년에 걸쳐 연속적으로 영상 촬영 검사를 받은 1,100명에 가까운 심장 질환 환자들을 대상으로 조사한 한 연구에서는 그중 30%의 환자가 100mSv가 넘는 누적 방사선에 노출되었다.[79-81] 이것은 핵폭발 생존자들의 암 발생 고위험 역치를 넘어선 값이다. 더군다나 미국과학연구협의회 National Academy of Sciences Research Council의 최근 보고서에서는 한 번만 10mSv의 방사선에 노출되어도 암 발생 위험이 증가할 수 있다고 결론 내렸다. 2010년에 영상검사를 받은 미국인 환자들 중 16.5%가 적어도 이 정도 수준의 방사선에 노출되었다.[63]

방사선의 전반적 위험에 대한 인식의 결여 때문에, 혹은 단순한 의료가부장주의 때문에 환자들은 스캔검사를 받을 때 구체적인 노출량에 대한 정보를 전혀 얻지 못한다.[82,83] 하지만 2013년에 변화의 첫 번째 조짐이 나타났다. 22개의 종합병원과 185개의 클리닉을 거느리고 있는 대형 의료시스템인 솔트레이크시티의 인터마운틴 헬스케어에서는 환자의 누적적 의료용 방사선 노출량을 측정하고 보고하기 위한 최초의 프로그램을 가동시켰다.[84] 자신의 자료를 받아 본 첫 번째 환자들 중 한 사람의 반응을 여기에 소개한다.

유타 주 클리어필드에 사는 29세의 정비공 페이지Page 씨는 자기가 인터마운틴에서 받은 여러 번의 스캔검사로 누적된 방사선 노출량이 97.3mSv라는 것을 알게 되었다. 세 자녀의 아버지인 그는 각각의 스캔검사에서 노출되는 방사선량이 나온 팸플릿을 읽으며 솔직히 무서웠다고 인정했지만, 자신의 췌장염과 관련된 낭종을 감시하기 위해서는 불가피한 일이었다고 생각하면 마음이 편해졌다. 그는 이렇게 말했다. "나는 그 위험에 대해서는 알고 있지만, 차라리 나중에 생길 장기적인 영향에 노출되고 마는 것이 그런 영향에 노출되는 시점까지 가 보지도 못하고 지금 당장 어떤 문제가 생기는 것보다는 낫잖아요. 하지만 미래를 대비할 수 있는 정보가 나와 있으니 다행이죠."[84]

인터마운틴의 조치에 이어 미국병원법인Hospital Corporation of America에서는 "Radiation Right"* 캠페인을 발표했고, 미국영상의학회American College of Radiology에서는 병원마다 CT 선량 수준을 점검하기 위한 국민 발의를 후원하고 있다.[84] 그리고 이 쟁점을 통해 아주 중요한 부분이 수면으로 떠올랐다. 똑같은 스캔검사를 하는데도 병원마다 mSv 선량이 현저한 차이를 보이고 있는 것이다.[64] 이것이 바로 각각의 환자가 스캔검사를 수행하는 병원과 관련된 구체적인 mSv 정보를 받을 수 있어야 하는 이유다. 그리고 이런 자료는 분명 누구나 열람할 수 있도록 투명하게 대중에게 공개되어야 한다. 이것은 쉽게 성취할 수 있는 중요한 목표지만 사실 이것을 달성하기까지 가야 할 길이 아직 멀다. 그때까지는 스캔검사가 필요해졌을 때 의사가 mSv 추정 노출량을 환자에게 알려 주어야 할 것이다.

의료에서 사용되는 거의 모든 스캔검사에는 한 가지 이상의 대안이 존재한다. 예를 들면 전리방사선이 필요한 스캔검사 대신에 초음파검사나 자기공명영상을 이용하는 식이다. 누가, 무엇을, 언제, 어디서, 어떻게 스캔검사를 하느냐에 대해 결정할 때 의사와 환자 사이의 대화에서 이런 대안에 대한 논의가 일상적인 부분으로 자리 잡아야 한다.

스캔검사를 현명하게 선택하는 이야기를 꺼낼 때 자세히 살펴보면 좋을

---

* 올바른 방사선.

세 가지의 대규모 암 검진 영상이 있다. 제일 먼저 유방촬영술에 대해 생각해 보자. 이 스캔검사는 미국에서 400만 명의 여성들이 매해 받고 있는 검사다. 종합적으로 보면 유방촬영술을 대상으로 이루어진 모든 무작위 임상시험에서는(거의 60만 명의 여성들이 대상) 유방촬영술을 받지 않는 여성에 비해 유방촬영술을 받는 여성에게서 유방암으로 인한 사망률이 줄어든다는 증거를 밝히는 데 실패했다.[85-91] 10년에 걸쳐 유방암을 유방촬영술로 매년 검진을 받은 1,000명의 50세 미국 여성들 중에서 혜택을 받는 사람은 겨우 5명에 불과하고 그중 600명은 허위경보를 받게 된다. 이는 검진을 받은 여성의 거의 3분의 2에 해당한다! 거짓 양성반응은 결국 불필요한 생검, 수술이나 방사선치료, 불필요한 비용, 그리고 실로 엄청난 정서적 비용으로 이어진다. 미국에서 이루어진 30년에 걸친 유방촬영술 연구에서는 다음과 같은 결론을 내리고 있다. "우리의 연구는 암검진용 유방촬영술이 과연 가치가 있는가라는 심각한 의문을 제기하고 있다. 유방촬영술로 인한 사망률 감소 효과가 기존에 생각했던 것보다 더 작고, 과도한 진단으로 인한 해악은 오히려 더 클 가능성이 높다는 것이 분명해졌다."[90] 한 스위스 의학 위원회에서는 모든 자료를 검토한 후에 유방촬영술 프로그램은 혜택보다 해악이 더 크기 때문에 폐지해야 한다는 결론을 내렸다.[92] 대규모 검진에서 발생하는 이 순해악(net harm)은 만 40세 이상의 모든 여성들은 매년 유방촬영술 검사를 받도록 권장하는 현재 미국암학회(American Cancer Society)의 권고 사항과 맞지 않는다.

여기 데이비드 뉴먼(David Newman)이라는 한 의사의 의견이 있다. 그 의사가 〈뉴욕타임스〉 기고한 글의 일부다.[93]

좀 더 직설적으로 표현하면 이 실험 결과는 유방촬영술 산업을 위협했다. 유방촬영술 시장은 진정한 위협인지 의심스러운 현미경적으로 작은 덩어리들을 격파하려는 침습적인 치료에 의해, 그리고 절반 이상의 여성이 인내해야 하는 거짓 양성 결과를 확인해 보기 위해 끝없이 이어지는 여러 가지 시술과 촬영에 의해 떠받쳐지는 시장이다. 그리고 참 알 수 없는 일이지만, 유방촬영술 검진의 가치에 의문을 제기하는 이런 실험 결과가 발표된 이후에도 누구나 유방촬영술을 받을 수 있는 환경을 만드는 일에 수백만 달러의 공급이 들어갔다. 그리고 이 검사는 암검사를 옹호하는 커다란 목소리로 자리 잡았다. 왜 그럴까? 경험이 사람을 착각하게 만들기 때문이다. 사람들의 눈에는 방사선과 의사가 진단을 내리고, 외과 의사가 잘라 내고, 잘라 낸 조직을 병리학자가 검사하고, 암전문의가 치료를 해서 살아남은 여성들의 사례만 보인다.[93]

매년 사람들을 죽음에 이르게 하는, 네 배나 더 큰 사망 원인은 폐암이다. 2013년에 유방암으로 사망한 숫자가 40,440명이었던 것에 비해 폐암으로 사망한 숫자는 159,880명이었다.[94] 폐암의 85%가 흡연과 관련되어 있다는 것을 알게 된 지도 꽤 되었다. 미국질병예방서비스특별위원회에서는 이제 만 55세에서 80세 사이로 현재 흡연하고 있거나, 과거에 흡연 경험이 있는 모든 사람들은 매년 CT스캔검사를 받을 것을 권고하고 있다. 이 권고는 300건의 CT스캔당 한 사람의 환자가 목숨을 구한다는 것을 입증한 임상시험을 따르는 것이다. 하지만 흉부 CT스캔을 받은 사람들 중 25%는 거짓 양성 판정이 나오는 바람에 폐 생검lung biopsy 같은 불필요한 시술을 받아야 했다. 이는 또 하나의 명백한 순해악의 사례다.

세 번째로 자주 이루어지는 암 검진 스캔은 전립선암검사를 위한 스캔이다. 만 50세 이상의 남성에게 전립선특이항원검사를 일상적으로 수행하는 것은 불필요한 일이라 여겨져 왔고, 'Choosing Wisely' 캠페인에서도 이 검사가 저위험도 환자에서는 불필요하다고 선언하였음에도 불구하고 대부분의 비뇨기과 의사와 상당 비율의 내과 의사들은 지금까지도 이런 권고를 무시하고 있다.[74] 대다수의 전립선암은 무척 게을러서 공격적이지도 않고 생명을 위협하지도 않는다. 그럼에도 불구하고 PSA 수치가 올라가면 전이의 증거가 있는지 살펴보기 위해 핵의학 뼈스캔검사를 하고, 복부와 골반 부위의 CT스캔검사를 하는 경우가 많다. 흥미롭게도 스웨덴은 이런 영상 촬영을 줄이기 위해 모든 비뇨기과 의사들 사이의 병원 간 이용 자료interhospital utilization data를 전파하는 국가적 차원의 노력을 기울였고, 그 결과 저위험 영상 촬영 비율을 환자의 45%에서 3%로 낮추는 성공을 거두었다.[95] 미국에서도 이런 일이 이루어진다면 그것은 불필요한 의학 영상 촬영 감소를 위한 중요한 한 걸음이 되어 줄 테지만, 이런 국가적 프로그램을 보게 될 가능성은 그리 높지 않아 보인다.

따라서 자신의 스캔검사를 현명하게 선택하는 첫 단계는 '정말 이 검사가 나에게 필요한 것인가?'를 생각하는 것이다. 그리고 다음에는 이렇게 물어보아야 한다. '전리방사선 없이도 검사가 가능할까?' 그래도 핵의학스캔, CT, PET스캔검사가 정말로 필요한 상황이라면 다음과 같이 묻자. '내가 어느 정도의 mSv에 노출될까?' 그리고 '최소의 방사선량으로 최고 품질의 스캔을 얻으려면 어디에 가서 검사를 받아야 할까?' 이런 질문들은 모두 전통적인 종합병원이나 의원 기반의 영상 시설과 관련된 질문이다. 하지만 상황이 급격히 변하고 있다. 모든 것이 소형화되어 가고 있기 때문이다.

휴대용 스캔

다섯 가지 주요 의료 영상X-레이, CT, 핵의학스캔/PET, 초음파, MRI 중에 이제 세 가지는 손으로 쥘 수 있는 크기까지 소형화되었다.[96-99] 마찰발광tribluminescence이라는 자연현상을 이용함으로써 스마트폰 크기의 장치를 통한 휴대용 X-레이가 가능해졌다. UCLA의 공학자들은 간단하게 스카치테이프를 진공 속에서 떼어 내는 것만으로도 X-레이를 만들어 낼 수 있다고 보고하였다. 윈트오그린 라이프 세이버Wint-O-Green Life Savers*를 씹어서 부술 때 양전하와 음전하가 분리되며 번쩍이는 불빛이 만들어지는 것과 비슷하다.[96,98] 기존의 X-레이장치는 깨지기 쉬운 유리관과 고전압이 필요했지만 이 기술은 그런 것이 필요 없어졌다. 의학 진단용으로 개발되기에는 아직 초기 단계에 머물고 있지만 적어도 실현 가능성은 입증이 되었고, 국방성고등연구계획국Defense Advance Research Projects Agency, DARPA과 벤처 투자가들을 통해 상당한 자금 지원이 이루어지고 있다.

MRI라고 하면 우리들 대부분은 몇 톤이나 나가는 괴물처럼 거대한 장치를 떠올리지만, 우리의 기대 이상으로 MRI 기계의 소형화 부분에서 진전이 이루어졌다. 이러한 움직임의 개척자는 독일의 공학자 버나드 블루미흐Bernhard Blumich다. 그는 1993년에 이미 "MRIMOUSE"라는 것을 만들었다. 이것은 모바일 만능 표면 탐색장치mobile universal surface explorer를 나타내는 것으로 약 30cm 정도밖에 되지 않았다.[100] 기술낙관론자techno-optimist 미치오 카쿠Michio Kaku는 자신의 책《미래의 물리학Physics of the Future》**에서 이렇게 말했

* 씹어 먹는 사탕 종류.
** 박병철 옮김, 김영사, 2012.

다. "이것은 의학에 혁명을 가져올 수도 있다. MRI 스캔을 자기만의 공간인 집에서 시행할 수도 있을 테니 말이다."[101]

이 소형 MRI는 'U' 자 모양의 작은 자석을 밑바탕으로 제작되었다. 이 자석은 'U' 자의 양쪽 끝단에서 N극과 S극이 나온다. 전통적인 MRI와는 반대로 이 장치는 균질하지 않은 약한 자기장을 이용하며 거기서 생기는 왜곡은 컴퓨터 알고리즘으로 수정한다. 그리고 전구 한 개와 비슷할 정도의 낮은 전력만 있으면 된다. 카쿠는 이렇게 예상한다. "결국 MRI 스캐너는 간신히 알아볼 수 있을 정도로 동전만큼 얇게 만들어질지도 모를 일이다."[102]

자기공명장치 소형화와 관련된 발전으로, 가로세로로 공간을 10cm씩 차지하고, 스마트폰을 통해 작동하는 소형 핵자기공명장치micro-NMR, nuclear magnetic resonance device가 생검 표본의 조직 단백질 발현 내용물을 현장에서 정량화해서 신속하고 정확하게 암을 진단하는 용도로 사용되어 왔다.[97] 이 소형화 기술은 영상 촬영을 위한 것이 아니라 분자 프로파일링molecular profiling 작성을 위한 것이지만 암의 확정 진단을 무척 어렵게 만들 수 있는 조직 생검 대신 몸 밖에서 가는 주사기로 암을 뽑아내어 검사할 때 특히나 유용하게 사용될 수도 있다.

소형화가 가장 많이 이루어진 스캔 기술은 단연코 초음파 분야라 할 수 있다. 서로 다른 두 가지 장치가 FDA 승인을 받아 2010년 이후로 시판되었다. 바로 제너럴 일렉트릭General Electric의 브이스캔VScan과 모비산테Mobisante다. 이 두 가지 모두 주머니에 들어가는 휴대폰 크기의 장치다. 스크립스에서 시행된 이 연구에서 이 손바닥만 한 크기의 초음파장치의 이미지 해상도는 심장 촬영에 사용되는 30만 달러가 넘는 병원용 표준 대형 초음파장치만큼이나 뛰어난 것으로 밝혀졌다.[103] 심장판막, 심근, 심방과 심실, 대동맥, 심장을 둘러싼 심낭 등 심장의 모든 구조와 기능을 실제로 '볼 수 있는' 능력이 생겼기 때문에 나는 근 몇 년 동안 청진기로 환자의 심장 소리를 '들어' 본 적이 없다. 이것은 신체검사를 하는 동안 1~2분 정도면 시행할 수 있고, 정보를 수집하는 동안에 이미지 동영상을 환자와 직접 공유할 수도 있다. 휴대용 초음파장치를 이용해서 영상을 촬영하는 것은 1816년 이후로 의료의 상징이라 여겨 왔던 고전적 청진기를 확실하게 뛰어넘는 것이다. 그리고 물론 이 소형 초음파장치는 복부, 골반^{자궁 및 태아 포함}, 폐, 대동맥이나 경동맥 같은 대형 동맥 등을 검사하는 데도 사용할 수 있다. 현장현시 초음파검사 능력이 생긴 것을 반영하듯 하버드 대학교 의대 교수들은 최근에 다음과 같이 천명하기도 했다. "Stop listening and look!"* [104]

이런 기술이 가능해짐에 따라 미국에서는 적어도 두 곳의 의대에서 전통적인 청진기 대신 이런 장치를 모든 학생들에게 첫날에 지급한다. 미네소타의 한 의료시스템에서는 1차 진료의들을 대상으로 휴대용 장치를 이용해 머리부터 발끝까지 초음파 신체검사를 할 수 있게 교육하는 훈련을 최근에 마무리했다.

이런 안전하고 유용한 휴대용 영상 촬영은 여러 가지 중요한 의미를 담고 있다. 〈그림 6.2〉를 보며 미국에서 매년 1억 2,500만 건 이상의 초음파 촬영이 이루어지고 있음을 떠올려 보자. 이 초음파 촬영 중에서 내원 신체검사의 일부로, 혹은 종합병원 병상에서 쉽고, 신속하고, 정확하게 이루어진 비율이 얼마나 될까? 병원비^{hospital fee}와 진료비^{professional fee}를 합치면 평균 비용이 800달러 정도이므로 모두 누적하면 초음파검사는 미국에서만 매년 1,000억 달러 이상의 경제 규모를 차지하고 있다. 현대적인 청진기가

---

* 듣기를 멈추고 보라!

신체검사의 일상적인 부분으로 자리 잡았듯이 휴대용 초음파장치도 그렇게 된다면, 이 규모가 적어도 50% 정도는 줄어들게 될 것이다.

더군다나 환자의 초음파 영상을 해석할 전문 지식을 갖추지 못한 의사, 간호사, 응급구조사라도 모바일 신호만 잡히는 곳이라면 초음파스캔을 한 후에 그 동영상을 무선으로 방사선과 의사나 심장의 경우라면 심장전문의에게 보내서 신속하게 피드백을 받아 볼 수도 있다.

임상검사 결과의 공유

환자가 스캔검사를 받고 나면 그 검사 결과에 접근하기가 어렵고, 보통은 병원을 찾아가야 결과를 볼 수 있다. 스캔을 하고 있는 동안에 방사선기사나 초음파 기사가 그 결과를 환자에게 알려 주는 것은 금지되어 있다. 면허를 가진 의사가 아직 해독하지 않았기 때문이다. 환자는 스캔에서 무언가 염려스러운 것이 나온 것은 아닌지 불안해하는 경우가 많지만 그 결과에 대해 들으려면 보통은 며칠을 기다려야 한다. 당연한 일이지만 연구에 따르면 대부분의 환자들은 자신의 검사 결과에 즉각적으로 접근할 수 있기를 바란다.[105-108] 휴대용 초음파장치를 사용하는 경우에는 당연히 이런 불편이 미연에 방지된다. 의사가 직접 스캔을 하면서 환자에게 동영상을 실시간으로 보여 주며 해독해 줄 수 있기 때문이다. 우리는 지금 환자의 접근을 두 가지 수준에서 이야기하고 있다. 하나는 검사 결과를 얻는 것이고, 하나는 실제로 스캔을 보는 것이다. 현 시점에서 후자는 드문 일이다.

스캔검사 결과에 대한 접근은 환자용 웹 포탈을 통해 어렵지 않게 달성할 수 있다. 현재 카이저 퍼머넌트나 몇몇 다른 의료시스템에서는 이것이 가능하다. 하지만 레졸루션엠디^{ResolutionMD}, 이미지32^{image32}, 케어스트림 ^{Carestream}, MIM의 뷰미^{VueMe}와 같은 모바일 의학 영상 뷰어의 새로운 소프트 웨어 기술 덕분에 환자들도 자신의 의학스캔 영상을 스마트폰이나 태블릿으로 볼 수 있게 되었다. 모바일 뷰어들은 종합병원이나 의원의 모니터로 보는 해상도에 버금가는 품질의 CT, MRI, 핵의학스캔 이미지를 보여 준다. 따라서 '당신의' 몸을 촬영한 이 사진들을 이제는 '당신이' 직접 '당신의' 장치에서 마음껏 볼 수 있게 되었다. 이것은 큰 발전이다. 하지만 영상을 봐도 실제로 해독할 수 없다면 본다 한들 무슨 소용인가 생각할 수도 있다. 첫째, 비정상적인 부분이 있는 경우에는 담당 의사가 글로 보고서를 작성해 주기보다는 당신과 함께 영상을 검토해 주었으면 하는 바람이 있다. 글로 된 보고서는 그 자체로 해독하기가 무척 어려울 때가 많다. 둘째, 일단 자신의 영상을 고해상도로 자기 장치에 받거나, 장치를 통해 의료관리시스템의 서버에 접근할 수 있게 되면(혹은 이런 영상 공유 어플리케이션을 통해 클라우드 저장소에 접근할 수 있게 되면) 필요한 경우 그것을 가지고 다른 의사의 의견도 물어볼 수 있다. 그리고 세 번째는 아마도 예상치 못했던 일일 텐데, 대략 10% 정도의 의학 영상은 중복 촬영되고 있다. 즉 기존에 촬영한 영상을 의사가 접근할 수 없다는 이유만으로 다시 촬영하는 경우가 많다는 것이다.[63,72,80,107,109]

나의 스마트폰 신체검사

다음 수준의 의학스캔검사는 민주화를 새로운 단계로 끌어올린다. 스마트폰을 다양한 신체검사를 수행할 수 있는 장치로 바꾸어 놓은 것이다.[24,110-113] 일부 어플리케이션을 이용하면 스마트폰 카메라로 의심스러운 피부 병소를 스캔해서 생검이 필요한지 여부를 문자로 신속하게 받아 볼 수 있다. 아니면 발진의 감별 진단을 받아 볼 수도 있다. 스마트폰을 하드웨어 부가장치나 무선센서에 연결해서 혈압, 심박수, 심장리듬, 체온, 혈중산소포화도 등을 알아낼 수도 있다. 하지만 스캔은 또 다른 차원이다. 스마트폰을 검안경으로 바꿔서 눈을 온전히 검사하거나 눈의 굴절력을 측정해서 시력을 알아보는 것은 무척 간단한 일이다. 그와 유사하게 스마트폰은 귀를 검사하는 훌륭한 이경도 될 수 있다.

나는 정말 뜻밖의 사람을 대상으로 스마트폰 이경셀스코프(Cellscope) 제품을 이용해 보았다. 바로 스티븐 콜버트Stephen Colbert다. 이 재치 넘치고 배꼽 잡게 만드는 코미디언은 휴가 중에 운전을 하다가 고막이 터졌다. 그리고 나는 바로 그 다음 주에, 그의 쇼 〈콜버트 리포트Colbert Report〉*에 출연했다. 심장전문의인 나는 이경 사용법에 익숙하지 않다는 것을 인정해야만 했다. 이경을 만져 본 것도 벌써 여러 해 전 이야기였다. 따라서 방금 전 콜버트의 심전도를 측정하는 데 사용했던 내 스마트폰을 들어 이경 부가장치를 장착하고 다시 스티븐의 귀에 가져다 대고 있다는 사실이 무척 재미있었다. 다행히도 이 장치는 나도 어렵지 않게 다룰 수 있도록 만들어져 있어서 치유 과정에 있는 콜버트의 고막을 청중에게 잘 보여 줄 수 있었다. 놀랍게도 청중들이 그 장면을 보며 흥분하여 소리를 지르자 거기에 대고 콜버트는 이렇게 소리쳤다. "여러분, 착각하지 마세요. 이것은 내 고막이지 항문이 아니에요!" 그러고는 익살스럽게 이렇게 덧붙였다. "선생님, 혹시 이것으로 대장내시경검사도 가능할까요?"

---

* 스티븐 콜버트의 코미디 정치풍자 토크쇼.

스마트폰 이경이 있으면 콜버트를 검사할 일은 없다 해도 혹시나 귀 감염이 의심되는 아이의 고막을 들여다볼 수 있어 즉각적인 적용이 가능하다. 양쪽 귀의 촬영 영상을 클라우드로 보내 정확한 알고리즘 해독을 통해 감염 여부를 파악할 수 있다. 이렇게 하면 굳이 응급실이나 소아과 의사를 급하게 찾아 나서는 수고를 확실히 아낄 수 있을 것이다.

하지만 이것은 적절한 부가장치가 장착되었을 때 스마트폰으로 무엇을 할 수 있는지 보여 주는 시작에 불과하다. 입과 구강에서 암을 스캔하는 데 이용하는 부가장치도 나와 있으며, 콜버트의 요구에 응답하듯 이제 실제로 의사들은 스마트폰을 모바일 내시경 시스템으로 탈바꿈시켰다. 뛰어난 소프트웨어를 통해 스마트폰을 대화형 3D 스캐너로 바꾸는 작업도 놀라울 정도로 진척되어 이제는 의료에 적용될 날만 기다리고 있다. 앞에서도 논의하였듯이 스마트폰의 마이크를 이용해서 주요 폐 기능 매개변수를 측정할 수도 있다. 그리고 스마트폰을 고해상도 디지털 현미경으로 개조해서 결핵이나 말라리아 등 몇몇 감염성 질환도 진단할 수 있게 되었다.[114]

즉 진단용 의료 장비의 소형화 덕분에 임상검사와 의학 영상 촬영을 휴대용 장치로 대단히 간편하게 할 수 있게 되었다. 구텐베르크의 인쇄기 시대로 다시 돌아가 보면 책의 소형화는 독서가 삶의 한 방식으로 자리 잡는 데 도움이 되었고, 그와 같은 시기에 시계의 소형화는 모든 사람들이 시간을 잘 지킬 수 있게 만들었다. 이제 소형 모바일 의료장치들은 모두를 위한 의료의 길을 닦고 있다. 의료의 앞날에는 스마트폰이라는 강력한 공통의 길이 놓여 있다. 이 길을 통하면 임상검사와 스캔검사뿐만 아니라, 전부는 아니라도 대부분의 신체검사를 수행할 수 있게 될 것이다. 우리는 우리 각자의 GIS 조각들을 이제 막 모으기 시작했다. 이것이 우리의 디지털 인프라와 결합되면 오늘날 의사를 만나서 얻는 정보보다 훨씬 많은 정보를 전송할 수 있는 가상진료virtual medical visit의 기반이 구축될 것이다. 하지만 스마트폰 임상검사와 스캔검사, 그리고 가상진료의 효율적 이용은 성공이 보장되어 있는 것이 결코 아니다. 따라서 우리가 다음으로 살펴보아야 할 단계는 자궁에서 무덤에 이르기까지 이 모든 자료들을 어떻게 하면 완벽하게 포착해서 보관할 것인가 하는 문제다.

■■■■■

의료정보기술은 이환율과 사망률을 현저히 줄이는 동시에
연간 810억에서 1,620억 달러의 비용을 절약해 줄 것이다.

랜드연구소, 2005[1]

우리는 혁명을 만들고 있다. 일부 사람들은 경악한다.

톰 델반코[Tom Delbanco], 환자에게 의사의 노트에 대한 접근 권한을 주는 것에 대하여, 하버드 대학교[2]

나의 의무기록과 의약품

My Records and Meds

우리는 지금 어디 가서 뽐낼 곳도 없는데 잘 차려 입기만 한 형국이다. 임상검사도 할 수 있고, 실시간 무선센서 자료도 있고, 염기서열 분석 정보도 있고, 온갖 의료용 영상도 가지고 있다. 한 개인을 대상으로 의학 빅데이터big medical data를 만들어 낼 능력은 엄청나게 발전했지만 그것을 관리할 능력은 거기에 한참 못 미친다. 심지어는 아직 완전한 GIS도 구축하지 못한다. 현재로서는 이 모든 자료를 의미 있게 한데 모을 수 있는 전자의무기록 시스템조차 없다. 그저 자료를 모으는 데서 그치지 않고 한 개인의 의학적 정보를 모두 완벽하게 분석할 수 있는 시스템이 아직은 없다. 마치 인쇄기를 발명하기는 했는데 도서 분류 방식은 고안해 내지 못한 꼴이다. 그렇다고 아무도 시도해 본 사람이 없어서 그런 것만도 아니다. 장애물이 무척 많기는 하지만, 그럼에도 불구하고 발전의 조짐이 보이기도 한다. 우리는 지금 소유의 문제가 아니라 접근access의 문제에 대해 이야기하고 있다. 이것은 올바른 방향으로 나가기 위한 작은 발걸음이다.

미래에 이상적인 의료 환경이 구축되면 당신은 당신의 자료를 소유하게 될 것이다. 자료가 소형 장치를 통해 당신에게 직접 전달되기 때문이다.

그리고 당연한 일이지만 당신은 그 자료의 적법한 소유자다. 임상검사, 스캔검사, 내원 및 입원에 들어가는 비용 모두 '당신이' 지불한 것이기 때문이다. 간접적으로 지불한 경우라 해도 마찬가지다. 몸 또한 당신의 몸이기 때문이다. 서비스를 구입했는데 구매자에게 소유권이 없는 경우가 대체 어디 있단 말인가? 이런 비정상적인 행태를 지적하면 의료계에서는 보통 환자는 그 정보를 이해할 수 없고, 적절한 맥락과 지식을 갖추지 못하면 끔찍한 혼란과 불안에 시달리게 되기 때문에 그러는 것이라고 대답한다. 의사나 보건의료 종사자들이 일일이 직접 떠먹여 주지 않고서는 이런 염려를 피하기가 힘들다고 말한다. 하지만 여기에는 자료에 자유롭게 접근할 수 있게 되면 의료 소송을 부추기고 자극할 수 있다는 이기심에서 나온 두려움도 들어 있다. 뿌리 깊은 가부장주의의 결과로 생긴 정보 비대칭에 대한 고질적인 옹호는 결국 이치에 맞지 않다는 것이 입증될 것이다.[3,4] 앞으로 의학 정보가 디지털화되면 그 정보가 자연적으로 개인에게 흘러들어 가게 되어 정보가 평등화되고 그 소유권도 제자리를 찾아가게 될 것이다. 현재로서는 분명 상황이 그러지 못하다. 역설적이게도 당신이 살아 있는 동안에는 의료계가 당신의 의무기록, 임상검사 결과, 스캔검사 결과, 생검 결과, 조직 표본 등을 소유한다. 그리고 당신이 죽고 나면 당신의 몸은 가족의 소유가 되지만 여전히 당신은 당신의 의무기록을 가져갈 수 없다. 이미 당신은 죽은 사람이기 때문이다. 자신의 의무기록에 접근하려고 애쓰다가 죽는 사람도 있다는 말이 과장이 아닐지도 모른다.

나의 의무기록에 대한 접근

자신의 의무기록에 접근하는 것은 오늘날 보건의료계에서 가장 짜증 나는 경험 중 하나로 남아 있다. 보통 입원기록과 수술기록의 복사본을 얻으려고 하면 병원과 접촉해서 신청서에 서명을 하고, 복사본의 쪽수별로 터무니없는 요금을 지불해야 할 뿐만 아니라, 그 자료를 팩스로 받아 보려면 며칠, 심지어 몇 주가 걸리기도 한다. 외래진료기록에 접근하는 것도 더 어려우면 어려웠지 쉽지는 않다. 치아의 근관치료가 머릿속에 떠오른다. 다음의 내용을 보면 이런 부분이 대단히 명확해질 것이다.

이것이 언제 작성된 글인지 한번 추측해 보기 바란다.

> 보건의료 체계의 기능에 대한 불만이 널리 확산되고 있다. (…) 환자에게 자신의 모든 의무기록을 복사본으로 만들어 주면 이런 문제들을 부분적으로는 해결할 수 있다고 믿는다. 대체적으로 의무기록은 의학적 상담이나 치료에 따르는 정보의 산물이다. 사회에서 이루어지는 대부분의 거래에서 상품은 구매자의 소유가 된다. 그 후로 구매자는 그 제품을 자기 마음대로 평가할 수도 있고, 다른 전문가에게 평가를 부탁할 수도 있으며, 추가적인 서비스의 공급자도 자유롭게 선택할 수 있다.[5]

이것은 42년 전 글이고, 저자는 예일 대학교 소속 의사이자 과학자인 버드 셴킨Budd Shenkin과 데이비드 워너David Warner다. 그리고 이 글은 "Giving the Patient His Medical Record."* 라는 제목으로 〈뉴잉글랜드 의학저널〉에

---

* 환자에게 자신의 의무기록을 주자.

발표된 글이다.[5] '구매한 제품'에 대한 소유권이라는 묘사에 눈길이 가지 않을 수 없다. 다시 한번 강조하지만 이 의무기록은 당연히 당신의 소유물이다. 당신의 건강, 당신의 의학적 상태, 당신의 진료에 관한 것이고, 그에 따르는 비용을 지불한 사람도 당신이다. 하지만 그런 소유권이 존중받지 못하고 있다.

물론 의료 정보 공유를 꺼리는 의사들의 이런 행태는 40년보다 훨씬 더 긴 세월을 거슬러 올라가는 이야기다. 우리는 "환자를 보고 있는 동안에는 대부분의 내용을 환자로부터 숨겨야 한다."[6]고 조언했던 히포크라테스의 글을 이미 읽은 바 있다. 셴킨과 워너는 "입원환자와 외래환자에 상관없이 의료서비스가 제공된 경우, 그 즉시 모든 의무기록이 삭제되지 않은 완전한 복사본의 형태로 관례적이고 자동적으로 환자에게 발행되도록 하는" 법안의 제정을 제안했다.[5]

하지만 주목할 만한 몇몇 의료시스템의 경우를 제외하고는 이런 제안은 결코 받아들여지지 않았다. 미국에서는 부담적정보험법을 통해서야 겨우 환자가 자신의 의무기록에 접근할 수 있도록 촉진하는 국가적 정책을 시작했다.

열린 차트, 닫힌 마음

2012년에 처음 발표된 "오픈노트OpenNotes"라는 한 중요한 연구 프로젝트는 셴킨과 워너의 제안을 실질적으로 뒷받침해 줄 증거를 수집할 수 있는 기회다.[7-9] 펜실베이니아의 가이징거Geisinger, 시애틀의 하버뷰Harborview, 보스턴의 베스 이스라엘 디코니스Beth Israel Deaconess 등 미국에서 크게 존경받고 있

는 세 곳의 의료센터에서 100명이 넘는 1차 진료의들과 22,000명 이상의
환자들이 실험에 참가하였다. 이 실험은 환자들이 자신의 내원 차트에 신
속하게 접근할 수 있게 하였을 때 발생하는 영향을 조사하는 것이다.[7] 대
다수 의사들과 별반 다르지 않을 이 의사들은 환자들이 차트에 접근할 수
있게 하면 불안, 혼란, 불쾌감 등을 느낄 것이며, 그렇지 않아도 바쁜 의사
들의 업무에도 해로운 영향을 미치리라는 믿음으로 이 연구에 참여했다.
의사들 입장에서는 이것을 공개함으로 인해 환자들로부터 쏟아질 질문만
생각해 봐도 아찔했다. 실제로 이 세 병원의 의사들 중 상당수는 업무의
흐름이 심각하게 지장을 받으리라는 믿음 때문에 실험에 참여하기를 거부
했다. 더군다나 환자가 과연 그 정보에 접근하기를 원하는지, 이런 접근이
환자로 하여금 더 적극적인 참여를 유도하고 치료에 충실하게 만드는 효
과가 있을지도 의문이었다.

실험 결과는 의사들의 예상과는 딴판이었다. 첫째, 자신의 업무에서 지
장을 겪은 의사가 거의 없었다. 의사들은 정신건강, 약물남용, 비만, 암 등
특정 사안에 대해서는 부주의한 표현으로 환자를 모욕하거나 화나게 만드
는 일이 없도록 차트를 신중하게 작성하는 법을 배우게 되었다. 예를 들면
비만이라는 단어보다는 '체질량지수body mass index'라는 표현을 사용함으로써
환자가 모욕을 당하는 느낌을 받지 않게 했고, 암이 의심되는 경우에도 환
자가 걱정할 가능성을 줄이기 위해 말을 적절히 순화시켰다. 의사들은 또
한 SOB 같은 약자를 사용하지 않는 법도 배웠다. SOB*는 숨이 차고 헐떡
이는 것을 표현할 때 의사들이 사용하는 용어지만 환자들은 욕설**로 오해

---

* Shortness of Breath.
** Son of Bitch.

할 수 있기 때문이다. 이메일의 양도 별다른 증가가 없었다. 차트를 읽고 서 상담을 요구하는 환자도 더러 있었지만, 보통은 그저 차트를 읽는 것만 으로도 의문이 해소되는 경우가 많았다. 전체적으로 보면 의사들이 더 시 간을 뺏기는 일은 없었다. 한 의사의 말이 이런 부분을 잘 요약하고 있다. "나는 차트도 더 길게 풀어서 써야 하고, 더 많은 질문에 시달리고, 환자들 의 연락도 많아지지 않을까 두려웠었습니다. 하지만 실제로 겪어 보니 이 런 것은 별 문제가 되지 않았습니다."[7] 사실은 상황이 훨씬 더 좋아졌다. 환자들은 진료에 더 적극적으로 참여하여 만족을 느꼈고, 의사와 환자 사 이의 관계가 강화되었기 때문이다.

환자의 관점에서는 이로운 점이 두드러지게 많아졌다. 설문 조사를 해 보니 99%의 환자가 앞으로도 계속 이렇게 차트에 접근할 수 있기를 원했 고, 거의 90%에 이르는 환자가 차트가 공개되는지 여부를 바탕으로 앞으 로의 의료서비스를 선택하겠다고 했다. 차트를 읽음으로써 환자들은 자신 의 상황을 더 잘 이해하게 되었고, 자신이 상황을 통제하고 있다는 느낌을 받았으며, 내원했을 때 논의한 치료 계획에 대한 충실도도 높아졌고, 담당 의사에 대한 신뢰도 강화되었다. 차트를 검토함으로써 불안, 혼란, 불쾌감 을 경험했다는 증거는 거의 없었다. 65% 정도의 환자는 처방받은 약물을 더 충실히 복용했다.[7,9] 이 부분은 특별히 주목할 만한 가치가 있다. 일반적 으로 의사의 처방을 충실히 따르는 환자는 절반밖에 되지 않으며, 이것이 만성질환의 치료에 실패하는 가장 중요한 이유는 아니더라도 대단히 중요 한 이유로 작용하기 때문이다.

오픈노트 실험에서 한 가지 흥미로운 결과는 60%의 환자가 차트에다 자 신의 견해도 적을 수 있어야 한다고 느꼈다는 점이다. 환자가 자신의 진료 에 능동적으로 참여하고 의학 정보도 추적하는 모습을 상상해 보라.[10] 놀랍게도 실험에 참가한 의사들 중 3분의 1이 이 아이디어에 공감했다. 어떤 사람에게는 이것이 낯설고 너무 급진적이라 느껴지겠지만 차트에는 의사와 환자가 모두 확인하고 서명하는 것이 옳지 않을까? 병원 차트에는 부정확하거나 잘못된 자료가 들어 있을 때가 많다. 예를 들면 약물 목록medication list의 95%는 오류를 담고 있다.[10] 환자를 '자신의' 의무기록 편집 과정에 참여시키는 것은 진작 이루어졌어야 할 일이다.

아마도 오픈노트 프로젝트가 직접적으로 미친 영향 중 가장 큰 것은 그 실험이 시행된 세 곳의 의료센터 모두에서 이것이 진료의 표준으로 정착했다는 점일 것이다.[7] 이제는 모든 환자가 자신의 차트 내용을 전부 확인할 수 있다. 하지만 이것은 드문 경우다. 2014년 기준으로 미국의 환자들 중 200만 명 정도만이 자신의 치료에 관한 차트 내용에 접근할 수 있다.[11]

이는 가부장주의가 의사와 소비자의 마음을 모두 닿아 놓았기 때문이다. 거의 4,000명에 이르는 의사와 9,000명이 넘는 소비자들을 대상으로 이루어진 해리스 여론조사Harris poll에 따르면 환자가 차트에 완전히 접근할 수 있게 허용해야 한다고 믿는 의사는 31%에 불과했다.[3,4]

이런 현실을 반영하듯, 자신이 차트에 접근할 '권리'를 가지고 있다고 믿는 소비자가 84%에 이르는데도 실제로 그렇게 접근할 수 있는 소비자는 36%에 불과하다.[12] 흥미롭게도 설문 조사에 참여한 소비자들 중 40% 이상이 자신의 의무기록에 대한 완전한 접근 권한을 얻기 위해 의사를 바꿀 의향이 있다고 답했다.[12] 의사 3명 중 2명 이상이 외래환자 차트를 환자에게 공개할 의향이 없다는 사실은 임상에서의 이메일 활용 실태와도 맞아떨어진다. 오픈노트 프로젝트에서 많은 의사들이 환자로부터 이메일을 받기를 꺼려했던 것과 마찬가지로 미국의 의사들 중 60% 이상이 환자와 이메일을 주고받지 않는다. 여러 건의 연구에서 이메일 교환이 진료의 효율을 높이고 환자의 만족도를 증가시켜 준다는 것이 밝혀졌는데도 말이다.[13-15] 의사들은 이런 부가적인 노력을 해도 수가보상을 받을 수 없다. 이메일의 프라이버시와 보안을 보장할 수 없고, 이메일 자료는 의료 소송의 재료가 될 수도 있다고 주장한다.

블루버튼 계획

의무기록 완전 투명화의 근거를 제시하기 위해 이루어진 오픈노트 실험과 같은 맥락에서 접근 개방을 장려하려는 정부 주도의 대규모 계획도 있었다. 1927년에 창립된 민간 자선단체인 마클 재단Markle Foundation은 정보기술을 이용해서 기존에는 다루기 힘들었던 문제를 해결하는 일에 관심을 가지고 있다. 마클 재단에서는 2010년에 미국 정부와 회의를 소집해서 개인이 자신의 건강 자료health data를 다운로드할 수 있게 하는 문제를 논의했다. 이는 "미국 사람들에게 지식을 퍼뜨린다."라는 재단의 사명과도 맥이 통하는 것이었다.[16-20] 그 결과로 나온 것이 "블루버튼 프로그램Blue Button program"이다.

6,000만 명이 훨씬 넘는 미국인들이 보훈부Department of Veterans affairs와 국방부Department of Defense와 같은 정부 기관을 통해 보건의료를 제공받고 있다. 이들 소비자들이 자신의 건강 자료를 다운로드받을 수 있게 되자 그 여세가 민간 영역까지 확대되기 시작했고, 유나이티드 헬스United Health와 애트나Aetna와 같은 주요 의료보험회사도 블루버튼 다운로드를 제공하기로 2012년에 서명했다.[17]

좋은 소식을 전하자면, 이제 이론적으로는 1억 명 이상의 미국인들이 자신의 의학 자료의 블루버튼 다운로드에 접근할 수 있게 되었다. 하지만 여기서 다운로드되는 자료는 환자들과 의사들에게 정보를 제공하기 위해 사용자 친화적인 포맷으로 만들어진 것이 아니라 진료비 청구에 대처하기 위해 설정된 행정용 데이터베이스에서 나오는 정보다. 휴메트릭스Humetrix 등 많은 회사들이 스마트폰이나 태블릿으로 정보를 보여 주는 아이블루버튼 앱iBlueButton apps을 가지고 데이터 파일을 사용하기 좀 더 편리하게 변환하는 작업을 한다.

이들은 개인, 가족, 혹은 의사에게 환자의 문제 목록과 질병, 약물, 보충제, 의사 목록과 그들의 연락처 정보, 임상검사 결과, 의학 영상, 시술, 입원, 외래 내원 등에 관한 지난 3년간의 정보를 제공해 준다. 이것은 아주 훌륭한 출발점이지만, 대부분의 메디케어 수혜자들은 이런 정보를 입수할 수 있다는 사실조차 모르는 실정이라 정보에 쉽게 접근할 수 있게 만들려면 더 많은 연구가 필요하다. 특히 메디케어 같은 곳에서 보호를 받지 못하는 사람들의 경우에는 더욱 그렇다. 일례로 나는 애트나 의료보험에 가입되어 있는데 이 회사도 이 계획에 참여하고 있다. 하지만 여러 번의 시도에도 불구하고 아직까지 나는 블루버튼을 통해 내 정보를 다운로드하지 못했다. 미국의료정보기술국US government health information technolgy의 국장을 지낸 내 친구 파자드 모스타샤리Farzad Mostashari가 2013년 6월에 말하기를 12개월 안으로 사람들도 의사들이 서로에게 보내는 것과 똑같은 자료를 받아 볼 수 있게 되리라고 했지만 아직 실현되지 않았다.[19] 미국에서는 전자의무기록의 '의미 있는 이용'에 400억 달러 이상의 막대한 돈을 쏟아붓고 있으니 앞으로는 블루버튼 프로그램의 접근성과 활용성 개선을 위한 압력이 있으리라는 점은 분명하다.

의료정보기술

오픈노트와 블루버튼은 불균형적이기는 하지만 진정한 발전의 징조이다. 하지만 이 둘은 여러 가지 차질도 겪어야만 했다. 의료정보기술[health information technology, HIT]의 한 가지 큰 문제점은 과대선전이었다.[15] 전자의무기록은 인간 유전체를 처음 염기서열분석했을 때만큼이나 대대적으로 홍보되었고, 2000년에는 클린턴 대통령이 다음과 같이 선언하기에 이르렀다. "이것이 전부는 아닐지라도 대부분의 인간의 질병에서 진단, 예방, 치료에 혁명을 불러올 것이다."[21] 2005년에 랜드연구소[RAND organization]에서는 전자의무기록이 매년 최고 1,600억 달러 정도의 비용을 절감해 줄 것으로 예측했다.[1,22] 이것은 현실과는 완전히 동떨어진 얘기였다.[23,24] 최근에 나온 보고서들을 보면 '업코딩[upcoding]*' 때문에 메디케어의 청구 금액이 크게 상승하였다고 한다. 환자의 사례를 복잡하게 부풀려 더 높은 금액을 청구하기 위해 전자의무기록이 체계적으로 이용된 것이다.[25] 컴퓨터 작업은 의사들을 귀찮게 만들고, 시간을 많이 잡아먹는다. 근래의 한 연구에 따르면 의사들은 자기 시간의 43%를 컴퓨터에 자료를 입력하는 데 보내는 반면 환자들과 대화하는 시간은 겨우 28%에 불과하다.[26,27]

그럼에도 불구하고 존스홉킨스[Johns Hopkins] 공중보건 연구자들의 연구에 따르면 전자의무기록이 임상의 딱 30%에서만 완전히 시행된다고 해도 의사들의 부담이 최소 4%, 최대 9%까지 줄어들 것이라고 한다.[28,29] 이 예측은 서기[scribe] 등의 다른 인력에 대한 필요성 증가를 상쇄하는 부분에 대해서는 고려하지 않은 값이지만 (구텐베르크 이전 시대로 회귀한다는 점이 흥미롭다.)[30-32]

---

* 환자의 실제 질병보다 중한 질병으로 진단을 붙이는 행위.

나는 그렇게까지 할 필요는 없다고 생각한다. 일단 진료실에서 이루어지는 체계 없는 목소리 대화 자료를 의무기록을 위한 유용한 정보로 번역해 줄 소프트웨어만 개발된다면 서기는 불필요해질 것이다. 분명 이런 소프트웨어는 음성인식 기술과 기계학습 도구machine learning tools를 통해 개발이 가능할 것이다. 이런 것들은 현재도 이용 가능하고 이보다 훨씬 어려운 과제를 해결하는 데도 성공적으로 이용되어 왔다. 이런 소프트웨어가 개발되고 나면 의사들의 시간 중 절반 정도는 갑자기 자유로운 시간이 될 것이다.

전자의무기록이 의료 과실을 줄이는지 여부를 두고 아직까지도 상당한 논란이 있다. 전자의무기록과 종이의무기록을 여러 번 비교해 보니 과실이나 "과실로 이어질 뻔한 실수near misses. 투약 과실과 관련되는 경우가 많음"가 비슷한 빈도로 발생하였기 때문이다.[33-40] 물론 입력되는 자료가 정확하지 않으면 전자의무기록도 정확할 수 없다. 입력 과정은 사람이 하는 일이니만큼 오류가 발생할 수 있고, 대다수의 의료시스템에서 이것을 무관심하고 부적절하게 사용하고 있다는 점도 문제가 된다. 이런 의료시스템에서는 핵심적인 자료의 입력을 게을리할 때가 많다.

전자의무기록 옹호자들 중에는 그 문제점을 설명할 때 포드의 자동차 모델 T**에 비유하는 사람이 많다. 미국의무기록관리협회American Health Information Management Association의 CEO인 린 토마스 고든Lynne Thomas Gordon은 이렇게 말했다. "우리는 말과 마차를 사용하다가 모델 T로 막 갈아타서 도로 규정을 모르고 있습니다. 그렇다 보니 다중 충돌사고가 일어나고 있는 것이죠."[33] 그리고 다시 오픈노트로 돌아가서 이 프로젝트의 연구자들 중 한 명인 박사 잔 워커Jan Walker는 이렇게 말했다. "어떤 면에서 보면 우리는 이런 유형의 투명

***

** 역사상 최초로 대량생산된 차량.

성과 관련해서는 모델 T 단계에 와 있다고 느낄 수도 있습니다. 오픈노트는 대부분의 환자에게는 이롭지만 일부 환자에게는 해를 입힐 수도 있는 신약과 비슷합니다. 어떻게 하면 그런 환자들을 가려내어 상황을 공개적이고 솔직하게 다룰 수 있을까요?"[11]

모델 T에 비유하는 것은 지나치게 낙관적인 생각일지도 모른다. 그 자동차는 적어도 실용적이고, 가격도 감당할 만하며, 다재다능하고, 변신도 가능했다. 이 자동차는 교환 가능한 부속으로 만들어진 단일품목 제품이었다. 그렇게 함으로써 폐기물을 줄이고 비숙련 노동자도 자동차를 대량 생산하는 것이 가능했다. 그와는 대조적으로 우리에겐 미국에만 1,000곳이 넘는 공식 전자의무기록 시스템 판매자가 있다. 이 각각의 판매자들은 자기만의 독점적 소프트웨어를 가지고 있고, 이것들은 보통 다른 소프트웨어로 제작된 의무기록과는 호환되지 않는다. 미국의 보건의료가 파편화되어 있다 보니 대다수의 사람들은 서로 다른 전자의무기록 시스템을 갖춘 서로 다른 여러 의료시스템 소속의 의사들과 만나게 된다. 연방법에 의해 2015년까지는 모든 의사와 병원에서 전자의무기록을 사용하도록 의무화되었지만 우리는 아직 초기 단계에 머물고 있는 상황이라 환자 중심적이고, 완전한 접근이 가능하며, 포괄적이고, 사용도 쉬운 전자의무기록 시스템을 갖추지 못하고 있다. 고속도로에 올라타는 것은 고사하고 아직 주차장에서도 빠져나오지 못한 상태인 것이다. 의약품 정보에 대해 다루고 난 후에 전자의무기록의 미래에 대해서 다시 한번 살펴보겠다.

나의 의약품

중요한 의학 정보에 대해 말할 때 의약품은 그중에서도 핵심적인 위치를 차지한다. 의약품은 삼중고에 시달리는 분야라고 할 수 있다. 바로 높은 비용, 투약 과실, 충실한 복용의 문제점이다. 미국에서만 매년 32억 건의 처방이 이루어지고, 그 비용은 3,500억 달러를 훌쩍 뛰어넘는다. 투약 과실은 대단히 흔해서 미국인의 40% 이상이 자신이나 가족이 이런 과실의 희생자가 되어 본 경험이 있다. 정확한 자료를 구하기는 힘들지만 이런 과실은 매년 10만 건 이상의 사망, 그리고 170억 달러에서 290억 달러에 달하는 비용을 야기하는 것으로 보인다. 그리고 그 다음으로는 약물의 충실한 복용이 이루어지지 않음으로 인해 생기는 부정적 영향이 있다. 치료 실패의 절반 정도가 이로 인한 것이며, 미국에서 매년 125,000건의 사망, 2,900억 달러의 비용이 발생하고 있다.[41,42]

약물의 충실한 복용을 이끌어 내기 위한 스마트폰 어플리케이션이 널리 확산되고 있다. 망고 헬스Mango Health, 사이버닥터CyberDoctor, 에이아이큐어AiCure, 나이팅게일Nightingale, 메디마인더MediMinder, 메디-세이프Medi-Safe, 케어포투데이Care4Today 등이다.[43-45] 이런 어플리케이션들은 환자가 처방받은 정확한 용량을 시간에 맞춰 복용할 수 있게 도와준다. 어떤 어플리케이션은 환자에게 문자메시지나 전화를 걸어 특정 약물을 복용할 시간이 되었음을 알려 주고, 약물 복용을 확실히 하기 위해 예비로 가족이나 보호자에게도 연락한다. 에이아이큐어는 스마트폰 카메라나 PC의 웹캠을 이용하여 환자를 추적한다. 나이팅게일과 사이버닥터는 각각 환자의 일정을 이해하거나 그 과정을 게임화gamify하기 위해 추가적 정보나 대안 정보를 포착한다. 새로운 '스마트' 디지털 약상자pillbox나 약병도 무수히 많아졌다.[46] 여기에

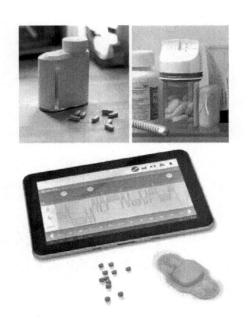

그림 7.1. 약물 복용 충실도를 향상시켜 주는 하드웨어 도구들–어드히어테크(왼쪽 위), 글로우캡스 (오른쪽 위), 프로테우스 디지털 헬스(아래) [출처: http://www.AdhereTech.com, http://www.glowcaps.com; and Proteus Digital Health.]

는 어드히어테크AdhereTech와 바이탈리티Vitality 사의 글로우캡스GlowCaps 등이 있다.(그림 7.1) 글로우캡스와 어디히어테크는 자기 뚜껑이 언제 열리는지를 무선으로 추적하는 스마트 약병이다.[45] 약을 복용해야 할 시간이 되면 글로우캡스는 오렌지색 불빛을 깜박이며 점차적으로 고집스러운 아르페지오 음악을 울리기 시작한다.[43,47] 글로우캡스를 소규모의 무작위 고혈압치료 실험에 이용해 보았더니 약물 복용 충실도가 대조군은 71%인 반면 (이 수치도 자주 언급되는 충실도인 50%보다는 높은 값이다.) 실험군은 97%가 나왔다.[47] "약병 속의 휴대폰"이라는 별명이 붙은 어드히어테크는 습도를 측정하고 얼마나 많은 알약이나 약물이 남아 있는지 정확하게 측정할 수 있는 센서가 들어 있어서 병 안에 들어 있는 내용물의 양을 측정할 수 있다. 이를 알려 주는 방식은 문자, 이메일, 점멸등 중에서 환자가 선택할 수 있다.[45]

그중 기술적으로 가장 진보한 형태는 프로테우스Proteus에서 나온 것이다. 프로테우스는 2012년에 알약에 담는 소화 가능한 마이크로칩을 FDA로부터 초기 승인받았다. 꼬리표가 붙은 이 알약이 환자의 위에 도달하면 위액이 칩을 활성화하여 접착성 패치 센서adhesive patch sensor를 통해 스마트폰으로 신호를 보낸다. 매립형 마이크로칩이 담긴 알약은 사실상 모든 의약품에 대해 불과 몇 페니에 불과한 비용으로 만들 수 있다. 꽤나 정교한 이 기술은 결핵치료처럼 충실한 약물 복용이 대단히 중요한 질병에서 특히 효과를 볼 수 있을 것이다. (결핵치료에 대해서는 이 기술이 시험 중에 있다.)[45]

약물 복용 충실도를 고취하기 위한 수많은 디지털 전략들이 나오고 있는 만큼 미래에는 그중에서 승인을 받는 제품이 나올 가능성이 크다.[41,45,48-51] 하지만 지금 당장 더 시급한 도전 과제는 환자가 처방받은 각각의 약물을 정확한 용량과 시간에 맞추어 복용하게 만드는 일이다. 전자의무기록은 처방에 어떤 변화라도 생기면 그 내용을 업데이트하고, 알려진 알레르기나 그 전에 약물을 사용했을 때 일어났던 정확한 부작용도 반영하면서 그런 정보를 확실하게 제공해야만 한다.

정확한 처방

투약 과실이 일어나고 약물 복용 충실도가 떨어지는 이유는 환자가 복용하는 약물이 워낙 다양하다 보니 환자나 의사가 그것들을 모두 추적할 수 없기 때문이라는 설명도 있다.[41,48,49] 특히나 나이 든 환자들이 여기에 해당

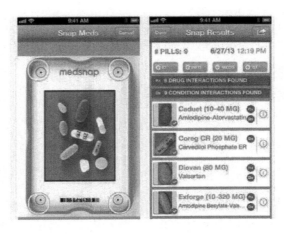

그림 7.2. 메드스냅 어플리케이션이 여러 가지 알약을 확인해 준다 [출처: http://medsnap.com.]

한다. 만 65세 이상의 사람들은 평균적으로 여섯 건 정도의 처방을 받는데,[41,49] 그 각각의 처방들도 하루에 약을 여러 번 나누어 복용해야 하는 경우가 많다. 내원하는 환자들에게 복용 중인 약물에 대해 물어보면 약을 가지고 가면서도 약물의 이름이나 복용량을 모르는 경우가 흔하다. 한 가지 해결책은 메드스냅MedSnap이라는 새로 나온 어플리케이션이다. 이것을 사용하면 사진을 찍어서 다양한 약품의 이름과 복용량을 신속하게 결정할 수 있다.(그림 7.2)[52] 곡명을 확인할 때 쓰는 인기 어플리케이션 샤잠shazam과 무척 비슷하다. 이것은 의사뿐만 아니라 환자와 보호자에게도 도움이 될 것이다. 이런 어플리케이션이 GIS의 약물유전체학적 요소pharmacogenomic component와 결합되면 투약 과실과 다른 문제들을 줄이는 데 큰 역할을 할 것이다.

환자-생성 자료

환자들 자신도 잠재적 유용성이 있는 자료를 병원 외부에서 상당히 많이 만들어 낼 수 있다. 전자의무기록이 갈래갈래 단편화fragmentation되어 있는 오늘날의 상황을 놓고 보면, 우리에게 마지막으로 필요한 것은 시스템에 대한 새롭고 큰 압박, 혹은 새로운 움직임인지도 모른다. 의사들은 이런 움직임에 저항할 것이다. (일부 의사들에게는 '환자-생성[patient-generated]'이라는 용어 자체가 불법적이거나 부정적인 의미를 담고 있다.)[53-55] 하지만 이런 범주의 의학 자료가 앞으로는 가장 규모가 크고 다양한 자료로 자리 잡게 될 것이다. 이것은 유전체학과 기타 '체학omics'을 비롯해서 착용형 바이오센서, 영상 촬영, 임상검사 등을 아우른다.[56,57]

역설적인 일이지만, 환자-생성 자료라고 하니 겉으로 보기엔 새로 시작된 경향인 듯 보이지만 사실 환자들은 생활 방식에 관한 질문이나 병력 청취health history 등에 답변하는 과정에서 줄곧 자신의 의무기록에 상당한 양의 자료를 제공해 왔다. 하지만 지금에 와서 달라진 부분이 있다면 그런 정보가 스마트폰을 통해 들어오고 있다는 점이다. 무선장치를 이용해서 건강 관련 매개변수를 적어도 하나 이상 추적하는 미국인의 비율이 25%를 훌쩍 뛰어넘고, 사용자 입력 자료를 포착할 수 있도록 상업적으로 시판된 모바일 어플리케이션이 수백 종류가 나와 있는 지금, 이 분야는 언제라도 폭발적인 성장을 시작할 준비가 되어 있다.[55] 심전도든, 연속적 혈압 측정blood pressure continuous reading이든, 혈당 측정이나 다른 임상검사든 간에(그림 7.3), 이것은 한 개인에 대해 그 전에는 생각할 수 없었던 중요한 통찰을 안겨 줄 진짜 자료다.

일부 의료시스템에서는 그런 자료가 흘러갈 수 있게 해 줄 길을 닦고

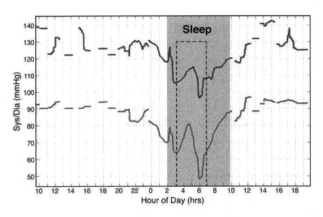

그림 7.3. 환자-생성 자료: 손목시계형 센서를 통해 36시간 측정한 혈압으로 수면 중에 혈압이 떨어지는 전형적인 모습을 보여 주고 있다

있다. 예를 들어 애리조나 주의 배너헬스Banner Health는 무선체중계wireless scale, 맥박산소포화도측정기pulse oximeter, 호흡흐름감시기breath flow monitor, 혈압계, 혈당측정기 등을 계약된 일부 환자들에게 사용하고 있고, 그 결과를 확인하고 안내를 제공받을 수 있는 포털사이트도 만들어 놓았다.[55] 시카고의 액세스지역보건네트워크Access Community Health Network도 그와 유사한 모델을 채용했다. 한 의사는 이것을 두고 이렇게 말했다. "집 안에만 의사를 두는 것이 아니라 자기 주머니에도 의사를 두는 것 같다. 이것은 의료 분야의 혁명적 변화다."[55]

환자 처리율patient throughput과 관련해서 최근에 심각한 논란이 수면 위로 떠올랐음에도 불구하고 12년이 넘게 미국 보훈부는 만성질환 원격모니터링 분야의 선두 주자 역할을 해 왔다. 2013년에는 14만 명의 재향군인들이 고혈압, 당뇨, 만성 폐쇄성 폐질환, 우울증 등의 만성질환을 보훈부의 "헬스버디health buddy" 시스템을 통해 모니터링받았다. '헬스버디'에서 사용하는 기술은 수동이다. 센서도 없고 최신 무선 기술 따위도 없다. 하지만 환자 자료는 비스타^{VistA} 전자의무기록에 보기 좋게 통합되고 있다.[55] 배너헬스와 액세스에서 시범 운영한 무선장치 계획안은 환자-생성 자료를 개인의 전자의무기록에 통합하고 있으며, 그 결과가 분명 환자들에게는 무척 고무적이었다.

미래의 전자의무기록

　최적의 개인건강기록^{personal health record}이라 여길 만한 것에 도달하기에는 아직 갈 길이 멀다.[58-61] 현재의 목표는 환자가 자신의 자료에 접근할 수 있게 하는 것이지만, 최종적으로는 자료의 개인 소유를 목표로 해야 한다. 카이저 퍼머넌트 의료시스템에서는 회원들이 자신의 투약, 의무기록, 임상검사, 스캔검사 등에 접근할 수 있게 해 주는 모바일 어플리케이션을 갖추고 있다.(그림 7.4) 이 정도는 모바일 신호가 잡히는 곳이라면 어디서든 환자가 접근할 수 있어야 할 내용 중에서도 최소의 요구 사항이라 볼 수 있지만, 이 정도 수준의 접근 권한마저도 흔히 접하기 힘들다. 대다수의 사람들은 서로 다른 의료시스템과 연계된 여러 공급자들에게 보건의료서비스를 제공받고 있기 때문에 단일 창구를 통해 쉽게 접근할 수 있는 여지가 별로 없다. 미국에서는 만 65세 이상의 사람들이 1년간 평균 4곳의 병원에서 7명의 의사를 만난다.(그림 7.5)[62] 이렇게 파편화되어 있다 보니 전자의무기록에서 계속 말썽이 되고 있는 상호정보교환성^{interoperability}의 문제 외에도 개인을 자궁에서 무덤까지 추적하며 실제로 사용되는 포괄적인 쌍방향^{interactive} 의무기록을 만드는 데도 문제가 생기고 있다. 제6장에서 논의하였

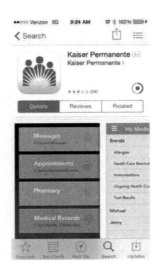

그림 7.4. 건강 정보에 접근할 수 있게 해 주는 카이저 퍼머넌트의 모바일 어플리케이션 [출처: http://centerfortotalhealth.org/tag/mobile-health/.]

듯이 스캔을 하고 나면 그 판독 내용뿐만 아니라 그 결과 자체까지도 모두 접근이 가능해야 한다. 이런 스캔검사에서 노출되는 모든 방사선량도 누적 적으로 표로 작성되어야 한다. 이것이 허황된 꿈처럼 들릴지도 모르겠으나 거기에 필요한 기술은 여러 가지 방식으로 이미 존재하고 있다. 의료소프 트웨어 전문가인 멜리사 맥코맥Melissa McCormack은 다음과 같이 주장한다. "건 강기록을 페이스북에 올리면 우리 모두는 사정이 훨씬 좋아질 것이다."[63] 맥코맥은 새로운 약물이나 진단을 기록하기 위한 상태 업데이트status update 와 함께 자신이 통제하는 타임라인 기능timeline feature, 상호작용성interactivity, 공 유sharing 등을 적절하게 지적하였다. 또 다른 소프트웨어 모델은 에버노트 Evernote다. 이것은 자료 저장 도구로서 대단히 인기가 많다. 참여의학학회 Society of Participatory Medicine의 리더 중 한 명인 닉 도슨Nick Dawson은 에버노트를 자

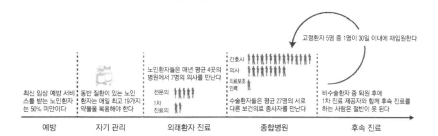

고령환자 5명 중 1명이 30일 이내에 재입원한다

최신 임상 예방 서비
스를 받는 노인환자
는 50% 미만이다

동반 질환이 있는 노인
환자는 매일 최고 19가지
약물을 복용해야 한다

노인환자들은 매년 평균 4곳의
병원에서 7명의 의사를 만난다

전문의
1차
진료의

간호사
의사
의료보조
인력

수술환자들은 평균 27명의 서로
다른 보건의료 종사자를 만난다

비수술환자 중 퇴원 후에
1차 진료 제공자와 함께 후속 진료를
하는 사람은 절반이 못 된다

예방   자기 관리   외래환자 진료   종합병원   후속 진료

그림 7.5 [출처: M. Smith et al., "Best Care at Lower Cost: The Path to Continuously Learning Health Care in America."
Institute of Medicine of the National Academies, September 6, 2012, http://www.iom.edu/Reports/2012/Best-Care-at-
Lower-Cost-The-Path-to-Continuously-Learning-Health-Care-in-America.aspx.]

신의 전자의무기록으로 사용한다. 센서로부터 자료를 입력받아서 의료서
비스 공급자나 가족들과 공유하는 것이다.[64] 에버노트의 매력적인 특성을
들자면, 보안이 잘 되어 있고, 클라우드 기반이고, 모바일이라는 점, 그리
고 의료용 영상 같은 큰 파일도 수용 가능한 대규모의 저장 능력을 갖추었
다는 점 등이다. 이것은 상호작용성도 매우 뛰어나서 오늘날 전자건강기
록의 가장 두드러진 단점도 잘 해결하고 있다. 자료의 적법한 소유자인 개
인이 입력한 내용도 마땅히 함께 포함되어야 한다.

결국 전자건강기록의 이 모든 근본적인 속성들이 모든 개인 앞으로 통합
달성될 것이다. 10만 명이 넘는 보건의료 종사자들과 7,500만 명의 환자들
이 이제 프랙티스 퓨전Practice Fusion을 채용했다. 프랙티스 퓨전에서는 이런 기
본적 속성들을 일부 포함하고 있는 무료 전자건강기록을 제공한다.[65]

하지만 한 사람의 완전한 GIS를 담은 개인용 건강기록이 존재한다고 해
도 여전히 그것은 자료들을 하나의 클라우드 서버 혹은 하나의 장소에 모
아 놓은 1차원적인 것으로 볼 수밖에 없다. 앞으로 한 걸음 더 도약하기 위
해서는 그 자료들을 가지고 기계학습machine learning을 할 수 있어야 하고, 상

호작용의 다양성을 이해할 수 있어야 하며, 예측분석의 경로를 따라 진행할 수 있어야 한다.[66] 그렇게 해야만 비로소 기초적인 전자의무기록(개인의 방대한 자료를 모아 놓은 것이라 해도)을 예방의학의 도구로 완전히 탈바꿈시킬 수 있을 것이다. 이 부분에 대해서는 나중에 다시 살펴보겠지만, 그런 잠재력을 현실화시키기 전에 우선 먼저 실제로 사용되고 있는 전자의무기록에 대해 한 걸음 더 가까이 다가가 살펴볼 필요가 있다.

청진기가 사라진 이후

■■■■■

치열한 가격 경쟁으로부터 보호를 받으며 성벽에 둘러싸인 의료의 요새 안에서
지금까지 살아왔던 고요한 삶이 이제 곧 끝을 맞이하게 될지도 모른다.

우베 라인하르트Uwe Reinhardt 1

어느 시장에서나 그렇듯이, 정보가 없는 쪽은 언제나 지게 되어 있다.

티나 로젠버그Tine Rosenberg, "1,000달러짜리 칫솔을 위한 치료법" 2

모두들 터무니없는 의료비를 누가 지불해야 하는지에만 초점을 맞춘다.
나는 그보다 더 근본적인 질문을 던지기로 결심했다. 의료비는 대체 왜 그렇게 비싼가?

스티븐 브릴Steven Brill

나의 비용
My Costs

당신은 안락한 의자에 앉아 포도주를 홀짝거리며 당신이 좋아하는 부드러운 음악에 귀를 기울이고 있다. 당신의 손목 센서가 심박수는 50, 혈압은 100에 50이라 말해 준다. 이보다 더 느긋하고 이완될 수가 없다.

하지만 그때 당신은 "10만 달러짜리 신체검사"라는 제목의 잡기 기사를 읽기 시작하고, 갑자기 속이 뒤틀린다. 심박수는 120으로 껑충 뛰고 혈압은 160에 95로 올라간다. 그렇다. 미국의 의료비는 누구라도 짜증 나지 않을 수 없는 사안이고, 어쩌면 오늘날의 의료에서 가장 가증스러운 요소인지도 모른다. 미국의 의료비는 2조 8,000억 달러로 GDP의 18%에 해당한다. 화가 나는 부분이 너무나 많지만 의료민주화 덕분에 결국에는 새로운 비용 구조와 투명성이 생겨나고, 큰 낭비도 차츰 줄어들게 될 것이다.

2013년이 되어서야 의료비가 언론의 주요 취재 대상이 되었다는 사실이 참으로 믿기 어렵다. 스티븐 브릴Steven Brill이 쓴 "Bitter Pill: Why Medical Bills Are Killing Us"*는 36쪽, 24,105 단어로 이루어진, 〈타임〉지의 90

---

* 쓴 약: 의료비 청구서가 우리를 죽이고 있는 이유.

년 역사상 가장 긴 기사였다. 의료비 문제는 진작 관심을 받았어야 할 사안이지만 이 기사가 나오고 나서야 마침내 관심을 받게 되었다.[3,4] 이 기사의 부제는 다음과 같다. "터무니없는 가격 책정과 얼토당토않은 수익이 우리의 보건의료를 어떻게 망치고 있는가."[3] 브릴은 종합병원, 의사, 의료장비회사, 제약회사에서 나온 수백 건의 청구서를 7개월간 심도 깊게 검토한 후에 일곱 가지 사례에 대해서는 특별히 철저하게 사후분석을 실시하였다. 이 일부 사례에 달아 준 제목에 주제가 잘 담겨 있다. "21,000달러짜리 속쓰림 치료 청구서" 또는 "132,303달러짜리 임상검사 현금인출기." 이 놀라운 폭로 기사는 소위 '진료비목록'이라는 것의 문제점을 지적한다. 진료비목록이란 병원이 자신들의 물품이나 장비, 서비스 등 온갖 것에 매기는 요금이 정리되어 있는 불가사의한 목록이다. 보통 도매가와 비교해 보면 이 요금은 터무니없을 정도로 높게 책정되어 있다. 예를 들면 아세트아미노펜 알약을 아마존에서는 100정에 1.49달러에 판매하고 있는데 이 목록에서는 알약 한 개의 가격이 1.5달러다. 일부 병원에서는 자기네 총비용이 100달러 발생할 때마다 최고 1,200달러를 청구한다.[5] 미국에서 진료비가 가장 비싼 100대 병원들에서는 발생한 비용보다 7.7배나 높은 요금을 청구한다.[3,5,6] 2013년 미국 정부는 각각의 병원에서 책정한 진료비목록 가격을 발표했다. 그것을 통해 일부 병원이 메디케어의 책정 가격보다 10배에서 20배 정도 요금을 청구하고 있음이 밝혀졌다. 조직적으로 바가지요금을 책정하고, 합리적이고 공정한 가격 구조는 결여되어 있다는 부정할 수 없는 근거를 제시한 브릴의 기사는 분명 미국 대중의 각성을 촉발했다. 이 기사가 나오고 오래지 않아 〈뉴욕타임스〉는 "Paying Till It Hurts"* 라는 제목의 특집 기사 시리즈를 1면에 실었고, 이 시리즈는 수십만 건의 논평을 이끌어 냈다.[7-20] 이 특집 기사 시리즈의 주제는 비슷했지만 기자 겸 의

		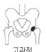		
혈관촬영술	대장내시경	고관절 인공관절치환술	리피토정**	MRI스캔검사
미국의 평균 비용	미국의 평균 비용	미국의 평균 비용	미국의 평균 비용	미국의 평균 비용
$914	$1,185	$40,364	$124	$1,121
캐나다	스위스	스페인	뉴질랜드	네덜란드
$35	$655	$7,731	$6	$319

그림 8.1. 미국과 다른 국가의 의료 시술이나 품목의 비용 비교 [출처: E. Rosenthal. "The Growing Popularity of Having Surgery Overseas," *New York Times*, August 7, 2013, http://www.nytimes.com/2013/08/07/us/the-growing-popularity-of-having-surgery-overseas.html.]

사인 엘리자베스 로젠탈Elisabeth Rosenthal은 대장내시경처럼 흔하게 이루어지는 시술의 비용이 전국의 병원별로 얼마나 충격적일 정도로 차이가 나는지와 같은 특정 주제들을 집중적으로 파고들었다.[11] 이것 말고도 이 시리즈 기사는 그런 시술의 비용이 미국과 다른 나라들 사이에서 얼마나 차이가 나는지(그림 8.1)[12,14] 혹은 모스수술Mohs surgery로 알려진 똑같은 피부암치료 시술이 미국 내부에 있는 100곳의 병원에서 서로 어떻게 차이가 나는지에 대해 다루었다.[19]

브릴의 기사와 마찬가지로 로젠탈의 시리즈 기사도 비싼 가격이 책정된 충격적인 여러 사례들을 소개하고 있다. 이를테면, 미국에서 임신했을 때드는 평균 비용은 37,341달러이고[9] 스텐트의 가격은 117,000달러다.[10] 구급차를 이용해 응급실까지 15분 이동하는 데 드는 비용은 1,772달러 42센트이며[16] 슬관절치환술은 125,000달러가 넘는다.[14] 천식에 사용하는 제

---

* 아플 때까지 지불하기.
** 고지혈증 치료제.

일 인기 많은 흡입기는 300달러이고(영국에서는 20달러 정도)[15] 방울뱀에 물렸을 때 사용하는 해독제는 10만 달러이며,[16] 세 바늘 꿰매는 데 드는 비용은 2,229달러 11센트다.[10] 그 외로도 "1,000달러짜리 칫솔을 위한 치료법"[2]이나 "5만 달러짜리 신체검사"[21] 혹은 "1,000달러짜리 자궁경부암검사"[22] 혹은 "55,000달러짜리 맹장수술"[23,24a] 또는 "30만 달러짜리 약"[24b] 그리고 "10,169달러짜리 지질검사"[24c] 등 이와 비슷한 기사들이 다른 곳에서도 등장했다. 이러한 사실이 마침내 폭로되는 데는 수십 년의 세월이 걸렸지만, 미국의 보건의료 비용 책정이 통제를 벗어나 있다는 것은 이제 기정사실이 되었다. 이것만으로도 분명 충분히 화가 날 만한 일이지만, 이 병폐는 그보다 훨씬, 아주 훨씬 더 심각하다.

특이하고, 불투명하고, 비이성적인 시장

세상에 미국의 의료 시장 같은 곳은 없다.[25-30] 자기에게 어떤 요금이 청구되었는지, 자신의 고용주나 의료보험회사가 실제로 지불한 비용이 어떻게 되는지 환자는 좀처럼 알기 어렵다. 서비스에 대한 요금을 지불하였음에도 불구하고 소비자는 아무것도 소유할 수 없다. 이것은 "행위만큼 받는 의료 medicine-by-the-yard"로, 우리는 건강을 지킨 것에 대한 보상reward for health preservation 대신 진료 행위마다 해당하는 비용fee-for-service을 지불한다. 대다수의 소비자가 고용인이 의료비를 지불하는 제도를 이용하기 때문에 정작 환자로서는 의료비를 낮추려는 동기가 생길 일이 없다. 그로 인해서 똑같은 서비스에 대해서도 보험에 들지 않은 개인과 보험회사에 아주 다른 액수의 비용을 청구하는 불상사가 일어났다. 시장은 결국 지배적인 사업 모델을 따라

갈 수밖에 없다. 거의 대부분의 다른 선진국에서는 정부가 가격을 협상하고 조절하지만 미국만큼은 예외다. 보건의료 전반에 퍼져 있는 강력한 로비 단체들이 그것을 그냥 보고 있을 리가 없으니 말이다!

민주 사회에서 이 모든 사안들보다도 더욱 중요한 것은 비밀이 만연해 있다는 점이다. 병원의 진료비목록과 마찬가지로 보건의료 비용은 보통 고의적으로 비밀이 유지되고 있다. 이것은 모두 의료가부장주의와 일맥상통한다. 소비자가 이런 정보를 알아야 할 필요가 무엇이며, 의사가 왜 굳이 이런 부분을 환자와 논의하려 하겠는가? 선도적인 보건의료 경제학자인 우베 라인하르트Uwe Reinhardt는 의료서비스에 대한 지출에 대해 "자기가 찾는 상품을 현명하게 쇼핑할 수 있으리라는 바람을 갖고 눈을 가린 채 백화점에 들어온 쇼핑객"으로 비유했다.[1] 스티븐 브릴은 다음과 같이 결론 내렸다. "우리 경제에서 가장 중요하다고 말할 수 있는 부분인 의료가 삶과 죽음 그 자체를 다루고 있는 상황에서 투명성이 완전하게 결여되어 있다는 것은 너무나도 위험한 사실이다."[3] 현재 사실상 의료의 모든 측면을 특징 짓고 있는 전반적인 정보 불충분에 대해 검토하였지만, 이런 배경을 바탕으로 본다 해도 비용이 정말 터무니없다. 브릴과 로젠탈의 연구를 통해 의료비에 대해 잠깐 살펴보기는 하였지만 이것은 시작일 뿐이다. 비용 문제에 대해 좀 더 완벽히 이해를 하고 난 다음에 다시 돌아와서 투명성을 촉진하기 위해 이루어지고 있는 발전 방안들을 다시 살펴보겠다.

낭비

2012년 미국의학원Institute of Medicine에서는 "Best Care at Lower Cost"* 라

는 제목의 450쪽짜리 보고서를 제출하였다. 이 보고서는 거의 3조 달러에 이르는 미국의 연간 보건의료 지출의 심각한 낭비에 대해 문제를 제기하였다.[31] 원그래프(그림 8.2)는 각기 다른 낭비의 요소들을 보여 주고 있다. 이러한 낭비는 연간 예산의 3분의 1(미국 GDP의 6% 이상)을 차지하고 있다. 그리고 뒤에서도 다시 검토할 테지만 이것 또한 분명 과소평가된 수치다.[29,31-33]

터무니없이 높은 가격에 대해서는 이미 앞에서 살펴보았다. 2,100억 달러를 넘어가는 불필요한 서비스 항목은 주로 필요 없는 시술과 수술 때문에 생기는 것이다.[34] 예를 들면 협심증이 없는 환자에게 관상동맥 스텐트 시술을 하거나 적절한 보존적 치료를 시행하지 않은 환자에게 요추 디스크 수술을 하는 식이다. 하지만 이 계산은 효과가 없다고 여겨지는데도 흔히 시행되고 있는 수술들은 고려하지 않는 것이다. 불필요하거나 효과가 없는 의학 시술이나 치료를 요즘 유행어로는 "저가치low value"라고 부른다.[33,35-39] 최근의 사례를 하나 들면 '부분 연골절제술partial meniscectomy'로 알려진 관절경 무릎수술이 있다. (절개의 크기를 제한하기 위해 관절경으로 수술한다.) 이 수술은 미국에서 가장 흔하게 이루어지는 수술로 1년에 70만 건 이상이 집도되고 있고, 거기에서 직접적으로 발생하는 의료 비용도 40억 달러에 이른다.[40] 캐나다 연구자들이 수행한 한 무작위 실험에서는 무릎 반월판meniscus이 찢어진 환자들을 무작위로 나누어 관절경을 이용한 부분 연골절제술 혹은 가짜 수술을 받게 해서 환자나 연구자 모두 어떤 수술이 이루어지는지 모르게 하였다.[40] 그런데 그 결과에서 아무런 차이가 나타나지 않았다. 이는 수술 그 자체의 위약효과가 얼마나 큰지 잘 보여 주고 있다. 시험 수술

---

* 더 낮은 비용으로 최선의 의료를.

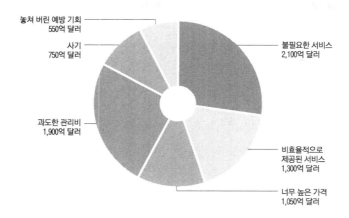

놓쳐 버린 예방 기회
550억 달러

사기
750억 달러

불필요한 서비스
2,100억 달러

과도한 관리비
1,900억 달러

비효율적으로
제공된 서비스
1,300억 달러

너무 높은 가격
1,050억 달러

그림 8.2. 미국 보건의료 낭비의 근원 [출처: (1) M. Smith et al., "Best Care at Lower Cost: The Path to Continu-ously Learning Health Care in America," Institute of Medicine of the National Academies, September 6, 2012, http://www.iom.edu/Reports/2012/Best-Care-at-Lower-Cost-The-Path-to-Continuously-Learning-Health-Care-in-America.aspx (2) D. M. Berwick and A. D. Hackbarth, "Eliminating Waste in US Health Care," *JAMA* 370 (2012): 1513. '사기'에 관한 부분은 여기서 더 이상 다루지 않았다. 이 수치는 연간 최고 2,720억 달러까지 나온다. 출처: "That's Where the Money Is," *The Economist*, May 31, 2014, http://www.economist.com/news/leaders/21603026-how-hand-over-272-billion-year-criminals-thats-where-money.]

에서 이렇게 실험상의 엄격함을 적용한 경우가 드물기 때문에 이 실험은 그만큼 더 중요한 실험이었다. 수술의 위약효과를 가려내려면 실제 시술과 비교할 수 있는 가짜 시술 대조군을 이용하는 것만큼 좋은 방법이 없음에도 불구하고 외과 의사들과 환자들은 보통 그렇게 설계된 실험에 참여하는 것을 매우 꺼린다. 이런 이유 때문에 효과가 없는 수술과 시술이 분명 넘쳐나고 있을 테지만, 이런 것들을 시험해 보는 엄격한 실험이 전혀 이루어지지 않고 있다.

합병증이 발생하면 수술은 추가적인 낭비로 이어질 수 있다. 미국의 의료 체계에서는 합병증이 생기면 오히려 더 높은 수가보상reimbursement으로 이어지기 때문이다. 합병증에는 감염, 상처 치유의 문제, 혈전, 심근경색, 폐렴 등이 있다. 아툴 가완디Atul Gawande와 그의 동료들은 2013년에 한 보고서를 발표했다. 이에 따르면 34,000건의 수술 중 5%에서는 적어도 한 가지의 합병증이 생겼다고 한다.[41] 비용의 차이는 충격적이었다. 합병증이 없었던 수술의 경우 평균 수가보상액이 16,936달러였던 반면, 합병증이 발생한 경우에는 39,017달러였다.[41] 의료에서 합병증에 대해 보상 인센티브가 적용되는 것은 아무리 봐도 합리적인 접근 방식이라 할 수 없다.

그저 수술로 인한 낭비만 있는 것이 아니다. 널리 이용되고 있는 의약품 종류들 중에는 대대적인 홍보가 이루어지고 있음에도 불구하고 효과가 있다는 증거는 부족한 것들이 많고, 심지어는 위험한 약물도 있다.[42] '테스토스테론저하증후군low T syndrome'을 치료하기 위해 테스토스테론젤 처방에 20억 달러 이상의 돈이 들어가고 있지만,[8,43] 무작위 실험과 대규모의 관찰 연구를 통해 이 약은 관상동맥 질환과 심근경색의 위험성을 갖고 있음이 밝혀져 있다. 〈뉴욕타임스〉의 2013년 특집 폭로 기사 "The Selling of Attention Deficit Disorder"*의 주제이기도 했던 주의력결핍장애 치료제 리탈린Ritalin과 다른 약물들은 현재 연간 90억 달러 이상 소비되고 있지만, 이 약들 중 대부분은 불필요하거나 유해하다.[44,45] 항우울제도 비슷하다. 2013년에 미국에서 가장 많이 팔린 약물은 아빌리파이Abilify로 6,460,215,394달러가 팔렸다. 심발타Cymbalta도 그에 못지않아서 5,219,860,418달러가 팔렸다. 미국인 10명 중 1명 이상이 항우울제를 복용하고 있고, 만 40~60세 여성의 비율은 4명당 1명꼴이다. 하지만 연구에 따르면 이런 약물을 복용하는 환자 3명 중 2명 이상이 복용 기준에 맞지 않는다. 특히 만 65세 이상의 사람들은 더욱 심해서, 항우울제를 복용하는 7명 중 6명이 치료 기준에 해

---

* 주의력결핍장애를 팝니다.

당하지 않는다. 미국 전체를 골고루 대표하는 75,000명 이상의 성인을 표본으로 하여 이루어진 새로운 연구에 따르면 이런 약물을 복용하는 사람들 중에서 치료 규정을 충족하는 사람의 비율은 38%에 불과하다.[46] 낭비라는 관점에서 보면 이런 자료들만 봐도 우울해질 지경이다.

하지만 이것조차도 처방약 낭비의 빙산의 일각에 불과하다. 아직 약물 유전체학은 적용해 보지도 않았으니 우리는 약물 이용에서 경제적 건강성을 달성할 가장 큰 기회 중 하나를 무시해 온 것이나 다름없다. 류마티스 관절염과 다른 자가면역 질환의 치료제로 전 세계적으로 제일 많이 팔리는 세 가지 약물을 예로 들어 보자. 휴미라Humira, 엔브렐Enbrel, 레미케이드Remicade가 여기에 해당한다. 이 세 가지 약물을 합치면 연간 판매액이 300억 달러를 넘어간다. 하지만 임상반응 비율clinical response rate은 대략 30% 정도다. 그렇다면 매년 180억 달러 이상이 낭비되고 있다는 말이 된다. 약물에 대한 반응성을 예측할 수 있는 유전체나 생체지표를 찾아내려는 시도는 없었지만, 그러한 것이 존재하는 것은 분명하다. 거의 모든 약물이 그러하기 때문이다. 한편으로는 생명을 위협할 때도 많은 심각한 부작용을 피하자는 측면도 있다. 우리는 스티븐스-존슨증후군으로 알려진 심각한 자가면역 질환을 유발할 수 있는 카바마제핀이나 간 부전을 야기할 수 있는 플루클로사실린과 같은 약물의 위험을 알리는 유전체 신호를 알고 있다. 하지만 미국의 임상에서는 이런 방법들을 고려하지 않고 있다. 제7장에서 논의하였듯이 6,000가지 이상의 처방약이 존재하지만 그중 우리가 약물유전체학 정보를 가지고 있는 것은 100가지를 간신히 넘는 정도다.(2%) 따라서 우리는 암울한 약물의 암흑기 상태에 놓여 있다고 말할 수 있다. 밴더빌트 대학교에서 최근에 이루어진 연구에서는 흔히 사용되는 다섯 가지 약물에 대해 유전자형 스크리닝검사genotype screening를 했을 때 혜택을 입게 될 환자들의 비율을 정량화해 보았다.[47] 시장에 나와 있는 약물이나 개발 중인 약물을 대상으로 앞으로 이런 GIS 정보를 이용한다면 새로운 전환점을 맞이하게 될 수도 있다.

적절한 확인도 없이 부주의하게 낭비가 이루어지고 있는 또 하나의 영역은 의학 영상 분야다.[47-48] 2014년에 영상 촬영 장비의 세계 시장 규모는 320억 달러였다.[49] CT, 핵의학 영상, MRI, 초음파, 유방촬영술 등 온갖 의학적 스캔이 미국에서 이용되는 규모를 보면 전 세계 다른 국가들의 이용 규모가 초라해 보일 정도다. 미국에서는 MRI와 CT스캔이 모두 1,000명당 250건이 넘는다.[50] 2014년에 미국에서는 5억 건 이상의 의학스캔이 이루어졌다. 촬영 건당 비용을 보수적인 값인 500달러로 잡는다 해도, 계산해 보면 대략 2,500억 달러라는 값이 나온다.[49] 이 중에서 정말로 꼭 촬영해야 했던 것이 얼마나 될까?[38] 더군다나 스캔검사를 받는 사람들 중 3~5% 정도는 전리방사선 노출 누적으로 인해 암에 걸리는 것으로 추정된다. 이는 〈뉴욕타임스〉의 특집 기사 "우리는 스스로에게 암을 주고 있다."*에서 강조한 바 있다.[51] 이렇게 유발된 암은 의학 영상으로 인해 치러야 하는 경제적 대가에 포함되지 않는다. 제6장에서 자세하게 다루었던 'Choosing Wisely' 캠페인을 따르지 않는 것으로 추정되는 모든 의학 영상 또한 여기에 포함되지 않기는 마찬가지다.[52] 이런 것들을 보면 확실한 증거에 비해 이런 권고 사항들이 적극적으로 홍보되어 충분히 영향력을 펼치지 못했음을 다시 한번 확인할 수 있다.

증명되지 않은 첨단기술 치료도 또 다른 낭비의 원인이다. 이 목록의 상단을 차지하고 있는 치료법으로는 로봇수술robotic surgery, 양성자 빔 방사선

---

* 193쪽 각주 참고.

proton beam radiation 치료가 있다. 이 두 가지 치료법은 표준의 치료법과 비교해서 그 효과를 입증해 줄 만한 자료가 없다. 로봇수술을 예로 들어 보자.[53,54] 미국에는 범용 로봇수술 판매 회사가 인튜이티브 서지컬Intuitive Surgical 한 군데밖에 없다. 이곳에서는 다빈치 로봇da Vinci robot을 한 대당 150만 달러에서 220만 달러 정도에 판매한다. (여기에는 각각의 임상 사례에서 사용되는 1회용 장비의 가격은 포함되지 않았다.) 미국 전역에서 로봇수술 이용이 기하급수적으로 늘어나서 2013년에는 1,370개의 종합병원(대략 30%)에서 적어도 한 대의 다빈치 로봇을 구매했다.[53,55] 이 로봇들은 자궁절제술, 개심수술open-heart surgery, 전립선제거술 등 다양한 시술에서 이용되고 있으며 로봇의 보조를 받는 수술이 전 세계적으로 150만 건이 넘게 수행되었다. 또 다른 제조업체인 마코MAKO에서는 정형외과 시술에 사용하는 로봇을 만든다. 로봇 제조 회사들 사이에서는 경쟁이 이루어지지 않는 것과는 대조적으로 미국의 종합병원들은 자신들의 로봇을 홍보하기 위해 치열한 마케팅을 하고 있다. 한 외과 의사는 이렇게 말했다. "나는 종합병원이 텔레비전, 라디오, 옥외 광고판 광고를 뛰어넘어서 스포츠 행사의 하프타임 쇼에 자기네 수술용 로봇을 가지고 나오는 것도 본 적이 있습니다."[55]

첨단기술의 유혹 행렬에 가장 최근에 뛰어든 양성자 빔 방사선은 그보다도 훨씬 값이 많이 나가는 항목이다. 양성자 빔 가속센터를 지으려면 2억 달러 정도의 비용이 들어간다.[56] 그리고 미국에서 이 치료법이 폭발적으로 성장하는[57] 것을 보면 무척 당혹스럽다. 이런 형태의 방사선치료는 좀 더 정확한 치료가 가능하다고 추정되기는 하나 전통적인 방사선 암치료법에 비해 장점이 있다는 자료가 존재하지 않기 때문이다. 이런 센터를 건설하는 데는 막대한 돈이 들어갈 뿐만 아니라, 치료비도 전통적 치료에 비해 2.5배나 비싸다. 2013년 말에는 그런 센터가 전 세계적으로 43군데가 있었고, 놀랄 일도 아니지만 그중 상당수는 미국에 자리 잡고 있다. 미국은 효과를 입증할 자료가 있든 없든, 첨단기술 사용에 있어서는 가히 세계의 중심이라 할 수 있다.

그 다음으로는 그보다 더욱 불필요한 임상 과정도 있다. 이것은 꼭 첨단 기술을 활용할 필요가 없는 것으로 이를테면 연례 정기검진 같은 것이다. 매년 전체 미국인의 81%에 해당하는 대략 2억 5,500만 명의 미국인들이 의사를 보러 간다.[45,58,59] 아기를 위한 내원이나 임산모를 위한 내원 등 이들 중 상당수는 분명 중요한 것이다. 하지만 미국 사람들 중 연례 정기검진을 받는 사람들의 숫자를 마지막으로 추정한 것은 2007년으로 거슬러 올라가는데 당시에는 그 숫자가 4,440만 명이었다. 1979년에 캐나다 정부의 한 연구에서는 연례 정기검진을 포기해야 한다는 권고가 나왔었는데 미국에서는 불과 2년 전에야 이런 정책이 지지를 받게 됐다. 엘리자베스 로젠탈은 〈뉴욕타임스〉에서 이렇게 적었다. "대체 왜 유독 미국인들만 일종의 의식 같은 정기검진과 이런 검사들에 계속해서 매달리고 있을까? 그리고 왜 그리도 많은 의사들이 계속해서 환자들에게 정기검진 서비스를 제공하고 있을까?"[7] 불필요한 연례 정기검진은 연간 70억 달러 이상의 비용을 발생시키는 데서 끝나지 않고, 온갖 종류의 우연한 발견으로 이어져 좀 더 많은 검사와 스캔, 그리고 시술 및 수술로 이어진다. 연례 정기검진에 대한 모든 연구를 체계적으로 검토한 결과 이것이 모두 낭비이며 폐기해야 할 것이라는 결론이 나왔다.[60] 하지만 이런 연구 결과에도 불구하고 미국 전역에서는 더 광범위한 건강검진에 대해 대대적인 홍보가 이루어지고 있다. 이를테면 "건강에 연례 정기검진 이상의 도움을 준다."는 프린스턴 장수 센터Princeton Longevity Center의 5,300달러짜리 종합검진 같은 것이 그 예다.[45]

예방에 도움이 될 것으로 예상했지만 오히려 역효과를 나타내는 정기검진은 낭비적인 측면이 있지만 그 이면에는 예방 기회를 놓쳐 버린다는 측면도 존재한다. 여기에 따르는 비용은 550억 달러다.(그림 8.2) 보건의료에 매년 소비되는 3조 달러 중에서 84%는 만성질환의 치료에 들어간다. 더군다나 의료관리시스템에서 만성질환의 치료에 매년 지출하는 돈의 50%를 환자들 중 5%에 해당하는 소위 핫스파터들이hotspotters 잡아먹고 있다.[61] 상위 1%의 환자가 비용의 21.4%를 잡아먹고 있고, 환자당 평균 비용이 87,850달러에 이른다.[62] 하지만 그런데도 우리는 아직까지 만성질환이나 비용을 잡아먹고 있는 핵심 인물들에 대처하기 위한 혁신적인 디지털 기술을 도입하지 않았다. 흔한 만성질환과 관련이 있는 혈압, 혈당, 심장리듬, 폐 기능, 그리고 다른 많은 지표들을 간단한 모바일장치로 추적한다면 그 유용성이 입증될지도 모르고, 핫스파터들에 대한 좀 더 엄격한 감시와 안내도 그에 못지않은 효과를 낼 것이다.

아직 임종기 돌봄end-of-life care에 대해서는 언급조차 하지 않았다. 이것은 미국에서 비용이 고삐가 풀린 듯 치솟고 있는 또 다른 분야다. 메디케어에서는 예산의 28%에 해당하는 1,700억 달러 이상의 돈을 환자들 삶의 마지막 6개월에 쏟아붓고 있다.[63,64] 중환자실 체류와 공격적인 시술 및 수술을 비롯한 임종기 돌봄 비용은 '불필요한 서비스' 항목에 포함조차 되지 않은 것이다.(그림 8.2) 하지만 이런 치료는 수명 연장 효과도 없고, 남은 인생의 질적 향상에도 도움이 되지 않기 때문에 대부분이 불필요한 치료다.

따라서 나는 불필요한 치료나 낭비가 미국의학원에서 발표한 것보다 훨씬 많을 것으로 추정하고 있다. 내가 여기에서 정의한 '낭비'로 인한 지출은 실제로 미국의 전체 보건의료 지출의 절반에 해당하리라고 추측된다.

보건의료의 아웃소싱

미국의 1인당 의료비 지출은 대략 8,500달러로, 다른 선진국들과 비교하면 최소 두 배에 해당한다. 2014년 커먼웰스 펀드^{Commonwealth Fund} 보고서에서는 전체적인 보건의료 부분에서 가장 부유한 11개 국가들 중 미국을 꼴찌로 평가했다. 다른 10개 국가의 1인당 평균 지출은 3,100달러로 63%나 적다.[65,66] 미국의 의료비가 높다 보니 그 결과로 환자들이 진료를 받기 위해 미국을 빠져나가는 현상이 생겼다.[67,68] 미국에서 하루 입원하는 데 드는 평균 비용은 4,287달러인 반면 프랑스는 853달러, 네덜란드는 500달러 미만으로 크게 비교된다. 굳이 계산기를 두들겨 보지 않아도 미국의 입원 진료 서비스가 5배에서 8배 정도 더 훌륭하지 않다는 것은 쉽게 알 수 있다.[65,69] 다른 곳에서는 의료비를 훨씬 더 낮출 수 있기 때문에 유럽뿐만 아니라 인도, 태국, 인도네시아, 멕시코, 두바이, 한국 등 세계 여러 나라로 나가는 의료관광이 성행하게 되었다. 마이클 쇼펜^{Michael Shopenn}은 새로운 고관절이 필요해졌지만 콜로라도 볼더의 종합병원에서 치료비가 거의 10만 달러 정도 들 것이라는 견적을 받았다. 그는 인터넷을 검색하여 브뤼셀 근처에서 13,660달러짜리 풀 패키지 치료 과정을 찾아냈고, 그곳에서 수술을 받았다.[14] 이것은 항공료와 모든 의료 비용, 여행 비용이 포함된 가격이었다. 이렇게나 비용이 차이가 날 수 있다는 것이 믿어지지 않을 정도였다. 이렇게 가격 차이가 나는 데는 인공 고관절의 가격 차이도 일조하고 있다. 유럽에서는 인공 고관절을 4,000달러에 구입할 수 있는데 이와 똑같은 모델이 미국 병원에서는 8,000달러나 한다. 하지만 이것도 시작에 불과하다. 유럽에서는 이윤폭이 200달러 정도지만, 미국에서는 이보다 적어도 10배 정도가 높아지기 때문이다.[14] 유럽이 가격경쟁력 때문에 의료관광의 중심지로 급부상하고 있는 것도 놀랄 일이 아니다.

처방 의약품의 경우와 마찬가지로 미국 정부에서는 의료 장비 가격을 규제하기 위해 하는 일이 아무것도 없고, 비용을 낮추기 위해 막대한 협상력을 이용하려 들지도 않는다. (〈그림 8.1〉은 이런 정책의 영향력을 수치로 보여 준다.) 따라서 모든 가격이 시장에서 결정되는 대로 그냥 따라갈 수밖에 없다. 하지만 사실상 다른 모든 선진국에서는 이와 정반대다. 다른 나라에서는 정부가 약물이나 장비의 가격에 강력한 영향력을 행사할 뿐만 아니라 로비 단체나 특정한 이익 단체에 휘둘리지 않고 자신의 힘을 적절히 이용한다. 내가 영국에서 사용하는 "NICE"라는 약자를 좋아하는 이유도 그것이다. 'NICE'는 국립보건임상연구원National Institute for Health and Care Excellence의 약자다. 'nice'는 친절하다는 의미지만 이 기관은 산업계를 대할 때는 결코 친절하지 않다. 이 기관이 자신이 받아들일 수 있는 가격을 산업계에 강제하고, 받아들일 수 있는 가격으로 협상할 의지를 회사 측에서 보이지 않는 경우에는 몇몇 신약의 승인을 거부하기도 했다. 반면 미국에서는 정부에 아무런 강제력도 없다.

'아플 때까지 지불하기'* 특집 기사 시리즈에서 엘리자베스 로젠탈은 의료관광이 꼭 국제적으로만 일어나는 것은 아니라고 지적하였다. 뉴욕 시에서 비용을 크게 낮추기 위해 환자들을 리무진버스에 태우고 버펄로로 운송하는 프로그램을 실시한 것이 한 사례다.[12] 그와 유사하게 알라스카의 최대 의료보험회사인 프리메라 블루크로스 블루실드Premera Blue Cross Blue Shield에서는 비용을 낮추기 위해 일부 시술에 대해서는 비행기를 이용해 환자를 시애틀로 날랐다. 일례로 시애틀에서는 교통비를 포함해서 절반 가격에 무릎관

---

* 235쪽 각주 참고.

절수술을 할 수 있다.[12] 월마트Walmart에서는 서비스 우수 센터Centers of Excellence 프로그램을 갖추고 특정 유형의 수술에 대해서는 110만 명의 직원들이 미국의 여섯 가지 의료시스템 중 하나를 자발적으로 선택해 접근할 수 있게 하고 있다. 직원들은 여기에 비용을 부담하지 않는다. 거대 체인점이 자신의 협상력을 이용해 유리한 거래를 이끌어 냈음을 알 수 있다.

분만처럼 아웃소싱하기가 어려운 것들도 있다. 미국에서 임신을 하고 자연분만해서 신생아를 돌보는 데 들어가는 총비용은 평균 3만 달러다. 제왕절개를 하는 경우에는 5만 달러다.[9] 양쪽 어느 경우든 보험회사에서는 이 비용의 절반 정도를 지불한다. 하지만 유럽 대부분의 국가에서는 이 비용이 미국의 상업적 보험회사가 일반적으로 지불하는 비용의 20%에서 30% 정도에 불과하다. 여기서 언급하는 대륙 간 차이는 장비나 약물 비용은 포함되어 있지 않고, 그냥 병원비hospital charge와 스티븐 브릴이 폭로한 진료비 목록을 통해 모든 항목에 매겨지는 터무니없는 이윤만 포함된 것이다.

비용은 대체 누가 알고 있나?

내가 1980년대 초에 내과에서 수련을 받고 있을 때 내 스승이었던 박사 스티븐 슈뢰더Stephen Schroeder는 임상검사, 약물처방, 시술, 스캔검사 등 환자에게 내린 처방에 대해서는 그 비용을 모두 알고 있어야 한다고 인턴과 레지던트들에게 거듭 되풀이해서 강조했다. 35년 전에 그는 이미 이것이 새로 의사가 된 사람들이 필수적으로 익혀야 할 부분임을 예상하고 있었던 것이다. 그때 이미 우리는 보건의료의 경제적 실패를 향해 움직이고 있었기 때문이다. 물론 그는 실제로 옳았다. 그는 시대를 앞서 있었고, 다른 수

많은 선각자들과 마찬가지로 무시당하고 말았다.

현재로 다시 되돌아오자. 2014년, "Survey Finds Few Orthopedic Surgeons Know the Costs of the Devices They Implant."*라는 제목의 아주 흥미로운 연구 결과가 〈헬스 어페어Health Affairs〉에 발표되었다.[70] 7곳의 수련병원에서 일하는 총 500명 이상의 정형외과 의사들을 대상으로 흔히 이용하는 장치의 가격을 추정해 볼 것을 요청하였는데, 20% 범위 안으로 정확하게 맞춘 사람이 20%에도 미치지 못했다. 80%의 정형외과 의사들이 비용 정보를 아는 것이 중요하다고 믿고 있었음에도 불구하고 이런 결과가 나온 것이다. 논문의 주요 저자인 박사 카누 오키케Kanu Okike는 이렇게 불만을 토로하였다. "비용이 얼마나 되는지 어디서 구경 한 번 해 본적이 없어요. 설사 관심을 가지고 찾아보려 해도 알아낼 뾰족한 방법이 있는 것도 아니고요."[71] 옳은 지적이다. 미국 의료 장비 세계의 특징은 구매 대행업자purchasing group가 존재한다는 것이다. 이들은 병원과 은밀하게 거래를 하면서 그 거래 내용을 밝히지 않는다는 합의서 작성을 요구한다. 이 논문은 다음과 같이 결론 내리고 있다. "의료 장비 제조업체들은 가격을 비밀에 부치려고 애쓴다. 그래야 똑같은 임플란트를 다른 의료 기관에 더 비싼 가격으로 팔 수 있기 때문이다."[70] 연구 결과에 대해 언급하며 오키케는 가격 투명성의 결여가 의료의 가장 큰 문제라고 지적하였다. 하지만 인정해야 할 다른 중요한 요인들이 있다.

1990년대 말에 나는 비용을 실시간으로 추적하기 위해 클리블랜드 클리닉Cleveland Clinic의 심장카테터연구실에서 프로그램 하나를 실시했었다. 막힌 관상동맥을 뚫는 스텐트 시술에는 스텐트 외에도 여러 유형의 카테터

---

* 설문 조사 결과 정형외과 의사 중 자기가 시술하는 임플란트의 비용을 아는 사람은 소수에 불과했다.

가 사용된다. 끝에 풍선이 달린 것도 있고 철사형도 있다. 이런 보급품들은 모두 비싸고 제조사별로도 가격 차이가 크다. 이런 차이가 누적되다 보면 어려운 시술에서는 그 비용이 평균적인 시술에 사용되는 장비의 비용보다 4배에서 8배까지 높아질 수 있다. 메디케어와 다른 많은 민간 보험 회사에서는 어떤 장비를 사용했느냐에 상관없이 하나의 시술에 대해 고정된 금액을 지불한다. 그래서 우리는 각각의 장비 포장용지에 바코드가 붙어 있는 시스템을 설치했다. 이 바코드를 스캔하면 그 비용이 활력징후와 X-레이 사진이 표시되는 스크린에 함께 표시되었다. 카테터나 장비의 포장지를 뜯을 때마다 마치 식료품 가게에서 계산을 할 때처럼 전체 가격이 스크린에 표시되도록 한 것이다. 나는 이것이 우리 심장전문의들에게 훌륭한 추적 방식으로 자리 잡게 되리라 생각했었다. 비용을 실시간으로 파악할 수 있을 뿐만 아니라 경제적 진료를 위한 단계들을 밟아 갈 수 있으리라고 말이다. 하지만 이것은 머지않아 거부당하고 말았다. 의사들은 시술을 어떻게 할 것인가 판단할 때 비용 관련 자료를 신경 쓰고 싶어 하지 않았다. 이것이 의사-환자 관계를 침해하는 비윤리적인 방식이라 생각하는 의사들도 있었다. 대부분은 아니어도 많은 의사들은 비용에 상관없이 최고의 진료를 제공해야 한다는 신조를 내세웠다. 하지만 그 결과 스텐트 시술과 장비 비용으로 매년 1,500억 달러가 들고 있다. 이는 분명 줄일 수 있는 비용이었다.

이것은 미국 FDA의 행태와도 조금 닮아 있다. FDA에서는 새로운 약이나 장비의 승인을 검토할 때 비용에 대해서는 고려하지 않고 안전성과 효능만을 따진다. 의사나 규제 당국 모두 비용 정보를 엄격히 구분하여 별도로 생각한 것이 분명 미국의 보건의료 경제 위기에 크게 일조하였다. 비용 정보를 알지 못하는 것이나, 알기를 원하지 않는 것은 아무런 도움도 되지 않는다. 의료와 비용을 따로 떼어서 생각하는 것은 건강하지 못한 일이다.

이제는 전자의무기록이 사용되고 있기 때문에 처방이 내려지는 순간에 임상검사나 다른 비용들을 실시간으로 표시해서 의사들에게 보여 주는 것이 가능하다. 최근의 한 연구에서는 이렇게 비용을 표시했더니 이 비용 자료를 표시하지 않은 경우와 비교했을 때 한 달 1,000번의 내원당 '최고' 107달러 감소라는 소박한 개선만 나타났다.[72] 이것 역시 우리 심장카테터 연구실에서 실시간으로 비용을 표시했을 때 실패했던 경우와 비슷하게 설명할 수 있을 것이다. 의사들 중에는 그 정보가 자신의 임상 방식, 판단, 통제에 부적절하게 개입하고 있다고 여기는 사람들이 많다. 불행하게도 이것은 전 세계적인 추세와는 완전히 동떨어진 생각이다. 〈포브스Forbes〉의 칼럼니스트 팀 워스톨Tim Worstall은 극단적인 반응을 보였다. 그는 이런 글을 적었다. "Bending the Health Care Cost Curve: Fire the Doctors."*[73] 그는 보몰의 고비용병Baumol's cost disease의 원리를 들고 나왔다. 더 간단히 말하자면 인력을 고용하는 서비스는 점차적으로 더 비싸진다는 경험적 개념을 말한다. 그는 이 문제를 해결할 가장 좋은 방법은 의사들을 기계로 대체하는 것이라 주장했다.[73] 나는 이 주장이 옳다고도 믿지 않고, 의사들이 자신의 임상이 비용에 영향을 받는 것에 대해 느끼는 거부감을 해결할 수 있는 올바른 해결책이라고도 믿지 않는다.

두 가지 다른 전략이 궁극적으로는 더욱 유망할지도 모르겠다. 2014년에 매사추세츠에서는 투명법안Transparency law을 내놓았다. 이 법은 보건의료 종사자가 최대상환금액allowed amount을 미리 밝히거나 근무일 이틀 안으로 입

---

* 보건의료 비용 곡선 꺾어 놓기: 의사를 해고하라.

원, 시술, 서비스 요금을 청구하도록 요구하고 있다.[74] 자료를 얻는 데 이틀이 걸린다고 하면 심근경색이 와 있거나 응급으로 스텐트가 필요한 경우에는 별로 도움이 되지 않는다. 사실 이틀까지 지연된다는 것은 전 세계적으로 판매되는 다른 서비스나 상품과는 비교가 힘들 정도로 느린 것이다. 하지만 이것은 소비자에게 의료비 정보를 제공하는 법률 제정을 위한 첫 단계로 볼 수 있다.

교육은 또 다른 접근 방법이다. 예일 대학교 의대 같은 곳에서는 교육 과정에서 비용과 관련된 모든 부분을 알고 공유하기를 강조한다.[75] "The Thousand-Dollar Pap Smear"*라는 글에서 체릴 베티골Cheryl Bettigole은 핵심을 제대로 찔렀다. "병원에서 의료비를 상승시키는 가장 큰 원동력은 무엇인가? 정답: 의사의 펜(혹은 마우스나 키보드)"[22] 전자의무기록에서 자궁경부암검사 같은 칸을 클릭하는 일은 보통 생각 없이 반사적으로 이루어진다. 이것은 임상에서 일반적인 현상이기도 하다. 사실 옛날처럼 양식을 기입할 필요 없이 요즘에는 마우스만 클릭하면 되기 때문에 아마도 더 쉬워졌을 것이다. 의대생, 수련의, 임상의들에게 아무런 생각 없이 임상검사 처방을 내리는 것은 제대로 된 임상 방법이 아님을 교육시키는 일이 시급해졌다.[76] 이런 교육이 시작되는 데 수십 년이나 걸렸다는 사실이 믿기 어렵다. 하지만 의료가부장주의라는 맥락에서 생각해 보면 이해가 된다. 의사가 뭐하러 그런 세속적이고 하찮은 주제를 신경 써야 한단 말인가?

듀크 대학교의 피터 우벨Peter Ubel은 "Doctor, First Tell Me What It Costs."[77]**와 "Full Disclosure—Out-of-Pocket Costs as Side

---

* 1,000달러짜리 자궁경부암검사.
** 의사 선생님, 비용부터 말씀해 주시죠.

effects."[78]***등의 에세이를 통해 비용을 환자에게 모두 밝힐 것을 앞장서 주장해 온 인물이다. 모리에이츠Moriates, 샤Shah, 아로라Arora 등도 "First, Do No (Financial) Harm."[79]****에서 이런 의견을 옹호했다. 이들의 주장은 간단하다. 의료 비용이 대단히 높아진 상황에서 이런 정보를 사전에 미리 공유하여 불필요한 검사나 치료를 피하는 것이 전문가로서의 중요한 책임이라는 것이다. 환자들은 의료비 때문에 파산할 뿐만 아니라, 비용을 감당할 수 없어 치료를 충실히 받을 수 없는 경우도 너무 많다.[18,79-83] 이제 의료비는 환자의 건강 상태와도 관련된다. 높은 본인부담금과 관련된 스트레스와 불안은 상당한 정서적 부담을 가할 수 있다. 하지만 불행하게도 미국의 의료보험은 너무나 복잡하기 때문에 의사들은 어느 환자가 실제로 자기 주머니에서 지불해야 하는 돈이 얼마나 되는지 알 수 있는 방법이 없다. 우리는 이 부분에 있어서 배후에 숨어 있는 것, 즉 모든 상품과 서비스에 대해 환자가 부담해야 하는 정확한 비용을 실시간으로 볼 수 있어야 한다. 의료보험회사 측에는 더 이상 불투명성을 고집할 핑계거리가 없다.[84-87]

투명성 확보를 위한 원동력

5년이 넘는 기간 동안 오클라호마 수술센터Surgery Center of Oklahoma에서는 동종업계 종사자들에게 훌륭한 사례를 보여 주었다. 40명의 외과 의사와 마취과 의사로 구성된 오클라호마시티의 이 병원은 부대 비용을 포함한 모

*** 완전공개—가입자 본인부담이라는 부작용.
**** 먼저, (경제적인) 해를 입히지 마세요.

든 수술과 서비스의 가격을 자신들의 웹사이트에 공개했다. 심박조율기가 필요하다면 7,600달러가 들 것이다. 아킬레스건이 파열되었다고? 그럼 5,730달러가 든다. 이것은 엄청난 관심을 끌었다. 대단히 예외적인 경우였기 때문이다. 티나 로젠버그Tine Rosenberg는 다음과 같이 적절히 표현하였다. "이 일이 놀랍게 다가온다는 사실 자체가 정말 놀라운 점이다."[88] 의료비에서도 당신이 평생 동안 구입하는 다른 상품과 서비스처럼 투명성이 확보되어 있다고 한번 생각해 보라!

여기에 함축된 의미는 실로 크다. 만약 당신이 더 저렴하게 판매하는 곳을 찾아낸다면 자신들도 거기에 가격을 맞추겠다고 체인점 베스트 바이Best Buy가 보장하는 것처럼, 오클라호마 수술센터의 웹사이트도 환자들이 미국 전역에서 더 나은 거래를 할 수 있게 만들어 주었다. 지역적으로 미친 영향도 적지 않다. 다른 병원에서도 경쟁력을 유지하기 위해서는 이런 부분을 따라가지 않을 수 없게 만드는 압력이 생기기 때문이다. 오클라호마의 다른 많은 의료 기관들도 이제는 처음으로 자신들의 가격을 게시판에 올리고 있다. 미국에서 투명한 가격 공개가 이루어지는 사례가 이것만은 아니다. CVS 미닛 클리닉CVS Minute Clinics 같은 약국과 지역 응급진료 클리닉local urgent care clinics에서는 자신들의 가격을 공개한다. 하지만 이것은 보건의료 종사자가 솔선하여 가격 투명성을 이끌어 가는 시작에 불과하다.

이것은 문을 활짝 열어젖히기 위해 솟아 나오고 있는 여러 가지 힘들 중 하나에 불과하다. 2014년 메디케어에서는 88만 명의 의사들과 보건의료 종사자들의 상세한 지급 내역 자료를 모두 발표하였다.[89,90] 미국에서는 30개 이상의 주에서 가격 투명성을 높이기 위한 법률 제정을 고려하거나 추구하고 있다. 2014년 부담적정보험법 조항을 통해 연방정부에서는 모든 보건의료 기관에서 여러 가지 의료서비스에 대한 가입자의 본인부담금 자료를 웹사이트에 게시할 것을 요구하고 있다. 22개 종합병원과 185개의 의원을 네트워크로 거느리고 있는 솔트레이크시티의 인터마운틴 헬스케어 같은 일부 의료시스템은 자신의 비용목록cost master에 나온 25,000가지 모든 항목에 대한 비용 자료를 웹사이트에 공개해 왔다. 유나이티드, 애트나, 블루크로스 블루실드 같은 대형 보험회사들은 수백 가지의 흔한 의료 서비스에 대해 총비용과 가입자 본인부담금에 대한 대략적인 자료를 알려주는 비용견적기cost estimator를 개발했다. 지난 몇 년 동안에 걸쳐 소비자들에게 투명한 비용 자료를 제공하는 일에 전념하는 새로운 회사들이 넘쳐났다.[6,91-101] 벤처캐피탈 회사에서는 5억 달러 이상을 투자했고, 이 회사들 중 일부는 기업공개initial public equity offerings로 진척이 이루어졌다.[92] 이 목록에는 캐스트라이트 헬스Castlight Health, 포킷독pokitdok, 닥터블Doctible, 굿알엑스GoodRx, 헬스 인 리치Health in Reach, 이루미네이트헬스eLuminateHealth, 체인지 헬스케어Change Healthcare, 헬스스프라크HealthSparq, 스냅헬스SnapHealth, 클리어헬스코스트ClearHealthCosts, 헬스케어 블루북Healthcare Bluebook, 그리고 그 외에도 다수의 기업들이 있다. 브라이터Brighter와 다른 신흥 기업들은 치과 비용도 공개하고 있다. 이 회사들은 가격 정보 추정 방식, 자료 공개 방식, 사이트 접근 자격, 제공되는 내용의 정확도 등 여러 가지 면에서 각자 여러모로 다르다.[102a] 소비자가 자유롭게 드나들 수 있는 헬스케어 블루북의 경우 특정 지역의 비용을 평균 내서 우편번호별로 의사와 병원 서비스에 대한 '적정 가격fair price'을 제공한다. 닥터블은 환자의 진료비 청구서와 가입자의 본인부담금을 크라우드소싱해서 대중이 볼 수 있게 하고 있다. 캐스트라이트 헬스에서는 청구 자료를 분석한 특허 소프트웨어를 이용해서 고용주와 그 고용인(일반 대중이 아니라)에게 개별 의사와 의료시스템에 대한 가격 정보를 제공하고 있고, 품질 평가 지수quality metrics도 추가하기 시작했다. 이곳에서는 참조가격^{reference pricing}도 도입하고 있다. 참조가격은 보험회사에서 보장해 주는 최대 가격이다. 이 가격과 차이가 나는 부분은 이론적으로 소비자가 부담해야 한다. 이런 추가적인 전략은 투명성 그 자체를 넘어 가격 인하의 압박 요인으로 작용할 수도 있다. 실제로 미국에서 두 번째로 규모가 큰 보험 프로그램인 칼퍼스^{California Public Employees Retirement System. CalPERS}는 참조가격제를 이용하여 가격을 낮추는 데 성공하였다. 칼퍼스의 비용 제한에 부합하지 않는 병원을 선택하는 환자는 비용 분담의 책임을 진다.

이 외에도 뉴 초이스 헬스^{New Choice Health}와 같이 좀 더 소비자 중심적인 웹사이트도 존재한다. 이곳에서는 특정 도시나 지역에서 비교 가능한 비용들을 모두 알아낸다. 메디비드^{Medibid}의 자료는 환자들이 입찰을 준비할 수 있게 할 목적으로 만들어졌다. [102b] 이것은 프라이스라인^{Priceline*}과 똑같이 작동한다. 예를 들어 이 입찰 사이트를 이용하면 무릎수술이 필요한 시애틀 출신의 환자가 버지니아로 가서 15,000달러에서 7,500달러로 비용을 낮출 수 있다. 카약^{Kayak}, 트래블로시티^{Travelocity}, 익스피디아^{Expedia} 같은 곳이 여러 해 전에 여행사들의 담합을 붕괴시키고, 질로우^{Zillow}와 트룰리아^{Trulia}가 부동산업자들의 담합을 깨뜨리고, 에드먼즈^{Edmunds}와 오토트레이더^{Autotrader}가 자동차 가격 책정을 폭로하였듯이, 이제 우리는 마침내 드러나는 의료계의 속살을 목격할 수 있게 된 것이다.

의료비로부터 비밀의 장막을 제거하려는 회사들은 모든 자료를 모바일 장치에서도 접근할 수 있게 한 여행 가격과 부동산 가격 비교 웹사이트로부터 교훈을 얻어서 그와 똑같은 일을 스마트폰과 태블릿 어플리케이션을 통해 하고 있다.(그림 8.3) 이런 담합 붕괴가 널리 퍼진 결과 라인하르트는

---

* 미국의 대표적인 역경매 사이트.

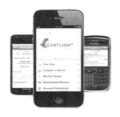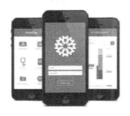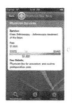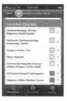

그림 8.3. 의료비 가격을 보여 주는 모바일 어플리케이션의 사례 [출처: (왼쪽) B. Dolan, "Castlight Health Takes Cost, Quality Measures Mobile." *MobiHealthNews*, March 29, 2012, http://mobihealthnews.com/16804/castlight-health-takes-cost-quality-measures-mobile/; (가운데) E. Garvin, "Can Medlio's Virtual Health Insurance Card Improve Patient Engagement?" *HIT Consultant*, September 16, 2013, http://hitconsultant.net/2013/09/16/can-medlios-virtual-health-insurance-card-improve-patient-engagement/; (오른쪽) M. Hostetter and S. Klein, "Health Care Price Transparency: Can It Promote High-Value Care?" Quality Matters, The Commonwealth Fund, April 25, 2012, http://www.commonwealthfund.org/publications/newsletters/quality-matters/2012/april-may/in-focus.]

이제 우리가 가격 책정 투명성과의 싸움에서 새로운 단계로 접어들고 있다고 믿는다. 그는 한 인터뷰에서 다음과 같이 말했다. "우리는 가격이 완전히 불투명한 비밀의 성 안에 갇혀 살았었습니다. 무엇이 얼마나 하는지 아무도 알 수 없었죠. 이렇게 해도 잘 작동했었습니다. 하지만 이제는 이 반란군이 문 앞에 당도해서 문을 두드리고 있습니다. 그리고 성 내부에서 이들을 돕는 자들도 생겨나고 있죠. 이제 곧 당신은 완전한 투명성을 만나게 될 것입니다."[103,104]

조짐이 좋아 보이기는 하지만 아직도 우리 앞에는 수많은 도전 과제가 놓여 있다. 역사적으로 환자는 의사에게 문제 제기를 하지 않는 전통이 있었기 때문에 실제로 의사에게 진료비가 얼마나 하는지 물어보는 환자는 32%에 불과하다.[104] 의사나 다른 보건의료 종사자에게 직접 물어보지 않고 무선장치를 통해 비용 정보에 즉각적으로 접근하는 것이 영향을 미치게 될지는 앞으로 지켜보아야 할 부분이다. 특히나 의료를 가장 필요로 하는 노년층 환자에게서 이런 영향이 어떻게 나타날지 지켜보아야 한다. 아무래도 그들의 자녀나 디지털원주민 세대가 적재적소의 가격 자료 활용을 주도하고, 중요한 임상검사와 치료를 필요로 하는 사람들에게 가르칠 수 있는 순간teachable moments을 제공하게 될 가능성이 크다.

대다수의 소비자가 처방약 비용에 대해서는 조사해 보지만 이런 행동이 다른 의료서비스 분야로는 이어지지 않는다는 점이 흥미롭다. 이에 대한 그럴듯한 설명은 여러 가지가 있다. 의약품은 가입자 본인부담금이나 고용인부담이 발생하기 때문이라는 설명도 있고, 의약품 비용은 웹사이트를 통해 정보에 쉽게 접근할 수 있어서 경쟁적인 시장 구도가 생겼기 때문이라는 설명도 있으며, 소비자 입장에서 비용 문제에 대한 논의는 의사를 상대하기보다는 약사를 상대하는 편이 더 편하기 때문이라는 설명도 있다. 하지만 이 모든 요인은 다른 의료비에서 비슷하게 작용할 것으로 보인다. 투명성은 경쟁을 활성화시키고, 문제 제기는 보통 의사를 우회해서 이루어지며, 가입자 본인부담금의 현저한 증가는 소비자들로 하여금 알고자 하는 욕구를 강력하게 고취시킬 것이기 때문이다. 지난 5년 동안 고용인당 본인부담금deductible은 두 배 이상으로 늘어났다. 고용주가 부담하다가 고용인이 부담하는 것이 크게 증가하면 가격 정보에 대한 접근과 활용이 분명 촉진될 수밖에 없다.

환자들이 가격 조사에 익숙해졌다고 해 보자. 그럼 그 다음 질문은 이것이 과연 가격을 낮출 것인가 하는 부분이다.[105] 다른 투명성 계획안의 경험으로 보건대 반드시 가격이 낮아진다고 보장할 수는 없다. 식당에서 모든 식품 메뉴에 대해 칼로리 자료를 공개하도록 만드는 캠페인에 수백만 달러를 쏟아부었지만 정작 그로 인해 소비자의 음식 선택, 식품 섭취량, 혹은 체중에 변화가 있었다는 증거는 없다. 꽤 오래전인 1996년에 뉴욕 시에서 뉴욕에 위치한 모든 종합병원의 혈관우회로술bypass surgery 치료 결과에 대한 자료를 대중에 공개했을 때 내 동료와 나는 이와 관련하여 예측하지 못했던 결과를 발표한 바 있다. 고위험 환자들이 뉴욕 외부로 의뢰된 것이다.[106] 나중에 〈뉴욕 매거진New York Magazine〉에서는 그런 투명성의 부작용에 대한 폭로 기사를 내놓았다.[107a] 심장전문의 5명 중 4명은 그런 성적표가 환자에게 혈관성형술angioplasty를 할지 여부를 결정하는 데 영향을 미쳤다고 생각했다. 역설적이게도 해당 잡지에서는 다음과 같이 지적했다. "심장수술을 안전하게 만들기 위해 설계된 시스템이 외과 의사들로 하여금 위험한 환자들은 외면해 버리도록 설득하고 있는지도 모른다."[107a] 따라서 자료를 공개하고 사용하는 것이 실제로 미래 의료비에 긍정적인 영향을 미칠지 확인하는 것이 중요할 것이다. 의학 영상에 대해 이루어진 최근의 한 연구는 이런 긍정적인 영향이 생긴다는 것을 지지해 주는 고무적인 내용이었다. MRI의 비용이 환자들에게 투명하게 공개되자 이것이 서비스 제공자들 사이에서 상당한 경쟁을 유도했고, 결국 비용이 현저하게 낮아지는 결과가 나타난 것이다.[107b,107c,107d]

하지만 또 하나의 어려움이 있다. 비용과 의료의 질 사이에는 아무런 상관관계가 없다는 연구가 거듭해서 나오고 있는 상황임에도 불구하고 대중들은 상관관계가 있다고 믿고 있다는 점이다. 〈헬스 어페어〉에 발표된 히바드Hibbard와 동료들의 한 흥미로운 실험에서는 1,432명의 개인들 중 상당 비율의 사람들이 낮은 가격의 서비스 공급자를 외면하고 높은 가격이 높은 품질을 대변해 준다고 생각했다.[108] 사람들이 와인을 선택할 때하고 똑같다! 가격이 높은 병원과 낮은 병원에 대해 연구한 최근의 한 연구에서도 역시 소비자의 관점에서 가격이 높은 의료시스템으로 명성을 얻으면 품질에 대한 객관적인 평가를 상당 부분 잠식할 수 있음이 밝혀졌다. 예비 환자의 관점에서 보면 사람들은 돈을 들이면 그만큼 값을 한다고 받아들이는 경향이 있다. 자료를 전체적으로 살펴보면 보건의료에서는 그런 원칙이 통하지 않는다고 밝혀져 있는데도 말이다.

훨씬 더 짜증 나는 사안도 있다. 보건의료에서는 서비스의 품질을 평가하기가 대단히 어렵다. 개심수술처럼 치료 결과가 대단히 중요한 특정 수술이나 환자가 죽느냐 사느냐 하는 치료에 대해서는 품질 평가가 비교적 쉽다. 실제로 개심수술은 전형적인 사례다. 흉부외과학회thoracic surgery society의 데이터베이스를 통해 수백만 명의 환자 자료를 입수할 수 있어 나이와 44가지의 다른 중요한 위험 요소와 동반 질환에 따라 조정이 가능하기 때문이다. 반면 대부분의 질병은 그 치료 결과를 정의하거나 정량화하기가 쉽지 않아서 다른 다양한 요인을 기반으로 한 조정은 더욱 어려워진다. 환자 만족도 조사 같은 대안의 지표도 사용되고 있는데, 이것 역시 중요하지만 이것을 수술이나 시술의 실제 치료 결과와 동일한 것으로 취급할 수는 없다. 개심수술을 받은 내 환자들은 보통 수술이 잘 되었는지를 판단할 때 절개선의 모양으로 판단한다. 하지만 절개선은 가슴 속에서 일어난 일을 전혀 반영하지 않는다. 가격 투명성을 위한 이 모든 움직임에도 불구하고 의료의 질에 관한 자료에 어떻게 접근하게 할 것인가에 대한 강조가 부족한 상황이고, 또한 이런 자료를 얻기도 사실 너무나 어렵다. "소비자는 병원과 의사들의 수행 성과에 대해 옐프Yelp*, 자가트Zagat's, 앤지스 리스트Angie's List 등의 사이트에 나온 사용자 리뷰에서 모은 정보보다 더 나은 정보를 받을 수 있어야 한다."라는 〈컨슈머 리포트〉의 요구가 쉽지 않은 주문인 이유가 바로 이것이다. [109,110]

그럼에도 불구하고 의료의 역사에서 처음으로 비용 관련 자료가 개개인

---

* 미국 지역 생활 정보 검색 전문 사이트.

에게 폭넓게 제공되리라는 강력한 조짐이 보이고 있다. 보건의료의 경제
정보가 민주화되리라는 낙관적인 조짐은 진정한 개혁이 일어나고 있음을
보여 주는 수많은 신호들 중 하나일 뿐이다. 그런 경제 정보의 민주화를 통
해 비용이 낮아질 가능성이 많은 것은 사실이지만, 한편으로 보면 그로 인
해 장기적으로 비용이 낮아질 것인지 여부는 중요하지 않다. 각각의 개인
이 관련 자료에 접근하게 될 수 있다는 것 자체만으로도 큰 성과가 될 것
이기 때문이다. 개인은 그런 자료에 접근할 자격이 있고, 이런 접근 권한
은 이미 한참 전에 주어졌어야 했다.

■■■■■

디지털화된 세상에서는 아이닥Doc이 의료의 미래가 되리라고 그 어느 때보다도 확신한다.
의사들은 의료를 주도할 수 있는 기회가 있었지만, 그것을 붙잡지 않았다.

로빈 쿡Robin Cook의 《세포Cell》에서[1]

모바일헬스mHealth는 환자와 의사 사이의 사회적 계약에 일어나고 있는
근본적 변화에 관한 것이다. 의사들은 커져 가는 환자의 지배력 속에 함축된
권력 상실에 저항하고자 할 것이다.

에릭 디시먼Erick Dishman, 인텔[2]

오늘날 '왓슨에게 질문ASK WATSON' 버튼은 암전문의에게
다른 의사의 의견을 들어 볼 기회를 제공해 준다.
하지만 만약 이 정보가 더 믿을 만해진다면
이것이 결국에는 암전문의를 일부는 완전히 대체해 버리지 않을까?

제시 헴펠Jessi Hempel, 〈포천Fortune〉[3]

나의 (스마트폰) 의사

My (Smartphone) Doctor

의료를 제외하고는 모든 곳에서 일어나고 있는 급격한 변화가 어떻게 보건의료 분야만 비켜 갈 수 있으리라 감히 기대할 수 있을까?[4] 제록스 팰로앨토 연구센터Xerox Palo Alto Research Center의 연구자 브라이언 아서W. Brian Arthur는 바로 이렇게 지적했다. "이것은 우리가 여태껏 보지 못했던 방식으로 모든 직종에 변화를 가져올 것이다."[5] 역사의 교훈을 보면 기술이 사람들이 하는 일에 얼마나 급진적인 영향을 미쳤는지 알 수 있다. 예를 들어 1900년에는 41%의 미국인들이 농업에 종사했다. 그러던 것이 한 세기 후에는 고작 2%로 급격하게 줄어들었다. 제조업에 고용된 미국인의 비율도 1950년대의 30%에서 오늘날 10% 미만으로 줄어들었다. 자동화 때문이다. 실제로 지금은 어디서나 "기계와의 경주"가 벌어지고 있다. 그래도 의료 분야만큼은 이런 영향에서 비켜 갈 수 있다는 생각은 순진하기 그지 없는 발상이다.[6]

의학 스릴러 소설가 겸 의사 로빈 쿡Robin Cook은 자신의 33번째 소설 《세포Cell》*에서 아이닥Doc에 대해 "21세기의 1차 진료의로 기능하는 스마트폰"이라면서, "의사를 대신해서 특정 개인을 위해 하루 24시간, 일주일에 7

일 근무하며 진정한 맞춤의료를 구현하는" 알고리즘으로 무장한 "아바타 의사"라고 표현한 바 있다.[7] 여기에 등록하는 사람들은 각자 자신의 아바타 의사를 고르고, 의사의 성별과 태도도 선택하며, 목소리는 아버지 같은 목소리로 할지 어머니 같은 목소리로 할지 또는 통지는 어떤 식으로 받을지도 선택한다.

이 시스템은 맑은 정신을 유지하기 위해 4시간씩 교대 근무를 하는 수백 명의 의사들로 구성된 원격지휘본부, 그리고 모든 아이닥 사용자들의 광범위한 생리학적 자료를 지속적으로 실시간 감시하는 슈퍼컴퓨터로 구성되어 있다. 《세포》에서 두 의사 사이에 오가는 대화를 발췌해 보았다.

> "간단해. 아이닥은 증상을 치료하려 하기보다는 실시간 생리적 수치에 따라 생명을 구할 의약품을 적정滴定, titrate할 수 있어. 증상을 치료하는 대증요법은 한물간 역겨운 의료 패러다임이지. 아이닥은 완벽한 1차 진료의야. 새로운 의학 정보가 합병될 때마다 새로 배우고 지속적으로 업그레이드할 수 있는 알고리즘을 기반으로 하고 있으니까."
>
> "나는 아이닥이 지금 담당하고 있는 일도 제대로 처리하지 못할까 봐 걱정되는데."
>
> "조지, 기계라면 거품 물고 반대하는 의사들 알지? 그런 작자들은 어디 가나 있다니까. 디지털화된 의료를 받아들이는 일에 늘 꾸물대는 의사들 말이야. 전자의무기록처럼 사용법이 간단한 것도 꾸물댄다니까! 한번 해 봐! 정말 간단하다고!"[8]

---

* 국내 미출간.

안타깝게도 이 소설에서는 아말가메이티드 헬스케어Amalgamated Healthcare라는 한 의료보험회사가 그 기술을 습득하고 장악한 다음, 지출을 줄이기 위해 치명적인 질병으로 새로 진단된 사람들을 죽여 버린다.

이것과 맥락이 같은 비의료 버전의 이야기가 SF 로맨틱 코미디 영화 〈그녀Her〉다. 이 영화에서 호아킨 피닉스Joaquin Phoenix는 자기 컴퓨터, 그리고 스마트폰 아바타와 사랑에 빠진다. 이 아바타의 발전된 운영체계iOS10 목소리는 스칼렛 요한슨Scarlett Johansson이 연기했다. 여기서는 기계의 감시 능력이 학습 능력과 결합되면서 점차로 더욱 강력하고 친밀한 관계를 발전시켜 결국 사랑에 이르게 된다. (그리고 그 후로는 비극에.)

소설 《세포》와 영화 〈그녀〉는 전혀 과장된 이야기가 아니다. 이 모든 기술이 현재도 존재한다. 로빈 쿡은 그저 살짝 빨리감기를 해서 막대한 컴퓨터 처리 능력과 수백 명의 의사로 무장한 지휘본부의 모습을 미리 그려 보았을 뿐이다. 미래의 보건의료 체계가 이와 똑같이 구성되지는 않을지 모르지만 이것은 분명 그럴듯한 시나리오를 펼쳐 보이고 있다. 아마 살인도 서슴치 않는 의료보험회사가 등장할 리는 없겠지만 그러한 위협은 실제로 존재한다. 로빈 쿡도 나만큼이나 디지털의료를 통한 혁명을 열렬히 바라고 있지만,[9] 악용과 착취의 가능성을 항상 염두에 두어야 한다. 그가 내게 설명하기를 자신의 의학 스릴러 소설의 성공 공식은 흉악한 악당을 등장시키는 것이라고 한다. 이 소설의 경우에는 의료보험회사가 손쉬운 표적이 되어 주었다. 오래전부터 이런 회사들을 악당 같은 존재로 생각하는 사람들이 많았기 때문이다. 디지털 의학 자료의 보안과 비밀 유지, 그리고 그런 자료의 오용 가능성을 절대로 간과해서는 안 된다. 이 부분에 대해서는 뒤에서 다시 검토할 것이고 지금 당장은 앞으로 다가올 스마트폰 의료 시대를 위한 무대를 마련하는 데 집중하겠다. 내가 이 장의 제목에서 스마트폰을 괄호 속에 묶어 둔 것을 눈치챘는지 모르겠다. 이는 스마트폰을 통해 제공되는 스마트폰 의사가 두 종류로 가능하기 때문이다. 사용자들은 실제 의사와 통화할 수도 있지만, 클라우드나 슈퍼컴퓨터와 연결된 아바타나 알고리즘과 통화할 수도 있다.

워밍업

2009년에서 2011년 사이에 미국에서는 다양한 이유로 인해 개인보험 가입환자privately insured patient의 내원이 17% 감소했다.[10] 그리고 이런 감소는 환자 집단의 연령이 증가하고 동반 질환 빈도가 높음에도 불구하고 계속되고 있다. 그 이유 중에는 비용의 문제도 있겠지만, 간호사가 있는 소매 클리닉retail clinic에서 자가진료DIY care에 이르기까지 여러 가지 대안이 등장하고 있다는 점도 분명 기여하고 있다. 네덜란드의 의사 프레시빌 카레라Precivil Carrera는 현대의 자가의료DIY medicine를 다음과 같이 정의하였다. "자가의료란 일종의 자기-돌봄self-care으로, 소비자주도 의료정보기술consumer-directed health informatics technologies을 이용하고, 또 소비자가 자신의 건강을 스스로 혹은 전문가들과 함께 추적하고 관리할 수 있게 하며, 소비자의 보건의료 사용을 안내하는 어플리케이션을 이용하는 행위다."[11]

소비자가 자신의 보건의료에 더욱 깊숙이 관여할수록 더 뛰어난 결과가 나온다는 증거는 상당하다. 고혈압의 경우 52건의 전향적 무작위 연구를 검토한 결과 일반적인 진료, 즉 병원에 올 때만 혈압을 측정하는 사람들보다 집에서 직접 혈압을 측정하는 사람들의 혈압 관리가 더욱 잘되는 것으로 나타났다.[12] 한 무작위 실험에서는 자기-돌봄을 넘어 원격모니터링

telemonitoring을 통해 약사와 소통하는 사람들의 혈압 조절이 훨씬 잘됐다. 일반적인 내원을 통해서만 치료하는 고혈압환자들 중 혈압이 조절되는 환자가 57%에 불과한 데 비해 이 경우에는 72%에 달했다. (미국의 평균은 50%)[13] 더군다나 약사가 관여했을 때 나타나는 혈압 조절의 이점은 무작위 배정으로 개입이 이루어진 지 몇 달 후까지도 상당히 오랜 기간 지속되었다. 이 방법을 통해 성공적으로 치료되는 경우가 고혈압만은 아니다. 시카고 대학교 연구자들이 무작위 실험에서 휴대폰을 이용해서 당뇨병이 있는 성인들을 참여시켰더니 일반적인 진료의 경우보다 혈당 조절이 더 잘되고, 비용은 낮아지면서도 만족도는 더 높아졌다.[14]

고혈압, 당뇨병, 비만, 다발성 경화증, 고지혈증, 여러 종류의 정신건강장애 등을 비롯한 다양한 질환에서 일반 진료와 비교했을 때 적극적으로 진료에 참여하는 환자에서 더 훌륭한 결과가 나온다는 것이 입증되었다. 이 긍정적인 자료를 바탕으로 의료 정보 전문가 레너드 키시Leonard Kish는 적극적인 참여 환자를 "세기적 대히트 약물blockbuster drug of the century"이라고 불렀다.[15] 이런 성공 덕분에 그 후로 〈헬스 어페어〉에서는 "The new era of patient engagement"*라는 주제로 특집호를 발간하기에 이르렀다.[16-18] 참여engagement는 '환자 활성화patient activation'라 생각할 수 있는데, 이는 "진료 과정에서 자신의 역할을 이해하고 그 역할을 담당하기 위한 지식, 기술, 자신감을 갖추는 것"을 의미한다.[16]

자기-돌봄을 넘어 간호사와 연계하는 방식도 있다. 미국에서는 1년에 대략 1억 건 이상의 외래환자 내원이 이루어지고 있고, 보통 전문 간호사nurse practitioner를 고용하는 소매 클리닉의 내원 건수도 6백만 건이 넘는다.[19-22]

---

* 환자 참여의 새 시대.

CVS의 미닛 클리닉 같은 약국 소속 진료소clinic나 월마트, 크로거Kroger, 타깃Target 같은 체인점에 소속된 진료소들은 약 10년 전 쯤에 불쑥 등장하더니 현재는 1,600개가 넘는 지점에서 환자 내원이 2,000만 건을 넘어섰다. CVS에서는 미닛 클리닉을 2017년까지 1,500개, 즉 현재의 두 배까지 늘릴 계획을 세우고 있다. 월그린에서는 올해 클리닉을 100개 더 추가해서 총 500개로 늘리려 하고 있다. 기존 병원은 예약을 잡기 어렵고, 소매 클리닉은 이용하기 편리하다는 점은 모두 잘 밝혀져 있다.[23]

그럼에도 불구하고 간호사의 임상에 규제를 두는 주가 많고, 의사들과 비교하면 간호사의 진료에는 수가보상이 적은 편이다. 더군다나 진료를 두고 의사와 간호사들 사이에 상당한 갈등이 존재한다. 예를 들면 월그린의 테이크케어 진료소Take Care clinics는 임상간호사가 운영하고 숫자도 330곳에 달하는데 월그린에서 이 진료소를 더욱 늘리겠다고 발표하자, 미국가정의학회American Academy of Family Physicians는 이것이 결국 "진료의 질을 저하시키고, 비용을 증가시키며, 환자의 장기적인 건강을 위험에 처하게 만들 것"이라고 주장했다.[24] 2014년에 미국소아과학회American Academy of Pediatrics는 소매 기반의 진료소에 반기를 들고 일어서서 다음과 같은 성명서를 발표했다. "그들은 소아과 환자의 1차 진료를 담당하기에 부적절한 인력이다. 장기적인 협력 진료longitudinal and coordinated care라는 미국형 주치의 개념에 유해하게 작용하기 때문이다."[23,25] 실제로 미국의사협회와 다수의 다른 의사 단체들은 보건의료 종사자가 할 수 있는 업무를 경험, 교육, 수련 내용을 바탕으로 규정하여 간호사의 진료 범위scope of practice를 제한하는 정책과 규제안을 발표하기도 했다.[24]

이것은 외래환자 클리닉에만 국한된 문제가 아니다. 이 갈등은 종합병원 서비스로도 확대된다. 마취를 마취과 의사가 하든, 마취전문간호사nurse anesthetist가 하든 결과에 차이가 없음을 보여 주는 연구 결과가 나와 있음에도 5만 명 이상의 의사들을 대표하는 미국마취과학회American Society of Anesthesiologists에서는 마취전문간호사가 진료할 경우 진료의 질이 저하될 수 있다는 경고문을 발표하였다.[26]

독립 기관의 평가들을 보면 이러한 비판은 환자를 보호하기 위한 것이라기보다는 자신의 밥그릇을 보호하기 위한 것이라는 느낌이 더 크다. 일례로 미국의학원의 전문가 집단에서 이 문제에 대해 연구한 후에 발표한 보고서를 보면 간호사들이 자신이 교육받고 수련받은 내용을 남김없이 임상에 옮길 수 있게 하고, 그들의 역할을 억누르는 규제 조항들도 제거할 것을 요구하고 있다.[27] 미국주지사협의회National Governors Association와 연방거래위원회Federal Trade Commission에서도 이러한 권고를 뒷받침하였지만 의사들과 간호사들 사이의 영역 싸움은 여전히 해소되지 않은 채 남아 있다.[26,28-30]

미국에서는 면허의사가 인구 370명당 1명밖에 되지 않는다. 시골로 여겨지는, 미국의 4분의 1에 해당하는 지역 대부분은 의사가 3,500명당 1명 이하다.[31] 전국적으로 1차 진료의를 보기 위해 기다려야 하는 평균 대기 시간은 약 2.5주 정도이고, 보스턴의 경우 최고 66일까지도 간다.(그림 9.1)[32,33] 그것도 현재의 이야기이고, 2023년이 되어 베이비붐 세대가 고령화되면 심장 질환은 40%, 암과 당뇨병은 50%가 증가할 것으로 예상되고 있다. 이렇게 되면 내원 약속을 잡기 위한 경쟁이 더욱 치열해질 것이다. 그리고 이것 또한 기존에는 보험에 가입하지 않았던 4,000만 명의 시민들에 의한 증가분은 고려하지 않은 통계치다. 자기-돌봄의 활성화와 간호사와 의사보조사physician assistant를 비롯한 의사보조 인력physician extender이 도움이 되기는 하겠지만, 그것만으로는 문제가 완전히 해결되지 않을 것이 분명하다. 새로운 도구가 반드시 도입되어야 한다. 의료계에서는 디지털

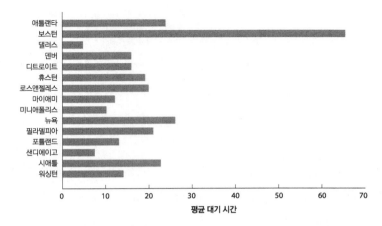

그림 9.1. 신규 환자가 가정의학 진료(응급 진료가 아닌)를 위해 의사를 보는 데 걸리는 시별 평균 대기 시간 [출처: "How Long Will You Wait to See a Doctor?," *CNN Money*, 2014년 8월 14일 접속. http://money.cnn.com/interactive/economy/average-doctor-wait-times/.]

과 네트워크 해결책을 끌어안는 일에 더디지만, 그럼에도 이런 해결책들이 분출되어 나오고 있다. 페이션츠라이크미, 큐어투게더CureTogether, 인사이트Insight, 그리고 그 외에 수많은 온라인 의료공동체만 봐도 그렇다. 이런 곳에서는 비슷한 질병을 갖고 있는 환자들끼리 개인 대 개인 접속 창구peer-to-peer connectivity를 제공한다. 많은 참가자들이 자신은 의사보다 오히려 이 공동체에서 만나는 비슷한 처지의 사람들을 더 신뢰한다고 말한다. 불과 5년이라는 시간 만에 이러한 온라인 의료 네트워크 사이트eHealth networking site는 수백만 명의 소비자들을 끌어들였고 중요한 의학 정보원으로서 지속적인 성장을 거듭하고 있다. 놀랍게도 이것은 분명 의료민주화를 향한 움직임의 핵심 요소다.

새로이 등장하는 또 다른 디지털 해결책은 발전된 시리Siri를 의료 안내용으로 사용하는 것이다. 이것은 가상 의료보조원virtual health assistants, VHAs의 등장이다.[34,35] 애스크엠디[AskMD]는 이런 개념을 바탕으로 등장한 시리와 비슷한 첫 번째 작품이다. 무료 스마트폰 어플리케이션을 다운로드하면 소비자는 타이핑을 하거나 음성인식 내장 소프트웨어를 이용해 자신의 증상을 입력하고 패턴인식 데이터베이스로부터 피드백을 받는다. 〈콜버트 리포트〉에 출연했을 때 스티븐 콜버트는 이미 이런 부분을 이해하고 있었다. 그는 이렇게 말했다. "나한테 스마트폰이 있습니다. 그럼 나는 의사인가요? 어떻게 내 스마트폰이 내게 나에 대해 얘기해 줄 수 있습니까? 시리가 의사인가요?" 그러고 나서 그는 자신의 스마트폰을 가슴에 대고 이렇게 물었다. "시리, 내가 지금 죽어 가는 중인가?" 그리고 시리는 이렇게 대답했다. "저로서는 알 수 없습니다."

이런 반응에 큰 웃음이 터져 나오기는 했지만 가상 의료보조원은 심각하게 받아들여야 할 부분이다. 기계학습 능력에 대규모 데이터베이스 접근 권한까지 갖춘 장치가 생기면 분명 우리는 개인의 의무기록, 투약, 관련 자료 감시를 통합하는 효과적이고 똑똑한 가상 의료보조원이 개발되는 모습을 볼 수 있을 것이다. 약물을 충실히 잘 복용할 수 있도록 돕고, 건강에 도움이 되는 생활 방식을 감독하고, 개별 환자의 처지와 필요에 맞춰 질문에 응답해 주는 장치를 보기까지는 그리 오래 걸리지 않을 것이다.

미래의 외래진료

누가 당신을 진료하게 될 것인가[스마트폰, 로봇, 아바타, 알고리즘, 시리 등] 혹은 어떤 매체를 통해 진료하게 될 것인가[휴대폰, 스마트폰, 스카이프]와 관련된 기사의 새로운 헤드라인이 거의 매주 신문을 장식하는 것 같다.(그림 9.2)[23,36-49] 〈패스트 컴퍼

The Smartphone Will See You Now
The Avatar Will See You Now
The Robot Will See You Now
The Doctor Will Skype You Now
How Smartphones Are Trying to Replace Your Doctor
The Doctor Will See You Now—On Your Cellphone
When Your MD Is an Algorithm
Dr. Smartphone: 5 Ways Your Doctor Can Diagnose You
Paging Dr. Siri: How Your iPhone Can Diagnose Disease
Can a Smartphone Replace Your Doctor?

From *Macleans, MIT Technology Review, The Atlantic, TIME, Gizmodo, Mashable, Wall Street Journal, Popular Mechanics, The Telegraph, Euronews,* respectively

그림 9.2. 지난 2년간 여러 매체들이 뽑은 '스마트폰 내원' 관련 헤드라인들

니〉에서는 "Could ePatient Networks Become the Superdoctors of the Future?"*라는 제목의 기사를 내고, 다음과 같이 주장했다. "병원에 찾아 간다는 개념이 비디오 대여점에 찾아간다는 말처럼 어색하게 느껴지게 될 것이다."[50] 너무 과감한 주장으로 보일 수도 있겠지만 틀린 말이 아니다. 직접 병원을 찾아가는 방식은 점점 자리를 잃고 있다. 시스코^{Cisco}가 1,500 명 이상의 미국인들을 대상으로 설문 조사해 보았더니 그중 70%가 직접 내원보다는 가상내원을 선호했다.[51] 재내원$^{return visit}$ 상담 시간은 고작 7분에 불과하고, 신규 상담은 12분에 불과한데, 검사실로 들어가 의사를 보려고 기다려야 하는 평균 대기 시간은 62분이나 된다는 사실을 놓고 보면 이런 설문 조사 결과는 그리 놀랄 일도 아니다. 그리고 상담 시간 동안에도 의사

---

* e-환자 네트워크가 미래의 슈퍼닥터가 될 수 있을까? 여기서 'e-환자'란 자신을 의사와 대등한 위치의 협력자 라 여기며 자신의 진료에 능동적으로 참여하는 의료 소비자를 말한다.

들과 눈을 마주치기가 힘들다. 의사들이 전자의무기록을 키보드로 타이핑하느라 컴퓨터 스크린에서 눈을 거의 떼지 않기 때문이다.

이런 서비스를 확대하는 일은 보험회사들이 앞장서고 있다.[37,52-54] 미네소타에 기반을 둔 의료보험회사 헬스파트너스Health Partners는 자신의 웹 기반 버추얼Virtuwell 플랫폼을 이용해서 가상내원에 대한 연구를 수행했다. 이 연구를 통해 사람들이 가상내원을 크게 선호할 뿐 아니라, 직접내원과 비교했을 때 평균 내원 비용을 88달러 정도 줄여 주는 것으로 나타났다. 이는 아마도 효율성 증가 및 부수적인 검사의 감소와 관련되어 있는 듯하다.[37] 피츠버그 대학교에서는 8,000건 이상의 가상내원애니웨어케어(Anywhere Care)과 직접내원을 비교해 보았는데 역시나 가상내원이 오진 등의 핵심 척도에서 진료에 질적 문제를 야기하지 않으면서 더 저렴하고, 환자들 사이에서도 인기가 훨씬 더 많다는 것을 발견했다. 가장 규모가 큰 민간 보험회사 중 하나인 유나이티드 헬스케어United Healthcare에서는 나우클리닉NowClinic을 시작하여 개인이 의사와 즉각적으로 접촉하여 전화나 웹캠을 통해 10분간 보안 채팅을 나눌 수 있게 하고 있다. 웰포인트Wellpoint에서는 라이브헬스온라인LiveHealthOnline을 운영한다. 이것을 이용하면 49달러에 의사와 영상 상담을 할 수 있다. 카이저 퍼머넌트에서는 수년 동안 가상내원을 이용해 왔다. 대다수는 보안 이메일이나 전화 통화를 통해 이루어졌고, 영상을 통한 상담은 소수였다.[55] 카이저 퍼머넌트에 따르면 8,000명의 의사들과 340만 명의 회원들을 거느린 북부 캘리포니아 카이저 퍼머넌트의 경우 가상내원 건수가 2008년에는 410만 건에서 2013년에는 1,050만 건으로 늘었으며, 2016년에는 직접내원 건수를 추월할 것으로 예상된다.[55,56] 직접내원 건수는 줄어들지 않고 있는 것처럼 보이지만, 좀 더 최근의 자료를 보면 가입 회원수 자체가 증가하고 있어 상대적으로 비율이 작아지고 있음을 알 수 있다.

이는 앞서 말했던 변화가 실제로 일어나고 있음을 보여 준다. 회원들은 가상내원을 크게 선호한 반면, 의사들은 새로운 기술을 자신의 임상에 접목하는 일에 굼뜨고, 대부분은 이런 방향으로 나가기를 꺼린다.[55]

즉각적으로 접속 가능한 가상내원을 제공하는 새로운 주자들도 많이 생겨났다.[57] 닥터 온 디맨드Doctor on Demand, 엠디 라이브MD Live, 아메리칸 웰American well, 링어닥Ringadoc, 텔어닥Teladoc, 헬스 매직Health Magic, 메드라이언MedLion, 인터랙티브엠디InteractiveMD, 퍼스트 오피니언First Opinion 등이 그것이다.[58-75] 여기서 나온 홍보 문구들이 눈길을 끈다. "69달러와 손에 든 스마트폰만 있으면 피부과 전문의가 당신의 발진을 진료해 드립니다."더마톨로지스트온콜(Dermatologist On Call) 혹은 "49달러에 의사가 당신을 온라인 진료해 드립니다."아메리칸 웰 이런 것들 중 일부는 전화나 문자를 통해서만 상담이 이루어진다. 이런 회사들 중 몇몇은 보안 영상 상담을 제공한다. 퍼스트 오피니언은 사용자의 신원을 익명으로 유지하고 텍스트로만 서비스를 제공해서 의료보험 이전 및 책임에 관한 법률Health Insurance Portability and Accountability Act, HIPAA 에 따른 승인을 받을 필요가 없게 만들었다.[68] 첫 상담을 받은 후에는 1개월당 9달러의 이용료가 책정되며 그 이후의 모든 상담은 첫 상담을 담당했던 의사로 연결될 수 있게 보장해 준다. 원 메디컬 그룹One Medical Group에서는 HIPAA를 충실히 따르는 보안 영상 회의인 구글 헬프아웃Google Helpouts을 채택했다. 원 메디컬 그룹은 구글로부터 4,000만 달러의 투자를 받은 샌프란시스코 기반의 대단히 진보적인 병원이다.[76-78] 버라이즌Verizon과 메이요 클리닉을 비롯해서 영상을 통한 가상내원에 뛰어든 다른 무척 흥미로운 주자들도 있다.[79-83] 메이요 클리닉의 경우 신생 모바일 의료회사인 베터Better와 제휴하여 서비스를 제공한다. 베터에서는 사용자를 메이요 클리닉 간호사에게 연결해 주는 역할을 하며 1개월에 50달러로 한 가정이 무제한으로 접촉할 수 있게 해 준다.[79-83] 이곳의 웹사이트에서는 "Your Personal Health Assistant"*라는 이름으로 청구서를 보낸다.

규모가 가장 큰 외래환자 원격진료telehealth 서비스 공급자인 '텔어닥'은 2014년 12만 건의 상담에 대해 발표했다. 이곳은 가상내원당 요금이 38달러이고, 1년 365일 24시간 운영되며, 가장 많은 내원 이유로는 급성 호흡기 질환, 요로 증상, 피부 문제가 꼽혔다. 전체적으로 보면 이런 서비스들 대부분에서 영상 상담 비용은 40달러 정도이고 상담 지속 시간은 15분에서 20분 정도다. 이것은 주목할 만한 부분이다. 의사를 직접 볼 때의 본인 부담금도 이와 비슷한 수준이기 때문이다. 하지만 이 서비스는 365일 24시간 어느 때라도 이용할 수 있고, 대기 시간도 없으며, 그저 스마트폰을 건드리기만 하면 바로 의사와 연결이 된다는 장점이 있다.[51,84a] 우리가 스마트폰을 통한 수요 대응 서비스on-demand service에 익숙해지고 있으니 어찌 보면 이것은 우버Uber 택시에 비유할 수도 있다.

실제로 현재 두 회사에서 의료계의 우버 택시에 해당한다고 할 수 있는 의사 왕진 서비스를 개시했다. 선별된 도시를 대상으로 메디캐스트Medicast와 페이저Pager는 1년 365일 24시간 온디맨드로 의사 왕진 서비스를 제공한다. 이것은 우버나 리프트Lyft**를 통해 차를 부르는 것과 비슷하지만, 이 경우는 스마트폰 스크린으로 운전자나 차에 대한 정보를 보는 대신 의사의 사진과 프로필, 그리고 그 의사가 당신의 집까지 오는 데 걸리는 시간 등의 정보를 본다. 이 회사들이 우버와 아주 비슷하다는 것도 놀랄 일이 아니다. 페이저의 경우 우버의 공동 창립자 중 한 명이 시작한 회사다.[84b]

---

* 당신의 전용 의료보조원.
** 차의 남는 자리를 인터넷을 통해 필요로 하는 사람에게 제공하는 일종의 승차 공유 서비스.

응급진료 내원용 키오스크emergence of health visit kiosk도 나와 있다. 헬스스팟Healthspot이라는 곳은 세련된 미래형 공중전화박스와 현금자동인출기가 합쳐진 것처럼 보인다. 타깃 같은 백화점에 등장하고 있는 이 키오스크에 들어가면 한 의료보조원이 고객을 개인 부스로 안내하여 의사와 보안 영상 상담을 할 수 있게 해 준다. 이 키오스크에는 혈압 등을 측정할 수 있는 도구들이 마련되어 있다. 원격진료를 옹호하는 의사 리 슈왐Lee Schwamm은 이것을 시행에 옮기는 것이 은행에서 현금자동인출기 제도를 시행한 것과 무척 비슷하다고 지적한다. 현금자동인출기 제도는 1970년대에 불안하게 시작되었다. 당시에는 현금자동인출기가 제조 가격이 비싸서 은행 입장에서는 손해를 감수하고 고객을 유인하게 위해 제공하는 서비스에 불과했고, 기능도 무척 제한되어 투박했다.[85] 하지만 시간이 지나 글로벌뱅킹 기능과 금융서비스 기능이 결합되면서 현금자동인출기는 놀라울 정도로 소비자 중심적인 서비스로 자리 잡게 된다. 이제는 전 세계적으로 어디서든 365일 24시간 이용이 가능한 현금자동인출기 서비스를 갖추지 않은 은행은 상상하기도 어려워졌다. 아메리칸 웰의 의료고문인 피터 안탈Peter Antall 박사는 원격진료의 새로운 현상을 온라인뱅킹에 비유했다. "환자들은 여기에 익숙해져야 할 것입니다. 전자금융이 도입되었을 때도 한때는 걱정이 많았었지만, 결국에는 그런 걱정거리들을 우리는 극복해 냈죠."[61] 물론 이제는 우리들 대부분이 어느 정도는 은행 업무를 온라인으로 처리한다. 그와 유사하게 엠디 라이브의 최고경영자 랜디 파커Randy Parker는 이렇게 말한다. "몇 년이 채 지나지 않아 소비자들은 원격진료를 통해 의료서비스 제공업자에게 연결할 수 없었던 시절을 기억하지도 못하게 될 것입니다."[86a] 컨설팅회사 딜로이트Deloitte에서 내놓은 예측도 원격진료가 급성장하고 있다는 파커의 주장을 뒷받침한다. 2014년 말이면 미국에서 6건의 내원 중 1건은 가상내원이 될 것이고, 가상내원의 건수가 1억 건 이상으로 증가하면 전통적인 직접내원과 비교할 때 50억 달러 정도의 잠재적 비용 절감 효과가 있을 것으로 예상된다.[86b,86c]

유전 상담을 통해 원격진료상담teleconsult의 효능이 드러난 뜻밖의 사례가 있었다. 자신의 BRCA 유전자 돌연변이에 대한 새로운 자료를 받아 본 669명의 여성들을 대상으로 무작위 실험이 시행되었다. 이 여성들은 자료를 받아 볼 때 직접 상담을 받거나 전화 상담을 받도록 배정되었는데, 정보를 검토한 후에 광범위하게 평가해 보니 전화 상담도 직접 상담만큼이나 효과적이었던 것으로 나타났다.[87,88] 미국의 전체 인구가 3억 3천만 명인데 비해 유전 상담사의 숫자는 3,000명이 채 되지 않고, 이런 전문가에 대한 수요는 늘어만 가는데 정작 공급이 수요를 따라가지 못하고 있는 상황에서 이것은 문제 해결에 있어 분명 반가운 소식이다.

그럼에도 불구하고 원격의료가 널리 채택되는 데는 상당한 장애물들이 존재한다. 우선, 의사의 임상 범위를 자신이 면허를 취득한 주로 한정시키는 낡아 빠진 주법state law이 있다. 이 법은 미국 남북전쟁 당시에 의료 행위가 무분별하게 유입되는 것에 대응해서 생겨난 19세기의 유물이다! 그 결과 이런 법은 의학 수련에서 일어난 그간의 변화가 전혀 반영되어 있지 않다. 예를 들면 미국의 모든 의사지망생은 미국의사국가고시US Medical Licensure Examination, USMLE를 봐야 하고, 모든 의학 교육과 수련 과정은 국가 표준을 기준으로 이루어진다. 이는 주별 면허제도가 아무런 의미가 없다는 말이다.[89,90] 주법으로 인해 생기는 또 다른 장애물이 있다. 주법에서는 환자가 의사를 직접내원했던 이후로만 가상내원을 허용하고 있다. 따라서 이런 회사들이 운영을 하려면 50개 주 모두의 의사들을 모집하거나, 진료 범위를 면허받은 의사들이 담당할 수 있는 특정 주로 국한시켜야만

했다. 이런 한물간 주법들이 언제면 무효화될지는 여전히 불분명하다. 하지만 2014년에는 전직 상원의원인 톰 대슐^{Tom Daschle}이 연방 원격의료 법안federal telemedicine law의 필요성에 대처하기 위해 "의료의 연결을 위한 연합Alliance for Connected Care"을 결성했다.[91] 그리고 이를 바탕으로 미국 의학연합회Federation of the Medical Boards에서는 최근 '여러 개 주에서 진료를 하는 의사들이 면허를 신속하게 취득할 수 있는 새로운 경로를 만들어 내기 위한' 법안을 제정하는 일에 착수했다.[92a] "주간 의사면허 취득 간소화Interstate Medical Licensure Compact"로 알려진 이 법안은 2015년에는 여러 주에서 승인을 받을 것으로 예상되고 있다. 그리고 이것은 의사면허 제도에 있을 대대적인 개혁을 알리는 전조가 될 것이다.[92b]

분명 원격진료로 의료계가 직면한 모든 문제를 해결하지는 못한다. 이런 원격진료 제공자들이 추구하는 모델들 중 상당수는 행위별수가제fee-for-service를 바탕으로 한다. 이는 미국의 의료 체계에 만연해 있는 왜곡된 방식을 고스란히 옮겨 놓은 것이다. 이것들이 의료 혜택을 입기 힘든 오지에서도 진료를 받을 수 있는 기술적 기반을 마련해 주는 것은 사실이지만 수가보상에 따르는 문제점들이 고스란히 남고, 또한 원격진료는 '행위만큼 받는 의료'이기 때문에 우리가 추구하는 보건의료 체계를 향해 나아가는 데 도움이 되지 않을 수도 있다. 우리가 추구하는 보건의료 체계는 치료보다는 건강 향상을 추구하고, 품질 높은 의료를 널리 보급하고, 분절적인 검사나 치료로 인한 비용 발생을 피하도록 동기를 부여해 줄 수 있어야 한다. 미국의 대형 고용주들은 원격진료를 도입해 왔다. 이런 상담에 대해 비용을 수가보상하는 회사들이 많으며, 원격진료에 접근할 수 있게 허용하는 회사도 2012년 전체 회사의 12%에서 2013년에는 17%로 증가했다. 닥터베이스DoctorBase의 최고의료책임자chief medical officer인 박사 재커리 랜드만

Zachary Landman은 이 부분에서 낙관적인 예상을 내놓았다. 랜드만은 1950년에 자신의 할아버지가 심근경색에 걸렸던 이야기를 들려 준다. 의사가 본인의 집에서 할아버지를 진료하고는 3.5달러를 청구했다고 한다.[93] 그는 지금은 모바일헬스mobile health 덕분에 의사들이 1950년대인 것처럼 진료를 할 수 있게 되었다고 적었다. "모바일헬스 운동mHealth movement은 모바일 기반의 안전한 의료 소통을 민주화하여 모든 의사들이 팀을 이루어 작업하고, 안전한 HIPAA 모바일 플랫폼에서 메시지를 보내고, 사진을 공유하고, 파일을 교환할 수 있게 해 주었다."[93]

언젠가는 이런 일이 정말로 현실이 될지도 모르지만 우리는 이미 의사들이 기술에 적응하기를 얼마나 꺼리는지 목격했다. 미국의 의사들 중 절반이 55세 이상이다. 디지털원주민 세대인 30세 미만과는 한참 거리가 있고, 자신의 진료에 소형 무선장치들을 채택하는 성향도 보기 힘들다. 그럼에도 불구하고 혁신이 풍부하게 이루어지고 있고, 가상 신체검사virtual physical가 당장 흔해지지는 않을 테지만 그 가능성은 손에 잡힐 듯 가까워졌다. 이미 앞에서 다양한 어플리케이션과 하드웨어 부가장치에 대해서 살펴보았다. 이것들을 애드앱터add-apter라 부르자. 이 앱터들을 사용하면 맥박에서 호흡, 고막까지 모든 것을 스마트폰과 이스라엘 회사 티토Tyto에서 나온 것 같은 새로운 장치 등으로 확인할 수 있다. 티토에서 나온 장치는 작은 카메라와 마이크가 달려 있어서 신체검사를 거의 완벽하게 수행할 수 있다.[94,95a] 한 번의 내원 동안에 이루어지는 가상 신체검사 외에도, 이미 앞에서 검토하였듯이 모든 활력징후와 다양한 주요 생리학적 지표들을 원격으로 감시할 수 있다.

이것은 시간, 공간, 사람에 대한 정말 혁신적이고 다차원적인 정보다. 첫째, 개인에 대한 정보 수집과 관련해서는, 긴장되는 병원 환경에서보다 자연스러운 일상의 환경에서 수집되는 경우의 자료 수집 빈도가 훨씬 높다. 이런 자료 수집은 지속적일 수도 간헐적일 수도 있지만 이렇게 포착되는 자료는 기존에 얻을 수 없었던 것인 경우가 많다. 그 예로 들 수 있는 것은 수면 시간 동안의 혈압이나 혈중산소농도, 혹은 교통체증을 겪거나 배우자와 다투고 있는 동안의 양적인 생리적 지표(심박변이도검사[HRV], 피부전기반사[GSR]와 같은) 등이다. 일반적으로 병원이나 임상검사실에서 이루어지던 혈액검사가 이제 곧 대부분, 그리고 언젠가는 모두 스마트폰의 애드앱터를 통해 이룰 수 있게 될 것이다.

둘째, 기존에는 개인이 이런 자료들에 접근할 수도 없었지만 앞으로는 자주 들여다볼 수 있게 될 것이다. 이렇게 되면 전후 관계에 대해 소중한 통찰을 얻을 수 있다. 예를 들면 몇몇 환자들이 내게 말하기를, 자기 혈압은 다시 직장으로 돌아가야 하는 월요일 아침이 되거나, 새로 첨가된 약이 아무런 효과도 없을 때나, 혹은 아침에 복용한 '지속성' 약품이 저녁이면 그 효과가 떨어지는 것 같을 때를 빼면 거의 항상 정상 범위 안에 있다고 한다. 비정상적인 심장리듬의 병력이 있는 환자는 자신의 심전도를 컴퓨터 해독과 함께 스마트폰 스크린으로 확인할 수 있다. 이를 통해 환자들은 어떤 증상이 정말로 중요한 부정맥이고, 어떤 것이 무해하게 심장박동이 몰린 것인지 구별하는 법을 배우기 시작한다. 당뇨병 발생 위험이 있는 사람들은 어떤 음식이나 활동이 혈당 조절에 해롭고 이로운지를 처음으로 알게 된다. 이런 목록을 여기서 더 길게 늘어놓을 수도 있겠지만 이 정도면 스마트폰 스크린에 간단하게 그래픽으로 표시되는 중요한 데이터가 개인에게 대단히 독특하고 유용한 정보를 전달하는 힘이 있음이 잘 전달되었기를 바란다.

셋째, 기존에는 불가능했지만 이제는 의사가 환자의 정보를 접할 수 있는 창이 더 넓어지면서 진정한 일상의 경험 속에서 그 맥락을 파악할 수 있게 된다. 환자의 참여가 강화되면서 우리는 권한이 강화된 환자가 얼마나 강력해질 수 있는지를 목격하기 시작했다. 우울증이 있는 환자를 생각해 보자. 우울증에 대해서는 이미 모바일 어플리케이션이 차이를 만들어내기 시작했다.[95b] 약물이 한 가지 처방되었는데 그것이 과연 효과를 나타내는지 의문이 든다. 환자는 주관적으로 기분이 좋아진 것 같다고 얘기하지만 말투, 어조, 대화 빈도, 활동과 몸의 움직임, 호흡 패턴, 안면 표정, 활력징후, HRV와 GSR 등 모든 객관적 지표에서는 그 어떠한 개선 징후도 보이지 않는다. 그렇다면 이것은 약물의 위약효과를 보여 주는 것일까? 환자는 통합된 자료를 확인하며 증상과 지표가 따로 놀고 있음을 알아차린다. 이렇게 되면 약물치료가 정말로 필요한지, 약물이 정말로 효과를 나타내고 있는지, 의료 외적인 다른 대안치료를 시도해 보는 것이 어떤지에 대해서 완전히 새롭게 논의해 볼 수 있게 된다. 잦은 천식발작의 병력이 있는 또 다른 환자는 현재 폐 스마트폰 애드앱터를 이용하고 있다. 이 앱터는 꽃가루 계측pollen count, 대기오염지수, 주위 온도, 습도 등의 환경 노출과 아울러 활동, 활력징후, 폐 기능마이크를 통한 1초간 강제 호흡 배출량(forced expiratory volume in one second) 측정, 흉곽의 움직임, 호흡 패턴 등의 정보를 수집한다. 통합 천식 계기판integrated asthma dashboard에서는 대기오염이 심한 날에 차가운 공기 속에서 운동을 한 것이 거의 모든 천식 악화 이유를 설명할 수 있음을 보여 준다. 이제 환자와 의사는 개인이 촉발 요인에 노출되는 시간에 맞추어 예방적으로 특정 유형의 흡입제를 사용하도록 강조하는 새로운 발작 방지 계획을 구상할 수 있다. 이렇게 하면 그 나머지 시간에는 약물 복용을 줄일 수 있어서 부작용과 비용도 줄일 수 있다.

따라서 직접내원도 완전히 다른 모습을 띠게 된다. 환자가 직접 생성했을 뿐 아니라, 적어도 어느 정도는 환자에 의해 가공된 자료 덕분에 대단히 풍성해지는 것이다. 이것은 환자와 의사 사이의 유대감을 강화시킬 수 있는 기회를 제공해 준다. 활성화된 환자는 이제 '자료 수집가data-gatherer'가 되어 추가적인 지침과 조언을 얻기 위해 의사에게 이 수집 자료를 보내는 역할을 하게 된다. 이 자료는 가상내원이나 직접내원을 하기 전에 미리 보낼 수도 있고, 내원을 하는 동안에도 보낼 수 있다. 사실 이 자료가 있으면 아예 내원할 필요가 없어질 수도 있다. 그리고 내원이 필요한 경우가 생기더라도 그것은 더 이상 내원이 아니라 정보와 자료를 바탕으로 이루어지는 토론이 될 것이다. 이 정도 설명이면 내가 왜 의학 어플리케이션과 애드앱터를 권장하는 것이 흥미롭고 친밀한 임상 방법이 될 수 있다고 주장하는지 눈치를 챘을 것이다. 2012년에 전 세계적으로 가장 진보적인 보건의료 체계라고 평판이 자자한 곳도 아닌 영국의 국민보건서비스National Health Service, NHS에서 일반의들로 하여금 환자들에게 어플리케이션을 권장하며 당뇨병에서 우울증에 이르는 다양한 질병들을 관리할 수 있게 하라고 요구한 것은 어쩌면 이 때문인지 모른다. 이렇게 함으로써 영국 국민보건서비스는 환자에게 "더 많은 힘을 실어 주고 내원 횟수를 줄일 수 있기를" 바랐다.[96,97] 이 계획을 위해 보건부 장관 앤드류 랜슬리Andrew Lansley는 이렇게 말했다. "저는 어플리케이션을 이용해 혈압을 추적하고, 지원이 필요할 때 도움을 얻을 수 있는 가장 가까운 곳을 찾고, 건강 유지에 필요한 실용적 도움을 얻는 것이 일상적인 일이 되게 만들고 싶습니다. 좀 더 많은 정보를 확보하면 환자들은 진정 스스로를 책임지는 위치에 서게 될 것입니다."[96]

제7장에서 검토하였듯이 우리는 진료실에서 키보드를 없애고, 그 대신 컴퓨터의 자연언어 처리 능력을 이용하게 될 것이다.[98-100] 이런 종류의 자료가 말을 글로 바꿔 주는 기계학습 능력을 갖춘 어플리케이션과 결합되면

미래에는 외래진료가 진정 혁명적으로 바뀌게 될 것이다. 물론 그때도 지금처럼 내원이 필요하다는 가정 아래서 말이다.

의사는 퇴출?

새로운 기술에 적응하기를 꺼리는 의사들의 일반적인 경향을 살펴보면서 변방으로 밀려날지 모른다는 위협에 의사들이 어떻게 반응하는지에 대해서도 이미 몇몇 사례를 보았다. 이제 우리는 새로운 디지털 지형이 의사와 보건의료 종사자들에 대한 필요를 리부팅하게 될 것인지 묻는 '제2의 기계 시대'[101]라는 질문에 발을 들여놓고 있다. 〈와이어드 Wired〉의 공동 창립자 케빈 켈리 Kevin Kelly는 다음과 같이 주장했다. "단순한 과제를 반복하는 정보 집중적인 업무 information-intensive job는 자동화할 수 있다. 당신이 의사, 변호사, 건축사, 혹은 기자라도, 심지어 프로그래머라 해도 상관없다. 방대한 여러 분야를 로봇이 장악하게 될 것이다."[102] 한 응급의학과 의사는 자신의 글 "Doctor Dinosaur: Physicians may not be exempt from extinction."*[103]에서 현재의 의료를 전자제품 소매점에 비유했다. 2013년 말, 한국의 의사들은 정부가 진단을 원격으로 내릴 수 있게 허용하는 새로운 원격의료 법안을 계속 밀어붙인다면 총파업에 들어가겠다고 경고했다. 5만 개의 일자리를 잃어버릴지도 모른다는 의사들의 두려움은 의사 집단의 한 리더의 말 속에 그대로 녹아 있었다. "정부의 계획안은 국가의 보건의료 체계를 붕괴시키고 대형 병원과 소형 의원 사이의 양극화를 부추길

---

* 의사라는 공룡: 의사라고 해서 멸종에서 예외되지는 않을지도 모른다.

뿐이다."[104] 존슨 앤 존슨에서는 "세대시스Sedasys"라는 컴퓨터 진정요법 장치를 도입하면서 이렇게 주장하였다. "이것은 진정제 투여 방식 자체를 새로이 정의할 잠재력을 지닌 진정한 최초의 의학 기술이며, 진료의 질을 향상시키고 비용을 낮출 수 있는 뛰어난 방법이다."[105] 반면 미국마취과학회의 리더는 이런 반응을 보였다. "모두들 기술에 열광하지만, 당신은 회사의 신의성실의무fiduciary duties*와 환자에게 최고 품질의 안전한 진료를 제공하려는 의사의 관심 사이에서 균형을 잡아야만 한다."[105] 최대 규모의 온라인 건강공동체인 페이션츠라이크미의 창립자들은 이렇게 물었다. "당신의 MRI를 가장 잘 판독할 수 있는 사람은 누구일까? 영상의학과 의사? 컴퓨터?"[106a] 이것은 결국 시간문제일 뿐이다. 로봇으로 교체가 가능하리라는 말을 들었을 때 영상의학과 의사가 어떻게 반응할지는 여러분의 상상에 맡길 뿐이다. 그리고 〈포천〉에서 몇몇 암치료센터에 채용된 IBM의 슈퍼컴퓨터 왓슨Watson에 관한 특집 기사[3]를 통해 암전문의가 결국 슈퍼컴퓨터로 대체될 수 있을 것인지를 물었을 때 그 기사를 읽은 암전문의들의 반응이 어땠을지도. 거기에 덧붙여 〈이코노미스트〉에서 환자가 실제 상담자보다 컴퓨터 아바타와 상담했을 때 자신의 비밀을 더 솔직히 털어놓는 경향이 있다는 한 연구를 검토한 후에 가상의 정신과 의사가 실제 정신과 의사보다 더 나을지도 모른다는 기사를 내놓았을 때[106b, 106c] 정신과 의사들이 어떻게 반응했을지도.

이렇게 되면 의사에 대한 수요는 줄어들 수밖에 없기 때문에 의사가 머지않아 심각하게 부족해질 것이라는 예측에 대해 의문을 제기해 볼 분명한 이유가 존재한다. 이미 미국의과대학협회American Association of Medical Colleges에서는

---

* 타인의 재산 운용이나 사무 처리를 위임받은 수탁자로서의 의무.

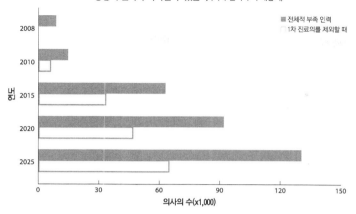

상황이 얼마나 악화될 수 있을까 (의사 인력 부족 예상치)

■ 전체적 부족 인력
□ 1차 진료의를 제외할 때

그림 9.3. 미국의과대학협회의 미국의 의사 인력 부족 예상 [출처: "Physician Shortages to Worsen Without Increases in Residency Training," American Association of Medical Colleges, 2014, https://www.aamc.org/download/153160/data/physician_shortages_to_worsen_without_increases_in_residency_tr.pdf.]

2015년 미국에는 의사가 필요한 숫자보다 63,000명 가까이 부족하리라 예상한 바 있다. 이 수치는 10년 후에는 13만 명 이상이 부족해지는 것으로 훌쩍 뛰어오른다.(그림 9.3)[106d] 의사 인력 부족은 미국에만 국한되지 않는다. 세계보건기구World Health Organization, WHO에서는 전 세계적으로 430만 명의 의사와 2,730만 명의 간호사가 부족하다는 주장을 하고 있다.

2014년에 미국의학원에서는 의학 교육에 대한 보고서를 발표하며 의사 인력에 대해 평가한 후 인력 부족 예상에 대해 다음과 같은 결론을 내렸다. "이러한 주장을 뒷받침하는 신뢰할 만한 증거를 전혀 찾을 수 없다."[106e] 이 결론에 맞장구라도 치듯, 각각 공화당과 민주당의 극단적인 관점을 대표하는 스콧 고틀리브Scott Gottlieb와 에제키엘 엠마누엘Ezekiel Emanuel이라는 전혀 어울리지 않는 두 인물이 공동으로 신랄한 글을 적었다. "천만에. 의사는 부족하지 않을 겁니다."[107] 고령화를 고려하고 부담적정보험법까지 염두에 두더라도 상황은 마찬가지라며, 그들은 이렇게 주장했다. "오바마케어가 가는 길에는 크고 작은 과속방지턱이 있고 움푹 파인 곳들도 있다. 하지만 의사의 부족 현상이 바리케이드가 될 것 같지는 않다."[107] 이 글에서는 간호사, 약사, 영양사, 건강조무사health aides, 그리고 의사가 아닌 기타 보건의료 인력을 활용하는 방안과 미국 보건의료에서 일어나는 심각한 낭비(제8장에서 검토)에 대해 맞장구치는 것에서 그치지 않고 이들은 다음과 같이 적절하게 지적하였다. "질병을 원격으로 모니터링해서 제때에 치료할 수 있게 해 주는 센서 같은 혁신이 이루어지면 입원치료를 받아야 할 필요성 자체가 없어질 수도 있다."[107] 그리고 이것은 혁신적 기술과 무선의료가 의사의 효율성을 얼마나 극적으로 향상시켜 줄 수 있는지 보여 주는 시작에 불과하다.

스마트폰 의료가 구세주?

안타깝게도 대부분의 의사들은 이런 부분을 아직 이해하지 못하고 있어서, 변방으로 밀려나거나 퇴출될 위험에 노출되어 있는 상황이다. 이들은 아직 디지털화되지 못했다. 진보적인 1차 진료 병원을 창안하여 운영하고 있는 제이 파킨슨Jay Parkinson은 〈뉴요커〉에 이렇게 적었다. "나는 두 세대에 걸친 의사들을 고용해 왔다. 한 세대는 내 부모의 세대에서 온 의사들이고, 다른 한 세대는 나와 같은 세대의 의사들이다. 그 차이는 확연하다. 한쪽 세대는 집에 온 듯 편안하고 권한과 능력을 부여받았다고 느끼는 반면, 다른 한 세대는 자기가 무언가를 망쳐 놓을 것처럼 느낀다. 나이가 있는 의사들은 여전히 자신이 하는 일을 좋아하고, 호기심으로 무언가를 배우기를 즐긴다. 하지만 젊은 의사들과는 달리 이들의 뇌는 컴퓨터에는 좀 처럼 익숙하지 못하다."[108]

앞에서 미국의 의사들 중 약 절반 정도가 55세 이상이라고 했다. 여러 연구에서 이메일은 진료의 효율을 현저히 증가시켜 준다는 것이 입증되었음에도 불구하고 의사 3명 중 2명은 환자들과 이메일을 주고받지 않는다.[109] 이를 위해 2013년 12월 〈컨슈머 리포트〉에서는 "The Doctor Will e-mail You Now."*라는 제목으로 디지털 진료실 특집 기사를 내보냈다. 이 기사에서는 다음과 같은 핵심적인 예측을 내놓았다. "어쩌면 당신의 의사가 자기에게 이메일을 보내라고 당신을 열심히 독려할지도 모른다."[110] 이것은 상당히 논리적으로 들린다. 하지만 모바일헬스에 대한 프라이스 워터하우스 쿠퍼스Price Waterhouse Coopers의 보고서는 이와 다른 전망을 내놓았다. 그 헤드라인은 다음과 같다. "의사의 42%는 모바일헬스가 환자에 대한 자신의 권력을 약화시킬까 봐 두려워한다."[111] (이는 그들에게 각인되어 있는 가부장주의다. 이 부분에 대해서는 제2장에서 적나라하게 살펴보았다.) 여기에는 의료 과실에 대한 두려움도 있다. 〈이코노미스트〉에서는 이 부분을 꼬집었다. "의사가 자료가 풍부한 시스템보다는 자료가 풍부하지 않은 시스템에서 책임지는 쪽을 더 편안하게 느낀다는 것이 참으로 역설적이다."[112]

때로는 신선한 외부의 시각이 통찰과 추진력을 제공해 주어야 변화가 가능한 경우도 있다. 2013년 말 미국반도체산업협회Semiconductors Industry Association of America 회의에서 나는 세계 최대의 칩 제조업체 중 하나인 어플라이드 머티리얼Applied Material의 회장 마이크 스플린터Mike Splinter를 만나 볼 기회가 있었다. 그가 내게 물었다. "의사들은 대체 왜 아직도 청진기와 서류철을 사용

---

* 의사 선생님이 지금 이메일을 보내실 거예요.

합니까?" 나는 그에게 그것을 왜 엉뚱하게 나에게 묻냐고 대답하면서 그 질문을 글로 정리해 보는 것이 어떻겠느냐고 말했고, 그는 그것을 실행에 옮겼다. 여기 발췌한 내용을 옮긴다.

> 청진기의 튜브는 목재에서 고무 재질로 바뀌고 청진판도 이제 금속으로 바 뀌긴 했지만 남북전쟁 이전에 만들어진 이 의료 기구는 사실상 변한 것이 별로 없다. 내 손녀딸 말마따나 "지금 장난하는 겁니까?" 청진기를 영어로 는 무언가를 보고 관찰하는 기기라는 의미로 'stethoscope'라고 부르지만 사실 이 기구로는 아무것도 볼 수 없다. 이것은 에디슨의 축음기, 혹은 빅 터의 축음기와 비슷한 소형 증폭기에 불과하다. 옛날 영화에 나오는, 커다 란 뿔 같은 것이 달린 축음기 말이다. 슬픈 일이지만 이 말은 농담이 아니 다. 정말 고물도 이런 고물이 없는데도 우리는 우리의 목숨과 건강을 여기 에 맡길 만큼 이 기구를 신뢰한다. 이는 우리가 살고 있는 오늘날의 세상과 는 완전히 동떨어진 방식이다. 청진기는 정보를 기록하지 못한다. 정보를 분석할 능력도 없다. 청진기의 성공적인 사용은 오로지 그때그때 의사의 능 력에 달려 있다.[113]

변화에 대한 의료계의 저항과 나이는 서로 얽혀 있는 중요한 요인이다. 새로운 기술이 언제나 잘 통하는 것은 아니다. 나는 2013년에 조지타운 대학교 의대에서 도널드 노울란Donald M. Knowlan 박사의 "흰 가운 강의white coat lecture"에서 이 주제와 관련해서 한 방 먹었다.[114] 흰 가운 강의는 의과대학 커리큘럼의 첫째 날이나 그 즈음에 치러지는 전통적 행사다. 이 강의에서 는 교수진이 학생들에게 영감 어린 말을 해 준다. 조지타운 의대는 가장 존 경받는 심장전문의 중 한 명인 박사 프록터 하비Proctor Harvey의 모교임을 기억하면서, 86세의 노울란 박사가 새로 입학한 학생들에게 한 강의 내용에 어떤 것이 들어 있었는지 살펴보자.

> 하지만 신입생 여러분들은 무엇을 예측하고 있습니까? 시사하는 바가 많았던 최근의 책 《청진기가 사라진다》에서 저자는 보건의료 전달 체계에서 앞으로 있을 변화를 예측하였습니다. 그는 스마트폰을 이용한 복잡한 진단이라든가 유전 정보를 이용하는 맞춤의학 등의 변화에 대해 언급하였습니다. 심지어 그는 이곳 조지타운 의대에서 그토록 귀하게 여기는 청진기도 휴대용 초음파 장비로 대체되리라고 주장했습니다. 그는 2년 넘게 청진기를 사용하지 않았다고 고백하더군요. 제가 듣기에 이 말은 그가 청진기의 사용법을 제대로 배워 본 적도 없고, 그 가치도 제대로 이해하지 못하고 있다는 소리로밖에 들리지 않더군요. 미래의 이 모든 발전이 이루어진다고 해도 그는 아마 수박 겉핥기밖에 못할 것입니다.[114]

내가 노울란 박사를 만나 본 적이 전혀 없으니 그는 내가 의료에 몸을 담으면서 수십 년 동안 좋아했던 일 중 하나가 의대생, 레지던트, 그리고 다른 의사들에게 심장혈관 신체검사 방법을 가르치는 일이었다는 것도 모를 것이다. 사실 심장학에서 내 우상은 프록터 하비와 같은 임상의 대가인 카누 샤테르지Kanu Chatterjee다. 그는 캘리포니아 대학교 샌프란시스코 캠퍼스에서 나와 내 친구들을 가르칠 때 임상에서 이루어지는 세밀한 검사를 무척 강조했었다. 그런 검사의 대부분은 주로 청진기검사에 집중되어 있었고, 그냥 두근대는 소리만이 아니라 심장의 온갖 미묘한 소리를 듣고 해석하는 법을 배우는 것이 핵심이었다. 하지만 안타깝게도 이것은 이제 옛날 이야기다.[115-119] 노울란 같은 의사들이 여전히 옛날 방식을 강조하는 이유는 다름 아니라 초음파가 표준으로 자리 잡기 전에 수련을 받았기 때문이다. 하지만 많은 경우 그러한 저항은 넬슨Nelson과 나룰라Narula, 두 박사의 말처럼 "종합적 이미지들과 임상에서 이루어지는 신체검사 사이에서 나타나는 철학적이고, 실용적인 간극"[118]의 일부다.

〈뉴잉글랜드 의학저널〉의 전 편집자이고, 최근 91세의 나이로 사망한 저명한 원로 박사 아놀드 '버드' 렐만Arnold 'Bud' Relman 또한 의료의 미래가 디지털 기기에 크게 영향을 받는 부분에 대해 우려했었다.[120] 그는 나의 견해가 "너무 낙관적"이고 "디지털 기기의 한계에 대해 충분히 검토하지 못하고 있다."고 믿었다. 소비자, 사회연결망, 그리고 테크놀로지가 소중한 의학적 상징의 자리를 감히 넘보며 능동적 역할을 하려 드는 데 대해 문제 제기가 들어올 것은 이미 예상되었던 일이다. 이런 문제 제기는 나이가 많은 의사들로부터 나오고 있으며, 사실 이들은 오늘날 의사들 대다수의 목소리를 대변하고 있다.

하지만 의사들은 사방에서 전례 없는 압력에 직면하고 있다. 이런 압력 중 상당수는 우리가 이미 검토했던 것들이다.(그림 9.4).[11,121-133] 이것이 큰 환멸을 야기한 것은 이해하지 못할 일이 아니다. 이 환멸에 대해서는 충분히 보고된 바 있다. 이런 압력에 대해 내 수많은 동료들과 대화를 나눠 보면 대화 도중에 자기가 한 일에 대한 수가보상이 줄어들고 있다는 얘기가 불쑥불쑥 자주 등장한다. 하지만 경제적 동기보다 더 강하게 의사들을 자극하는 무언가가 존재한다.[134-136] 와튼 스쿨의 보건경제학자 조너선 콜스타드Jonathan Kolstad는 의사들에게 진정으로 동기를 부여하고 있는 것은 동료와 자신의 성적을 비교하는 것임을 입증하는 연구로 애로우상Arrow Award을 수상했다. 이것은 경제적 동기보다 네 배나 강력하게 작용했다. 조너선 콜스타드는 의사들의 행동을 이해하는 근거로 펜실베이니아 심장외과 의사들의

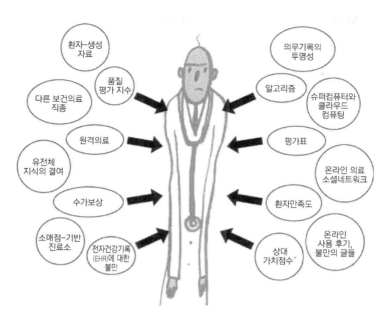

환자-생성
자료

품질
평가 지수

다른 보건의료
직종

원격의료

유전체
지식의 결여

수가보상

소매점-기반
진료소

전자건강기록
(EHR)에 대한
불만

의무기록의
투명성

알고리즘

슈퍼컴퓨터와
클라우드
컴퓨팅

평가표

온라인 의료
소셜네트워크

환자만족도

온라인
사용 후기,
불만의 글들

상대
가치점수*

그림 9.4. 의사들은 기존에는 한 번도 겪어 보지 못한 압박에 시달리고 있다

성적표 시스템report-card system을 이용했다.[134-136]

이것은 나로서는 분명 공감이 가는 중요한 발견이다. 그리고 이것은 의료가 앞으로 나아갈 방향에 적응하는 데 필요한 기반이 되어 줄 수도 있다. 의사들은 일반적으로 동료들 중에서도 자신이 최고의 성적을 내고 싶어 한다. 이들은 선천적으로 경쟁심을 타고 났고, 데이터를 보며 자극을 받는다. data-driven 소수의 경우를 제외하면 이들이 자기 환자들에게 대단히 헌신적이라는 점에는 의문의 여지가 없다. 그럼 이들의 이런 특성을 우리가 어떻게 이용할 수 있을까?

---

* Relative Value Units, 미국에서 의사의 서비스에 대한 메디케어 수가보상액 계산 공식에 사용되는 기준.

옐프, 비스탈스Vitals.com, 헬스그레이즈Healthgrades, 레이트엠디RateMDs, 앤지스 리스트Angies's List 같은 온라인 의사 평가 사이트로는 사실 이런 목표를 달성하기가 어렵다. [137-141] 이런 사이트에서도 대기 시간이나 주차 조건 같은 객관적인 평가 지표를 제공할 수는 있지만 병원 직원들이 얼마나 상냥하고 공손한가, 혹은 의사의 대화 기술이 얼마나 좋은가 등의 주관적인 부분이 너무 많다. 이런 정보는 분명 소비자에게 도움이 되지만 진료의 질적인 측면에 대해서는 다루기 힘들다. [142-144] 하지만 그래도 수많은 의사들이 이런 사이트에 반응하고 등수를 높이려고 물불을 가리지 않고 있다. [145] 그와 마찬가지로 의사와 종합병원의 등수를 매기는 데 폭넓게 이용되고 있고, 미국 정부에서도 채택하는 환자만족도 조사 역시 큰 결점을 가지고 있다. [146] 이런 조사에서는 환자가 항생제나 마약성 진통제 같은 약을 처방받았느냐 혹은 스캔검사를 받았느냐에 따라 점수가 크게 휘둘리는 것으로 나타났다. [146] 금기된 약물이나 스캔검사인 경우가 많은데도 이런 것들을 처방해 주면 환자들로부터 점수가 높게 나온다.

하지만 만약 의사들이 자신의 불필요한 의무를 줄여 줄 강력한 마이크로컴퓨터를 이용해서 자료 생성, 감시, 그리고 질병 관리의 책임을 상당 부분 환자에게 넘기면 어떨까?[147,148] 의료에서 "내려놓기letting go"라는 용어는 보통 임종기 돌봄에서 소생술과 환자를 살리려는 영웅적 노력을 중단할 뜻이 있음을 가리킨다. 하지만 여기서 나는 '내려놓기'를 의사와 의료계가 책임을 자신에게서 내려놓고 환자에게 넘길 준비가 되어 있다는 의미로 쓰고 있다. 이제 의사들이 성적을 놓고 경쟁할 수 있는 기회가 열렸다. 민주화된 형태의 의료에 적용하는 경쟁 말이다. 환자와의 이메일 소통을 육성하고, 모바일장치 애드앱터, 환자-생성 자료, 온라인 의료 소셜네트워크의 활용을 뒷받침하고, 의무기록을 환자와 함께 공유 및 편집하고, 소비자 중심 보건의료의 모든 측면을 함께하는 것이다. 자료와 정보의 짐을 더는 것은 환자의 권한을 강화하는 동시에 의사를 자유롭게 하는 부분이다. 그렇다고 이것이 인간미와 공감의 중요성을 내려놓자는 이야기는 아니다. 이런 부분은 기술이 결코 대신할 수 없는 것이기 때문이다.[132,149-151] 내가 2014년에 한 의대의 졸업 축하 연설을 했을 때 나는 인공지능(여기에 대해서는 제13장에서 다룬다.) 및 'DQ digital quotient. 디지털지수'로 측정되는 의료에서의 디지털지능 digital intelligence에 대한 얘기를 꺼냈다. 여기 새로운 의대 졸업생들의 DQ를 평가하기 위해 내가 던진 다섯 가지 질문을 소개한다.

1. 당신은 모든 환자를 한 사람의 개인으로 바라보고 염기서열분석, 센서, 영상 촬영 등 우리의 새로운 디지털 도구를 가지고 환자들에 대해 가능한 모든 것을 배울 준비가 되어 있습니까?

2. 당신은 환자-생성 자료를 옹호하여 당신의 환자들 각각이 자신의 스마트폰이나 태블릿을 이용해서 자신의 질병과 관련된 핵심 자료를 습득할 수 있게 하겠습니까?

3. 당신은 자신의 환자들을 활성화하고, 이제 막 자리를 잡고 있는 새로운 형태의 소비자 중심 보건의료에 환자들이 최대한으로 참여하게 만드는 일을 전적으로 지지하십니까?

4. 당신은 환자와 모든 의무기록을 공유하고, 동등한 협력자로서 최고의 존중으로 환자를 대하며, 조언과 상담을 제공하고, 또 가장 중요하게는 세밀한 부분까지 그들과 대화하고, 공감과 연민으로 대하겠습니까?

5. 당신은 트위터에서 믿을 만한 의학 정보원을 팔로우하는 등 모든 새로운 정보를 꾸준히 학습하겠습니까? 자기 앞에 앉아 있는 특수한 환자와 관련해서는 기존의 모든 도그마와 지침에 의문을 제기할 수 있겠습니까?[152]

스마트폰은 그저 자료가 흘러가는 파이프나 도관에 불과하다. 그 양 끝단에는 의료의 역사가 시작되던 때와는 아주 다른 역할을 맡을 준비가 되어 있는 지능을 갖춘 인간이 존재한다. 환자들은 언제나 의사로부터 인간미를 갈망하고 또 필요로 할 것이지만, 도구를 가까이 갖추고 있다면 좀 더 선별적으로 그런 부분을 취할 수 있을 것이다. 의사들에게만 압력을 가하는 대신 컴퓨터 자동화에 의지한다면, 의사들의 역할은 실제로 현저하게 확장될 수 있다. 케빈 켈리는 이렇게 적었다. "단순한 과제를 반복하는 정보 집중적인 업무는 자동화할 수 있다. 당신이 의사, 변호사, 건축사, 혹은 기자라도, 심지어 프로그래머라 해도 상관없다."[102] 〈이코노미스트〉도 역시 이런 주장을 거들었다. "기계는 더 똑똑할 뿐만 아니라, 훨씬 많은 자료에 접근할 수 있다. 빅데이터와 스마트 기계가 결합되면 일부 직종은 아예 통째로 집어삼키게 될 것이다."[153] 하지만 똑똑한 의사들은 위협을 느낄 필요가 없다. 의사라는 직업은 무사할 것이기 때문이다. 기존의 것을 내려놓고 디지털의료를 끌어안는 것이 어쩌면 장기적으로는 퇴출과 환멸을 막는 최고의 방법이 될지도 모른다.

청진기가 사라진 이후

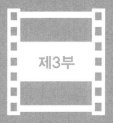

제3부

충격
The Impact

■■■■■

의료를 병원에서 더 멀리, 진료실 밖 더 멀리까지 제공하는 것을 시작하라.

조지 할버슨George Halvorson, 카이저 퍼머넌트 전 CEO[1]

미래의 병원은 더 이상 병원이 아니게 될 것이다.

데보라 디산조Deborah DiSanzo, 필립스 헬스케어Philips Healthcare 전 CEO[2,3]

일반적인 병원에서는 간접비가 총비용의 85%에서 90% 정도를 차지한다.
'어느 누구에게도 맞지 않는 한 가지one-size-fits-none' 서비스를 제공해야 하는 복잡함 때문이다.
한 병원 내부에는 서로 다른 세 가지 비즈니스 모델이 존재하고,
그 세 가지 비즈니스 모델은 서로 양립할 수 없다.

클레이튼 크리스텐슨Clayton Christensen 3

대형 건물 콤플렉스
The Edifice Complex

내가 존스홉킨스에서 심장전문의가 되기 위해 수련을 받고 있던 1980년대에는 환자가 심장카테터법 시술을 받으려면 병원 근무일로 3일은 입원해야 했다. 환자들은 시술을 받기 하루 전에 입원해서 전체적인 검사를 받았다. 이 검사는 병력 청취, 신체검사, 흉부 X-레이, 심전도, 일상적인 임상검사로 구성되어 있었다. 조영제 노출에 대한 준비로 수액을 투여할 수 있도록 정맥 라인을 잡아 놓는다. 환자가 탈수되면 조영제가 신장에 손상을 입힐 수 있기 때문이다. 수혈이 필요할 정도로 심각한 출혈이 있을 경우를 대비해서 혈액형을 파악해 놓는다. 그리고 둘째 날에는 환자를 심장카테터실로 데려간다. 시술 준비 작업 후 허벅다리 위쪽과 사타구니 쪽 피부를 광범위하게 마취시킨다. 이곳은 넓적다리 동맥femoral artery이 그 아래로 지나간다. 그 다음에는 X-레이로 확인하면서 속이 빈 작은 튜브인 카테터를 대동맥까지 밀어 넣고 그것을 통해 조영제를 주사해서 심장 근육에 혈액을 공급하는 동맥 세 개의 형태를 파악할 수 있다. (그래서 심장카테터법이라는 용어가 붙었다.) 카테터나 환자에게 혈전이 일어나는 것을 막기 위해 정맥으로 혈액희석제인 헤파린heparin을 고용량으로 투여한다. 그리고 X-레이 빔을 움직이면서 다양한 각도에서 혈관의 형태를 촬영한다. 심장의 수축력을 평가하기 위해 추가적으로 사진을 촬영하고, 이와 함께 주요 펌프인 좌심실의 혈압도 함께 측정한다. 그러고 나면 카테터를 제거하고, 넓적다리 동맥을 다시 아물게 하여 출혈 가능성을 줄이기 위해 20분에서 30분 정도 사타구니 부위를 손으로 누르고 있었다. 동맥이 아무는 데는 최소 24시간이 걸리는 것으로 추정하기 때문에 환자는 병실로 돌아가서 퇴원이 가능해질 때까지 누운 채로 기다렸다가 셋째 날에 퇴원하였다. 이 시술에서 얻은 사진들을 검토한 후에 막힌 혈관을 열기 위해 혈관성형술이 필요하다는 판단이 들면 며칠이나 몇 주 정도 앞서서 미리 일정을 잡아 놓았다. 혈관우회로술이 적절하겠다고 판단되는 경우에도 마찬가지였다.

이제 30년 후인 현재로 뛰어넘어 와 보자. 이제 이 시술은 입원 없이 외래로 시행될 뿐만 아니라 다리보다는 손목의 동맥을 통해 이루어지는 경우가 일반적이다. 그리고 환자는 심장카테터실 테이블에서 시술을 마친 후 곧바로 일어나서 걸어 나갈 수 있다. 그리고 그보다 더 중요한 사실은 혈관성형술이나 스텐트가 필요한 경우라면 그 자리에서 바로 함께 시술할 수 있고, 환자는 몇 시간 후면 집으로 갈 수 있다는 것이다.

10년 전만 해도 이런 발전이 가능하리라고는 생각하지 못했다. 하지만 그동안 환자를 입원시키지 않고 할 수 있는 일의 한계를 조금씩 넓힐 수 있었다. 이것은 엄청난 기술적 도약을 통해 이루어진 일이 아니다. 그 대신 아스피린의 사용, 다른 혈액희석제 프로토콜의 변화, 더 소형화된 카테터, 다리 동맥보다는 손목 동맥을 이용하기, 막힌 혈관까지 도달하고 그것을 넘어가기가 더 쉽도록 매끄러워진 풍선과 스텐트 등 저차원적인 기술들이 결합되면서 이런 발전이 이루어졌다. 모두 아날로그 방식이다. 이 목록에서 디지털과 관련된 것은 아무것도 없다. 그럼에도 불구하고 그 효과는 대단히 컸다. 심장카테터법의 또 다른 용어인 관상동맥조영술coronary angiography은 의료에서 가장 흔히 이루어지는 시술 중 하나다. 매년 미국에서는 200만 건 이상의 관상동맥조영술이 이루어지고, 그중 수십만 건 정도는 혈관성형술을 함께 결합해서 진행해야 하는 경우다. 여기까지 오는 데는 수십 년에 걸친 지속적이고 점진적인 변경이 있었다. 그 과정에서 약간의 객기도 작용했지만, 이제 이런 환자들 대부분을 신속하게 외래에서 처리할 수 있게 된 것은 대단히 근본적인 변화다.

이것은 조직검사, 디스크수술, 탈장수술, 담낭제거수술, 그리고 그 외 수많은 수술들을 비롯해서 기존에는 입원이 필요했지만 지금은 예상치 못했던 합병증이 발생하지 않는 한 보통 외래에서 이루어지는 시술 혹은 수술의 수백 가지 예들 중 하나에 불과하다. 그리고 입원이 필요한 수술의 경우라 해도 일반적으로 입원 기간이 극적으로 줄어들었다. 1980년대에는 개심수술을 하면 보통 2주 정도의 입원이 필요했지만 요즘에는 며칠이면 퇴원하는 경우가 많다. 1980년대 말에는 심근경색이 있고 나면 보통 7일에서 10일 정도 입원했는데 우리는 이 입원 기간을 3일로 줄이는 무작위 임상시험을 실시했었다. 내 동료 의사들은 이것이 완전히 터무니없고, 위험하고, 심근경색의 심각성에 대해 무지한 처사라 생각했다.[4] 입원 기간을 우리가 공격적으로 줄이는 바람에 아주 재미있는 그림이 등장했다.(그림 10.1)

하지만 그럼에도 불구하고 입원 시술이 외래 시술이 되고, 외래 시술도 더욱 짧아지는 시간 단축은 계속해서 진행되고 있다. 우리 딸이 나의 첫 손자를 낳을 때 입원해서 퇴원하기까지 걸린 시간은 갓 24시간을 넘겼을 뿐이었고, 그 시간의 대부분도 힘든 난산 과정 때문에 잡아먹은 시간이었다.

미국의 종합병원 수가 1975년에 7,156곳으로 정점을 찍었다가 2013년

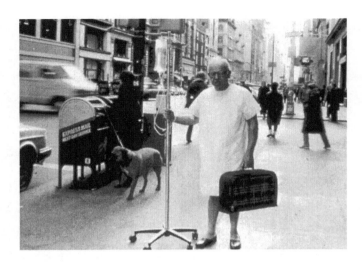

그림 10.1. 조기 퇴원의 개념

에는 4,995곳으로 차츰 줄어 거의 30%가 넘게 감소한 이유도 부분적으로는 이런 요인들로 설명할 수 있다.[5] 하지만 이것은 종합병원 감소의 시작에 불과하다. 오늘날 우리가 알고 있는 종합병원의 형태는 결국 사라지게 될 것이기 때문이다.

위해 요소

1999년에 미국의학원의 한 보고서를 읽고 나는 충격에 빠졌다. 매년 98,000명이 병원과 관련된 예방 가능한 '치사 사건lethal event'으로 사망한다는 내용 때문이었다. 최근에 업데이트된 내용을 보면 상황이 더욱 악화되었는지도 모르겠다. 2013년에 '페이션트 세이프티 아메리카Patient Safety America'

라는 조직의 존 제임스^{Johmn James}는 미국의학원 보고서 이후로 진행되고 발표된 '근래의' 연구 네 가지를 체계적으로 검토한 리뷰 논문을 〈환자안전학술지^{Journal of Patient Safety}〉에 발표했다. 여기서 내린 결론은 종합병원의 진료 과정에서 매년 대략 44만 건 정도의 치명적인, 그러나 예방 가능한 사고가 발생한다는 것이었다. 달리 표현하면 '매년 미국에서 일어나는 모든 사망의 대략 6분의 1'이 여기에 해당한다는 소리다.[6] 2000년대에 접어들면서야 폭로되기 시작한 이런 위해 규모의 문제를 의료계가 그동안 침묵해 왔음을 보여 주고 있다. 이것은 사실 고질적으로 만연해 있는 가부장주의적 특성이다. 환자들을 이런 위해로부터 보호하기 위해 무언가 과감한 조치가 필요하다.

현재의 이런 상황에 경악한 사람이 나만 있는 것은 아니다. 존스홉킨스병원의 의사 피터 프로노보스트^{Peter Pronovost}는 〈컨슈머 리포트〉에 기고한 글에서 병원 사망^{hospital death}이 대단히 빈발하고 있음에도 그것을 추적하는 정부 기관이 하나도 없다는 사실에 섬뜩한 기분이 든다고 적었다. 그는 의료 위해가 미국의 사망 원인 중 3위 안에 들어간다고 주장하였다.[7] 그의 동료 마티 매커리^{Marty Makary}는 병원 사망을 비행기 추락 사고와 비교한다.[8] 비행기 추락 사고가 나면 언론의 헤드라인을 장식하고, 앞으로의 항공 운송을 안전하게 만들기 위한 철저한 조사가 뒤따른다. 하지만 최근에 그가 펴낸 책《병원이 숨기는 비밀, 그리고 보건의료를 개혁하는 투명성의 힘 Unaccountable: What Hospitals Won't Tell You and How Transparency Can Revolutionize Health Care》*에서 그는 매주 점보제트기 4대분에 해당하는 환자가 죽고 있는데 이런 부분은 대중에게 알려지지도 않고, 임상에 대한 철저한 조사도 진행되지 않고 있다고

---

* 국내 미출간.

지적하였다.[9] 그는 이렇게 적었다. "종합병원은 전체적으로 책임을 회피하려는 성향이 있고, 대중의 신뢰도가 최상위를 달리는 병원에서조차 합병증 발생률이 지나치게 높다."[8] 하지만 이런 문제점을 지적한 사람이 매커리만은 아니다. 최근의 한 설문 조사에서는 미국에서 60위 안에 들어가는 종합병원에서 그 직원들에게 자기가 일하는 병동에서 진료를 받는다면 마음이 편하겠느냐고 물어보았다. 그 결과 절반 이상의 병원에서 '아니오!'라는 대답이 나왔다.[10]

이러한 사망에서 중요한 두 가지 요인은 병원 내 감염[10,11]과 의료 과실[12]이다. 2014년 〈뉴잉글랜드 의학저널〉에 나온 한 리뷰 논문에서는 미국의 183개 종합병원을 대상으로 병원 내 감염에 대해 조사하였는데, 가장 흔한 유형의 감염으로 폐렴, 수술 부위 상처, 위장관 감염 등이 있었다. 특히 클로스트리듐 디피실리 박테리아에 의한 감염이 많았는데 이는 보통 무분별한 항생제 이용과 관련되어 있다.[13] 이런 감염 중 25% 이상이 (카테터, 산소호흡기 등의) 장비와 관련된 것이었다. 저자들은 이런 감염으로 고통 받는 입원환자가 거의 65만 명에 이른다고 추산하였다. 이것을 계산해 보면 하루에 4%라는 신규 감염률new infection rate이 나온다.[14] 그 결과 9명당 1명의 환자들이 죽게 될 것이다. 병원 내 감염은 치료하기가 까다롭기로 악명이 높다. 시간이 흐르면서 항생제 내성도 점차 강해지기 때문에 이 문제는 더욱 만만찮은 극복 과제가 되었다. 병원 내 감염과 좀처럼 사라지지 않는 심각한 투약 과실에 대한 골치 아픈 자료로 그치면 다행이겠지만, 중환자실에서의 오진으로 인해 생기는 심각하고 광범위한 문제점을 고발하는 보고서도 있었다. 중환자실에서 심근경색, 폐색전, 폐렴 등의 진단을 놓쳐서 사망으로 이어지는 경우가 연간 4만 건 이상이다.[15]

이런 보고서가 나온 뒤 미국의 종합병원과 의료시스템들은 막대한 개선 노력을 기울였고 군데군데 성공도 거두었다. 하지만, 환자안전과 관련되어 전체적인 개선이 있었다고 보기는 어렵다. 〈프로퍼블리카ProPublica〉*에서는 대단히 심각하거나 치명적인 과실로 대중의 지탄을 받으면서도 그 후로도 이런 부분을 막지 못하고 있는 일부 종합병원들을 고발하면서 이런 적절한 질문을 던졌다. "왜 의료계는 간단한 실수조차 개선할 능력이 없어 보이는가?"[16] 환자의 관점에 대해서는 뉴욕 북부의 YMCA에서 일하는 메리 브렌난-테일러Mary Brennan-Taylor의 사례에서 마음 아프게 잘 그려져 있다. 브렌난-테일러는 어머니를 잃은 후에 병원의 안전 개선을 요구하는 전국적 운동가로 거듭났다. 브렌난-테일러는 의료가부장주의를 극복해야 한다는 자신의 메시지와 환자들이 자기 주장을 확실히 할 수 있도록 영감을 불어넣어야 할 필요성을 잘 요약해서 서술하고 있다. "저는 어머니를 보호할 수 없었다는 것에 책임을 느껴요. 나는 병원을 전적으로 신뢰하고 있었어요. 나는 의사와 간호사에게 병실로 들어와서 손을 씻느냐고 단 한 번도 물어본 적이 없었죠. 나는 병원에서 주는 약 역시 한 번도 확인해 본 적이 없었어요."[16]

"Survive Your Hospital Stay."**라는 제목이 붙은 기사에서 〈컨슈머 리포트〉는 2,591개 종합병원의 안전도 등급을 매겨 보았는데 아주 충격적인 결과가 나왔다.[17] 이들은 흔한 진단이나 수술에서의 사망률 차이를 낮거나 높은 등급에 대한 함수로 분석해 보았다. 등급을 매길 때는 사망률, 퇴원 후 30일 내의 재입원 여부, 감염, 직원들의 소통, 의학스캔 사용 여부 등이 고려되었다. 그런데 최고 등급을 받은 병원들에서조차 좋지 않은 결

---

* 미국의 비영리 온라인 언론 매체. 온라인 매체로는 처음으로 퓰리처상을 수상했다.
** 입원에서 살아남기.

과가 나왔다. 역설적이게도 이 기사는 "Break Free from Cable."*이라는 특집 기사와 같은 호에 등장했다. 어쩌면 표지 제목이 "Break Free from Hospitals."**였어야 하는 것이 아니었나 싶다.

개별 의사나 간호사의 과실 가능성을 악화시키는 요소로는 입원환자 진료를 담당하는 인력이 교대 근무를 한다는 점을 들 수 있다. 아이다호의 입원환자전문의hospitalist 재니스 버튼Janice Boughton이 미국내과의사협회American College of Physicians에 기고한 "Hospitals Are Still Awful."***이라는 제목의 에세이에서 매일매일 일어나는 역기능에 대해 꼬집으며 교대 시간마다 너무나 많은 인력들이 바뀌면서 일어나는 의사 불통의 문제를 지적했다.[18] 이런 점은 종합병원 환경에서 환자의 안전을 도모하는 데 분명 도움이 되지 않는다.

비용 요소

현대 종합병원의 문제점은 환자에게 해를 입히는 것만이 아니다. 부담스러운 비용도 문제다. 종합병원에서 발생하는 비용은 매년 총 8,500억 달러 이상으로 미국 전체 보건의료 지출의 거의 33%를 차지하고, 미국의 종합병원에서 하루 진료에 청구되는 비용은 평균 4,300달러에 이른다. (참고로 이 수치는 그 다음으로 높은 호주의 하루당 평균 1,400달러보다 거의 3배나 높은 값이다.) 하룻밤에 4,000달러 이상이라면 5성급 호텔의 스위트룸 정도를 생

---

* 케이블에서 벗어나라.
** 병원으로부터 벗어나라.
*** 종합병원은 아직도 끔찍하다.

각할 수도 있는데, 사실 종합병원과 호화 호텔의 가격이 엇비슷해지다 보니 디자인 자체도 비슷해졌다. 이런 부분을 확인해 보기 위해 〈뉴욕타임스〉에서는 사진들을 보여 주면서 그 사진이 종합병원인지 호텔인지를 묻는 독자 퀴즈를 싣기도 했다.[19] 현대의 종합병원을 건축하는 데 드는 비용은 상상하기도 힘들다. 스크립스에서는 엄청난 안전 규정을 따를 것을 요구하는 주법 때문에 최근에 7억 달러 정도의 돈을 들여 병원 본관을 재건축했다. 이 건물은 내부를 호텔처럼 꾸며 놓지는 않았지만 앞으로 종합병원의 주된 목적이 바뀔 가능성이 많은 상황에서 건물에 지나치게 막대한 투자를 했다는 점은 분명하다.

여기에 들어가는 막대한 비용 때문에 결국 몇몇 보험회사에서는 문제를 제기했다. 부담적정보험법에 따르면, 메디케어 환자들의 입원에 대한 수가보상은 훨씬 줄어든다. 이 때문에 전통적인 대형 병원 건물을 사용할 동기가 더욱 꺾이고 만다. 최근까지만 해도 종합병원에서는 환자를 재입원시키면 통상적으로 수가보상을 받았다. 재입원의 상당수는 퇴원을 너무 일찍 시켰거나 진료가 부적절하게 이루어졌기 때문에 생기는 경우가 많은데, 역설적이게도 환자가 입원하는 동안 일어나는 수많은 부작용이 오히려 이윤을 더 키워 경제적 보상을 챙겨 준 셈이다. 앞으로 종합병원 수가보상 시스템은 '행위만큼 받는 의료' 모델에서 '결과 없이는 수입도 없는 의료no outcome, no income' 모델로 완전히 새롭게 탈바꿈하게 될 것이다. '행위별수가제'였던 제도가 지금은 '가치별수가제fee-for-value'로 바뀌고 있다. 인텔Intel의 보건의료 및 생명과학 글로벌 총괄 매니저인 에릭 디시먼Eric Dishman은 이렇게 말했다. "당신이 성과별지급제pay for performance라는 신호를 보내는 순간 사람들은 우리가 하루하루 종합병원을 얼마나 오용하고 있는지에 대해 생각하기 시작할 것입니다."[20] 이런 변화의 결과 종합병원 최고경영자의 대다수는 종합병원의 건물 거품이 터졌다고 생각하기 시작했고, 그 바람에 적어도 40%에서 50% 정도의 병상이 남아돌게 되었다고 생각한다. 그 결과 종합병원은 재정적으로 압박을 받게 되고, 종합병원의 가격 책정 투명성을 요구하는 커다란 움직임 때문에 이 상황은 더욱 악화된다. 나는 이 거품의 여파가 최고경영자들이 예상하는 것보다 더 심할 것이라 생각한다. 이들의 분석은 디지털 의료 기술로 인해 종합병원에 대한 수요가 줄어드는 부분에 대해서는 여전히 고려하지 않고 있기 때문이다.

미래의 종합병원?

종합병원 건축가와 설계자들은 자신의 미래에 대해 걱정하며 앞으로 종합병원 병실이 갖추게 될 모습에 대해 상당한 연구를 해 왔다. 비영리 설계회사 NXT는 국방부의 지원을 받으며 30곳의 산업 파트너와 공동으로 연구하여 프로토타입을 설계해 냈다. 이 프로토타입은 제2차 세계대전 이후로 처음 이루어진 중요한 변화의 시도였고, 또 상당한 논란을 낳았다.[21,22] 프로젝트의 공동 주관자인 데이비드 루스벤David Ruthven은 이렇게 말했다. "기술은 돌봄의 연속성을 유지하는 결합조직connective tissue이 되어야만 한다."[21] 〈월 스트리트 저널〉에서는 이 프로토타입에 대해 이렇게 평가했다. "감염, 낙상, 과실, 그리고 결국에는 비용을 줄일 수 있는 환자 중심의 설계." 이 설계 안에는 몇몇 흥미로운 요소가 들어 있다. 환자의 활력징후는 침대 머리 뒤의 벽에 표시된다. 환자의 머리 위에는 "환자 리본patient ribbon"이라고 부르는 보호막이 달려 있는데 원치 않는 소음을 차단하기 위해 만들어 놓은 것이다. 프로그램이 가능한 할로겐 라이트 상자가 있어서 무드용으로나 광선요법light therapy용으로 사용할 수 있다. 발받침 쪽에는 대형 스크린이 장착되어 있어서 오락에도 사용할 수 있고, 의사와 동영상 상담을 할 때도 사용할 수 있다. 고무바닥과 코리안Corian 소재의 단단한 벽면은 감염의 위험을 줄여 주는 역할을 한다. 의사와 간호사의 통계치를 추적하여 그날 가장 많은 환자에게 도움을 준 사람을 결정하는 방법을 도입하여 게임화gamification와 관리 경쟁을 유도할 수 있는 장치도 포함되어 있다.

그러자 비평가들이 끼어들었다. 〈와이어드〉에서는 이것을 "당신이 절대로 찾아가지 않을 가장 멋진 종합병원"이라고 묘사했다. 그리고 설계 특성들에서 "마치 아이폰 같은 느낌이 난다."라고 했다.[23] 건축가 벤지 니쿰Benjie Nycum은 이 설계안에서 환자가 입력input할 수 있는 부분이 포함되지 않은 것을 두고 신랄한 비판을 가했다.[24] 그는 다음과 같이 강조했다. "개인의 신체적·정서적·심리적 치유를 뒷받침하고 촉진해 주는 환자 환경patient environment을 구축하는 것이 중요하다. 그리고 효율적이고, 비용 효과적이고, 병원 내 감염의 발생을 최소화하는 것이 환자 중심 설계의 뼈대가 되어야 한다. 생체친화적 디자인이 건강에 이롭다는 증거들이 많아지고 있는데 이 프로토타입에 천연제품natural product, 자연채광, 바깥 경관, 자연, 그리고 그 어떤 부드러움도 담겨 있지 않다는 것은 큰 실수가 아닌가 싶다." 나는 그의 비평 중에서 특히나 이 부분이 마음에 든다. "NXT의 병실 설계에서 딱 하나 빠진 것이 있다면 원치 않는 방문객이 들고 온 신선한 꽃을 죽일 수 있는 자동 발사 레이저빔이다."[25] 일반적으로 설계자들은 병실 설계에서 기술적인 부분을 가장 중요시하는데, 아무래도 이들이 가장 촉망되는 기술을 깜박한 것이 아닌가 싶다.

NXT에서 병실 중심의 미래 종합병원을 설계한 것과는 대조적으로 한국의 가장 큰 보건의료 기관인 서울아산병원에서는 그저 제안하는 데서 그

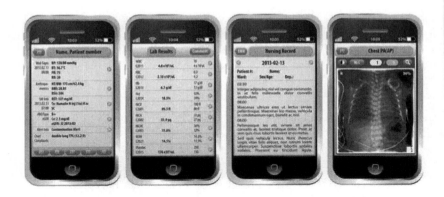

그림 10.2. 서울아산병원에서 사용하는 모바일 어플리케이션: (A) 기본 정보, (B) 임상검사 결과, (C) 간호 기록, (D) 판독 내용이 함께 나오는 스캔과 영상 [출처: J. Park et al., "Lessons Learned from the Development of Health Applications in a Tertiary Hospital." *Telemedicine and e-Health* 20 (2014): 215-222.]

치지 않고 병원 전체를 관통하는 수많은 디지털 요소들을 실제로 응용했다.[26] 이곳에서는 "스마트 페이션트Smart Patient" 그리고 "스마트 호스피탈Smart Hospital"이라 불리는 모바일 어플리케이션(그림 10.2)을 광범위하게 사용하여 환자와 치료자 모두가 즉각적으로 정보에 접근할 수 있게 하고 있다.

　하지만 미래의 종합병원에 대한 서로 다른 이 두 가지 관점은 모두 중요한 무언가를 놓치고 있다. 그것은 바로 앞으로는 종합병원의 필요성 자체가 사라진다는 점이다! 인텔이 4개 대륙 8개 국가에서 12,002명의 성인을 대상으로 종합병원의 미래에 대해 대규모로 설문 조사한 내용은 대단히 주목할 만했다. 57%의 사람들이 미래에는 전통적인 형태의 종합병원이 무용지물이 될 것이라고 믿고 있었다.[20,27] 임종기 돌봄에 있어 원격모니터링과 화상 회의가 큰 역할을 담당하고 있는 덴마크에서는 이미 커다란 변화가 있었다. 기존에는 절반 이상의 환자가 종합병원에서 사망했지만 현재는 92% 이상이 집에서 사망한다. 미국에서는 전체적으로 종합병원 병상 숫자에 거품이 끼어 있지만 그럼에도 미국의 일부 종합병원에서는 이런 경향을 선도하고 있다.[28] 예를 들어 미국 해군기지 캠프 펜들턴^{Camp Pendleton}에 있는 새로운 종합병원은 49만 7천 평방피트* 규모에 병상은 겨우 67개에 불과하다. 그보다 더 인상적인 곳은 뉴욕 시 브롱크스에 새로 들어선 몬티피오리 메디컬 센터^{Montefiore Medical Center}다. 이곳은 11층 건물, 28만 평방피트** 면적에 수술실이 12개, 시술실이 4개, 최첨단 영상촬영센터, 임상검사실, 약국까지 갖추었는데 병상은 단 하나도 없다! 이곳의 최고경영자이자 박사인 스티븐 세이퍼^{Steven Safyer}는 이렇게 선언했다. "우리는 외래진료를 새로이 뜯어고치고, 병상이 없는 종합병원에서 여러 분야의 전문가로 구성된 팀을 통해 보건의료서비스를 제공하는 선도적인 병원을 만들어 가고 있다."[28]

이런 경향이 이어지면 결국 미래의 종합병원 병실은 자기 집 안방이 될 것이다. 바이오센서로 활력징후와 다른 관련 생리적 지표들을 지속적으로 기록할 수 있고, 소형 모바일장치와 스마트폰의 신체검사 애드앱터들을 이용하면 의사와 환자가 소통도 하고, 신체검사도 진행할 수 있다. 스마트 약통^{smart pillbox}과 다른 도구들은 치료 순응도를 감시할 수 있고, 개인 응급 응답 시스템^{personal emergency response system}은 응급차를 호출할 수 있으며, 바닥에는 걸음걸이 모니터링 장치를 둘 수도 있다. 노쇠하거나 잘 넘어지는 독거노인환자의 경우 개인 응급 응답 시스템, 약물 복용 순응도 감지센서를 추가하고 타일에는 걸음걸이를 감지하는 동작인식센서도 덧붙일 수 있다. 사실 스마트 의료 주택^{smart medical home}의 설계는 어렵지 않다. 스웨덴의 한 연구자 단체는 가정에서 장기적으로 원격의료 모니터링을 할 수 있는 센서의

---

* 약 46,000제곱미터, 즉 13,967평 정도.
** 약 26,000제곱미터, 즉 7,868평 정도.

설계 구조를 생각해 냈고,[29] 이미 1년 넘게 거의 15,000개나 되는 개별 센서에서 나오는 10만 개에 가까운 센서 자료일sensor data days을 가지고 이것을 시험하고 있다. 여기에 이용되는 센서로는 매트리스 아래 설치하는 센서, 각각의 방에 설치하는 동작인식센서, 그리고 건강이나 의약품과는 별도의 일상 활동을 모니터링하는 수많은 센서들이 있다.

스웨덴 연구팀에서는 자신의 모니터링 시스템의 확장성이 탁월하다고 설명하고 있지만 안방 종합병원at-home hospital에 이르기까지 여러 가지 과제가 산적해 있음은 분명한 사실이다. 여러 가지 디지털 의료 도구를 사용하는 포괄적 시스템은 결국 통합이나 처리가 필요한 자료들을 대량으로 만들어 낼 수밖에 없다. 정말 신경을 써야 할 경우가 아니고는 여기서 쏟아져 나오는 수많은 경고 신호의 홍수에 환자나 보호자, 의사가 허우적거리게 해서도 안 될 말이다. 자료를 수집하는 것 자체는 상대적으로 쉽지만, 그 자료들의 맥락을 파악하고, 핵심적인 정보를 추출하고, 그 내용을 시각화해서 개인과 의사 등 여러 주체들에게 적당한 수준으로 통지하는 일은 결코 쉽지 않다. 그런 스마트 의료 주택은 특별히 관심이 가거나 우려가 되는 매개변수, 그리고 어떤 하드웨어가 필요한가에 따라 맞춤형으로 설계되어야 한다. 여러 개의 리모컨 장치를 이용하는 수많은 가정용 엔터테인먼트 시스템과는 달리 이것은 사용이 대단히 쉬워야만 한다. 그리고 가격 또한 오늘날의 터무니없는 병원비보다는 훨씬 낮아야 한다. 중환자실이 아닌 일반병실에 하루 비용으로 책정된 4,000달러가 넘는 돈이면 심각한 병원 내 감염 걱정 없이 편안하게 집에서 여러 가지를 원격으로 모니터링할 수 있다.

이렇게 수집된 자료는 보안이 철저해야 하고 시스템이 개인정보와 신원을 안전하게 보호해 주어야 한다. 개인정보 보호는 단순히 디지털화된 의료 자료가 해킹당하거나 그 정보가 다른 곳에 팔려 나가지 않게 보호하는 것에서 그치지 않는다. 자료를 수집할 것인지, 수집하면 언제 수집할 것인지도 모두 개인의 통제 아래 있어야 한다. 언제나 추적할 수 있도록 집에서는 항상 센서를 착용하고 있으라고 하면 사생활을 침범당하는 기분을 느낄 사람이 많을 것이다. 이런 이유 때문에 완벽한 장치가 갖춰진 스마트 의료 주택을 너무 오랜 시간 동안 사용해서는 안 된다. 한두 가지 바이오센서를 제한된 기간 동안 장기적으로 사용하거나, 며칠이나 몇 주 정도의 짧은 시간 동안 광범위한 모니터링을 할 수는 있을 것이다. 따라서 모듈적 측면modular aspect과 시간적 측면temporal aspect이 열쇠다. 대부분의 사람들은 자신의 집이 반이상향의 디지털 환경이 되기를 바라지는 않지만, 입원을 피할 수 있다면 "의료계의 빅 브라더Big Medical Brother"가 집안을 들여다보는 것쯤은 감수할 의지가 있다. 이 얼마나 오웰스러운가!Orwellian 병원을 "무덤으로 들어가는 대기실"이라 부른 이가 바로 조지 오웰George Orwell이었다. [30]

이런 도전 과제가 감당할 만한 것이어서 스마트 의료 주택이 실제로 현실화된다면, 최근의 종합병원 건축 관련 거품 현상은 대부분의 병원이 깨닫는 것보다 훨씬 더 심각한 자원 배분 문제를 초래하게 될 것이다. 응급환자들이 입원해서 초기 평가를 받는 응급실이나 중환자실을 대체할 수 있는 것은 없다. 마찬가지로 수술실이나 시술실, 영상촬영실, 임상검사실 같은 시설들도 미래의 종합병원에서 여전히 자기 자리를 차지하고 있을 것이다. 하지만 거기까지다. 중환자실이 아닌 일반병실은 대부분의 병원에서 가장 큰 면적을 차지하고 있는데, 이런 공간이 더 이상 필요하지 않게 될 것이다. 이런 병실에 입원하던 환자들은 그때가 되면 간단하게 집에서 원격으로 모니터링될 것이다. 어쩌면 노숙자만 이런 종합병원 병실을 이용하게 될지도 모른다.

그럼 스마트 의료 주택으로의 변화가 완성되었을 때 현재의 막대한 종합병원 공간은 어떻게 될까? 일부 종합병원은 문을 닫거나 현재 광범위하게 진행 중인 종합병원 합병 과정에 참여하게 될 것이다. 2011년과 2012년에는 종합병원 합병 계약이 200건 이상 이루어졌다.[31,32] 어떤 곳은 최근에 개원한 몬티피오리 메디컬 센터처럼 중환자실과 수술실, 시술실 등을 늘리는 쪽을 선택할 것이다. 하지만 종합병원에서 새로 얻게 될 한 가지 중요한 기회가 있다. 바로 자료와 정보의 자원센터가 되는 것이다. 제9장으로 다시 돌아가 소설 《세포》에 나왔던 자료센터를 떠올려 보면 로빈 쿡이 그런 모니터링센터를 아주 잘 묘사해 놓았음을 알 수 있다. 이런 센터는 환자와 상당히 멀어진 곳에 있을 수도 있고, 대형 전문회사에 의해 운영될 수도 있겠지만, 이런 자료센터가 환자와 가까운 곳에 위치한다면 상당한 매력과 이점이 발생한다. 최근에 입원치료나 1차 진료를 제공했던 의사나 병원 직원들로부터 환자는 더욱 친숙함을 느낄 것이다. 이런 모니터링센터의 직원들은 미래의 '입원환자전문의'가 될 수도 있다. "가정환자전문의home-ist"라고 불릴 가능성은 별로 없으니 말이다. 입원환자전문의는 기계와 사람 사이의 인터페이스에 능숙해지게 특별 훈련을 받은 사람이 맡게 된다. 이들을 사람에 대한 연민으로 가득 찬 컴퓨터광으로 묘사할 수도 있으리라. 연민과 컴퓨터광이라는 말이 꼭 모순되라는 법은 없다.

디지털 도구는 세상의 다른 장벽을 낮춘 것처럼 하늘 높이 삐져나온 거대 건물들이 만들어 낸 이 장벽도 낮출 수 있다. 오늘날의 종합병원은 언젠가는 실패할 수밖에 없는 운명이다. 그들의 재정적 미래는 암울하기까지 하다. 종합병원이 치유를 돕기보다는 오히려 해를 끼칠 수도 있다는 모순은 무시할 수도 없고 줄이기도 어려운 문제점이다. 종합병원 간의 합병 역시 이런 상황을 해결할 수 없다.[33] 특별한 상황을 제외하면 우리는 이런 서비스들을 편안하게 집에서 받는 쪽이 훨씬 낫다. 자신의 책임 아래, 자신의 장치로, 자신의 자료들을 바라보면서 말이다.

■■■■■

우리는 지식의 공유라는 직업적 의무를 환자와 사회에 지고 있지만,
그에 덧붙여 선행이라는 인간적 의무를 다하기 위해 좀 더 일반적인 방식으로
익명의 임상 지식을 공유해야 할 의무 또한 있다고 생각한다.

니밋따 리마예[Nimita Limaye]와 캐롤 아이작슨 버래쉬[Carol Isaacson Barash 1]

이것이야말로 혁명이 추진력을 얻는 방식이다.
이 힘은 지도자로부터 나오는 것도 아니고, 사상으로부터 나오는 것도 아니다.
보통 사람이 자기도 왕이 될 수 있다고 상상하기 시작할 때, 그때 나오는 것이다.

그렉 사텔[Greg Satell], 〈포브스〉[2]

보건의료에서 빅데이터의 함축적 의미는 약물 상호작용 부작용에 대한
피드백 루프의 단축에서 다음 최초 감염자의 확인에 이르기까지 방대하고 흥미롭다.

마이클 하든[Michael Harden], ARTIS 벤처스[ARTIS Ventures 3]

만약 당신이 각각의 환자별로 자료를 기가바이트,
더 나아가 수백 기가바이트 단위로 확보하고 있다면,
그건 몇 년 전까지 행해진 모든 임상시험에서 얻어진 데이터의 총합보다 많은 양이다.

마티 테넌바움[Marty Tenenbaum 4a]

■■■ 제11장 ■■■

열려라 참깨
Open Sesame

- 공개⁵ 운동 -

　　《천일야화One Thousand and One Night》라는 아랍의 유명한 옛날이야기에
서는 "Open Sesame."*라는 마법의 주문이 등장한다. 이 주문을 외우면
동굴 문이 열리면서 가난한 나무꾼인 알리바바가 40명의 도둑들이 숨겨
둔 보물을 가질 수 있다. 오늘날의 의료에서 우리는 모두 알리바바와 비슷
한 상황에 있다. 하지만, 동굴 안에 숨겨진 보물이 꼭 황금이란 법은 없다.
우리에겐 정보가 바로 그 보물이다. 여기서 문제는 과연 우리도 알리바바
처럼 자료에 접근하지 못하게 가로막고 있는 문을 열고 모든 것이 공개되
고 투명한 새로운 세상으로 들어갈 수 있는가 하는 점이다. 의료계는 오랫
동안 대중과 소비자의 접근을 막아 우리를 닫힌 동굴 안에 가두어 놓았지
만, 이제 그 벽이 무너지기 시작하고 있다. 자료가 그 어느 때보다 자유롭
게 흐르고 있다. 디지털시대는 공개플랫폼open platform, 공개접근open access, 공
개과학open science을 가능하게 만들었다. 그리고 이제는 공개의료open medicine가
주는 혜택을 실현할 때가 되었다.

----

* 열려라 참깨.

공개소스 소프트웨어 운동open source software movement부터 살펴보자. 사람들은 수십 년 동안 소프트웨어를 함께 나누어 사용해 왔지만 넷스케이프 내비게이터Netscape Navigator가 모질라 파이어폭스Mozilla FireFox로 무료 공개되고, 공개소스 운영체계인 리눅스Linux가 주류로 편입된 21세기로 접어들면서 이런 움직임이 실제로 가속화되었다. 자신의 소스 코드를 일부 제공한 수많은 회사들 중에서도 애플, 구글, IBM 등은 공개소스 혁신을 추진하였다. 애플이 자신의 iOS를 전 세계 개발자 네트워크에 공개하자 이는 수십만 가지 어플리케이션의 개발로 이어져 아이폰, 그리고 그 후에는 아이패드의 기능성을 현저하게 확장시켜 주었다. 내가 이런 문화를 처음으로 직접 마주하게 된 것은 2012년 6월 샌프란시스코에서 열린 애플 세계 개발자 회의Apple Worldwide Developers Conference에서였다. 전 세계에서 모인 수천 명의 20대가 티셔츠, 청바지, 샌들을 걸치고 있는 모습을 보니 충격적이었다. 이들은 대부분이 남자이고 괴짜 같은 사람들이라 요즘에는 프로그래머가 아니라 "브로그래머brogrammer"*4b라고 부르는 사람들이 많아지고 있다. 이들의 직업은 주로 애플 기기용 어플리케이션을 개발하는 것이었다. 코드를 입력하고, APIapplication programming interface 5와 STKssystems tool kits 등을 사용하는 그들의 세상은 비교적 새로 생긴 직업이다. 이들은 회사와 공생하면서 에너지 넘치고 재능 많은 젊은이들로 구성된 진정한 부대를 만들었다. 이들은 단순한 공생관계commensals가 아니다. 이렇게 말하면 개발자들이 회사에 영향을 미치지 않으면서 혜택을 입고 있다는(아니면 그 역으로) 의미가 되기 때문이다. 자신의 iOS를 공개하기로 한 애플의 결정은 개발자와 거대 기술업체 사이에 진정한 상호의존interdependence 관계를 만들어 냈다. 구글 또한 안드로

---

* 남자끼리 서로를 편하게 부를 때 쓰는 'bro'와 'programmer'를 합성한 말.

이드 어플리케이션에서 이 모델을 따라했고, 아예 안드로이드 운영체계를 공개소스로 공개해서 누구든 그것을 바탕으로 확장해 사용할 수 있게 만들었다. IBM에서는 이제 인공지능 슈퍼컴퓨터 왓슨을 개발자들에게 공개했고, 프리랜서들에게 왓슨 기반 어플리케이션을 구축할 수 있는 자격증을 발급하고 있다. 그 외에 페이스북, 트위터, 아마존 등등 기나긴 목록이 이어진다. 이제는 공개플랫폼이나 공개개발자를 이용하지 않는 기술회사를 상상하기가 힘들어졌다. 이제 우리는 진정한 성공을 거두기 위해서는 하드웨어와 소프트웨어만으로 끝나는 것이 아니라 거대한 크라우드소싱 네트워크 효과를 달성해야 함을 알게 되었다.

같은 기간 동안 공개지식open knowledge을 촉진하는 두 번째 요인이 등장했다. 바로 온라인 대중공개강좌massive open online courses, MOOC다. 이것은 인터넷에 연결되어 강좌에 등록하기를 원하는 수만 명의 사람들에게 인터넷 방송으로 강좌를 제공한다. 이것은 할아버지 세대가 이용하던 통신 강좌와는 다르다! MIT의 오픈코스웨어OpenCourseWare가 2002년에 이 운동을 시작하였고, 온라인 대중공개강좌라는 용어는 2008년에 만들어졌다. 하지만 본격화된 것은 2011년[6-11] 스탠퍼드 대학교의 인공지능 강의부터였다. 공식 발표가 있은 후에 195개국 16만 명이 강의에 등록하였고, 23,000명이 과정을 마쳤다.[7] (이는 세상의 장벽을 낮추는 일에 해당한다. 전 세계에는 195개국밖에 없다.) 2012년에는 이 분야를 코세라Coursera, 유다시티Udacity, 에덱스edX 예전에는 MITx라는 세 개의 큰 조직이 장악하고 있다. 이해는 온라인 대중공개강좌의 해로 알려지게 되었다. 유다시티에서 처음 도입한 컴퓨터과학 과정에는 27만 명의 학생들이 등록하였고, 최근 몇 년 동안 그 숫자가 계속 늘었다. 코세라에 등록된 사용자만 800만 명이 넘는다.[10,11]

온라인 대중공개강좌 운동은 의료에도 몇 가지 중요한 교훈을 가르쳐 준다. 분명 이 플랫폼은 최고의 대학에서 제공하는 고품질 강의를 전 세계의 그 누구라도 들을 수 있게 함으로써 교육과정을 민주화시켰다. 이 운동은 놀라울 정도로 저렴한 비용과 빠른 속도로 민주화를 이루어 냈다.

코세라의 창립자 중 한 사람인 앤드류 응Andrew Ng은 조금 절제된 언어로 이렇게 표현했다. "한 교수가 5만 명씩만 가르치면, 교육의 경제학이 달라집니다."[7] 조지아 공과대학에서 온라인 대중공개강좌 기반의 컴퓨터과학 석사과정을 밟는 비용은 학생 1인당 6,600달러다. 전통적으로 캠퍼스를 기반으로 하는 석사과정에 드는 비용은 45,000달러다.[12] 이 외에도 "플리핑flipping"이라고 알려진 새로운 현상도 있다. 이 경우 학생들은 집이나 직장에서 강의를 수강할 수도 있지만 수업에 참가해 강의가 아닌 상호작용의 경험을 할 수도 있다. 더군다나 인터넷 연결은 양방향이다. 즉 온라인 대중공개강좌에서 각각의 학생에 대해 개인단위 정보를 확보하고 있다는 의미다. 코세라의 플랫폼은 학생이 누르는 모든 마우스 클릭을 모니터링한다. 그래서 쪽지시험 제출, 토론 게시물, 학생이 강의 동영상을 언제 어디서 일시정지하고, 되감기하고, 1.5배속으로 돌려 보는지 등을 살펴볼 수 있다. 스탠퍼드 전문가 개발센터Stanford Center for Professional Development의 로이 파Roy Pa는 이렇게 말했다. "우리는 모든 문서와 모든 시험을 미시분석microanalytics할 수 있습니다. 각각의 학생들이 선호하는 매체가 무엇인지까지도 알 수 있죠."[13] 사실 이렇게 각각의 학생들을 추적할 수 있게 됨으로써 '교육의 빅데이터과학big-data science for education' 혹은 '학습정보학learning informatics'이라는 새로운 분야가 등장한다.

기존의 것과 아주 다른 새로운 모델이 등장하면 의례히 그렇듯이 그 가치를 폄하하는 비판자와 논쟁이 생겨났다. 온라인 경험과 직접적인 경험의 차이에 대해, 평가 방식에 대해, 그리고 일류 교수들의 상품화와 그에 따른 고등교육의 수준 저하에 대해 논란이 이어지고 있다.[8] 이 비판자들이 제기하는 문제들은 타당하고 중요한 사안이라 우리가 마음에 새겨 두어야 할 것이지만, 온라인 대중공개강좌를 의료 변화의 모델로 바라보아도 좋을 이유가 있다.

교육과 의료는 양쪽 모두 경제적 위기를 겪고 있고, 지속 가능한 원형 sustainable archetype을 확보하지 못하고 있다. 그리고 현재 적용되고 있고, 또 계속해서 진화하고 있는 탁월한 디지털 기반 시설에 편승하면 폭넓은 민주화가 이루어질 수 있는 잠재력을 양쪽 모두 지니고 있다. 그리고 양쪽 모두 개개인으로부터 수집한 막대한 자료를 통해 어마어마한 혜택을 구현할 수 있는 위치에 서 있다. 또한 양쪽 모두 새롭게 발생하는 긴장 상태를 감안해야만 할 것이다. 가상 세계는 경험을 몰개성화시킬 위험성을 안고 있고, 디지털 방식이 실제로 결과의 향상으로 이어진다는 사실을 입증해 보여야 할 필요도 있으며, 기득권층으로부터의 상당한 저항도 극복해야 하기 때문이다. 대학교수와 의사 사회는 위협을 받고 있는 상황이다. 역설적이지만, 온라인 대중공개강좌는 의사들을 궁지에서 벗어나게 해 줄지도 모른다. 이것이 유전체학이나 디지털의료 같은 주제에서 의학 교육이 안고 있는 커다란 간극을 메워 줄 수 있기 때문이다. 그리고 온라인 대중공개강좌에 나서는 데 실패한 교수들은 스트레스 관련 질병에 걸리는 바람에 더 많은 의사가 필요해질지도 모를 일이다.

나는 이런 기회를 표현해 줄 용어를 하나 만들어 냈다. 바로 온라인 대중공개의료다. 하지만 온라인 대중공개의료는 그저 의사에 대한 교육을 지속하고 의학 지식을 대중에게로 확대하는 것 이상의 의미를 지니고 있다. 온라인 대중공개강좌에서도 자료 수집은 이루어지지만, 여기서는 강의를 널리 퍼뜨리는 것이 주요 목표다. 하지만 온라인 대중공개의료의 경우에는 자료의 수집, 그리고 분석된 자료의 확산이 주요 목표다. 여기서 이미 알려진 내용을 학습하는 것은 2차적인 중요성만을 띤다. 이것은 그 전에는 불가능했던 일을 가능하게 해 준다. 온라인 대중공개의료를 만들어 내기 위해서 반드시 선행되어야 할 조건이 바로 자료의 공유다. 2014년 TED 모임에서 구글의 래리 페이지Larry Page는 다음과 같이 선언하였다. "익명의 의무기록이 모든 연구 의사들에게 공개된다면 정말 놀라운 일이 일어나지 않겠습니까? 모든 의무기록을 공유 가능하도록 공개한다면 1년에 10만 명의 목숨을 구할 수 있을 것입니다."[14-16] 그가 이런 수치를 어디서 이끌어 낸 것인지 나로서는 알 수 없지만(구글 검색에서는 분명 찾을 수 없었다.) 그가 방향을 제대로 잡은 것만은 분명하다. 의무기록의 공유에는 엄청난 잠재적 이점이 있다.

첫 번째 단계는 과연 개인들이 자신의 자료를 공유할 의사가 있는지 확인하는 것이다. 최근의 두 설문 조사를 보면 사람들은 익명만 유지되면 자신의 의무기록을 공유할 의사가 무척 높은 것으로 나타났다. 1,396명의 영국 성인을 대상으로 한 조사에서는 21%가 '매우 높은' 의사를, 39%가 '꽤 높은' 의사를 표명했다. 즉 전체적으로 60% 정도가 의무기록을 '공유할' 의사를 피력했다.[17] 8개국 12,002명의 사람들 대상으로 이루어진 인텔 헬스케어Intel Healthcare의 설문 조사에서는 76% 정도의 사람들이 익명으로 자신의 건강 자료를 공유할 의사를 보였다.[18] 흥미롭게도 공유 성향은 미국을 벗어난 다른 나라에서 (특히 인도와 인도네시아에서) 더 높고, 수입이 높은 사람들 사이에서 높으며, 연구가 타인에게 도움이 되거나 자신의 보건의료 비용을 낮추는 데 도움이 될 가능성이 있는 경우에 더욱 높아졌다. 전체적으로는 84%의 사람들이 자신의 센서 자료나 임상검사 자료를 공유하겠다고 했고, 70%는 "스마트 변기smart toilet"에서 수집된 정보를 공유하겠다고 했다. (자신의 배설물을 공유하겠다니 이 얼마나 친절하고 이타적인 행동인가. 다만 아직은 이것을 공유할 방법이 없다!)[18] 1,000명을 대상으로 이루어진 세 번째 설문 조사에서는 90%가 자신의 자료를 공유할 의사를 나타냈고,[19] 그보다 작은 규모로 미국인 465명을 대상으로 캘리포니아 원격통신 정보기술 연구소California Institute for Telecommunications and Information Technology에서 설문 조사한 바에 따르면 그와 비슷한 77%의 사람들이 연구 목적으로 자신의 건강 자료를 익명으로 공개하겠다는 의사를 나타냈다.[20,21] 페이션츠라이크미에서는 미국의 소셜미디어 사용자 중 94%가 개인정보 보안만 적절히 이루어진다면 자신의 건강 자료를 공유할 의사를 보였다고 보고했다.[22] 이런 설문 조사 결과가 모든 의견을 대표하고 있다고 장담할 수는 없지만 이를 통해 현재는 대다수의 사람들이(약 75%) 익명성만 보장된다면 자신의 의학 정보를 공유할 의사를 가지고 있다고 판단할 수 있다.

심지어는 익명이 보장되지 않아도 그런 자료를 기꺼이 공유하겠다는 사람들도 있다. 하버드 대학교의 개인유전체 프로젝트Personal Genome Project, PGP와 같은 일부 연구 프로그램에 참가를 희망하는 사람은 자신의 자료를 비익명으로 공개·공유하는 데 동의해야 한다.[23,24] 자료를 비익명으로 공개적으로 기부하는 데 동의해야 한다는 조건이 극단적이기는 해도 이는 새로운 형태의 참여연구participatory research다. 하지만 이렇게 해도 참여의사나 관심이 줄어들지는 않는 것으로 보인다. 개인유전체 프로젝트는 2005년부터 시작되었고, 참가자가 1,300명이 넘으며, 개인의 유전체 전체 염기서열뿐만 아니라 의학 GISmedical GIS의 다른 측면들도 함께 공개한다. 개인유전체 프로젝트는 링크드인과 페이스북 등의 온라인 포럼을 활용하고, 그와 함께 연례 모임도 개최하여 과학적 배경지식을 지니지 못한 경우가 많은 참가자들에게 쌍방향 경험과 교육을 제공하고 있다.[23]

공개과학을 촉진하는 일에 전념하는 연구 기관인 세이지 바이오네트웍스Sage Bionetworks는 "간편 법적 동의Portable Legal Consent"라는 것을 만들어 냈다.[25] 이것을 이용하면 임상시험에 참여하기로 등록한 사람은 누구든 자신의 유전체 자료와 건강 자료를 약정 조건에 동의한 모든 과학자들과 공유하는 데 함께 동의하게 된다. 이것은 개인유전체 프로젝트와 달리 익명으로 이루어지기는 하지만 본질적으로 보면 '공개소스' 자료의 일부가 되겠다는 참가자의 약속이라 할 수 있다. 다만, 익명성이 지켜질 수 있을지는 여전히 불확실하다. 다음 장에서 논의하겠지만 유전체 자료를 통해 개인의 신원을 다시 밝혀낼 수 있을 가능성이 있기 때문에 익명성이 완전히 보장되지는 않는다.

다른 계획안에서는 자료를 공유하는 개인에게 돈을 지불한다. 그런 단체인 데이터쿠프Datacoup의 웹사이트에서는 다음과 같이 선언하고 있다. "우리의 사명은 개인들이 자신의 개인 자료를 팔 수 있는 공개적이고 공정한 시장을 세움으로써 개인 자료를 민주화하는 것이다. 거대기업은 우리의 개인 자료를 가지고 부를 축적하지만 정작 소비자인 우리에게 남는 것은 타깃 광고밖에 없다. 소비자들은 뒤섞인 광고, 기술, 빅데이터 속에서 완전히 길을 잃고 말았다."[26] 위키라이프 재단The Wikilife Foundation에서 운영하는 비영리조직인 데이터도너스DataDonors에서는 이타주의적인 자료 공유를 촉진하여 50만 명이 넘는 개인들로부터 자료를 기부받아 모았다.[27]

이제 대부분의 사람들이 실제로 자신의 의학 자료를 공유할 의지가 있고, 이런 의지를 북돋을 수 있는 다른 메커니즘 또한 존재한다는 것을 알게 되었으니, 그 다음 질문은 이것이다. 이것이 정말 도움이 될까? 우선 암의 진단과 치료에서 시작하고 나서 이것이 효과를 나타낼 수 있는 다른 방법들을 차례로 알아보자.

암 온라인 대중공개의료

2012년에 〈테크크런치TechCrunch〉에서는 "The Cloud Will Cure Cancer."[*28] 라는 제목의 기사를 냈다. 이때만 해도 이것은 좀 억지다 싶었다. 하지만 불과 1년 뒤에 최초의 암 온라인 대중공개의료로 분류하고 싶어지는 것이 생겨났다. 물론 이것이 그런 이름으로 불리지는 않았다. 이 소식은 "Patients Share DNA for Cures."[**] 라는 헤드라인으로 기사화되었다.[29] 서로 다른 네 기관이 서로 다른 상호 보완적인 역할을 맡아 한데 뭉쳤다. 오리건 보건과학 대학교Oregon Health and Science University는 학술 단위들을 조정하는 역할을, 백혈병및림프종학회The Leukemia and Lymphoma Society는 금전적 지원 및 환자권익보호단체 역할을, 일루미나는 염기서열분석을, 인텔은 각각 자료처리와 정보 자원 개발을 맡았다. 이 컨소시엄에서는 3년에 걸쳐 820만 달러의 지원금을 가지고 백혈병과 림프종(이들은 "액체암[liquid tumor]"으로 알려져 있다.)이 있는 900명의 환자들을 등록시켜 암세포의 염기서열을 분석하였다. 이 모든 자료는 그들의 임상 자료, 치료 자료, 결과 자료와 함께 결합되어 새로운 정보 자원을 구성하게 될 것이다. 이것이 〈그림 11.1〉에 나와 있다. 이 그림은 해당 개인의 원래 DNA[native DNA]와 함께 염기서열이 분석된 암을 묘사하고 있다. 이 자료는 다시 같은 질병을 가지고 있는 900명의 데이터베이스와 비교된다. 여기서 핵심은 901번 환자가 나타났을 때 그 담당 의사가 이 데이터베이스에서 나이, 성별, 다른 잠재적 관련 특성들에 따라 정보를 걸러 내 이 환자와 같거나 비슷한 암 돌연변이를 가진 환자들

---

* 클라우드가 암을 치료한다.
** 환자들이 치유를 위해 DNA를 공유하다.

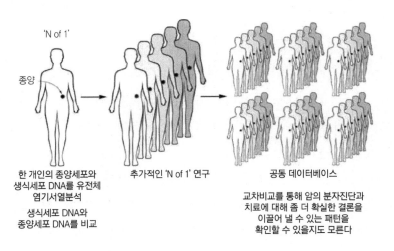

'N of 1'

종양

한 개인의 종양세포와
생식세포 DNA를 유전체
염기서열분석

생식세포 DNA와
종양세포 DNA를 비교

추가적인 'N of 1' 연구

공동 데이터베이스

교차비교를 통해 암의 분자진단과
치료에 대해 좀 더 확실한 결론을
이끌어 낼 수 있는 패턴을
확인할 수 있을지도 모른다

그림 11.1. 암 온라인 대중공개의료 만들기 [출처: A. Brannon and C.L. Sawyers, "'N of 1' case reports in the era of whole-genome sequencing," *Journal of Clinical Investigation* 123 (2013): 4568-4570.]

에게 가장 효과적인 치료가 무엇이었는지 확인할 수 있다는 점이다.

현재는 암 온라인 대중공개의료가 몇 개 더 크게 성장하고 있다. 다발성 골수종 연구재단Multiple Myeloma Research Foundation은 4천만 달러의 지원을 받아 그와 유사하게 1,000명의 환자들을 대상으로 하는 연구를 조직했다.[30] 미국 임상종양전문의학회American Society of Clinical Oncologists에서 이 계획을 지원하고 있는데, 이 학회의 이사 알렌 리히터Allen Lichter는 이렇게 말했다. "우리가 임상 사례들을 한자리에 모으기만 해도 그 속에는 보물과도 같은 정보들이 담겨 있을 것이다."[31] 캔서린큐CancerLinQ라고 하는 이들의 프로젝트는 전 세계 27곳의 종양학 단체로부터 유방암 환자 수십만 명으로부터 나온 치료와 치료 결과 기록을 수집하고 있다.[31,32a] 이 프로젝트는 아직 유전체 정보를 포함하고 있지 않지만, '미래의 의료에서는 빅데이터가 절대적으로 필요하다라는 인식'을 반영하고 있다.[31] 불과 몇 년이라는 짧은 시간 만에 플래티론 헬스Flatiron Health는 치료 결정을 개선하기 위해 자료를 분석하고 공유할 목적으로 200곳이 넘는 미국의 암센터, 55만 명이 넘는 환자의 자료에 접근할 수 있게 되었다.[32b,33] 이 정보 자원에는 암의 염기서열분석 자료나 체학 자료가 포함되어 있지 않지만 소프트웨어 회사는 구글 벤처스Google Ventures로부터 상당한 투자를 받아 놓고 있어 미래에는 이런 부분까지 통합할 계획을 세우고 있다.

사실 암 온라인 대중공개의료는 의료에 그저 추가적인 가치를 보태는 데서 그치는 존재가 아니다. 이것은 유전체의학의 장래성을 현실화하는 데 반드시 필요한 요소다. 암 조직의 염기서열을 분석해 보면 수천 가지 돌연변이가 발견된다. 이상적으로는 개개인의 원래 DNA도 함께 염기서열분석되는데, 거기서도 마찬가지로 인간 참조유전체와 비교해 보면 수백만 가지의 변이를 확인할 수 있다. 이 모든 변이를 자세히 살펴서 신호, 즉 암을 발생시키는 돌연변이를 찾아내는 것은 하나의 암 유전체만 들여다보아서는 불가능하다. 그 안에는 암의 발생과는 상관없는 수많은 돌연변이가 들어 있기 때문이다. 이래서는 유전체학적으로 개인 맞춤형 치료를 하기가 불가능하다. 이 모든 과제는 전체 자료를 포함하는 정보 자원을 가지고 있을 때 비로소 제대로 해결될 수 있다. 2014년에 이런 복잡한 문제를 해결하기 위해 "DREAM 체세포돌연변이 콜링 챌린지DREAM Somatic Mutation Calling Challenge"라는 글로벌 크라우드소싱 계획안이 시작되었다.[34,35] 그 목표는 구글 클라우드 플랫폼Google Cloud Platform과 구글 컴퓨트 엔진Google Compute Engine을 이용하여 돌연변이 감지를 위한 '실효성 있는 기준living benchmark'을 만들자는 것이었다. 하지만 이것은 전체를 구성하는 한 가지 요소에 불과하다. 사실 한 플랫폼의 힘은 가급적 규모가 큰 표본에서 얻은 돌연변이, 치료, 결과에 대한 정보를 얼마나 확보하느냐에 달려 있다. 이런 정보를 가지고 작업이 이루어지기 때문이다. 이런 다양한 소규모의 온라인 대중공개의료가 대단히 흥미롭기는 하지만, 공개의료는 아직도 더욱 막강해질 수 있는 여지가 크게 남아 있다.

암으로 진단받은 환자들이 빠짐없이 글로벌 지식 자원의 일부가 된다고 상상해 보라. 모든 환자의 GIS, 스캔검사, 치료, 결과 자료가 모두 이 온라인 대중공개의료에 입력된다. 그럼 그 안에는 각각의 개인에 대한 개인단위 필수 정보와 함께 다양한 혈통과 기준 특성을 가진 수십만, 수백만 명의 자료가 들어간다. 온갖 다른 유형과 아형의 암, 모든 돌연변이와 경로, 그리고 그 둘의 조합이 이 정보 자원 안에 담길 것이고, 각각의 개인정보와 그 개인이 받은 치료 및 결과가 입력될 때마다 자동적으로 업데이트되고, 업그레이드될 것이다. 우리는 온라인 대중공개의료를 개발하고 유지함으로써 단 한 명의 사례를 대상으로 분석하는 'N of 1'에서 암이 발생한 전 세계 인구 집단을 대상으로 하는 수준으로 옮겨 갔다. 우리는 암의 민주화를 위해 전념을 다해 'N of 1'을 'N of 수백만'으로 바꾸어 놓은 것이다. 온라인 대중공개의료의 지식 기반은 환자의 치료 결과 개선에서 중대한 발전이 되어 줄지 모른다. 사람의 목숨 자체를 구할 수는 없다. 우리는 모두 언젠가는 죽을 운명이기 때문이다. 하지만 이런 방식에 입각하여 정확하게 치료한다면 삶의 질과 수명을 보존하는 데 훨씬 더 효과적일 수 있다.

맞다. 이것은 판타지다. 완전히 현실화될 가능성이 별로 없는 꿈일 뿐이다. 이것이 실현되려면 나라와 문화를 나누고 있는 모든 장벽을 허물어야 하는데, 이렇게 전 세계적으로 협력과 자료의 조화가 일어났던 전례는 한 번도 없다. (장벽이 허물어지는 것만큼은 온라인 대중공개강좌를 통해 분명하게 목격한 바 있다. 이 강좌에는 지구상에 있는 모든 국가의 개인들이 등록을 했으니 말이다.) 암환자의 암 조직 염기서열을 공격적으로 분석하고 있는 미국의 수많은 센터들을 효과적으로 다루는 것조차 벅차다. "Cancer Centers Racing to Map Patients' Genes."[*][36]라는 제목의 〈뉴욕타임스〉 기사에서 (암의 염기서열분석을 이용해 암 유발 돌연변이와 그에 따른 맞춤형 치료법을 찾아내기 위해) 그 이야기가 나왔다. "뉴욕과 미국 전역의 주요 학술 의료 기관들은 암과의 전쟁에서 일어난 군비 확장 경쟁 때문에 막대한 인원을 모집하고, 막대한 돈을 쏟아붓고 있다."[36] 미국국립과학원National Academy of Sciences의 정밀의학precision medicine, 개인 맞춤형 의학 패널단 의장을 맡았던 수잔 데즈먼드-헬먼Susan Desmond-Hellman은 이렇게 의견을 밝혔다. "전자의무기록이나 저비용 고효율의 DNA 염기서열분석 등과 같은 발전이 이루어짐에 따라 생물의학 연구와 임상연구에 임상진료의 일상적인 사건들을 이용할 수 있는 기회가 생겼다. 하지만 대부분의 자료가 수집되지 않고, 이용되지도 않고, 연결되지도 않아서 분자 자료molecular data의 폭발적 증가로 이어지지 못하고 있다."[30] 우리가 암과의 전쟁에서 승리하기를 진정으로 염원한다면 온라인 대중공개의료야말로 승리를 보장하는 보증수표인지도 모른다.

〈그림 11.2〉에 나와 있듯이 어떻게 하면 다양한 출처로부터 온라인 대중공개의료를 창조할 수 있을 것인가에 대한 아이디어도 다양하게 존재한다. 자료는 의사로부터만 나오는 것이 아니다. 환자 자신, 소비자직접연결 임상검사회사23앤드미 등, 환자권익보호재단, 온라인 의료공동체페이션츠라이크미 등, 그리고 이렇게 생성되는 막대한 정보를 제대로 활용하지도 못한 채 계속해서 진행되고 있는 수많은 임상시험에서도 엄청난 자료들이 쏟아져 나오고 있다. 환자권익보호조직과 생물공학회사 사이에서 이루어진 대단히 생산적인 공동 연구 사례로 자주 언급되는 것이 바로 버텍스 제약회사

---

* 환자의 유전자 지도를 만들기 위해 질주하는 암센터들.

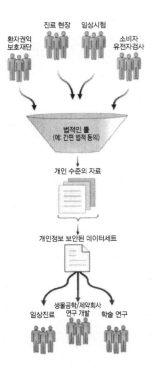

그림 11.2. 다양한 출처로부터 온라인 대중공개 의료를 만드는 방법 [출처: J. Kotz, "Bringing Patient Data into the Open," *Science Business eXchange* 5 (2012), http://www.nature.com/scibx/journal/v5/n25/full/scibx.2012.644.html.]

Vertex Pharmaceuticals에서 개발한 약물인 칼리데코Kalydeco다. 낭포성 섬유종 재단Cystic Fibrosis Foundation에서 자신이 가지고 있는 모든 환자 정보를 제공하였고, 이것이 결국은 5년 만에 성공적인 유전체 유도 치료법genomically guided treatment으로 이어졌다. 이는 일반적으로 신약 개발에 들어가는 시간의 3분의 1 정도밖에 안 되는 시간이다.[30] 아브락시스Abraxis라는 생물공학회사의 창립자이자 억만장자인 패트릭 순-시옹Patrick Soon-Shiong은 이렇게 말했다. "과거에는 전체를 조립할 수 있는 과학적·기술적·디지털 조각들이 존재하지 않았습니다. 하지만 지금은 존재합니다. 저는 과학과 생명에서 패턴을 찾아내는 것을 좋아합니다. 그것이 내가 하는 일이죠. 오직 서로 연결된 즉각적인 분자−제조업자 관리 시스템molecule-to-manufacturer managed care system만이 과학을 이용하고 돈을 절약할 수 있습니다."[37a,37b]

다른 온라인 대중공개의료

암 온라인 대중공개의료를 주도한 것과 똑같은 개념을 의학 전반의 다른 분야에도 그대로 사용할 수 있다. 이 모델이 일찍 적용된 한 사례가 류마티스 관절염 치료법의 발전이다. 종양괴사인자tumor necrosis factor라는 분자를 표적으로 삼는 레미케이드, 엔브렐, 휴미라 같은 약물을 이용해서 치료 과정을 한 번 밟는 데 드는 비용은 10만 달러에 이른다. 그런데도 전체적인 임상반응 비율은 30%에 불과하다. 하지만 이 치료를 통해 혜택을 받을 사람이 누구고, 혜택을 못 받을 사람이 누구인지 예측할 방법을 아직 모른다. 류마티스 관절염 반응자 선별 과제Rheumatoid Arthritis Responder Challenge에서는 통합된 유전 자료를 가지고 대규모 환자 집단의 자료를 크라우드소싱해서 이런 상황을 개선하려 한다.[38] 이 과제는 앞으로 환자와 의사에게 더 나은 지침과 정확성을 제공해 주는 데 도움이 될 것이다. 그리고 더 나아가 빈약한 반응이 나타나는 생물학적인 이유를 밝혀 새로운 약물 개발의 근거를 마련해 줄 수 있을지도 모른다.

의학스캔검사에서도 또 다른 기회가 기다리고 있다. 토론토 대학교의 영상의학과장 앨런 무디Alan Moody는 이렇게 적었다. "딱 한 번 사용하고 나서 그냥 파일로 저장되어 사라지는 의학 영상이 많다. 이 소중한 임상 자료들을 생물의학 연구자들이 사용할 수 있게 해야 한다." 파일로 저장되어 사라진다는 표현은 너무 정중한 표현이다. 그 자료들은 사실 버려지고 있다.

전체 인구 집단의 영상 자료 자원은 기억상실이나 알츠하이머병의 가능성을 검사하기 위해 MRI나 다른 스캠검사를 받는 수백만 명의 사람들에게 유용하게 사용될 수 있다. 무디의 주장처럼 자료를 수집하면 잠재적 질병 subclinical disease으로부터 나오는 "약한 신호가 배경 잡음 위로 떠오르게 될지도" 모른다.[39] 의학 영상을 통해 발생 전 단계나 발생 초기의 질병을 인구 집단 수준에서 탐색해 볼 수 있는 것은 분명 매혹적이다. 이것은 우리의 의학 지식 기반에 뚫려 있는 진정한 블랙홀이기 때문이다.

소위 "유의성이 알려지지 않은 돌연변이VUS"라는 것들도 이와 비슷한 블랙홀에 둘러싸여 있다.[40] 암 생물학에서 가장 큰 문제인 이것은 다른 대부분의 의학적 질병에도 적용된다. VUS가 있는 환자는 "유전적 지옥genetic purgatory"에 빠질 수밖에 없는 저주에 걸려 있다. 이들을 구원하는 일은 온라인 대중공개의료에 특히나 어울리는 과제라 할 것이다. 알려지지 않았거나 희귀한 질병을 앓고 있는 환자들의 경우 정보 자원 안에 해당 개인의 구체적인 표현형 정보와 연계하여 인간 유전체 안에 들어 있는 모든 염기서열 변이(삽입, 삭제, 구조변이, 다형성 등을 비롯) 자료를 모두 갖고 있다면 그런 진단을 내리기가 대단히 쉬워질 것이다.[41-43] 낭포성 섬유종을 일으키는 CFTR 유전자처럼 25년에 걸쳐 집중적인 연구가 이루어진 유전자라 하더라도 많은 환자들이 여전히 유전적 지옥에 남아 있을 수 있다. 이 유전자는 수천 가지 변이를 갖고 있고 그중 상당수가 VUS이기 때문이다.[40] VUS 문제를 해결할 가장 좋은 방법은 자료를 공동으로 이용하는 것이다. 자료를 공동으로 이용하면 희귀하거나 알려지지 않은 질병에 대처하는 데도 도움이 될 수 있다. 희귀한 질병이라는 사실 때문에 목표 대상으로 삼기에는 우선순위에서 밀리지 않나 생각될 수도 있겠지만, 미국에서만 해도 희귀하거나 알려지지 않은 질병으로 고통 받는 사람들의 숫자가 3,000만 명이나 된다. 그리고 누적 발생률_{cumulative incidence}은 암이 5%인 반면 이런 희귀하거나 알려지지 않은 질병의 경우는 전체 인구의 7%에 근접한다. 희귀한 사람들을 모조리 한데 모으면 진단이 아직 이루어지지 못했다는 심각한 공통의 문제가 존재한다. 우리가 모든 의학적 노력과 자원을 한데 모으고 경계를 허물어 이런 문제를 해결할 수만 있다면 얼마나 좋겠는가.

내가 온라인 대중공개의료에서 특별히 관심을 두고 있는 분야 중 하나는 돌연사 사례의 분자부검 실시다.[44,45] 매년 만 1세에서 35세 사이에서 10만 명당 1명이 돌연사로 사망한다. 부검이 이루어지는 경우는 여러 해에 걸쳐 점차 감소하였고, 40% 이상의 종합병원에서는 아예 부검을 하지 않고 있다.[46] 심혈관계의 문제로 돌연사한 것으로 추측되는 사람을 대상으로 부검을 실시한 경우에도 대다수의 사례에서는 부검을 통해 밝혀지는 것이 별로 없다. 즉 몸을 직접 절개해서 들어가 봐도 검시자가 사망 원인을 판단할 수 없다는 의미다. 이것은 그 가족 구성원들에게는 특히나 부담스러운 일이다. 이들은 자기도 똑같은 운명을 맞이하는 것은 아닌지, 그런 운명을 맞이한다면 언제가 될지 모르는 불확실성 속에서 나머지 삶을 살아야 하기 때문이다. 하지만 거기서 빠져나올 수 있는 가능성 있고 매력적인 방법이 존재한다. 이것은 결국 유용한 정보가 담긴 온라인 대중공개의료 모델에 달려 있다.

미스터리를 푸는 데 필요한 정보에는 세 가지 요소가 담겨 있어야 한다. 고인의 DNA 염기서열, 그 직계 가족의 DNA 염기서열(부모가 가장 이상적이다.) 그리고 비슷하게 돌연사를 당한 가급적 많은 사람들과 그 가족들에 대한 전 세계적인 온라인 대중공개의료 자료. 잠재적으로 돌연사를 일으키는 것으로 알려진 대략 100가지 정도의 유전자들 중 하나에서 희귀한 고전적 돌연변이를 보유한 가족이 많이 나올 것이고, 이것은 가족 구성원들에게 즉각적으로 유용한 정보를 전달해 주고 도움이 되겠지만, 유전적 변이의 대다수는 불확실할 것이다. 하지만 꼭 그 상태로 남아 있으란 법은 없다. 온라인 대중공개의료는 우리가 돌연사를 이해하고 확실한 진단을 내릴 수 있게 도와줄 것이다.

온라인 대중공개의료는 대규모로, 그리고 이상적으로는 전 세계적인 규모로 정보를 크라우드소싱하는 형태지만 제한된 규모에서도 그 개념을 성공적으로 적용할 수 있다. "해커톤Hackathons"은 지금까지 기술 분야에서 인기가 많았고 지금은 의료 분야로도 진출해 있다.[47,48] 의사, 기업가, 소프트웨어 개발자, 공학자 등으로 구성된 한 초학문적transdisciplinary 그룹이 결성되어 의료 분야에서 아직 충족되지 못한 요구를 해결하려 하고 있다. 이런 공개의료 유형에서 나온 결과물의 한 예가 해커톤에서 구상한 필팩PillPack이다. 이것은 여러 가지 처방약을 복잡한 일정에 맞추어 복용해야 하는 환자들이 약을 최대한 충실하게 복용할 수 있도록 같은 시간에 복용할 약물을 약봉지별로 담고 복용 시간을 함께 적은 후 사전 포장하여 전달한다.[48] 이것은 어찌 보면 간단한 해결 방법이지만 기존에는 불가능했던 저비용의 실용적인 전략이 되었다.

공개의료 모델은 또한 서로 다른 수많은 취향에 따른 광범위한 크라우드펀딩으로 이어졌다. 희귀질병 활동 단체들은 어려움에 처한 개별 환자들의 치료비를 감당하기 위해 크라우드펀딩을 이용해 왔다. 콘사노Consano와 왓시Watsi는 각각 의학 연구와 의료를 위해 기금을 모집하는 비영리 재단의 사례다.[49,50] 이런 활동은 심지어 개인적인 수준에서도 가능하다. 한 7세 소년은 당원병glycogen storage disease에 걸린 아픈 친구를 위해 《초콜릿 바Chocolate Bar》* 라는 책을 팔아서 75만 달러 이상의 기금을 모금했다.[51,52] 의료 장비 사업자들은 기금을 모으기 위해 인터넷에서 자신의 혁신을 홍보하고 있다. 이런 것들 중에서는 의미가 있는 진정한 발전을 말해 주는 것도 있지만, 사기성이 짙은 것들도 있다.[52-54]

일부 회사에서는 이것이 정말일까 싶을 정도로 너무 좋아 보이는 주장을 하기도 한다. 힐비Healbe에서는 고비GoBe라는 손목 착용 장치를 "칼로리 섭취량을 자동적으로 측정할 수 있는 유일한 방법"으로 홍보하면서 인디고고Indiegogo의 크라우드펀딩 플랫폼을 통해 100만 달러 이상의 기금을 모았다.[54] 그와 유사하게 아이로Airo에서도 칼로리 섭취를 정확하게 추적할 수 있다고 주장하는 손목 착용 장치로 기금을 모았지만, 장치가 제대로 작동하지 않아 갑작스럽게 중단된 적이 있다. 또 다른 예로는 텔스펙TellSpec이 있다. 텔스펙에서는 당신이 먹는 어떤 음식이라도 그 안에 들어 있는 영양 성분을 정확하게 파악할 수 있는 소형 음식 스캐너로 40만 달러의 기금을 모았다. 이 혁신적인 장치들이 과연 홍보대로 작동해 줄지는 아직 확실치 않다.[52-54] '공개'라는 말만 갖다 붙이면 고결하고 훈훈한 의미로 받아들여질 때가 많지만 여기에는 분명 동전의 양면과도 같은 잠재적 부작용도 존재한다. 다음 장에서는 공개의료를 통해 얻은 자료를 상업적으로 판매하는 어두운 측면에 대해서도 살펴볼 것이다.

정부와 공개의료

우리는 오픈 FDAOpen FDA, 메디케어 데이터베이스와 다른 데이터 자료의 방출 같은 혁신안을 통해 미국 정부의 속살이 드러나는 것을 목격했

---

* 국내 미출간.

다.[26,55-62] 이제 미국 FDA에서는 지난 10년 동안에 일어났던 400만 건의 약물 부작용과 투약 과실 정보에 대중이 접근할 수 있게 허용하고 있다.[63] 〈월 스트리트 저널〉의 모회사인 다우 존스Dow Jones에서 여러 해에 걸쳐 압력을 가한 후에 메디케어에서는 2012년부터 88만 명의 의사 및 의료 공급자에 대한 의료 자료를 공개했다. 내원이나 시술 건에 대해 메디케어에 청구를 하는 미국의 모든 의사들을 인터넷으로 쉽게 검색해 볼 수 있다. 이는 소비자가 의사를 선택할 때 부가적인 정보를 제공해 준다. 예를 들면 이제는 메디케어의 보장을 받는 환자들 중 몇 명이 한 외과 의사에게서 특정 수술을 받았는지 확인할 수 있다. 이것은 진료의 질을 판단하기에는 무척 조잡한 지표이지만 미래에 자료를 다른 성과 측정물과 연관 짓는 첫 단계 역할을 해 줄 수도 있겠다. 의학 연구자들을 위해 정부에서 내놓은 또 하나의 새로운 계획안은 PCORnetPatient-Centered Outcomes Research Network, 환자중심 성과연구 네트워크이다.[64,65] 이곳에서는 3,000만 명의 시민으로부터 의무기록, 생리학적 자료, 보험금 청구 자료를 수집하려고 한다. 하지만 미국은 이런 공개의료를 위한 노력에서 다른 나라들에 비해 한참 뒤처져 있다. 덴마크의 메드콤MedCom은 1977년으로 거슬러 올라가는 포괄적인 환자 자료를 확보하고 있다. 그리고 핀란드와 에스토니아 같은 나라에서도 비슷한 노력을 통해 건강 정보 자원이 잘 확립되어 있다.

공개과학

공개자료open data는 온라인 대중공개의료의 핵심이다. 내가 정의한 대로라면 온라인 대중공개의료는 환자의 진료를 비견할 데가 없는 새로운 수준으로 끌어올리는 데 초점을 맞춘다. 아직은 의학 자료가 전 세계적으로 공유되고 있지 않지만 이 부분에서 주목할 만한 전례가 생명과학 연구 부분에서 일어났다. 1990년대에 국제적인 인간 유전체 염기서열분석 프로젝트는 공동 연구와 개방성을 위한 중요한 기반을 다졌지만 최근 들어서 이것이 더욱 강력하게 진일보하였다. 2013년에는 세계 유전학 보건연대 Global Alliance for Genomics and Health, GA4GH가 41개국의 70개 의료 기관, 연구 기관, 인권 단체의 참여로 결성되었다.[66-71] 이곳의 사명은 유전적 변이와 의학 정보에 대한 자료를 구축하여 이 자료를 그것을 만든 사람만이 아니라 모든 과학자들에게 공개하는 것이다. 세계 유전학 보건연대가 2014년에 처음으로 회의를 개최했을 즈음에는 구글을 비롯해서 150개의 조직이 대표로 참가했다. 구글은 유전체 사업부를 새로 만들어 여기에 합류했다. 세계 유전학 보건연대는 암과 희귀 질병에 우선순위를 두고 유전적 변이에 대한 이해, 그리고 그것이 특정 의학적 질병과 어떻게 연관되는지에 대한 이해를 강화하려 한다.[67] 포괄적인 접근 방법을 통해 세계 유전학 보건연대는 과학적으로나 법률적으로나 새로운 지형을 개척하고 있다. 이곳에서는 광범위한 공동 연구를 위한 기술적·윤리적·법적 기준을 개발하며, 그 과정에 참여하는 사람들에게는 특별한 형태의 동의를 구하고 있다.

이런 공개과학이 발견을 가속할 수 있다는 것은 알츠하이머병의 사례에서 입증되었다. APOε4 유전자는 오래전부터 후발성 치매late-onset dementia와 연관되어 왔지만 그 메커니즘은 파악이 어려웠다. 컬럼비아 대학교의 한 연구팀에서는 APOε4 유전자를 보유한 환자와 보유하지 않은 환자에서 유전자 발현, 대용량 염기서열분석high-throughput genotyping, 뇌 촬영 영상 등 공개적 입수가 가능한 모든 데이터베이스에 접근함으로써 이런 유형의 치매에 관여하는 분자경로와 다른 핵심 유전자들을 규명할 수 있었다.[72,73]

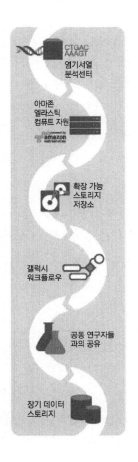

그림 11.3. 유전체 자료 공유 파이프라인 [출처: V. Marx, "Genomics in the Clouds," *Nature Methods* 10 (2013): 941–945.]

　과거에는 논문 발표가 자료를 공유하는 표준으로 자리 잡은 방식이었다. 이것은 막대한 양의 자료를 다루는 지금의 현실에 미루어 볼 때 완전히 시대에 뒤떨어진 방식이다. 지금은 안전한 클라우드 서버와 갤럭시 Galaxy(그림 11.3) 같은 공개소스 협력 플랫폼 소프트웨어 등을 비롯한 디지털 기반 시설을 이용한 공유가 가능해졌다.[74] 이런 자료 공유용 통신망을 구축하려면 상당한 비용이 드는 것이 사실이지만 자료 자원이 커짐에 따라

규모의 경제 효과가 현저해진다. 이런 거대한 정보 자원의 가능성이 열림에 따라 미래에는 연구 지원금과 연구 예산이 할당되는 새로운 방법이 열릴 가능성도 크다.

공개접근

비용과 자료라는 주제를 다루고 있지만 생물의학 출판물에 대한 접근이라는 불편한 문제도 다룰 때가 되었다.[75-82] 이런 출판물의 연구 활동 중 상당 부분이 미국 국립보건원이나 다른 정부 부서를 통해서 공금을 지원받아 이루어진 것이다. 하지만 〈네이처〉, 〈사이언스〉, 〈셀Cell〉, 〈뉴잉글랜드의학저널〉, 〈미국의사협회지JAMA〉 등의 선도적인 상호심사 학술지에 발표된 논문은, 세금을 통해 지원이 이루어진 연구임에도 불구하고 일반 대중은 그 내용에 대한 접근 권한이 없다. 학술지 내용에 접근하려면 구독 신청을 해야 하고, 논문 하나만 읽으려 해도 과도한 요금을 내야 하는 경우가 많다. 한술 더 떠서 그 가격은 실제 출판에 들어가는 비용과는 거의 상관이 없다. 한마디로 출판사 측에서 이윤을 너무 두둑하게 남기고 있다는 의미다. 예를 들어 주요 생물의학 출판사 중 하나인 엘스비어Elsevier에서 최근에 내놓은 연례 보고서를 보면 수익 마진이 37%이고, 순수입이 25억 달러 이상이었다.[75] 2013년에는 이런 문제점에 대해 만성적인 불만이 쌓이다가 결국에는 12,000명 이상의 연구자들이 이 회사에서 발간되는 학술지를 보이콧하기에 이르렀다.[75] 같은 해에 〈뉴욕타임스〉의 편집자들은 이런 제목으로 기사를 발행했다. "We Paid for the Research, So Let's See It."[*83] 이 낡은 모델이 지배하고 있는 상황에 대응하기 위해 몇 년에 걸쳐 〈퍼블릭 라이브러리 오브 사이언스 원Public Library of Science(PLoS) One〉, 〈바이오메드 센트럴BioMed Central〉, 〈피어제이〉, 〈이라이프eLife〉를 비롯한 여러 공개접근 학술지가 등장했다. 그리고 〈아렉시브arXiv〉, 〈바이오아렉시브bioRxiv〉 등 논문을 업로드할 수 있는 공공 기록보관소도 있다.

2013년 노벨의학상 수상자로 결정된 캘리포니아 대학교 버클리 캠퍼스의 교수 랜디 셰크먼Randy Schekman은 〈가디언The Guardian〉에 "How Journals like *Nature*, *Cell* and *Science* are Damaging Science."**[84]라는 제목으로 기고하였다. 그는 이렇게 적었다. "다른 많은 성공적인 연구자들과 마찬가지로 나는 〈네이처〉 같이 이름 있는 학술지에 논문을 발표했다. 내가 내일 받게 될 노벨의학상의 영광을 안겨 준 논문도 마찬가지다. 하지만 더 이상은 그러지 않을 것이다. 나는 이제 내 연구실에서 나오는 논문을 그런 호화 학술지에 싣지 않을 것이며, 다른 사람들에게도 그렇게 할 것을 독려하고 있다."[84,85] 이 기사는 과학계에 논란을 촉발시켰다.[86] "호화 학술지luxury journals"라는 비난조의 용어는 새로 만들어진 것이었지만 공개접근 학술지인 〈이라이프〉의 편집자 셰크먼의 맹렬한 비난은 양측의 공공연한 이해관계의 충돌을 표출하는 듯 보였다. 일단 노벨상을 받고 나면 더 이상은 논문을 호화 학술지에 발표하지 않아도 좋다는 생각은 젊은 과학도들로부터의 격렬한 비난을 피해 갈 수 없었다. 젊은 과학도들은 호화 학술지에 논문을 발표하지 못하면 평생 일자리를 얻을 가능성이 사라질까 봐 노심초사한다.

그럼에도 공개접근에 대한 압박은 더욱 격렬해졌다. 논문을 다운로드받으려 해도 그 유명한 지불장벽paywall에 부딪히는 문제를 해결하기 위해 의

---

* 우리가 연구비를 댔으니, 우리도 좀 봅시다.
** 〈네이처〉, 〈셀〉, 〈사이언스〉 같은 학술지들이 어떻게 과학에 해를 입히고 있는가.

대생 두 명이 오픈액세스버튼Open Access Button을 개설했다. 지불장벽이라 함은 보통 한 편의 논문 PDF를 다운로드받는 데 30달러에서 100달러 정도의 돈을 지불해야 하는 경우를 말한다.[87] 이런 문제에 부딪히는 경우는 너무나 많은데, 이때 버튼을 누르면 이 장벽을 피해서 돌아갈 수 있는 절차가 시작된다. 저자가 다른 곳에 올려놓은 무료 버전을 찾아내거나, 해당 논문의 PDF를 구하기 위해 저자에게 이메일을 보내는 것이다.[88,89] P2P 공유가 가능한 다른 창구로는 과학자들이 논문을 공유하고 공동 연구자를 찾을 수 있는 온라인 소셜네트워크인 리서치게이트ResearchGate, 그리고 엘스비어로부터 게재 중지 요청takedown notice을 받고 폐쇄되었음에도 불구하고 900만 명 이상의 연구자들이 논문을 공유하려고 등록을 한 academia.edu 등이 있다. 공개접근 학술지open access journals도 계속해서 성장하고 있다.[90] 공개접근 논문의 연간 발표량은 2000년 20,702편에서 2011년 340,130편으로 증가했다.[79]

오픈 액세스 저널 디렉토리The directory of open access journals. http://www.doaj.org의 목록은 이제 8,000개 이상으로 늘어났다. 이 사이트에서는 학술지를 녹색과 금색, 두 가지 색으로 표시한다. 녹색은 논문이 대학교 내부나 펍메드 센트럴PubMed Central 같은 공개접근 저장소open access repository에 발표되었다는 표시이고, 금색은 공개접근 학술지에 발표되었다는 표시다. 정부, 대학교, 저자들이 일부 공개접근 학술지에 논문을 발표하려면 요금이 부과되어 상당한 비용 부담이 있지만, 이런 움직임에 탄력이 붙고 있음은 분명하다. MIT의 앤 울퍼트Ann Wolpert는 〈뉴잉글랜드 의학저널〉에서 보편적인 공개접근의 필연성에 대해 이렇게 적었다. "기금 지원 기관, 대학교, 도서관, 저자들에 대한 대중의 관심이 인터넷의 막강한 영향력과 힘을 합치면서 공개접근을 요구하는 거부하기 힘든 움직임을 만들어 냈다는 점에는 의문의 여지가 없다. 이것은 분명 쉽지 않은 일이고 비용도 많이 들겠지만, 결국은 시간문제일 뿐이다."[91]

이와 관련해서 다른 영향도 있다. 모든 참고 문헌을 대중에 공개해야 한다는 요구가 오픈 사이테이션 코퍼스Open Citations Corpus에서 반향을 불러일으키고 있다. 최근의 자료를 보면 이 목표를 달성하기까지 가야 할 길이 멀다는 것을 알 수 있다. 5,000만 개가 넘는 학술지 논문들 중 문헌 인용 자료가 공개된 것은 4%에 불과하기 때문이다.[92] 공개 특허 운동open patent movement도 있다. 전 세계 90곳 이상의 특허 관할권에서 정보를 추려내는 것을 목적으로 하는 새로운 데이터베이스 렌즈Lens가 그 예다.[93] (의학이나 생명과학과는 관련이 없지만 최근에 전기자동차 제조업체인 테슬라[Tesla]에서 "공개소스 운동의 정신으로" 자신이 보유하고 있는 특허를 공개한 것은 주목할 만하다.)[94,95] 그리고 연방기금에서 지원을 받았지만 개발되지 않았거나 필요로 하는 사람이 구할 수 없는 의약품에 대한 공개접근을 요구하는 목소리도 있다. 정부에서 자금을 지원한 연구나 출판물의 경우처럼 이런 지적 재산에 대한 권리 역시 세금 납부자에게 돌아가야 한다는 것이다.[96]

의학 연구의 공개

공개의료, 공개과학, 공개접근, 공개소스, 공개자료가 하나로 합쳐지면[5] 연구 활동의 온갖 새로운 통로가 열리고, 기존에 존재했던 통로는 기하급수적으로 강력해진다. 그중 한 형태가 시민의료citizen medicine다. 발견과 혁신에 대해 보편적이고 즉각적인 무료 접근이 가능해짐으로 인해 시민의료의 가능성이 차츰 커지고 있다. 이것은 그저 접근에만 국한된 얘기가 아니라,

발견과 혁신의 주도에 대한 이야기이기도 하다. 공개[5]가 이루어지자 온갖 잠재적인 참가자들을 끌어들이는 효과가 나타났다. 이를테면 아주 가혹한 환경 아래서도 아기를 출산할 수 있는 새로운 방법을 고안한 아르헨티나의 자동차 정비공이나,[97] 췌장암을 진단할 저렴하고 창의적인 방법을 고안해 낸 미국의 고등학생 잭 안드라카Jack Andraka 같은 경우다.[98] 이것은 킴 굿셀 같은 사람(제2장)이 이제 복잡한 질병을 스스로 진단 내릴 수 있게 된 이유이기도 하다. 널리 확산된 공개를 향한 진전은 소비자, 환자권익보호단체, 연구재단, 생명공학 산업 전반에 놀라운 수준의 행동주의activism를 불러일으키고 있다.

캐서린 리온Katherine Leon은 38세의 나이에 대단히 희귀한 심장 질환인 자발적 관상동맥 박리spontaneous coronary artery dissection, SCAD에 걸렸고, 이 때문에 심근경색이 찾아와 혈관우회로술을 받았다. 리온은 이 질병에 대해 알려진 바가 거의 없음을 알게 되었다. 그리고 인터넷을 하다가 똑같은 진단을 받은 다른 사람들을 찾아냈다.[99] 메이요 클리닉과 협력 관계를 맺은 리온은 구글에서 자발적 관상동맥 박리에 대한 정보를 검색하는 다른 사람들을 찾아낼 수 있었다. 그러고 나서 가상의 환자등록소patient registry를 만들어 이 질병에 걸린 사람들이 자신의 의무기록과 스캔검사 내용을 온라인으로 제출할 수 있게 만들었다. 시간이 흐르면서 자발적 관상동맥 박리에 걸린 사람을 70명 이상 찾아낼 수 있었고, 이제는 그 규모가 200명으로 커지고 있다. 리온과 함께 일한 메이요 클리닉의 심장전문의 샤론 헤이즈Sharon Hayes는 이렇게 말했다. "이것은 연구자가 시작한 연구가 아니라 환자가 시작한 연구고, 어느 정도까지는 환자에 의해 유지되는 연구라고 해도 과언이 아닙니다."[99]

12세에 희귀한 형태의 간암으로 진단을 받았다가 성공적으로 치료와 수술을 받은 10대 소녀 엘레나 시몬은 고등학교 과학 프로젝트의 일환으로 자기가 걸린 암의 유전적 뿌리를 찾아내는 과제를 선정했다.(제1장에서 언급) 고등학교를 졸업하기 바로 전에 시몬은 〈사이언스〉에 공동 저자로 참가한 논문을 발표했다. (인정한다. 이 학술지는 공개접근 학술지가 아니다!) 이 논문은 시몬의 섬유층판성 간암fibrolamellar liver tumor을 야기한 돌연변이를 밝혀냈다. [100,101] 시몬은 같은 병에 걸린 다른 사람들을 알아내고 관련 정보들을 저장할 목적으로 섬유층판성 간암 등록소Fibrolamellar Registry라는 웹사이트를 열어서 이 희귀한 암에 걸린 14명의 환자들을 찾아냈고, 이 환자들은 시몬의 논문 연구 대상의 일부가 되었다. 그리고 결국 시몬의 암을 염기서열분석해서 찾아낸 똑같은 돌연변이 유전자를 이들에게서도 확인할 수 있었다. 시몬은 이렇게 말했다. "이것은 그 사람들의 정보이고, 그 사람들의 건강입니다. 따라서 그 사람들에게는 그것을 가지고 자기가 원하는 것을 할 수 있는 권리가 있어요. 어쩌면 환자들이 할 수 있는 최선의 일은 조금씩 완치를 향해 나아갈 수 있도록 자신의 자료를 무료로 제공하는 것일지도 모릅니다. 공개접근 운동은 소프트웨어와 유전학에서 성과를 보았습니다. 의료에서도 마찬가지로 성과를 낼 수 있어요."[100]

희귀 질환에 걸린 이 행동주의 환자들은 인터넷 검색과 온라인 소셜네트워크를 통해 공개 디지털 기반 시설을 활용함으로써 의료를 발전시키고 있다. 특히나 이들은 질병의 기초에 대한 이해까지 증진시키고 있다. 시민 의료는 또한 치료 시도로도 이어질 수 있다. 여기서도 역시 '공개'라는 말이 꼭 '최적'을 의미하는 것은 아닐 수 있다. 근위축성 측삭경화증amyotrophic lateral sclerosis, ALS은 가장 끔찍한 질병 중 하나로, 흔히 루게릭병Lou Gehrig's disease이라고 한다. 이 병은 신경이 급속도로 쇠퇴하는 것이 특징이다. 근육조절 능력이 상실되면서 결국에는 심각한 호흡장애와 연하장애로 이어지고, 진단 후 2년에서 5년 사이에는 사망에 이르게 된다. 이 병은 가능한 치료법도 미국 FDA의 승인을 받은 치료법도 없지만, 소규모 초기 연구로부터 나온 대중 공개 보고서들이 있다. 한 루게릭병 환자는 이런 자료들을 공부해서 1단계 초기 연구 중 하나에서 활성 약물이 아염소산나트륨sodium chlorite이라는 결론을 내렸다. 루게릭병 환자들은 이 약물로 자가 치료를 시작했다. 이 약물은 제지용 펄프를 표백하면 얻을 수 있다. 아염소산나트륨을 투여하지 않는 대조군 환자는 없었지만 페이션츠라이크미 같은 소셜 온라인 건강네트워크를 통해 전체적으로 신속하게 크라우드소싱 임상시험이 자리를 잡기 시작했다. 하지만 효과는 나타나지 않았다. 사실 아염소산나트륨 복용은 오히려 부작용을 낳았다.[102,103] 페이션츠라이크미에서는 똑똑한 알고리즘을 이용해서 자신의 데이터베이스 안에서 무작위로 임상시험을 시뮬레이션할 수 있고, 이미 이 방법을 이용해서 루게릭병의 또 다른 후보 치료제인 탄산수소리튬lithium bicarbonate이 효과가 없음을 입증해 보였다. 나중에는 많은 시간과 비용이 투입되는 전통적인 무작위 시험을 통해 이러한 결론이 정당했음이 밝혀졌다.

공개가 반드시 좋은 결과를 의미하는 것은 아니지만 비슷한 질병끼리 모이는 '이페이션츠ePatients'의 소셜 온라인 네트워크는 전통적인 임상시험에 비해 실질적인 이점을 가지고 있다. 큰 이점 중 하나는 이런 네트워크가 의미 있고 독특한 실생활real-world 크라우드소싱 정보를 제공한다는 점이다. 실생활이라는 점을 강조할 필요가 있다. 이것은 전통적인 임상시험과는 완전히 다른 환경을 제공하기 때문이다. 전통적인 임상시험에서는 대단히 선별적으로 대상 환자를 뽑고, 여러 번에 걸쳐 긴밀하게 후속 조치가 이루어질 때가 많으며, 대체적으로 일상생활과는 거리가 있는 부자연스러운 상황 아래서 진료를 받는다. 이런 이유 때문에 임상시험 결과만으로는 약물이나 장비가 상업적으로 판매되었을 때의 실제 효과를 제대로 예측하지 못할 때가 너무도 많다. 따라서 자연스러운 환경에서 개인들을 추적할 수 있는 온라인 공동체는 대단히 유용한 대안 자원이 될 수 있다.

25만 명 이상의 회원을 거느리고 있는 페이션츠라이크미는 이런 자원을 제공하는 가장 큰 온라인 건강공동체이다. 최근에는 이런 공동체가 수백 곳이나 새로 등장했고, 여기에 참여하는 환자들의 숫자도 100만 명을 넘어섰다. 일부 공동체는 대단히 특화되어 있다. 이를테면 25세의 숀 아렌스Sean Ahrens가 시작한 모임인 크로놀로지Chronology가 있다. 이 모임은 크론병Crohn's disease 환자들과 궤양성 대장염ulcerative colitis 환자들을 위한 모임이다. 환자들은 웹사이트에서 의약품, 식이치료, 대체의학에 대한 정보를 공유한다. 그리고 아렌스의 말에 따르면 "환자들은 그저 의사와의 약속 시간만 기다리며 앉아 있기보다는 건강관리에서 자신이 적극적인 역할을 담당할 수 있고, 또 그럴 필요가 있음을 깨닫고 있다."[104]

생명공학 산업, 그리고 특히나 그중에서도 제약회사들은 이런 자원의 중요성에 대해 분명히 인식하고 있다. 최근에 페이션츠라이크미에서는 머크Merck와 사노피Sanofi와 함께 작업하여 환자들을 임상시험에 모집하기 쉽게 만들었다. 2014년에는 이런 협력 작업이 커다란 진전을 이루어 제넨테크Genentech에서 단순히 환자 모집뿐만 아니라 여러 영역에서 협력하기로 페이션츠라이크미와 5년 계약을 체결했다고 발표했다. 이는 페이션츠라이크미와 제약회사 간에 이루어진 최초의 광범위 연구 협력이다.[22,105,106] 참여하는 환자들에 대해 페이션츠라이크미의 최고경영자 제이미 헤이우드Jamie Heywood는 이렇게 말했다. "이 환자들은 개인적 이해만을 위해서 이 네트워크를 이용하는 것이 아닙니다. 이들은 자신의 자료가 미국의 보건의료가 좀 더 환자 중심적인 방식으로 이루어지게 만드는 데 큰 의미와 영향력을 행사할 수 있다는 점도 이해하고 있습니다."[22]

실제로 미국인의 70% 이상이 담당 의사가 권장하면 임상시험에 참가할 의사가 있다고 말한다.[107] 하지만 임상시험에 단 한 번이라도 공식적으로 참여해 본 환자는 1%에도 미치지 않는다. 사이트를 둘러보기도 어렵고 그 내용을 이해하기도 다소 어렵기는 하지만 일반 대중도 ClinicalTrials.gov에 접속할 수 있다. 이 사이트에는 미국 50개주 전체와 거의 대부분의 국가에서 진행되는 15만 건 이상의 시험 목록이 나와 있다. 제약회사들이 신약의 임상 개발을 능률화하기 위해 온라인 정보 자원을 이용하는 경우도 점점 많아지고 있다. 사노피와 리제네론Regeneron은 PSSK9 단백질에 대한 항체인 새로운 신약 알리로쿠맙alirocumab을 시험해 보기 위해 콜레스테롤 수치가 높은 환자를 모집할 때 미국심장학회의 환자등록부를 이용했다.[108] 케이스 웨스턴리저브 대학교Case Western Reserve University의 연구자들이 개발한 또 다른 방식은 "트라이얼 프로스펙터Trial Prospector"라는 소프트웨어 도구다. 이것은 임상 자료 시스템을 철저하게 조사해서 환자와 임상시험을 짝지워 준다.[109] 이 소프트웨어는 인공지능과 자연어 프로세싱natural language processing을 결합하여 환자 스크리닝과 등록 과정을 자동화시킨다. 신약 개발 과정에서는 이 단계 때문에 속도가 제약되는 경우가 많다. 알츠하이머 연맹 트라이얼매치Alzheimer's Association Trialmatch[107]와 같이 특정 질병에 대한 임상시험 이어 주기 자동화 프로그램이 번창하고 있다. 임상시험 참가자 모집을 도와주는 "데이터마이닝data mining"을 제공하는 회사들도 있다. 블루칩 마케팅 월드와이드Blue Chip Marketing Worldwide와 아큐리안Acurian 등이다.[110] 호평받는 저자이자 제약연구의 선도적인 독립 평론가 겸 혁신가인 벤 골드에이커Ben Goldacre는 "랜더마이즈미RandomiseMe"라는 도구를 마련했다. 이것은 "당신과 당신의 친구들에게 무작위 임상시험을 쉽게 운영할 수 있게 해 주는 도구다."[111] 현재는 임상시험에 참여하는 경우가 대단히 드물지만 이런 상황을 바꾸어 놓으려는 노력이 다방면에서 일어나고 있는 것이다. 모든 환자들로부터 무언가를 조금씩 배워서 그것으로 다음에 찾아올 환자들에게 도움을 줄 수 있다면 참으로 이상적이지 않겠는가?

의학 연구에서 일어나는 가장 큰 낭비와 기회 상실은 바로 생명공학 산업의 철책 안에 꽁꽁 숨겨진 자료들이다. 임상시험의 절반 정도는 아예 결과가 발표되지 않고, 설사 발표되는 경우에도 제시된 자료가 불완전할 때가 많다. 공개과학의 물결이 마침내 생명공학 산업의 가장자리에도 도달하자 결국 2013년에야 오랫동안 숨통을 조이고 있던 관행이 누그러지기 시작했다. 예일 공개자료 접근Yale Open Data Access, YODA이라는 단체를 통해 일하는 예일 대학교의 연구자들은 메드트로닉Medtronic으로부터 회사의 골형성단백질-2bone morphogenetic protein-2, BMP-2 데이터세트에 전체 환자 수준의 자료에 대한 접근 권한을 받았다.[112-114]

2011년에는 〈스파인 저널The Spine Journal〉의 한 호가 통째로 BMP-2 척추고정술spinal fusion을 비판하는 데 할애되었다. 척추고정술은 허리수술을 받은 환자들의 척추를 융합시키는 데 사용하는 약물과 장치의 조합이다.[112,113] 여기 발표된 논문들은 통제되지 않는 뼈의 성장, 감염, 방광을 조절하는 신경의 손상, 불임, 암 등 이 시술에서 나타나는 여러 가지 심각한 합병증에 대한 관심을 환기시켰다. 이로 인해 BMP-2 연구에 관여했던 연구자들 사이에서 이해관계의 충돌로 인한 소송도 벌어졌다. 그보다 거의 10년 앞선 2002년에 척추고정술이 미국 FDA의 승인을 받는 데 주요한 역할을 했던 연구 논문의 저자들 중 한 명이 메드트로닉으로부터 저작권료와 자문 비용으로 1,000만 달러 이상을 받았었기 때문이다. 이러한 논란을 놓고 보면 2013년에 자료가 공개된 것이 온전한 이타주의의 발로는 아니었을 공산이 크다. 하지만 그 결과를 놓고 보면 이것은 여전히 주목할 만한 가치가 있다. 예일 대학교의 조율 속에서 오리건 보건과학 대학교와 뉴욕 대학교가 각각 독립적으로 체계적인 검토를 해 본 결과, BMP-2는 전체적으로 보면 효과가 없었지만 엉덩이뼈에서 뼛조각을 채취할 수 없는 경우 등 일부 환자들에게는 유용할 수도 있다는 판단이 내려졌다.[114] 이 검토를 통해 기존에 발표된 보고서들이 부작용에 대해서는 과소평가를 했다는 주장도 나왔다. 이 활동을 주도한 예일 대학교의 할런 크룸홀츠Harlan Krumholz는 〈뉴욕타임스〉에 "Give the Data to the People"*이라는 제목의 특별 기고를 통해, 예일 공개자료 접근을 "이 사회에 대한 놀라운 기부이며 자료를 공개하면 그 가치가 사라져 버리는 존재처럼 취급해 온 산업계의 오랜 성향을 뒤집어 놓은 쾌거"라 평가했다.[115] 메드트로닉을 대표하는 박사 릭 쿤츠Rick Kuntz는 이렇게 말했다. "우리는 산업계나 학술 단체 등의 한 연구 단체가 임상연구 자료를 배타적으로 소유·분석하여 의학적 치료법의 이점과 유해성에 대해 단일한 결론과 해석에 도달하려 하던 패러다임으로부터 멀어지게 될 것이다."[116] 만약 이들이 2002년에 진작 자신의 자료를 공유하였다면 2011년에 겪었던 불명예를 짊어질 필요가 없었을지도 모를 일이다.

이러한 전례를 따라 존슨 앤 존슨은 수백 가지 약품과 제품에 대한 자세한 임상시험 자료를 공유하기로 예일 대학교와 합의하였다. 제약회사 존슨 앤 존슨의 회장은 이렇게 말했다. "진정한 신뢰를 얻기 위해 우리는 독립적인 방법을 마련하여 사람들이 자료에 확실히 접근할 수 있게 하였습니다."[117] 글락소스미스클라인GlaxoSmithKline과 로슈Roche도 투명성을 향한 제약회사들의 행진에 동참했다. 양쪽 회사 모두 이미 시장에 나와 있는 제품과

---

* 자료를 대중에게로.

관련된 자료들을 자격을 갖춘 연구자들과 공유하겠다는 계획을 발표했다. 미국 국립보건원의 한 분과인 국립 알레르기-전염병 연구소National Institute of Allergy and Infectious Diseases에서는 환자 수준의 자료를 포함하는 자신의 자료 자원 중 하나를 '구체적인 연구 계획이나 연구자의 자격 승인에 대한 요구 없이' 대중에 공개하였다. 개인단위의 자료가 결정적인 역할을 한다는 사실을 강조하며 유럽의약청European Medicine Agency, 미국의 FDA에 해당에서는 이런 관행이 뿌리내리게 만들기 위한 정책을 발표하였다.

2014년에 미국의학원에서는 이런 경향을 고취하는 데 도움이 되도록 임상시험 자료 공유에 대한 보고서를 발표했다.[118] 빌 앤 멜린다 게이츠 재단Bill & Melinda Gates Foundation이나 미국 국립보건원 같은 기금지원 기관에서는 임상시험의 자료 공유와 투명성 확보를 계속적으로 요구하고 있다. 여기서 한 발 더 나아가 스탠퍼드 대학교의 아툴 부테Atul Butte는 이것이 의무화되기를 바라고 있다. "환자의 개인정보 보호를 위해 신원과 관련된 구체적 정보를 제거하고 임상시험 자료의 원본을 배포하도록 의무화하면 투명성이 확보되고 인간의 생물의학에 대한 이해도 더 나아질 것이다."[119]

임상연구를 개방하는 새로운 경향이 이것만은 아니다. 특히나 놀라운 것은 2014년에 정부와 몇몇 제약회사들 사이에서 이루어진 발표였다. 미국 국립보건원 원장인 프란시스 콜린스Francis Collins는 신약 개발 파트너십 가속화Accelerating Medicines Partnership의 출범을 공표하였다. 이것은 연방의 주요 연구 기관과 10곳의 대형 제약회사 사이에서 4가지 질병에 대해 집중적으로 진행될 5년의 공동 연구다. 협력 내용으로는 과학자, 조직 및 혈액 표본, 자료의 공유가 포함되어 있다.[120]

여기에 참가한 회사들 중 하나인 화이자의 연구 개발 책임자는 이것을 인간의 질병을 구글지도Google Maps처럼 묘사하는 것이라 요약했다. 이 연구의 주목적이 4가지 질병 각각에 대한 분자지도와 생물학적 표적, 즉 GIS를 결정하는 것이기 때문이다. 랭글리Langley와 로커프Rockoff는 〈월 스트리트 저널〉에서 다음과 같이 보고하였다. "소프트웨어 세계를 한바탕 휩쓸고 지나간 '공개소스' 운동을 흉내 내서 모든 발견 내용을 대중과 공유하여 누구든 그 자료를 자유롭게 이용하여 자신의 실험을 수행할 수 있게 할 것이다."[120] 암의 경우, 폐암을 위한 최적의 치료법을 밝혀내기 위해 국립암연구소,[5] 제약회사들, 우리가 앞에서 살펴보았던 암 염기서열분석 관련 회사인 파운데이션 메디슨이 참여하는 대규모 프로젝트가 최근에 발족되었다.[121]

인터넷을 통해 참가자를 모집하고 자금을 기부받는 크라우드펀딩 유전체 염기서열분석 프로젝트가 몇 가지 있다.[122] 이를테면 지하철역, 기차, 공원, 택시, 버스, 공항 등 뉴욕 전역에서 DNA를 수집하는 패소맵PathoMap이나 약물유전체 상호작용을 집중적으로 연구하는 게놈 리버티Genome Liberty 등이다.[123] 캐나다 기반의 웹사이트인 사이언스 메뉴Science Menu. http://sciencemenu.ca에서는 유전체학을 비롯해서 모든 크라우드소싱 과학 연구 프로젝트를 추적하는 훌륭한 일을 하고 있다.

점점 인기를 얻고 있는 이런 유형의 의학 연구들은 약물이나 유전체학에만 국한되지 않는다.[124-126] 그와 비슷하게 의료 장비 산업에서도 공개소스 시스템을 이용하기 위한 노력이 상당히 많이 진행되고 있다. 펜실베이니아 대학교는 미국 FDA와 함께 "고속 프로토타입 제작기rapid prototyping machine로 약물주입펌프를 3D 프린팅하고, 거기에 사용하는 공개소스 소프트웨어를 다운로드하여 몇 시간 안으로 장치를 작동시킬 수 있게 하는 것"을 목표로 하여 "상표 없는 약물주입펌프Generic Infusion Pump"를 개발하는 데 박차를 가하고 있다.[127] 위스콘신 대학교는 공개소스 의료 장비 프로그램Open Source Medical Device program을 계획하고 있다. 이 프로그램은 한 장비를 완전히 처음부터 만들어 내는 데 필요한 모든 것을 "무료로 공급하는 것을 목표로 하며 여기에는 하드웨어 사양, 소스 코드, 조립 설명서, 부품, 그리고 심지어는 이런 것들을 어디에서 얼마에 살 수 있는지에 대한 권장 사항 등이 모두 포함"되어 있다.[127] 캔자스 주립대학교의 의료 장비 공동작업 프레임워크Medical Device Coordination Framework도 있다. 여기서는 디스플레이, 버튼, 프로세서, 네트워크 인터페이스, 운영체계 소프트웨어 등 여러 장치에 공동으로 들어가는 요소들로 공개소스 하드웨어 플랫폼을 구축하고 있다.[127] 이런 공개의료 장비 계획안은 장비들 간의 상호정보교환성을 촉진하고 모바일장치 의료 운동 전체를 추진할 수 있는 잠재력을 지니고 있다.

〈사회체학 저널Journal of Socialomics〉에서 리마예Limaye와 버래쉬Barash는 의학 자료의 공유는 도덕적 의무이자 직업적 의무라고 주장하였다. 두 사람은 이렇게 적었다. "우리가 환자에게 고품질의 진료를 제공해 줄 수 있게 해 주는 밑바탕은 지식이다. 만약 의료 기관과 의료 종사자가 지식을 공개적으로 공유하지 않는다면 우리는 사회와 맺은 전문적 사회계약에 충실한 삶을 살지 않는 것이며, 선행이라는 인류의 보편적 의무에도 충실하지 못하는 것이다."[1]

공유, 투명성, 개방성은 모두 현재 의료 분야에서 빠른 속도로 진행되고 있으며 디지털 기반 시설에 의해 한층 강화되어 왔다. 공개[5] 운동이 대단히 빠른 속도로 형태를 잡아 가는 모습을 보면 무척 신이 나기는 하지만, 아직 초기 단계를 벗어나지 못했다고 봐야 한다. 이 운동 덕분에 우리는 더욱 큰 그림으로 생각할 수 있게 되었고, 언젠가는 '호모사피엔스Homo sapiens' 대부분으로부터 의학 자료를 규합해서 서로의 건강과 미래 세대의 건강을 증진시킬 수 있으리라는 상상도 해 볼 수 있게 되었다. (호모사피엔스의 '사피엔스'는 말 그대로 '현명하다'라는 의미이므로 온라인 대중공개의료가 그것을 더욱 고취시키는 데 도움이 될지도 모를 일이다.) 우리의 GIS와 치료 정보를 모두 한데 모아서 사람들을 위해 새로운 의료의 길을 여는 것은 더욱 높은 수준의 의료민주화다. 하지만 그런 막대한 데이터를 어떻게 분석할 것인가라는 중요한 문제가 놓여 있는데, 이 부분에 대해서는 뒤에서 다루겠다. 이것이 성공을 거두는 데 있어서 그에 못지않게 중요한 문제는 바로 개인정보 보호와 보안이라는 커다란 미해결 과제에 어떻게 대처할 것인가 하는 것이다. 여기에 실패한다면 공개의료 현실화의 가능성 자체가 붕괴될 수 있다. 다음 장에서는 이 부분을 다루도록 하겠다.

▪▪▪▪▪

나는 내가 한 행동과 내뱉은 말이 모두 기록되는 세상에서 살고 싶지 않다.

에드워드 스노든Edward Snowden 1

오늘날의 웹 기반 도구들을 세상에 내놓을 때는
다음과 같은 디지털 미란다 원칙이 함께 고지되어야 마땅하다.
'상태 업데이트에서 셀카에 이르기까지 당신이 온라인에 올려놓는 모든 내용들은
인터넷상에서 당신에게 불리한 증거로 사용될 수 있고, 또 사용될 것입니다.'

닉 빌튼Nick Bilton, 〈뉴욕타임스〉2

보안이냐 치유냐

Secure vs. Cure

　　줄리안 어샌지Julian Assange의 위키리크스Wikileaks와 에드워드 스노든 Edward Snowden의 미국 국가안전보장국National Security Agency 폭로 기사를 보면 우리는 정부의 불투명성에 대해서는 무관용원칙을 적용하는 방향으로 나아가고 있다.[1,3] 인터넷 보안에 구멍이 뚫리는 상황은 타깃 같은 소매점에서뿐만 아니라 하트블리드 버그Heartbleed bug*처럼 대규모 사태로도 벌어지고 있다. 모든 것이 디지털화되어 정보를 휴대하고 접근하기가 점점 더 쉬워지다 보니 우리는 양극단 사이에 끼어 버리고 말았다. 우리는 개방성을 원하지만, 한편으로 자신의 사생활은 존중받기를 원한다. 우리는 모든 것이 공개된 투명한 정부를 원하면서도 그런 투명성 때문에 안보에 문제가 생기거나 약탈이 일어나지는 않기를 바란다.[4,5] 우리는 완전한 공개접근을 원하면서도 동시에 자신의 개인정보에 대해서만큼은 완벽한 보안을 요구한다. 우리는 정교한 해커들과 우리의 자료를 팔아서 돈을 벌려고 드는 자

---

* 대부분의 웹사이트 서버가 쓰는 암호화 기술에 존재하는 치명적인 결함으로 2014년에 핀란드 보안 업체에 의해 발견됐다. 원래 의미는 '심장의 출혈'이다.

들이 득실거리는 세상에 살고 있다.[6] 세상이 그저 '복잡해졌다'는 말만으로는 부족하다.

하지만 아무리 복잡하다 해도 이런 사안에 대해 이해하는 것은 무척이나 중요한 부분이다. 현재 이루어지고 있는 자료 공유 방식에 대해서는 이미 앞에서 살펴보았다. 오늘날 보건의료 분야에서는 빅데이터가 결국은 빅큐어big cures, 큰 치유로, 아니면 적어도 더 나은 건강으로 이어지리라는 것을 기본 전제로 삼고 있다.[7,8] 하지만 아직까지는 별다른 성과 없이 말만 무성하다. 성과는 상당 부분 '예측분석'에 달려 있는데, 이것이 바로 다음 장의 주제다. 다음 장에서는 이것이 어디까지 적용되는지 살펴볼 테지만, 개인들을 디지털화해서 모든 사람들을 인터넷으로 연결하는 데 따르는 불리한 점들이 명확하게 정의되지 않는 한, 좋은 건강 한 달치에 해당하는 점진적인 혜택이 되었든 암의 종말과 같은 중대한 혜택이 되었든 간에 그에 따르는 잠재적 혜택이 얼마나 될지 정확히 가늠하는 것이 불가능하다. 그래서 여기에서는 디지털 건강 정보와 의료 정보의 개인정보 보호와 보안이라는 중대한 문제에 대해 살펴보겠다.

우리의 디지털 흔적과 데이터 브로커

최근 10여 년 동안 우리는 신용카드로 물건값을 지불하는 것을 비롯하여 온갖 곳에 디지털 흔적을 흘리고 다녔다. 지난 15년 동안 구글과 인터넷 검색, 아마존과 온라인 소매점, 페이스북 같은 소셜네트워크 사이트 등으로 인해 정말로 많은 변화가 있었다. 무선 모바일장치는 말할 것도 없다. 이 장치는 우리의 정확한 위치 정보를 비롯해 우리에 대한 수많은 정보를 실시간으로 알려 준다. 미국 국가안전보장국에서는 우리의 이메일과 휴대폰 통화를 방대한 데이터베이스에 보관해 놓고는 어떤 허가도 없이 검색을 하고 있다.[9,10] 과거엔 디지털 흔적의 빵부스러기를 조금씩 흘리고 다녔다면, 요즘은 아예 빵을 통째로 흘리고 다니는 꼴이 되어 버렸다.

이런 감시를 피하려면 많은 불편을 감수해야 한다.《저인망의 나라: 무자비한 감시의 세상과 프라이버시, 보안, 그리고 자유Dragnet Nation: A Quest for Privacy, Security and Freedom in a World of Relentless Surveillance》*[11]에서 〈프로퍼블리카〉의 탐사보도 기자 줄리아 앵귄Julia Angwin은 자신이 구글 검색 사용을 중단한 이유를 이렇게 설명한다. "나의 검색 내용은 나에 대해 말해 주는 가장 민감한 정보 중 하나예요."[12] 앵귄은 구글이 검색이나 지메일 등 자신이 제공하는 다양한 서비스에서 나오는 정보들을 결합해서 기업들이 개인에 맞춤화된 상품 홍보 기회를 더 가질 수 있도록 한 것에 짜증이 났다. 그래서 앵귄은 덕덕고DuckDuckGo로 갈아탔다.

이 검색엔진은 사용자의 IP 주소나 다른 디지털 발자취를 저장하지 않는다.[12-14] 이 검색엔진은 한 달 검색 건수가 1,000억 건에 달하는 구글에 비하면 1년에 10억 건 정도에 불과한 '소형' 검색엔진이지만, 개인정보가 보호되는 검색에 대한 관심이 커지면서 빠른 속도로 성장하고 있다.[15] 당신의 검색 내용과 관련되는 광고도 이미 붙어 있다.

컴퓨터 키보드나 모바일장치를 두들기면서 자신의 개인정보를 보호하기란 하늘의 별 따기처럼 어려운 일이다. 보안이 강화된 도구를 구입하면 개인정보를 어느 정도 보호해 볼 수는 있다. 628달러짜리 안드로이드 스마트폰인 블랙폰Blackphone의 경우는 특화된 소프트웨어를 가지고 있어서 사용

---

* 국내 미출간.

자가 통화나 문자메시지를 암호화할 수 있다.[16] 그리고 오프 포켓OFF Pocket이라는 85달러짜리 휴대폰 케이스는 휴대폰에서 나오는 신호를 차단하여 위치 정보의 유출을 막을 수 있다.[17] 어플리케이션 스냅챗의 경우는 상대방이 자료를 검토한 후 1초에서 10초 사이에 자동으로 자료를 삭제하고, 수신자의 장치와 회사의 서버 컴퓨터에서 문자, 사진, 동영상 등을 지워 준다. (그 외로도 시크릿[Secret], 컨파이드[Confide], 유니티[Younity], 그리프[Gliph], 위커[Wickr] 등의 '임시 자료' 어플리케이션들이 있다.)[18]

국가적 규모에서 자료 수집을 제한하려는 노력은 거의 효과를 보지 못하고 있다. 소비자가 웹 추적web tracking을 받지 않도록 선택할 수 있게 하는 "추적 금지Do Not Track" 도구는 전혀 효과가 없다. 그리고 2012년에 오바마 대통령이 처음 제안했던 소비자정보보호권리장전Consumer Privacy Bill of Rights* 19-24은 아직 구상 단계를 벗어나지 못했다. 알렉시스 마드리걸Alexis Madrigal은 웹에서 105개 회사들로부터 추적을 당했던 자신의 경험에 대해 적은 바 있다. 그는 "회사들이 사용자로부터 어떤 개인 자료를 수집할 것이며, 또한 그 자료를 어떻게 사용할 것인지에 대한 통제권을 사용자가 행사할 수 있게 하겠다는 오바마 대통령의 제안이 있었음에도 불구하고 여전히 사람들은 자신에 대한 자료가 수집되고 팔리는 것에 대해 아무런 통제권이 없다."고 지적했다.[25] 안 그래도 좋지 않았던 상황이 그 이후로 더 악화된 것이다.

정보학자인 스티븐 울프럼은 우리가 페이스북에 게시물을 등록하면 잠재적 해커와 온라인포식자들e-predator에게 자신에 대한 정보를 얼마나 많이 노출하게 되는 것인지를 입증해 보였다.[26] 공유는 자발적으로 이루어지는

---

* 각 기업이 수집한 고객 개인정보를 어떻게 사용해야 하고 어떻게 보호해야 하는지를 전반적으로 규정하는 법안.

것이지만, 공유가 어떻게 이루어지는지에 대해서는 알지 못한다. 사용자가 개인정보 보안을 더욱 엄격하게 설정한 후라고 해도 기존에 입력했던 자료를 얼마나 쉽게 빼낼 수 있는지 아는 사용자는 거의 없다. 그뿐만이 아니다. 사용자의 비밀번호를 추측하는 컴퓨터 프로그램을 이용해서 온라인 뱅킹 사이트 같은 웹사이트를 해킹하려는 시도가 끊임없이 이루어지고 있다. 와이어샤크 네트워크 분석 도구Wireshark network analysis tool를 이용하면 이런 위험을 시각화해서 볼 수 있다.[27] 이 도구는 당신의 컴퓨터로 향하고 있는(즉 당신의 컴퓨터를 공격하고 있는) 모든 인터넷 데이터 패킷data packet을 보여 준다. 이 데이터 패킷을 포착해서 걸러 내면 당신이 그 내용을 조사해 볼 수 있는데 아마 더 우울해질 것이다.

보안을 믿을 수 없는 데스크톱 컴퓨터나 노트북 환경을 뒤로하고 아예 직접 가게나 쇼핑몰을 찾아간다 하더라도 당신은 분명 촘촘히 설치되어 있는 CCTV 카메라의 감시에 익숙해져 있을 것이다.[28] 하지만 이것 역시 현재 진행되고 있는 감시의 절반에도 해당하지 않는다. 예를 들면, 당신의 스마트폰은 여러 마트나 가게에 지금 당신이 그 안에 들어왔음을 알려 주고 있다.[29-32] 당신에 대한 정보를 가지고 있는 이들 회사에서는 문자나 쿠폰 등의 형태로 맞춤형의 광고를 진행할 수 있다. 물론 당신은 당연히 위치 보안 설정을 해 놓았겠지만, 그래 봐야 소용없다. 소비자가 쇼핑몰을 돌아다니고 있는 동안 스마트폰이 와이파이 안테나를 찾으려 방출하는 '핑' 신호는 쇼핑몰 관계자에게 풍부한 정보를 제공해 준다. 스마트폰의 기울기 센서tilt sensor 역시 마찬가지다.[33a] 혹시나 알고 있었는지 모르겠지만, 일부 마트의 선반에는 카메라가 숨겨져 있어서 그것이 당신 눈동자의 움직임을 따라가고, 당신이 무엇을 집어 들고 무엇을 살펴보는지 추적해서 알고리즘을 통해 쿠폰이나 다른 미끼를 만들어 당신의 스마트폰으로 보낸다. 이것도 일종의 맞춤형 서비스라 주장한다면 나로서는 할 말이 없다. 안면인식 기능을 통해 당신의 기분을 파악하고, 거기에 맞추어 상품을 권하는 소프트웨어도 나와 있다. 만약 당신이 개인정보 보호를 완전히 포기할 의사가 있다면 플래이스드Placed라는 모바일 어플리케이션을 다운받아라. 당신이 어느 마트에 들어가 있는지에 대한 정보를 제공하는 대가로 당신에게 쿠폰을 지급해 줄 것이다.

도시의 길거리나 공공장소로 나오면 이제는 전례가 없을 정도로 많은 센서, CCTV, 그리고 엄청난 무선 네트워크가 당신의 움직임을 감지하고, 차를 감지하고, 자동차 번호판을 읽고, 안면인식 등의 핵심적인 생체측정 정보biometric information를 포착하도록 설정되어 있다. 여기서 끝이 아니다. 머리 위에서는 온갖 저가형 인공위성이 떠 있어서 "점점 개인단위의 해상도가 높아지는 시각화된 적외선 자료나 다른 종류의 자료를 통해 지구 전체가 거의 실시간으로 비춰지고 있다."[33b] 맙소사, 누군가가 우리를 끊임없이 지켜보고 있는 것이다.

그냥 지켜보기만 하는 것이 아니라 신원도 노출되고 있다. 네임태그NameTag라는 어플리케이션을 이용하면 구글글래스Google Glass 사용자들은 낯선 사람의 사진을 찍은 다음에 페이셜네트워크FacialNetwork의 데이터베이스에서 신원을 확인할 수 있다. 여기에는 그 사람의 직업과 소셜미디어 프로파일도 들어가 있다.[34] 그와 유사하게 NEC에서는 호텔과 기업체가 중요한 방문객을 자동으로 알아볼 수 있게 해 주는 도구를 개발 중이다.[35] 이런 것들은 각기 인물의 안면 자료를 대량의 데이터베이스와 함께 수학적 코드

---

* 신원 확인을 위해 데이터베이스화한 사람의 얼굴 디지털 사진. 지문을 뜻하는 'fingerprint'에서 유래한 신조어다.

의 "페이스프린트faceprint"*로 전환해서 일치하는 짝을 찾아내는 기술을 이용한다. 페이스북 이용자들은 페이스프린트가 어떤 것인지 감을 잡을 수 있을 것이다. '태그 서제스천Tag Suggestions'이라는 페이스북의 얼굴 찾기 소프트웨어는 사진 속에 나와 있는 사람의 이름을 자동으로 태그를 통해 제안해 준다. 34-36

아직 지구에 사는 70억 인구의 페이스프린트 데이터베이스가 만들어져 있는 것은 아니지만, 그렇다고 그 작업을 진행하는 회사가 없다는 의미는 아니다.

2014년 뉴욕 근교의 뉴어크국제공항Newark International Airport에 171개의 새로운 LED 전구 구조물이 설치되었을 때 그 구조물이 공항 터미널 내의 모든 활동과 움직임을 감시하는 새로운 무선센서 네트워크의 일부라는 사실을 아는 사람은 거의 없었다. 37 이런 '지능형 가로등intelligent lamppost'은 현재 중국의 충칭, 아랍에미리트의 두바이, 브라질의 리우데자네이루 등 세계 도처의 도시들로 확산되고 있다. 영국에는 인구 11명당 1대의 비디오 감시카메라가 있다. 38 로어맨해튼에서는 안면 및 사물 감지 기술을 통해 사람과 자동차를 철저하게 추적하고 있다. 보스턴의 감시카메라는 보스턴 마라톤 폭발 테러의 범인인 조하르 차르나예프Dzhokhar Tsarnaerv와 타메리안 차르나예프Tamerian Tsarnaerv 형제의 신원을 확인하는 데 사용되었다. 28.39

안면인식 소프트웨어는 조하르의 신원을 즉각적으로 파악할 수 있음이 입증되었다. 이런 소프트웨어, 알고리즘, 센서, 전면적 감시가 그런 상황에서 가치를 발휘한다는 것은 논란의 여지가 없는 부분이지만, "지능화된 도시clever city"에서 이루어지는 감시에 대한 우려를 무시할 수는 없다. 〈이코노미스트〉는 이렇게 적었다. "이런 지능화된 도시들은 민주주의의 귀감이 되기보다는 오히려 모든 사람들이 끊임없이 감시를 당하는 전자 원형감옥

electronic panopticons*이 될지도 모른다. 이 도시들은 해커에 의해, 혹은 미로와 같은 소프트웨어 속 오류로 인해 마비될 수도 있다."[38] 그와 비슷하게 데이브 에거스Dave Eggers의 소설 《써클The Circle》**[40]은 개인정보 보안이 극단적으로 무너졌을 때 일어날 수 있는 일을 그려 내고 있다. 페이스북, 구글, 애플을 사악하게 합쳐 놓았다고 할 수 있는 가상의 실리콘밸리 회사는 개인 이메일, 뱅킹 정보, 구매 내역, 소셜네트워크 활동, 유니버설 운영체계universal operating system를 한데 조합하여 활용하며, 유괴를 방지하기 위해 아이에게 칩을 삽입하는 일도 일어난다.[41,42] 앤서니 타운센드Anthony Townsend는 《스마트 도시: 빅데이터, 해커들, 그리고 새로운 유토피아Smart Cities: Big Data, Civic Hackers, and the Quest for a New Utopia》***라는 책에서 좀 더 낙관적인 견해를 피력했다.[43] 그는 전자 감시는 대단히 훌륭한 것이며 스마트폰 플랫폼을 통해 우리가 도시를 재발명하고 있다고 믿는다.

자료의 흐름에 따라 비즈니스도 함께 흐른다. "데이터 브로커data brokers"는 우리의 개인정보를 수집하고 분석해서 우리가 모르는 사이에 그것을 팔아 먹는 회사를 말한다.[44] 23,000대의 컴퓨터 서버를 이용하고, 1년에 50조 이상의 데이터 교환을 처리하는 액시엄Acxiom은 이 산업 분야에서 가장 큰 수십억 달러 규모의 회사다. 액시엄은 2억 명 이상의 미국인과 2억 개의 휴대전화 프로파일에 대해 1인당 1,500가지 이상의 자료를 확보하고 있다.[44,45] 이런 회사들을 다룬 〈뉴욕타임스〉의 프로필에는 "Mapping, and

---

* 원형으로 설계된 감옥으로 중앙에 하나의 높은 감시탑을 설치하여 어떤 방향에 있는 방이라도 모두 감시할 수 있게 만든 것이 특징이다.
** 국내 미출간.
*** 국내 미출간.
**** 소비자 유전체를 지도로 만들고 공유하다.

Sharing, the Consumer Genome.""****이라는 제목이 붙었다.[46] 액시엄
과 다른 데이터 브로커들은 사용자의 이름, 수입, 종교, 인종, 학력, 성적
취향, 소속 정당, 주택 가치, 자동차 소유, 자녀 수, 최근 구입 내역, 주식
포트폴리오, 채식주의자 여부 등은 물론이고, 그 가족의 병력과 복용 약품
에 대한 정보까지도 모두 확보하고 있다. 이그잭트 데이터Exact Data 같은 회
사는 성병에 걸린 사람들의 이름을 판다. 모바일장치에 깔린 인터넷 브라
우저와 어플리케이션 때문에 상당 부분 이런 개인정보 침해가 가능해졌
다. 미국의 텔레비전 뉴스 매거진인 〈60분60 Minutes〉에서는 게임 어플리케
이션인 앵그리 버드Angry Birds와 손전등 어플리케이션인 브라이티스트 플래
시라이트 프리Brightest Flashlight Free를 통해 이 회사에 자신을 마음대로 추적하고
거기서 얻은 자료를 팔아먹을 수 있는 무제한적 권한을 넘겨준 사람들이
5,000만 명을 넘어섰다고 지적하였다.[44]

　　액시엄은 개인정보 침해의 대명사라 할 수 있다. 소매점 타깃에서는 그
런 자료를 자신이 직접 수집한 정보와 결합해서 소비자들을 정교하게 표
적으로 삼는다. 한 규제 담당자는 이렇게 말했다. "이들은 우리 모두의 정
보를 수집하고 다니는 보이지 않는 사이버파파라치cyberazzi입니다." 사실이
다. 마치 우리 모두가 유명 인사가 되어 자신을 뒤쫓는 파파라치를 달고
다니는 듯하다. 다만 디지털을 통해 뒤쫓는다는 점이 다를 뿐이다.[46] 액시
엄의 최고경영자 스콧 하우Scott Howe는 이렇게 말했다. "우리의 디지털 도달
범위는 이제 곧 미국의 거의 모든 인터넷 사용자로 확대될 것이다."[44] 지금
의 상황만으로도 충분히 암울한데, 이것은 소름끼치는 디지털 악몽의 전
조인지도 모른다.

　　이런 자료들이 안전하지 않다는 것은 분명하다. 초이스 포인트Choice Point
는 개인과 기업에 대해 170억 건의 기록을 보유하고 있다.[45] 이들은 이 자

료를 10만 명의 고객들에게 팔았는데 이 중에는 7,000곳의 연방기관, 국가기관, 지방 행정기관도 포함되어 있다. 이 회사는 14만 건 이상의 개인기록을 신원 도용 집단에 팔아넘긴 혐의로 수사를 받기도 하였다. 3대 개인신용조회회사 중 하나고 나중에 엑스페리언Experian에 인수된 코트 벤처스Court Ventures라는 회사는 신용카드의 보안에 필수적인 사회보장번호Social Security number, 어머니의 결혼 전의 성, 개인정보 등으로 구성된 "풀즈fullz"*를 비롯해서 다양한 개인 기록들을 팔았다.

개인 자료를 판 것도 모자라, 이런 데이터 브로커 중 일부는 해킹까지 당했다. 대량의 데이터가 축적되어 있는 곳을 해킹당하는 것은 말썽이 생기기 딱 좋은 시나리오다. 엡실론Epsilon이 크게 보안 침입을 당하는 바람에 시티은행Citibank, JP 모건 체이스JP Morgan Chase, 월그린, 타깃의 수백만 고객들의 이메일이 노출되었다.[46] 그 후 타깃은 2013년 말에 해킹의 먹잇감이 되어 4,000만 고객들의 신용카드와 직불카드 정보가 유출되었다.

자료 수집을 옹호하는 사람들 중에는 데이터와 메타데이터metadata** 그리고 한 사람의 신원과 우리와 관련된 디지털 꼬리표digital tag를 구분해야 한다고 강조하는 사람이 많다. 하지만 안타깝게도 개인정보가 늘어나면서 메타데이터가 점점 더 자체적으로 맥락을 갖추게 됨에 따라 우리 자체도 "메타인간metaperson"이 되어 가고 있다.[47] 우리의 진짜 신원은 덜 중요해졌지만 자료 수집을 통해 더 쉽게 알아낼 수 있게 되었다. 에드워드 스노든이 미국 국가안전보장국의 정보전 실태를 폭로했을 때 오바마 대통령은 다음

---

* 풀즈란 신용카드 해커들과 데이터 브로커들이 사용하는 속어로 개인의 신원 확인 정보가 통째로 들어 있는 정보를 의미한다.
** 다른 데이터를 설명해 주는 데이터.

과 같이 말했다. "그 데이터베이스 안에는 이름도 없고, 정보 내역도 들어 있지 않다."[48] 그가 틀렸다. 스탠퍼드 대학교 연구자들이 입증해 보였듯이 전화번호를 가지고 개인의 신원을 확인하는 일이 식은 죽 먹기보다 쉽다는 것이 밝혀졌다.[49]

주로 의료 외적인 부분의 상황에 대해 간략하게 살펴보았지만 이것은 보건의료가 어디로 향하게 될지 보여 주는 서곡이라 할 수 있다. 비디오 모니터링을 통해 낙상이나 자살의 위험이 있는 등의 환자를 감시하고, 의사나 간호사가 손을 씻는지도 감시하는 병원이 많다.[50] 소매업과 마찬가지로 여기서도 사업적인 함의는 상당하다. 스티븐 콜버트와 만났을 때 나는 그에게 우리가 스크립스에서 진행하고 있는 연구에 대해 이야기해 주었다. 심근경색을 발생 며칠, 혹은 2주 전에 미리 감지해서 그 신호를 스마트폰으로 전송해 주는 나노센서를 혈류 속에 장착하는 연구였다. 그러자 콜버트가 재빨리 이렇게 대답했다. "이런 정보가 있다면 의료보험회사에서 이 센서를 장착한 사람은 분명 보험료를 깎아 주겠군요. 하지만 보험회사에서 우리의 현재 건강 상태에 대한 정보를 다른 사람들에게 팔아먹으려고 들지 않을까요? 그럼 휴대폰 전화벨이 울리고 이런 소리를 듣게 되겠죠. '20% 할인된 가격으로 관을 짜 드립니다!' 아니면 크레스토Crestor 같은 고지혈증 치료제 가격을 깎아 준다는 전화를 받을지도 모를 일이고 말입니다." 콜버트는 자신만의 독보적인 유머 감각으로 정곡을 찔렀다. 우리의 의학적 자아를 디지털화함으로써 우리가 스스로를 마케팅뿐만 아니라 그보다 훨씬 나쁜 것에도 취약하게 만들고 있다는 것이 참으로 슬프다.

의료신원도용medical identity theft은 이미 한창 일어나고 있다.[51,52] 퓨 연구소Pew Research Institute는 미국에서 이것이 현저하게 증가하고 있고 모든 연령대에서 일어나고 있다고 보고하였다.[53] 미국 신용도용 범죄정보센터Identity Theft Resource

Center의 보고서에 따르면 2013년에 미국에서 일어난 모든 신원도용 중 43%가 의료와 관련된 것이었다.[52] 보안컨설팅 전문회사인 포네몬 인스티튜트 Ponemon Institute에서는 2012년에 의료신원도용에 관한 보고서를 발간했다. 이 보고서에서는 의료신원도용을 다음과 같이 정의하고 있다. "한 사람이 다른 사람의 이름, 개인정보를 이용하여 부정하게 의료서비스나 처방약을 받거나, 부당하게 청구를 제기하는 것." 이 보고서는 184만 명의 미국인들이 의료신원도용의 피해자인 것으로 추정하고 있다. 이는 전년 대비 20% 증가한 수치다. 연구소 소장 래리 포네몬Larry Ponemon은 이렇게 요약했다. "의료신원도용은 도시의 상수도에 독을 풀듯이 보건의료 생태계를 오염시키고 있다. 모든 사람들이 중독되고 말 것이다."[51] 미국 보건부Health and Human Services. HHS에서 추적을 시작한 2009년 이래로 무려 6,800만 미국인들의 의무기록이 침해당했다.[52] 그렇게 놓고 보면 미국 보건부에서 의료 공급자 측에 500명 이상의 환자가 의무기록을 침해당한 경우 그 사실을 환자에게 알리라고 요구하는 것은 그저 빙산의 일각에 불과하다. 그럼 침해 사실을 고지하지 않는 500명 미만의 경우에 대해서는 어쩌란 말인가? 미국의 수많은 의료 기관, 그리고 정교한 건강 정보 시스템을 갖춘 일류 의료기관 대부분이 전자의무기록 침해를 당했다는 것은 참으로 안타까운 일이다. 일부는 해커들의 소행이었지만(약 14%) 노트북이나 USB 드라이브를 도난당해서 일어난 경우가(50% 이상) 훨씬 많다. 더군다나 에드워드 스노든에 따르면 미국 국가안전보장국은 의무기록을 보호하는 데 사용하는 암호를 이미 풀었다.

제9장에서 살펴보았듯이 원격의료와 가상상담virtual consult을 이용하는 경우가 현저히 늘어나다 보니 이런 전자정보 교환의 보안에 대한 우려가 있는 것도 당연하다. 많은 회사들이 홍보 자료에서 '확실한 보안'을 책임진

다는 말을 마음대로 갖다 붙이고 있지만 가상내원이 본격적으로 이루어져 웹을 통해 널리 전송되면 이런 유형의 의학적 접촉에 대해서도 의혹의 눈초리가 가게 될 것이다. 수많은 방문자들과 직원들이 자신의 무선장치 안에 의료시스템 내부의 '보안' 네트워크를 가지고 다니거나 거기에 접속할 수 있게 되었기 때문에, 병원에서 사이버 보안 침입이 일어날 가능성은 더욱 커졌다.

의료비가 고삐 풀린 듯 오르고 있기 때문에 의료신원도용의 유혹은 더욱 커졌다. 하지만 이것은 문제의 한 가지 차원에 불과하다. 정보를 파는 것이 훨씬 더 큰 차원의 문제이고, 이 문제가 관심을 끌기 시작했다. 신용도용 범죄정보센터의 샘 이만도우스트Sam Imandoust는 이렇게 말했다. "버튼 몇 개만 클릭하면 환자 10,000명의 기록에 접근할 수 있습니다. 건당 10달러에서 20달러를 받고 정보를 팔 수도 있죠."

의료신원도용의 문제는 경제적인 부분에서 그치지 않는 골치 아픈 사안이다. 평범한 신원도용을 당한 경우에는 자동차 운전면허증이나 신용카드 같은 것을 새로 발급받을 수 있다. 하지만 의료신원도용은 상황이 다르다. 한 전문가는 이렇게 말했다. "의료신원도용이 일단 한번 일어나고 나면 의무기록을 말끔히 새로 정리하는 것이 거의 불가능합니다. 누군가가 당신의 파일 속에 잘못된 정보를 심어 놓으면 그들의 정보가 당신의 정보와 뒤섞여 버리기 때문에 어느 것이 당신의 정보고, 어느 것이 그들의 정보인지 구분하기가 불가능합니다."[52]

Care.data vs. Careless.data

어떻게 하면 의학 자료가 대규모로 잘못 취급될 수 있는지를 보여 주는 충격적이고 교훈적인 사례 연구가 영국 국민보건서비스로부터 나왔다.[54-60] 영국 국민보건서비스는 전 세계에서 가장 큰 공공의료시스템으로, 5,300만 명에게 보건의료서비스를 제공하고 있다. 2013년 8월에 정부는 의무기록을 과학 연구자들과 공유하는 것에 대한 대중의 지지를 이끌어 내고자 "Care.data"라는 대규모 캠페인을 개시했다. 영국 전역의 진료실에 포스터가 붙었고, 웰컴 트러스트Wellcome Trust*, 영국 암연구소Cancer Research UK, 당뇨 UKDiabetes UK, 영국 심장재단British Heart Foundation 등의 선도적인 비영리단체들, 그리고 벤 골드에이커 등의 핵심 리더들의 성원이 이어졌다. 영국의 총리 데이비드 캐머런David Cameron은 이렇게 말했다. "영국 국민보건서비스의 모든 환자들은 연구 참여자가 되어야 합니다."[57]

Care.data의 한 환자인 암 생존자 리처드 스티븐스Richard Stephens는 이 개혁안을 통해 좋은 쪽으로 영향을 받은 사례다. 그는 이렇게 말했다. "두 종류의 암으로부터 살아남은 사람으로서 저는 우리의 의무기록이 사람들의 삶을 개선하는 데 어떻게 도움이 되는지를 직접 체험했습니다. 연구자들이 다른 암환자들의 건강기록에 들어 있는 자료에 접근해서 제게 가장 효과적인 치료를 만들어 내지 못했다면 저는 지금 살아남지 못했을 것입니다. 그리고 제 기록을 연구자들에게 공개함으로써 저 또한 앞으로 다른 환자들을 돕게 되리라는 것을 알고 있습니다."[61]

---

* 생명과학, 의료 등을 지원하는 비영리단체.
** 더 나은 정보는 더 나은 의료를 의미합니다.

368

NHS Better information means better care

우리는 **정보**로 무엇을 할까요?

우리가 공개하는 정보로는
특정 인물의 신원 확인이
절대 불가능합니다.

내가 **무엇을 해야** 하나요?

정보를 공유해도 괜찮으시다면
아무것도 할 필요가 없습니다.
채워 넣어야 할 형식도,
서명을 할 필요도 없습니다.

그림 12.1. Care.data를 홍보하는 영국 국민보건서비스 전단 [출처: "Better Information Means Better Care," NHS, January 14, 2014. http://www.england.nhs.uk/wp-content/uploads/2014/01/cd-leaflet-01-14.pdf.]

    정부에서는 2,600만 가정에 "Better Information Means Better Care."[**]라는 제목의 전단을 발송했다.(그림 12.1)[54] "연구를 위해 세계에서 가장 포괄적인 환자 데이터베이스를 구축하여 더 나은 보건의료를 달성하겠다."라는 영국 국민보건서비스의 목표는 분명 칭찬받을 만한 것이다. 한 커다란 국가의 모든 의학 병력이 디지털화되어 보건사회 정보센터[Health and Social Care Information Centre, HSCIC]의 중앙 기록보관소라는 한 장소에 저장된다면 이는 최초의 사례가 될 것이었다.

    하지만 개인정보 침해에 대해 크게 우려하는 목소리가 나왔다. 캠페인이 시작되고 몇 달 후 영국의학협회[British Medical Association]와 왕립일반의협회[Royal College of General Practitioners] 등을 비롯한 단체에서 이 캠페인에 반대하는 운동을 공개적으로 시작한 것이다. 안타깝게도 이들의 우려는 일부 잘못된 개념과 맞부딪히고 말았다. 이를테면 런던위생열대의학대학원[London School of Hygiene and Tropical Medicine]의 교수 리암 스미스[Liam Smeeth]는 다음과 같이 말했다. "단 한 건의 실수도 없을 것이라 보장할 수는 없지만, 그 위험은 미미하다. 이것은 개인에 관한 정보가 아니기 때문이다."⁶¹ 글쎄, 사실 이것은 명확하게 개인에 관한 것이 맞다. Care.data는 가족력, 진단명, 처방의약품, 혈액검사 결과와 의학 영상 등이 들어 있는 개개인의 은밀한 의무기록이다. 한 사람만 의료신원을 도용당해도 이것은 개인적인 문제가 된다. 소매 회사나 데이터 브로커들의 경우 이런 정보만으로도 너무나 간단히 신원을 '재식별'할 수 있기 때문에 진정한 익명성 보장은 불가능하다. 더 정확한 용어는 "가명화pseudonymized"다. ⁵⁹ 한 개인의 민감한 자료 하나만 도용되어도 잠재적으로 막대한 혼란을 불러올 수 있다. 하지만 그보다 더 큰 걱정이 현실화되었다. 2014년 2월 말에 4,700만 가명 환자들의 13년 동안의 병원 정보가 포함되어 있는 데이터베이스가 상당 부분 보험산업계로 팔려 나갔다. 보건사회 정보센터의 행위에 분노한 벤 골드에이커가 지적하였듯이 이것은 보건사회 정보센터 자체의 관리헌장 위반이다. "그들이 틀렸다. 그것은 원자력과 비슷하다. 정제되고 농축된 의학 자료는 공익에 도움이 되는 막대한 원동력이 될 수 있지만, 거대한 위험이 될 수도 있다. 이것은 한번 새기 시작하면 그 구멍을 막을 길이 없다. 대중의 신뢰를 한번 잃어버리면 그것을 다시 회복하는 데는 수십 년이 걸릴 것이다."⁵⁶ 〈가디언〉에서 조너선 프리드랜드Jonathan Freedland는 이렇게 적었다. "이제 우리는 자료와 관련해서는 그 누구도 믿지 못하게 되었다. 심지어는 의사조차도 말이다."⁶²

Care.data 프로그램은 서투르게 진행하려 하다가 결국 일을 망쳐 버렸지만, 여기서 배울 점이 많다. 이 일은 환자에게 도움이 될 방대한 의학 정보 소스를 개발한다는 목표가 오히려 그런 정보 소스를 구매자들이 손에 넣을 수 있게 만들고, 불행하게도 범죄자에게도 노출시킬 수 있음을 보여주는 전형적인 사례다.

의학 자료와 모바일장치

개인의 건강 자료가 들어 있는 가장 큰 정보 소스는 온라인 대중공개의료도, 국가의 건강기록보관소도 아니고 바로 스마트폰이다. 좋은 소식을 먼저 전하자면 인터넷 쿠키가 휴대폰에서는 잘 작동하지 않기 때문에 컴퓨터 브라우저에서 폰 브라우저로 사람들을 추적할 수 없다는 점이다. 나쁜 소식은 전자광고업자e-advertiser, 온라인포식자, 데이터 브로커들이 한 사람이 스마트폰이나 태블릿으로 행한 모든 활동을 부당하게 이용할 수 있는 정교한 방법을 새로 찾아냈다는 점이다.[63-65] 드로브리지Drawbridge 같은 회사는 방문한 웹사이트, 이용한 어플리케이션, 날짜 스탬프date stamp와 시간 스탬프time stamp, 위치 등의 자료를 처리해서 몇 가지 장치를 한 개인과 짝지을 수 있다.[32]

프라이버시권리 정보센터Privacy Rights Clearinghouse에서는 사용자를 '상당한' 프라이버시 위험에 노출시키는 43가지 모바일 건강 어플리케이션에 대해 심도 있는 연구를 수행했다.[66] 사용자가 알지 못하는 사이에 정보들은 암호가 풀려 보안이 이루어지지 않는 네트워크로 옮겨졌고, 어플리케이션 개발자들만이 아니라 제3자에게도 이용되었다. 무료 어플리케이션 중 개인정보 보호 정책을 게시한 경우는 43%에 불과했다.[67] 콜로라도 대학교의 한 연구에서는 소비자들이 자신의 어플리케이션 데이터 보안만 확실히 할 수 있다면 비용을 지불할 의사가 있는 것으로 나왔다. 나는 마이피트니스팔MyFitnessPal의 발명자이자 최고경영자인 마이크 리Mike Lee와 이 문제를 논의해볼 기회가 있었다. 이 어플리케이션은 체중 감량과 건강 증진을 위한 모바일 어플리케이션으로, 가장 널리 쓰이는 어플리케이션들 중 하나다. 그는 자신들이 그 어떤 개인정보도 제3자에게 넘긴 적이 없다고 장담했다. 그의 장담은 사실일 가능성이 크지만 모두들 그와 같을 것이라 말하기는 어렵다. 2011년에 핏빗Fitbit이 무심코 자기네 사용자들의 성생활 통계를 노출하는 바람에 모바일 어플리케이션 건강 분야의 출발은 분명 그리 좋지는 못했다. 모바일 어플리케이션을 다운로드할 때 사용자들이 그 계약 조건을 읽는 일 없이 그냥 '동의'를 누른다는 사실을 우리는 너무나 잘 알고 있다.

고용주들도 모바일장치 개인정보 침해와 관련된 이야기에서 큰 부분을 차지하고 있다. 트럭 운전수들은 몇 년째 GPS 추적장치를 통해 위치와 운전 시간을 매순간 추적당하고 있다.[68,69] 하지만 이것은 그저 시작에 불과했다. 그 후로 고용주들 사이에서는 직원들에게 착용형 센서를 입히려는 움직임이 더욱 팽배했다.[70,71] 그 사례가 히타치Hitachi의 비즈니스 마이크로스코프Business Microscope다. 이 장치는 효율성 향상을 위해 대형 고용주들을 대상으로 판촉이 이루어졌다. 이 장치는 직원들의 사원증에 들어가는 크기로 제작되었으며 적외선 센서, 가속도계, 마이크로폰 센서, 무선 커뮤니케이션 장치가 포함되어 있다. 직원들이 서로 대화를 나누면 사원증이 '누가 누구에게, 얼마나 자주, 어디서, 얼마나 열정적으로 이야기하는지'를 기록해서 경영진에게 알려 준다.[70] 직원들의 동태를 추적하는 대안으로 쓸 수 있는 또 다른 착용형 장치는 바로 스마트 글래스smart glasses다. 부직스Vuzix에서 제작한 것이 그 예다. 여기에는 마이크, GPS, 가속도계, 데이터 디스플레이 등이 달려 있다. 사가Saga 같은 라이프-로깅 어플리케이션Life-logging apps*에는 기압계, 카메라, 마이크, 스마트폰의 위치센서 등이 포함되어 있어 "삶을 좀 더 포괄적으로 자동 기록해 주며"[72] 자신이 어디에 있고, 또 무엇을 하고 있는지 정확히 알 수 있다. 기압계는 정확한 위치를 파악하는 데

---

* 라이프-로깅이란 휴대용 카메라 혹은 디지털 기기를 가지고 다니면서 자신의 일상을 기록하는 행위를 말한다.

도움을 주며, 심도 있는 음향 신호나 빛 신호를 통해 맥락을 파악할 수 있게 해 준다.

하지만 사람들이 제일 흔히 소유하는 착용형 센서는 핏빗이나 조본Jawbone과 같은 무선 가속도계다.[73-75] 이런 회사들은 이제 자신들이 만든 운동량 추적기activity tracker를 수천 곳의 고용주들에 판매해서 이를 기업 건강 프로그램corporate wellness program에 사용하게 하고 있다.[75] 한 대형 의료보험회사에서는 이렇게 지적했다. "이런 장치에서 수집된 자료는 결국 단체보험 가격 책정에 영향을 미칠 수도 있다." 단체? 그럼 개인은? 당신의 고용주는 당신을 추적하는 일에 이제야 관심을 가지게 됐는지 모르지만 당신이 다니는 헬스클럽에서는 이미 이것이 진행되고 있다. 헬스클럽에 돈만 내고 정작 다니지는 않는 사람이 무척 많은데, 앞으로는 이들이 그렇게 숨어 있기 어려워질지도 모르겠다. 미국 24개 주에서 헬스클럽을 운영하는 라이프 타임 피트니스Life Time Fitness는 "전국 기계 매니저 프로그램national program manager of devices"[76]이라는 시스템을 통해, 모든 회원들에게 헬스클럽이 고객의 모든 움직임을 모니터하도록 허용하기를 권장한다. 이 헬스클럽은 회원들에게 그 자료를 어느 친구와 공유할 것인지 선택할 수 있다고 안내하며, 언제든 원할 때는 "휴양지에서 보내는 주말weekend-in-Vegas" 옵션을 선택하여 모니터링을 차단할 수 있음을 보장한다.[76]

의료 장비 해킹

아직은 소비자들이 대규모로 연속 혈압 측정을 하거나 활력징후를 모니터링하는 모습을 볼 수 없다. 하지만 의료 장비를 이식한 환자의 수는 이미 충분히 많아져서, 잠재적 골칫거리들을 밝힐 정도의 수준에 도달해 있다.[77-81] 옥스퍼드 대학교의 사이버보안학과 교수 세이디 크리스Sadie Creese는 이렇게 말했다. "해커들이 당신의 신용카드 정보를 훔치고 페이스북을 해킹하지 못하게 막는 일만으로도 버겁다고 생각한다면 한번 상상해 보기 바란다. 그들이 당신의 췌장으로 들어오려는 것을 멈추게 하는 일은 대체 얼마나 버거울까?"[82] 실제로 이런 일이 이미 인슐린 펌프insulin pump와 심실제세동기에서 일어나는 것으로 밝혀졌다. 이 두 장치는 추적과 소프트웨어 업데이트가 가능하도록 무선으로 연결되어 있다.[83] 제조사 측에서는 이런 장치에 그 어떤 보안 조치도 사용하지 않았지만 심실제세동기를 환자 자신의 심장박동 신호로 암호화하거나, 자료를 다른 방식으로 "솔팅salting"*하는 개념 등이 제안된 바 있다.[80] 세계 최대의 의료 장비 제조사에 포함되는 메드트로닉, 세인트 주드 메디컬St. Jude Medical, 보스턴 사이언티픽Boston Scientific 등 세 곳이 데이터베이스를 해킹당했다. 중국으로부터 해킹을 당한 것으로 전해지고 있는데, 정작 이 회사들은 당국에서 공지해 줄 때까지 해킹 사실을 모르고 있었다.[77] 미국 FDA에서는 의료 장비의 사이버 보안 필요성을 점점 더 강조하고 있는데, 이는 의료 장비들이 인터넷, 병원 네트워크, 스마트폰, 기타 의료 장비와 상호 연결된 이후로 특히나 취약해졌기 때문이다.[78]

2014년에 발견된 '하트블리드 버그'는 인기 있는 공개소스open source와 널리 사용되는 소프트웨어가 얼마나 취약한 것인지를 상기시켜 주었다.[84-86] "오픈SSLOpenSSL"이라 불리는 이 코드는 다양한 매립형 장치의 암호화에 사용되어 이 장치들을 해킹에 취약하게 만들었다. 이런 코드상의 결함은 비공개소스에서도 분명 일어날 수 있다. 이를테면 미국 전역의 종합병원과

---

* 무작위 문자열을 추가하여 암호를 강화하는 방법.

건강 정보 시스템에서 사용되고 있는 모든 전자의무기록 시스템(에픽(EPIC), 서너 (Cerner), 올스크립츠(Allscripts) 등)도 해당된다.

VPN(virtual private network), 방화벽, 콜센터, 영상의학 소프트웨어, CCTV, 라우터 등을 비롯한 의료 장비와 소프트웨어에 대한 실태 조사와 함께 미국의 병원과 보건의료 기관의 사이버 보안 상태에 대해 심도 깊은 조사를 진행하였더니, 의료 사이버 보안의 상태가 "끔찍하고, 걱정스럽고, 보건의료 산업이 얼마나 뒤떨어져 있는지를 잘 보여 주는 실례"라는 결론이 나왔다. 이 보고서에서는 보건의료 주체의 보안을 위한 표준을 설정하기에는 의료 보험이전및책임에관한법률(HIPAA), 건강정보기술법안(Health Information Technology for Economic and Clinical Health Act, HITECH) 등 현재 제정되어 있는 법령이 부적절하다고 지적하였다. 2014년에 실시되었던 "보건의료 산업에 대한 최초의 사이버 보안 공격 시뮬레이션'이라는 것에 의해 이런 주장이 더욱 큰 설득력을 얻게 되었다.[87,88a,88b] 최초의 시뮬레이션이 2014년에 와서야 이루어졌다는 사실 자체로도 보안 상태가 얼마나 심각한지 알 수 있다. 그런데 더욱 심각한 문제도 있었다. 참가자들이 병원, 장비 제조업체, 병원 정보 시스템, 지불자(보험회사) 사이에 조정이 제대로 이루어지지 않는 점을 지적한 것이다.[88a,89] 이 시뮬레이션을 주도한 사람 중 하나인 짐 쾨닉(Jim Koenig)는 공격에 노출되는 일이 더 많아질 수밖에 없을 것으로 예상한다고 말했다.[87] 따라서 병원과 의료관리시스템에 대한 해커들의 공격이 급격히 진행되고 있는 것도 놀랄 일이 아니다. 아마도 일부 사람들이 예측했던 것보다 훨씬 빠르게 대규모로 이루어지고 있는 듯하다. 2014년 4월에 보스턴 어린이 병원(Boston Children's Hospital)의 외부 웹사이트가 해커 조직 어나니머스(Anonymous)에게 해킹을 당해서 서버들이 거의 운영 불가능한 지경에 빠졌고, 결국 병원 측에서는 일시적으로 이메일 커뮤니케이션 시스템을 끌 수밖에 없었다.[88c] 그리고 불과 몇 달 후에 450만 명의 환자와 206개의 종합병원을 거느린 커뮤니티 헬스시스템Community Health System이 중국 해커들에게 해킹을 당해서 개인 자료, 이름, 주소, 사회보장번호 등을 도둑맞았다.[88d] 이것은 지금까지 기록으로 남은 의학 자료 보안 침입 중 가장 규모가 큰 것이다.

당신의 유전체

내가 유전체학에 대해 대중 강연을 할 때마다 제일 먼저 튀어나오는 질문은 예외 없이 개인정보 보안과 관련된 주제였다. 현재 가장 규모가 큰 유전체학 자료는 23앤드미에 보관되어 있다. 이 회사의 사명은 "세계에서 가장 크고, 안전하고, 개인정보가 잘 보호되는 유전자형 정보와 표현형 정보 데이터베이스를 만들어 비교 분석과 연구에 사용될 수 있게 하는 것"이다.[90] 이 사명만 들어 보면 좋은 얘기 같지만 회사의 이용약관을 읽어 보면 생각이 달라진다. 이 약관을 보면 "당신이 타인과 공유하는 유전체 정보는 당신의 이해관계에 반하여 사용될 수 있다."고 되어 있으며, 회사가 익명 자료를 제약회사에 판매할 잠재적 계획을 가지고 있음도 알 수 있다.

실제로 DNA와 관련해서는 개인정보 보호와 보안을 둘러싼 여러 가지 분명한 우려가 존재한다. 유전자검사를 받는 것부터 시작해 보자. 유전자검사는 간단한 유전자형검사에서 전체 유전체 염기서열분석이나 한 사람의 GIS를 구성하는 다양한 체학검사에 이르기까지 다양하다. 이런 다양한 검사 중 어떤 것을 할지는 부모가 대신 요청할 수 있는 아이의 경우를 제외하면 당연히 그 유전체의 소유자가 내려야 한다. 하지만 불행하게도 소유자가 알지 못하는 사이에 무척 쉽게 유전자검사를 할 수 있다. 당신이 사용하는 컵, 가정용품, 안경 같을 것을 슬쩍하기만 해도 가능하다. 비밀리에 하는 유전자 평가는 금지되어야 한다. 이것은 노골적인 개인정보 침해에 해당하기 때문이다.

그 다음으로 생각해 볼 문제는 당신의 DNA 검사 결과에 접근할 수 있는 주체가 누구여야 하는가 하는 문제다. 당신이 가입한 보험회사? 의사들은 여기에 우려를 나타낸다. 이러한 우려는 컬럼비아 대학교의 한 연구에 잘 반영되어 있다. 이 연구에 따르면 220명의 내과 의사들 중 5%는 보험회사를 상대로 자기 환자의 유전체 자료를 일부러 숨기거나 위장했다고 한다. 미국의사협회의《윤리강령》에서는 의사들이 환자의 유전자검사 자료를 보험회사가 접근할 수 없는 별개의 파일에 보관할 필요가 있다고 제안하고 있다. 자신의 유전체 염기서열분석 결과가 의무기록에 남아 있다는 부분에 대해 당신이 걱정하는 것도 당연하다. 앞서 살펴보았듯이 전자의무기록은 해킹당하거나, 보안을 침입당할 수 있다. 아니면 보험회사에서는 이 정보를 이용하여 보험 가입을 거부하거나 대단히 높은 프리미엄 보험료를 요구할 수도 있다.[91]

미국 의회가 제대로 기능을 못하면서 14년이나 흐른 2008년에 마침내 유전정보차별금지법Genetic Information Nondiscrimination Act. GINA을 통과시켰다.[92] 이 법은 개인의 유전자 자료가 다른 곳에 넘겨지거나, 고용주나 의료보험회사에 의해 오용되지 않도록 개인을 보호하고 있지만, 생명보험, 장애보험, 그리고 장기요양보험에 관해서는 다루지 않고 있다. 이 법에서 이런 다른 중요한 유형의 보험을 유전자 개인정보 보호 및 차별 금지 대상에서 제외해 버리는 바람에 상당한 논란과 혼란이 야기되고 있다.[92]

맥길 대학교의 유전체학 및 정책 센터Center of Genomics and Policy 책임자인 바사 마리아 노퍼스Bartha Maria Knoppers 같은 전문가들은 이렇게 지적한다. "보험회사에 의해 체계적으로 유전적 차별이 이루어지고 있음을 명확하게 밝혀낸 연구가 아직 없다." 그리고 그는 이렇게 결론 내리고 있다. "생명보험, 장애보험, 장기요양보험에 대해 또 다른 법안을 제정한다고 해서 과연 차별을 실제로 막을 수 있을지는 의심스럽다."[93] 실제로 졸리Joly와 동료들은 유전적 차별과 생명보험에 대해 발표된 모든 문헌들을 체계적으로 검토한 후에 다음과 같은 결론을 내렸다. "헌팅턴병Hungtinton's disease에 대한 연구를 제외하면, 여기서 검토한 연구 중 그 어느 것도 사회적으로 부정적 영향을 미칠 유전적 차별의 체계적 문제점이 존재한다는 뚜렷한 증거가 되지 못했다."[94]

15개의 대형 생명보험회사 중 현재는 오직 한 곳노스웨스턴 뮤추얼(Northwestern Mutual)만이 특정 주의 잠재적 고객에서 혹시나 유전자검사를 하였을 경우 그 자료를 제출하도록 요구하고 있다.[94] 그리고 그 회사에서는 검사 결과 제출을 거부하면 보험 가입을 거부하거나 보험료 인상으로 이어질 수 있다고 지적한다. 한 생명보험 브로커는 apoε4 대립유전자를 두 벌 가지고 있는 등의 알츠하이머 치매의 유전적 위험이 높은 것을 밝히지 않았을 경우 보험증권을 무효화할 수 있는 심각한 누락 행위로 간주될 수 있다고 명시하고 있다.[95]

다행히도 일부 주에서는 좀 더 포괄적인 유전자 개인정보보호법을 내놓기 위해 유전정보차별금지법 이상의 법률 제정을 주도하고 있다. 16개 주에서는 생명보험 및 장애보험에 대해 유전자 개인정보보호 법안이 마련되어 있고, 10개 주에서는 장기요양보험에 대한 법안이 마련되어 있다. 캘리포니아나 매사추세츠 같은 일부 주에서는 이 세 가지 보험 유형 모두에서 개인정보 보호가 이루어지고 있다.[96] 영국에서는 보험회사들이 아직까지는 유전자검사 결과를 무시하기로 합의를 한 상태다. 유전적 조건이 중요한 영향을 미치는 경우가 드물기 때문이다.

그럼에도 불구하고 일부 선도적인 미국의 보험회사들은 유전자 자료를 비롯해서 피보험자의 모든 건강 정보를 확보하는 것이 옳다고 믿는다. 위험도를 정당하고 정확하게 평가할 수 있는 방법은 그것밖에 없다고 생각하기 때문이다. 그래서 이 논란은 아직 전반적인 합의에 도달하지 못한 상태다. 더군다나 우리는 지금 유전체 정보의 해석 방법이 시시각각으로 변화하는 상황에 놓여 있다. 개인에게 심각한 질병을 발현시킬 가능성이 높은 돌연변이는 대부분 희귀하다. 자연사_{natural history}가 불확실한 흔한 유전적 변이가 훨씬 더 일반적이다. 이것은 혹시라도 질병을 일으킬 확률을 말해 줄 뿐, 결정적인 인자로 작용하지는 않는다. apoε4 대립유전자를 예로 들어 보자. 이 대립유전자의 보유자는 전체 인구의 14% 정도로 흔한 편이다. 그리고 알츠하이머병에 걸릴 확률이 3배 정도로 높다. 하지만 그 위험도는 여전히 100%가 아니라 20~25% 사이다. 보험회사 측에서는 이 부분에 대해 보험 통계를 내 보고 싶겠지만 apoε4의 이야기는 일부 자연사가 정의되어 있고 확립이 잘 되어 있는 몇 안 되는 흔한 대립유전자 중 하나다. 앞으로는 어째서 apoε4 대립유전자를 두 벌 가지고 있는 사람 중에서도 절대로 알츠하이머병에 걸리지 않는 사람이 있는지 설명해 줄 변경유전자_{modifier gene}에 대해서도 훨씬 더 많은 것을 알게 될 것이다. 다양한 의학적 조건과 혈통을 가진 수백만 명의 개인이 전체 유전체 염기서열분석을 해야만 우리는 위험도에 대해 더 나은 정보를 확보할 수 있을 것이다. 그때까지는 불확실성의 영역에 머물 수밖에 없고 이것 때문에 연구가 지장을 받고 있다. 유전체 연구에 참여시키기 위해 접촉했던 사람들 중 25%는 보험과 관련된 우려 때문에 참여를 고사하고 있다. 대부분의 사람들은 익명성만 지켜진다면 연구 목적으로 자신의 DNA 정보를 공유할 의사가 있다. 하지만 익명성이라는 단서에는 문제가 있다. 몇몇 연구에서 입증한 바에 따르면 한 개인의 유전자 자료가 광범위하게 확보되면 그 자료를 이용해서 신원을 역추적하는 것이 가능하기 때문이다. 이것이 쉬운 일은 아니고 항상 가능한 것도 아닐 테지만,[97] 유전체 연구에 참여 의사가 있는 사람들에게 그런 일이 일어나지 않으리라고 보장할 수 없다는 것이 요점이다. 사람의 안면 신원facial identity, 즉 "유전적 얼굴genetic mugshot"을 유전체 염기서열분석 내용으로부터 재구성하는 것이 점점 더 가능해지고 있다는 것도 개인정보 침해와 관련된 우려에 일조하고 있다.[98] 그리고 안면인식 알고리즘을 통해 유전적 기형도 밝혀낼 수 있다.[99]

이 곤경을 극복하기 위한 몇 가지 서로 다른 접근 방법들이 제안되었다. 듀크 대학교의 미샤 앵그리스트는 이를 세 가지 선택 사안으로 요약했다. 더 나은 암호화, '재식별'의 불법화, 혹은 그냥 유전자형과 표현형을 공개하는 것.[100] 완전 공개로 진행되었던 하버드 개인유전체 프로젝트Harvard Personal Genomic Project, PGP에 참여했던 그로서는 대부분의 사람들이 마지막 선택 사안에 대해서는 불편해하리라는 것을 잘 알고 있다. 당신이 자식의 친부가 아님이 밝혀지는 등 당신의 DNA가 당신을 덫에 가두는 데 사용될 수도 있기 때문이다.

유전자 암호화는 실질적인 가능성을 가지고 있다. 암호학자들은 '동형암호homomorphic encryption'* 방식을 지지한다. 다만 이 방식은 계산 시간이 길어진다는 단점이 있다. 그리고 아무리 암호의 벽을 두껍게 친다 해도 이것을 간단하게 피해 갈 방법이 있다. 시애틀의 세이지 바이오네트웍스에서 일하는

---

* 동형암호는 사용자의 암호화된 데이터를 복호화하지 않고 연산을 가능하게 하는 암호 체계이다. 완전 동형암호를 이용하면 기밀성을 보장하면서 암호문에 대한 키가 없어도 연산을 수행할 수 있다.

개인정보 보안 전문가 존 윌뱅크스John Wilbanks는 이렇게 말했다. "당신의 유전체 정보가 철저하게 암호화되어 있다면 그 암호를 푸느니 차라리 당신하고 악수를 한 번 해서 당신의 유전 물질을 새로 채취하는 쪽이 훨씬 간단하지요." 이미 그런 가능성이 확인되고 있다. 이것은 불법화되어야 한다. '재식별' 또한 법규 위반으로 취급되어야 한다. 하지만 이를 강제하는 것은 현실적으로 상당히 어려울 수 있다.

특히 수백만 명의 사람들을 대상으로 대규모 유전체 데이터베이스가 조합되고 있는 현 상황에서는 개인정보의 보안 문제가 더욱 어려운 과제가 된다. 그렇기 때문에 캘리포니아 대학교 버클리 캠퍼스의 스티븐 브레너Steven Brenner 같은 사람이 "Be Prepared for the Big Genome Leak."** 이라는 글에서 새로운 관점을 제안한 것도 어느 정도 이해는 된다.[101] 그는 대형 정보 유출이 불가피하다는 논거를 펼치면서도 이것이 개인 수준에 미치는 영향은 일반적인 구글 검색으로 인한 영향보다 작을 가능성이 크다고 믿고 있다. 오늘날의 상황에서는 그의 주장이 옳을지도 모른다. 하지만 유전체 자료가 대단히 많은 정보를 담는 시점이 오면 이것은 완전히 틀린 주장이 될 수도 있다.

다른 선택 사안도 제시된 바 있다. 당신의 유전체 염기서열분석 결과를 파는 것이다. "미놈Miinome"이라는 한 신규 업체에서는 소비자가 돈을 받고 자신의 DNA 자료를 마케팅 업자와 연구자들에게 팔 수 있는 플랫폼을 시작했다.[102] 이곳의 최고경영자는 이렇게 말한다. "우리는 회원에 의해 통제되는member-controlled 최초의 간편 인간 유전체 시장입니다."[102] 구매자가 당신의 유전적 특성 중 하나에 접근할 때마다 회사는 돈을 번다. 나는 이 회사

** 대형 유전체 정보 유출에 대비하라.

의 사업 모델이 소비자들을 과연 조금이라도 유혹할 수 있을지 의문이 든다. 그리고 내 생각으로는 연구자들이 아마도 이런 비용을 감당할 만한 예산이 없을 것 같다. 하지만 적어도 이 회사가 개인 DNA의 소유권과 가치에 대한 원칙을 인지하기 시작한 것만큼은 틀림없다.

여러 대안들을 검토한 내용을 요약해 보자면, 두 가지 선택지가 실행 가능성이 커 보인다. 암호의 강화, 그리고 '재식별'의 불법화다. 이것도 완벽한 해결책이라고는 할 수 없지만 미래에 유전체 정보가 대단히 풍부한 정보를 담게 되리라는 맥락에서 보면 둘 다 가치가 있다. 만약 개인의 유전체 개인정보를 보호할 수 있는 더 나은 방법이 있다면 빠뜨리지 않고 모두 추구해 보아야 할 것이다.

앞으로의 방향

의학 자료의 개인정보 보호와 보안이라는 주제로 여러 방면에서 살펴보았지만, 이것을 올바른 궤도에 올리기 위해 관심을 두어야 할 몇 가지 핵심 개념들과 실천 가능한 항목들이 있다.

앞에서도 언급했던 내용이지만 다시 한번 강조하려 한다. 당신에 관한 모든 의학 자료는 당신의 소유여야만 한다. 착용형 센서나 스마트폰의 임상검사, 이미지 촬영 장비 등을 이용해 수집한 자료라면 그것은 당신의 소유다. 당신의 몸이기 때문이다. 그 정보를 추출하는 비용도 당신이 지불한 것이다. 이 정보는 이 세상 다른 그 누구보다도 당신에게 큰 의미가 있다. 평생을 살아가는 동안 당신은 여러 의료 기관에서 수십 명에 달하는 의사들을 보게 될 것이다. 당신의 의학 자료를 수중에 가지고 있지 않는 한, 필요한 순간에 그 정보를 곧바로 입수할 수 있으리라 보장할 길이 없다. 의학 자료 결과지나 요약본을 이야기하는 것이 아니다. 자료 원본raw data을 말하는 것이다. 이를테면 당신의 전체 유전체 염기서열분석 자료, 센서에서 나온 출력치, 초음파검사 녹화 내용 등 가장 기초적인 수준까지 당신에 관한 자료 모두를 당신이 확보해야 한다. 당신이 이 자료를 이용할 데도 없고 이해할 방법도 없다 해도, 자신의 의료 데이터 원본을 확보하고 있으면 그 이후에 평가를 받을 때 대단히 큰 도움이 될 수도 있다. 아직 가야 할 길이 멀다. 런쇼프Lunshof와 그의 동료들은 〈사이언스〉에서 자료 원본에 대한 접근 권한이 얼마나 필요한지에 대해 다음과 같이 강조하였다. "미국대통령위원회U.S. Presidential Commission에서는 최근 미국과 전 세계에서 확보한 32건의 보고서를 대상으로 검사 결과의 반환에 대해 다각적으로 검토하였다. 그중 어느 보고서에서도 자료 원본에 대한 참여자의 접근 권한에 대해 언급이 없었다는 점은 충격적이다."[103] 〈네이처〉의 한 사설은 연구 참여자들을 보호해야 할 책임에 대해 명확하게 지적하였다. "자신의 개인적 의학 자료가 어떻게 사용될 것인지 결정하는 권리는 기본적인 인권이며, '고지에 입각한 동의'에 특별한 예외가 있음을 당연하게 생각해서는 안 된다. 고지에 입각한 동의는 극복해야 할 장애물이 아니라 존중하고 소중히 여겨야 할 원칙이다."[55]

그 다음으로는 당신을 의학적으로 디지털화해 놓은 자료인 당신의 GIS 데이터세트가 적절한 방화벽과 함께 당신의 개인 클라우드 안에 저장되어 완벽하게 보호받아야 한다. 이 자료는 지역적으로 보관하기에는 너무 큰 파일이다. 이것이 자궁에서 무덤에 이르는 당신의 모든 의학 자료를 쉽게 보호하고, 거기에 접근할 수 있는 유일한 방법이다. 여기서는 'N of 1' 원칙이 당신에게 유리하게 작동하고 있다. 익명성이 보장되고 대규모 데이터베이스에 적절히 암호화만 된다면, 당신이 임상연구에 열정적으로 참여해서 자신의 자료를 공유할 마음이 생길 테지만 이런 부분이 어떻게 해킹을 당할 수 있는지는 앞서 살펴보았다. 정보 소스의 덩치가 커질수록 이런 보안 침입의 유혹도 더 커질 수밖에 없다. 당신이 개인용 클라우드를 확보하고 있다면 이런 데이터 유출의 가능성이 줄어든다. 오늘날 사용하고 있는 구닥다리 의학정보시스템은 당신에 대한 자료가 개인용 클라우드에 자동으로 축적되고 정돈될 수 있도록 완전히 재구성될 필요가 있다.

또한 정부의 도움도 필요하다. 다행히도 미국 FDA에서는 유전체학의 소비자 권리에 대해서 분명한 입장을 밝혀 왔다. "각 개인에게는 자신의 유전체 자료 원본에 무제한의 접근 권한이 주어져야 한다." 앞에서도 검토한 바 있지만 미국의사협회를 비롯한 의학 단체들이 모두 이런 관점을 공유하는 것은 아니다. 하지만 우리의 정부 법안은 부적절한 개인정보 보호 및 보안 연방법inadequate federal privacy and security actions 때문에 디지털의료 전반에 걸쳐서 크게 뒤처져 있다. 우리는 의료보험 이전 및 책임에 관한 법률과 건강정보기술법안HITECH을 뛰어넘는 새로운 법이 필요하다. 개인정보 보호를 위한 균형을 유지하는 동시에 의학 연구를 촉진할 수 있는 그런 법 말이다.[89,104] 백악관에서 제안한 '소비자정보보호권리장전'과 '추적금지Do Not Track' 법안이 법률로 제정되어야 할 필요성이 절실히 요구되고 있다. 리버풀 대학교의 교수 스티븐 페어클로프Stephen Fairclough는 이렇게 올바른 주장을 펼쳤다. "우리의 감정, 심장박동수, 뇌파 등을 추적할 수 있는 전자 장비는 개인정보 보호를 위해 규제되어야 한다."[105] 이렇게 해서 우리는 다시 이 장의 주제이자 제목인 "보안이냐 치유냐secure vs. cure"로 되돌아왔다. 우리는 분명 공개의료, 공개과학, 온라인 대중공개의료라는 놀라운 기회를 육성하고 그 성과를 수확하기 원하지만, 그와 동시에 거기에 따르는 위험도 충분히 인식하고 있다. 보안security과 공개openness를 적절하게 혼합하면서 의학 정보를 적합하게 조직한다면 이것은 언젠가 치유, 아니면 적어도 건강 유지의 초석이 되어 줄 것이다. 나는 결국에는 올바른 균형이 맞춰질 것이라 생각한다. 분명 이 균형이란 것이 모든 사람들에게 다 똑같지는 않겠지만 말이다. 이러한 기반이 마련되면 우리는 이 자료를 이용하여 질병의 예방이라는 꿈을 이룰 준비를 마치게 될 것이다. 치유보다는 예방이 백배 더 나은 것이니까 말이다.

■ ■ ■ ■ ■

일류 기술자들과 함께 일하는 동안, 거스를 수 없는 혁신의 맹공 앞에서
인간만의 고유한 능력을 외치던 사람들이 하나둘 쓰러져 나가는 모습을 목격하고 나니
영원히 자동화에 저항할 수 있는 작업이 과연 하나라도 있을까 확신을 가지기가
점점 힘들어진다.

에릭 브린욜프슨과 앤드류 맥아피, 《제2의 기계 시대》[1]

앞으로 몇 년에 걸쳐 당신은 예방 기술과 인공지능 비서가 모든 곳에서
등장하는 모습을 목격하게 될 것이다. 이는 당신이 사용하는 어플리케이션뿐 아니라
자동차, 거실, 사무실에서도 나타날 것이다. 기업체 안에도 들어올 것이다.
의사들이 더 나은 치료를 할 수 있게 돕는다든가 하는 형태로 말이다.

팀 터틀Tim Tuttle, 엑스펙트 랩스Expect Labs의 최고경영자[2]

결국에는 의사가 필요 없어질 것이다.
기계학습이 닥터 하우스보다 더 나은 닥터 하우스를 만들어 낼 테니까.

비노드 코슬라Vinod Khosla [3]

의사는 사람들의 병을 낫게 돕는 일에 평생을 바치는 사람이지만,
이상하게도 질병이 자기가 예상했던 대로 진행되는 모습을 보면 묘한 만족을 느낀다.

마이클 킨슬리Michael Kinsley [4]

질병의 예측과 예방

Predicting and Preempting Disease

의료 분야에서 아직 이루어지지 않은 가장 큰 꿈은 만성질환의 예방이다. 미국에서는 연간 거의 3조 달러에 이르는 보건의료 비용 중 80%를 만성질환이라는 무거운 짐을 관리하는 데 지출한다. 만약 만성질환의 진행을 그 자리에서 실제로 멈출 수 있는 방법이 존재한다면?

의료는 몇 가지 다른 커다란 꿈을 가지고 있다. 내가 〈이코노미스트〉에서 보았던 한 그래프는 20년이 넘도록 내 머릿속에서 지워지지 않고 있다.(그림 13.1)[5] 1994년에 이 잡지는 암과 심장 질환은 2040년에, 그리고 나머지 대부분의 심각한 질병들은 2050년이면 '완치'되리라고 예측했다. 그리고 그와 함께 출생 시 기대수명이 100세로 늘어나리라 전망했다. 이 모든 것이 너무나 대담한 기대인 듯 보였고, 1994년과 지금을 비교해도 상황이 전혀 나아지지 않은 분야도 많다. 이런 예언 중에 적어도 부분적으로는 현실화된 분야가 있기는 하다. 이를테면 로봇수술이나 일부 유형의 낭포성 섬유증에 대한 효과적인 치료법 등이 그것이다. 하지만 이것 역시 분명 '완치'는 아니다. 어쩌면 놀랄 일도 아니다. "완치[cure]"라는 단어는 일반적으로 "건강을 회복하다, 질병으로부터 회복되다" 등의 의미로 사용된다. 의

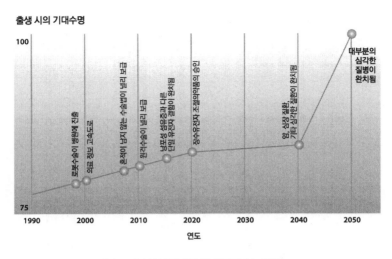

출생 시의 기대수명

100

로봇수술이 병원에 진출

의료 정보 고속도로

흉터가 남지 않는 수술법이 널리 보급

원격수술이 널리 보급

냉동성 성장종과 다른 암면역 유전자 결함이 완치됨

정수유전자 조절약물들의 승인

항 심장 질환, 기타 심각한 질환이 완치됨

대부분의 심각한 질병이 완치됨

75

1990   2000   2010   2020   2030   2040   2050

연도

그림 13.1. 기대수명이 증가하고 대부분의 질병이 '완치'되리라는 전망 [출처: "A Survey of the Future of Medicine," *The Economist*, March 19, 1994, http://www.highbeam.com/doc/1G1-15236568.html.]

료에서 '완치'는 놀랄 정도로 드물다. 몇 가지 사례를 들자면 일부 운이 좋은 환자들에게서 심방세동 같은 부정맥의 제거, 항생제를 통한 폐렴의 완치, 새로 개발된 한 C형 간염 치료법 등이 있다. 이 새로운 C형 간염 치료법은 (가장 흔한 유전자형 1형의 경우) 99%의 완치율을 자랑한다. 일반적으로는 일단 질병에 걸리고 나면 그 이후로는 그것을 어떻게 관리하느냐의 문제로 진행된다. 〈이코노미스트〉의 예상에도 불구하고 암 치료법을 연구하는 대부분의 연구자들은 암을 만성질환으로 바꾸어 놓는 것을 목표로 하고 있다. 암을 완치하겠다는 야망을 한 단계 낮춘 것이다. 일단 울혈성 심부전, 만성 폐쇄성 폐질환, 신부전, 간경변, 치매 혹은 다른 심각한 장기부전이 발생하고 나면 완치를 기대하기는 어렵다.

무척이나 암울한 예후다. 하지만 의료는 이제 데이터과학으로 변모하고 있고, 이제는 빅데이터, 자율 알고리즘unsupervised algorithms, 예측분석, 기계학습, 증강 현실, 신경모방 컴퓨팅neuromorphic computing 등이 무대에 등장하고 있다. 의료를 더욱 발전시키고, 적어도 예방의 가능성을 기대할 수 있는 여지는 여전히 남아 있는 것이다. 즉 어느 개인에게서 질병이 발현되기 전에 확실한 신호를 포착할 수만 있다면, 그리고 이 정보를 바탕으로 우리가 분명한 조치를 취할 수만 있다면 그 질병을 사전에 예방할 수 있다.

하지만 이 꿈은 그저 더 나은 데이터과학으로 끝나는 것이 아니다. 이것은 의료민주화와 불가분하게 연결되어 있다. 여기서 전망하고 있는 내용들은 개인이 스스로를 정밀하게 추적하지 않는다면 불가능할 것이다. "개인맞춤형 의료individualized medicine"라는 용어에 들어 있는 이중적 의미를 생각해 보라.[6] 어떤 증상이 나타나기 훨씬 전에 신호를 포착하려면 해당 개인의 GIS를 추적해야지 1년에 한 번씩 의사를 찾아간다고 될 문제가 아니다. 우리가 지니고 다니는 소형 무선장치와 사물인터넷 덕분에 우리는 자신의 몸을 지속적으로 실시간 감시할 수 있는 능력을 키워 가고 있다. 언젠가 이런 부분이 완전히 발달하게 되면 앞으로 30년 후를 내다본 〈이코노미스트〉의 전망이 그렇게 터무니없지만은 않아 보인다.

〈이코노미스트〉가 1994년에 전망했던 내용들은 너무 성급한 움직임이었다. 당시는 '데이터마이닝'과 '예측분석'이라는 용어가 유행하지도 않았고, 아마 만들어지지도 않았을 것이다. 하지만 생명보험에서 사용하는 보험 통계처럼 데이터를 이용해 상황을 예측한다는 개념은 오래전부터 존재했다. 다만 지금에 와서 달라진 부분이 있다면 데이터세트가 디지털이고, 기하급수적으로 규모가 커지고 풍부해졌으며, 그에 어울리는 뛰어난 컴퓨터 성능 및 알고리즘으로 뒷받침되고 있다는 점이다. 타깃에서 자신의 고객 중 임신 가능성이 있는 사람을 예측할 수 있었던 것도,[7a] 미국 국가안전보장국에서 우리의 통화 기록을 이용해서 테러리스트를 찾아낼 수 있었던 것도, 병원에서 어느 울혈성 심부전 환자가 입원이 필요하게 될지 예측할 수 있었던 것도[7b,7c] 모두 그 덕분이다. 이것은 또한 우리가 더 이상 성급한 움직임을 보일 필요가 없게 만들어 줄 것이다.

인구 집단 수준에서의 예측

어떤 것들은 꽤 쉽고 직관적으로 예측할 수 있다. 예를 들자면 한 유명 인사가 아프면 다른 사람들이 그 질병이나 치료법에 대해 인터넷에서 정보를 찾아보게 된다는 사실이다.[8] 이런 일이 일어나리라는 것은 예측하기 어렵지 않다. 여기서 데이터마이닝은 그저 그 영향을 수량화해 줄 뿐이다.

하지만 만약 당신이 검색을 단순히 '수량화'하기보다는 질병을 좀 더 지능적으로 '예측'하기 위해 구글 검색을 이용한다면? 여기서 구글 독감 트렌드Google Flu Trends, GFT 이야기를 살펴보자. 이것은 보건의료에서의 예측과 관련해서 가장 자주 언급되는 사례다.[9-16] 2008년에 시작된 구글 독감 트렌드는 45가지의 독감 관련 검색 용어를 추적하고, 29개국의 수십억 개의 검색 경향을 모니터링하며,[10] 자율 알고리즘으로 수정하면서 독감 발생을 예측함으로써 "빅데이터 분석의 힘을 보여 주는 전형"으로 알려져 왔다. "자율unsupervised"이라는 말은 이 알고리즘이 어떤 가정이나 편견으로부터도 자유롭다는 의미다. 그저 제일 많이 등장하는 5,000만 가지 검색 용어와 알고리즘이 알아서 작업하게 둔다. 널리 인용되는 〈네이처〉[12]와 〈퍼블릭 라이브러리 오브 사이언스 원〉[11]의 논문에서 구글의 저자들은(그림 13.2) 인플루엔자 감염을 추정할 때 구조적으로 1~2주 정도 지연이 발생할 수밖에 없는 일상적인 방법과 달리 웹 검색 로그web search log를 이용하면 하루 단위로

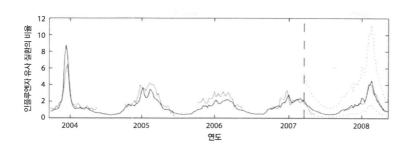

그림 13.2. 미국 동부 연안에서의 인플루엔자 발발에 대한 미국질병통제예방센터(CDC)의 자료(밝은 선)와 구글 독감 트렌드 자료(짙은 선)의 비교 [출처: J. Ginsberg et al., "Detecting Influenza Epidemic Using Search Engine Query Data," *Nature* 457 (2009): 1012-1015.]

추정할 수 있다고 주장했다. 그리고 나중에 2011년에는 이렇게 주장했다. "구글 독감 트렌드는 미국에서 인플루엔자 활성을 시기적절하고 정확하게 추정할 수 있다. 특히나 활성이 절정에 도달했을 때는 더욱 정확하며, 심지어는 새로운 유형의 인플루엔자가 지나간 상황에서도 가능하다."[11]

하지만 2013년 초에 구글 독감 트렌드가 독감의 발발을 전반적으로 과대평가했음이 밝혀지자 격렬한 논쟁에 불이 붙었다.(그림 13.3) 크게 존경받는 네 명의 데이터과학자들로 구성된 한 연구팀은 〈사이언스〉에 기고한 글에서 구글 독감 트렌드가 2011년 8월 이후로 매주 독감 유병률을 체계적으로 과대평가해 왔다고 주장하면서, "빅데이터가 전통적인 자료 수집 및 분석 방식을 보조하는 것이 아니라 그것을 대체하는 것이라는 암묵적 가정이 이루어질 때가 많다."[17]라는 말로 "빅데이터 자만심big data hubris"을 비판했다. 이들은 45가지 검색 용어를 사용하는 것에 대해서 문헌을 통해 입증되었던 바가 전혀 없고, 핵심 검색 용어 등의 주요 요소가 문헌에 공개되지도 않았을 뿐만 아니라, 처음에 사용됐던 알고리즘이 지속적으로 조정과 재보정이 이루어지지 않았다며 구글 독감 트렌드의 "알고리즘 역학algorithm dynamics"을 공격했다. 게다가 구글 독감 트렌드의 알고리즘은 정적이었던 반면, 검색엔진 그 자체는 지속적으로 변화를 거쳤다. 1년마다 무려 600번까지도 개정이 이루어진다. 그런데도 이 부분은 고려되지 않았다. 다른 많은 논설위원들도 이 문제에 대해 의견을 제시했다.[13-15,18,19] 구글 독감 트렌드는 인과관계causation가 아니라 상관관계correlation를 나타내고 있다는 점, 그리고 결정적으로 맥락이 부재하다는 점이 제일 눈에 띄는 비판의 요지였다. 표본 추출과 관련된 문제 제기도 있었다. 크라우드소싱이 구글에서 검색을 하는 사람들로 한정되어 있기 때문이다. 더 나아가 커다란 분석상의 문제점이 있었다. 구글 독감 트렌드는 데이터의 다중비교multiple comparison가 많이 이루어지기 때문에 겉으로만 그럴싸한 결과가 나올 가능성이 많다. 이런 것들은 모두 우리가 자료를 통해 세상을 이해하려 들 때 빠지기 쉬운 흔한 함정이라 볼 수 있다.[13] 크렌첼Krenchel과 마두스베르그Madsbjerg는 〈와이어드〉에 이렇게 적었다. "진짜 빅데이터 자만심은 아직 나오지도 않은 알고리즘이나 방식을 지나치게 신뢰하는 것이 아니다. 진정한 문제는 컴퓨터 스크린 앞에 앉아서 숫자놀이만 하고 있으면 우리 주변의 세상을 완전히 이해할 수 있으리라는 맹목적 믿음이다."[19] 우리가 원하는 것은 해답이지 자료가 아니다. 〈파이낸셜 타임스Financial Times〉의 팀 하포드Tim Harford는 이렇게 대놓고 말했다. "큰 데이터big data는 도래하였으나, 큰 통찰big insights는 아직 도래하지 않았다."[18]

구글 독감 트렌드를 변호하기 위해 결집한 사람들도 있다. 이들은 자료가 질병통제예방센터Centers for Disease Control and Prevention, CDC의 자료에 부가적으로 덧붙여진 자료일 뿐이며, 구글에서 자신이 마법의 도구를 가지고 있다고 주장한 적은 한 번도 없었다고 지적했다. 게리 마커스Gary Marcus와 어니스트 데이비스Ernest Davis는 자신의 특집 기사 "Eight(No, Nine!) Problems With

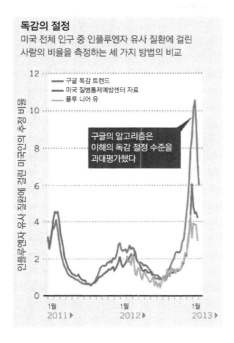

독감의 절정
미국 전체 인구 중 인플루엔자 유사 질환에 걸린
사람의 비율을 측정하는 세 가지 방법의 비교

— 구글 독감 트렌드
— 미국 질병통제예방센터 자료
— 플루 니어 유

구글의 알고리즘은
이해의 독감 절정 수준을
과대평가했다

인플루엔자 유사 질환에 걸린 미국인의 추정 비율

1월
2011▶

1월
2012▶

1월
2013▶

그림 13.3. 독감을 과대평가한 구글 독감 트렌드. '플루 니어 유(Flu Near You)'는 2011년에 시작된 또 다른 혁신안이다 [출처: D. Butler, "When Google Got Flu Wrong," Nature 494 (2013): 155-156.]

Big Data."[*20]에서 매우 균형 잡힌 시각을 보여 주었다. 이들의 주장은 이미 대부분 검토한 것들이지만, 빅데이터에 대한 언론의 호들갑, 그리고 빅데이터로 할 수 있는 것(그리고 할 수 없는 것)에 대해 마커스와 데이비스가 지적한 부분은 강조할 만한 가치가 있다. "어느 날 갑자기 세상이 빅데이터 천지가 되었다. 세상 사람 모두가 빅데이터를 수집하고, 분석하고, 그것으로 돈을 벌면서 빅데이터의 힘을 찬양하고(혹은 두려워하고) 있다. (…) 빅데이터는 우리 생활의 일부로 자리 잡았고, 또 그래야만 한다. 하지만 현실을 직시하자. 그 자료를 분석하는 사람들에겐 그것이 중요한 정보의 원천

---

* 빅데이터의 여덟 가지(아홉 가지가 아니라고!) 문제점.

이 되어 주겠지만, 그렇다고 그것이 만능 해결사는 아니다."[20]

구글 독감 트렌드가 문제점이 있기는 했지만 그렇다고 이런 종류의 활동이 중단된 것은 아니다. 좀 더 최근에 전염병 발발을 예측하는 데 사용된 한 대안적 접근 방식에서는 트위터 네트워크와 잘 연결되어 있는 소수의 개인들을 이용했다. 이런 개인을 "중앙 노드central node"라고 부르는데, 사실상 이런 개인들을 센서로 활용한 것이다.[21a] 이것을 통해 그냥 일반 대중을 상대로 관찰했을 때보다 7일이나 앞서서 바이러스 발발을 감지할 수 있었다. 그와 유사하게 수만 가지 소셜네트워크와 뉴스 언론을 샅샅이 뒤지는 헬스맵 알고리즘HealthMap algorithm은 2014년 서부 아프리카의 에볼라 바이러스 발발을 WHO보다 9일 앞서 예측할 수 있었다.[21b] 내가 구글 독감 트렌드와 그와 관련된 감염성 질환 발발에 대해 어느 정도 깊숙이 파고든 이유는 이것들이 대규모 데이터세트를 이용해 의료와 관련된 부분을 예측함에 있어서 우리가 무엇을 지향하고 있는지, 그리고 어떻게 해서 우리가 그 궤도에서 어긋날 수 있는지를 잘 보여 주고 있기 때문이다. 계속해서 그 방향으로 나아가려면 어떤 때 우리가 그 궤도에서 어긋나게 되는지를 아는 것도 무척 중요하다.

개인 수준에서의 예측

구글 독감 트렌드처럼 전체 인구 집단에서 나온 자료보다 더 강력한 것은 개인의 개인단위 자료[21c]를 나머지 인구의 개인단위 자료와 결합한 것이다. 당신은 이미 이런 것을 접해 본 적이 있다. 판도라Pandora*에서는 2억 명의 사용자들의 노래 선호도에 대한 자료를 확보하고 있다. 이 사용자들이 '좋아요(like)' 버튼과 '싫어요(dislike)' 버튼을 누른 횟수를 모두 합치면 350억 번이 넘는다.[22] 이 사이트에서는 운전할 때 누가 어떤 음악을 듣는지, 안드로이드폰으로 듣는지 아이폰으로 듣는지, 그리고 이 청취자들이 어디에 살고 있는지도 안다. 그 결과 이 사이트에서는 각각의 청취자들이 좋아하는 음악뿐만 아니라 그들의 정치적 선호도까지도 예측할 수 있다. 이런 부분이 실제로 대통령선거와 의회선거에서 정치 광고 표적 선별에 이용되기도 했다. 판도라의 수석과학자 에릭 비에스케Eric Bieschke는 이 데이터 프로그램을 한마디로 사용자에 대한 "마법의 통찰magical insights"을 제공해 주는 것이라고 표현했다. 그리고 이들이 이런 일을 할 수 있는 것은 두 가지 수준의 빅데이터를 통합하여 그런 통찰을 이끌어 냈기 때문이다. 바로 당신의 자료와 수백만 명에 이르는 타인들의 자료다.[22]

피츠버그 대학병원University of Pittsburgh Medical Center에서는 '액시엄'(앞 장에 나왔던) 같은 데이터 브로커를 이용해서 자기 환자들을 대상으로 쇼핑 특성 등을 비롯한 데이터마이닝을 시행해서 이들의 응급실 시설 이용 가능성을 예측해 보았다.[23] 캐롤라이나스 헬스시스템Carolinas Health System에서도 그 지역에 사는 고객들 200만 명에 이르는 신용카드 자료를 데이터마이닝하여(즉 패스트푸드, 담배, 술, 의약품 리필 구입 여부 등을 통하여) 고위험 환자를 식별했고, 마찬가지로 응급실 시설 이용 가능성을 예측해 보았다.[24] 피츠버그 예측 모델을 통해 밝혀진 바로는 통신 판매와 인터넷 쇼핑을 제일 즐겨 사용하는 사람들이 응급서비스를 이용하는 경향도 더 컸다. 의료시스템에서는 사람들이 응급서비스를 되도록 이용하지 않게 만들려고 애쓰고 있다. 데

---

* 음악 스트리밍 서비스 사이트.

이터마이닝은 시간이 흐르면 스스로를 바탕으로 확장된다. 기존의 환자들이 반복적으로 접촉하고 더 많은 환자가 시스템으로 들어오면 어떤 특성들에 대해서는 예측이 더 나아진다. 하지만 개인정보 보호와 윤리적 쟁점이 떠오르고 있다.

이런 사례들은 인공지능의 가장 기초적 형태라 할 수 있다. 인공지능이란 인간과 비슷한 지능을 나타내는 기계나 소프트웨어를 말한다. 당신이 이미 접해 봤을지 모르는 또 다른 사례로는 구글 나우Google Now, 퓨처 컨트롤Future Control, 코타나Cortana, 25 스위프트키SwiftKey 26 등의 개인용 디지털 비서personal digital assistants들이 있다. 이것들은 이메일, 문자, 달력, 주소록, 검색 히스토리, 위치, 구매 내역, 함께 시간을 보내는 사람, 당신의 예술 취향, 당신의 과거의 행동 등에서 정보를 추려 낸다. 27 이 정보에서 알게 된 내용을 토대로 이런 어플리케이션은 스크린에 팝업창을 띄워 다음 약속을 위해 일찍 자리에서 일어나라고 말해 주거나, 앞으로 운전해 갈 경로의 교통정보를 알려 주거나, 얼마 남지 않은 여행을 위한 항공편 현황을 알려 준다. 퓨처 컨트롤은 당신과 접촉하는 사람들의 트위터 피드백을 읽고서 그 사람들의 마음 상태를 파악한 후 이런 메시지를 보내 준다. "당신의 여자 친구가 지금 슬퍼합니다. 꽃다발 선물은 어떨까요?"28 심지어 스위프트키는 당신이 어떻게 타이핑하는지를 파악하여 늘 오자가 발생하는 부분을 자동으로 고쳐 준다. 구글 나우는 항공사 및 이벤트 기획 업체와 제휴를 맺어 발권 정보에도 접근할 수 있고, 심지어는 당신의 텔레비전에서 나는 소리를 들어 더 나은 프로그램 정보를 제공하기도 한다. 29 모두들 알다시피 이런 능력은 구글 독감 트렌드에서 힘의 원천이 되어 준 상관관계 분석보다 훨씬 더 막강한 힘에 해당한다. 의료와는 더욱 큰 관련성을 가지고 있다.

이런 예측 능력은 인공지능의 핵심적인 측면인 기계학습 덕분이다. 프로그램이나 컴퓨터에 더 많은 자료가 입력될수록 기계가 배우는 것도 많아지고, 알고리즘도 좋아지며, 추측하건대 더 똑똑해진다.

IBM의 슈퍼컴퓨터 왓슨이 단어 연상 퀴즈쇼인 〈제퍼디Jeopardy〉에서 인간을 이길 수 있었던 힘의 원천은 기계학습과 인공지능에서 온 기술이었다. 이 게임은 구글 검색으로는 답을 얻기 어려운 복잡한 질문에 빨리 대답해야만 하는 게임이다.[30-32] IBM 왓슨은 기존의 〈제퍼디 쇼〉에 나왔던 수십만 가지 질문을 통해 공부를 하고, 위키피디아의 모든 정보로 무장하고, 예측 모델링predictive modeling을 하도록 프로그램되었다. 여기서 미래에 대한 예측은 없다. 그저 IBM 왓슨이 올바른 답안을 가지고 있다는 예측만 존재한다. 왓슨의 예측 능력의 밑바탕에는 베이지안망Bayesian nets, 마르코프기법Markov chains, 서포트 벡터 머신 알고리즘support vector machine algorithms, 유전 알고리즘genetic algorithms 등 대단한 기계학습 시스템 포트폴리오가 자리 잡고 있다.[33] 여기서 더 파고들지는 않겠다. 내 머리는 이 모든 것들을 이해할 정도로 똑똑하지 못하고, 다행히도 우리가 여기서 다루려 하는 것과 특별히 큰 관련이 있는 것도 아니니 말이다.

딥러닝deep learning으로 알려진 인공지능과 기계학습의 또 다른 아형이 있다.[2,20,34-48] 이것은 의료에서 큰 중요성을 가지고 있다. 딥러닝은 시리의 언어 해독 능력뿐만 아니라 구글 브레인Google Brain의 이미지인식 실험도 뒷받침하고 있다. 구글 X의 연구자들은 유튜브 동영상에서 1,000만 장의 정지영상을 추출하여 이것을 1,000개의 컴퓨터로 이루어진 네트워크에 입력하고, 100만 개의 시뮬레이션 뉴런과 10억 개의 시뮬레이션 시냅스를 가지고 있는 이 브레인Brain이 스스로 어떤 결과를 내놓는지 지켜보았다.[35,36] 거기서 나온 대답은 고양이였다. 인터넷이, 적어도 유튜브에 해당하는 부분(유튜브는 인터넷의 상당 부분을 차지하고 있다.)은 고양이 동영상으로 가득 차 있다는 것이다. 이 뜻밖의 새로운 사실은 그저 고양이에 대한 진단을 내놓는 것에서 그치지 않고 인지 컴퓨팅cognitive computing, 혹은 신경모방 컴퓨팅의 작동 방식을 전형적으로 보여 준다.[49a] 이론이 주장하는 바대로 컴퓨터가 인간의 두뇌를 흉내 낼 수 있다면 지각, 행동, 인지를 위한 다음 단계의 실행으로 옮겨 갈 수 있다. 신경모방 컴퓨팅은 아찔할 정도의 빠른 속도로 발전이 이루어지고 있다. 지난해에는 보행자, 헬멧, 자전거, 자동차 등을 인식하는 컴퓨터의 시각 정확도가 23%에서 44%로 개선되고, 오류율은 12%에서 7% 미만으로 떨어졌다.[49b]

구글 브레인의 성취에도 불구하고 우리는 분명 아직 목표에 도달하지 못했다. 인간의 뇌는 낮은 전력으로 작동한다. 고작 20와트 정도다. 하지만 슈퍼컴퓨터가 작동하려면 수백만 와트가 필요하다.[35,49a-57] 인간의 뇌는 프로그램을 만들 필요가 없고(때로는 프로그래밍이 필요한 듯 보이기도 하지만) 평생 신경세포를 잃으면서도 기능 손실이 그다지 많지 많지만, 컴퓨터는 칩 하나만 잃어버려도 망가지고, 일반적으로 자신이 상호작용하는 세상에 유연하게 적응하지 못한다.[50] 뉴욕 대학교의 신경과학자 게리 마커스는 이 신경모방 미션에 대해 이렇게 말했다. "이 시점에서는 다음과 같은 기본적 진실을 기억하는 것이 도움이 됩니다. 바로 인간의 뇌는 우주에서 가장 복잡한 기관이라는 점이죠. 우리는 아직도 뇌의 작동 방식에 대해 거의 아는 바가 없습니다. 대체 어떤 사람이 그 막강한 능력을 쉽게 복제할 수 있을 것이라고 합니까?"[58] 그럼에도 불구하고 언어인식, 안면인식, 동작인식, 이미지인식 등의 분야에서 상당한 진보가 있었다. 이런 인식 기능은 인간의 뇌가 가진 장점이자, 컴퓨터의 약점이다. 나는 동시통역을 통해 외국에서 학회에도 참석하고 강의도 해 왔는데, 그중에서도 특히 나를 놀라게 한 성과가 있었다. 당시 마이크로소프트Microsoft의 수석 과학자였던 리처드 라시드Richard Rashid가 중국에서 강연을 했는데 그 내용이 컴퓨터에 의해 중국 글자로 동시통역되었을 뿐만 아니라, 라시드 자신의 목소리로 시뮬레이션되어 중국어로 통역되어 나온 것이다.[36] 세계 최대의 사진 자료실인 페이스북의 딥페이스DeepFace 프로그램은 한 사람의 얼굴을 찍은 두 장의 사진이 동일한 인물인지를 97.25%의 정확도로 맞췄다.[59,60] 그 의학적 함축이 이미 분명해지고 있다. 학술 연구자들은 컴퓨터가 통증과 같은 얼굴 표정을 사람보다 더 정확히 감지할 수 있음을 보여 줌으로써 컴퓨터 안면인식 분야를 더욱 놀랍게 발전시켜 놓았다.[61-63] 스탠퍼드 대학교의 컴퓨터과학자들은 16,000대의 컴퓨터를 이용하여 서로 다른 2만 가지 물체에 대해 이미지를 인식하도록 훈련시켰다. 우리 주제와 좀 더 관련된 부분도 있었다. 이들은 유방암 조직 표본이 암이 맞는지 판단하는 데 이 딥러닝 도구들을 이용하였다.[37] 하버드 대학교의 앤드류 벡Andrew Beck은 유방암을 진단하고 영상 자동 처리를 기반으로 생존율을 예측하는 컴퓨터 시스템을 개발했다. 결국 자율학습unsupervised learning을 적용하였더니 예측 결과가 병리학자보다 더 정확했고, 이 시스템은 병리학자들이 오랫동안 놓쳐 왔던 새로운 특성들도 포착해 냈다.[64] 그리고 보고 듣는 장치를 뒷받침해 준 놀라운 인공지능도 잊어서는 안 된다. 오알캠Orcam은 시각장애가 있는 사람들을 위해 안경에 장착하는 카메라 센서로 사물을 본 후 그 정보를 골전도 이어폰bone-conduction earpiece을 통해 전송해 준다.[39] 지앤리사운드GN ReSound의 링스Linx, 그리고 스타키Starkey는 둘 다 스마트폰 어플리케이션과 연계된 청각 보조기로 청각을 상실한 사람들에게 정상인을 능가하는 청각 능력을 부여해 준다.[65] 이런 생체공학의 미래와 아울러 이제는 생각으로 조종할 수 있는, 사지마비 환자를 위한 휠체어도 등장했다.[39] 따라서 의료의 현실을 바꿔 놓을 수 있는 인공지능의 힘은 분명 간과할 수 없는 요소다. 물론 이 기술은 로봇공학과도

순조롭게 결합될 수 있다. 캘리포니아 대학교 샌프란시스코 캠퍼스에서는 병원 약국이 알고리즘을 통해 완전히 자동화되어 있는데, 로봇을 통한 의약품 조제에서 아직까지 한 건의 실수도 발생하지 않았다.

개인과 의료사물인터넷

이제 우리는 디지털 기계와 디지털 기반 시설의 가속화된 지적 능력을 가지고 의료와 씨름할 준비가 되었다. 현재 전 세계적으로 1년 동안 한 개인에 대해 발생되는 정보의 양은 1테라바이트 정도다. 그럼 1년에 총 5제타바이트의 자료가 발생되는 셈이다. 하지만 제5장에서 인간 GIS에 대해 분석했을 때 한 개인의 체학 관련 자료만 해도 또 다시 적어도 5테라바이트가 추가될 것이라고 했던 점을 기억해야 한다. 그리고 바이오센서로부터의 실시간 스트리밍real-time streaming이 아직 현실화되지 않았다는 점도 기억해야 한다. 이것이 현실화되면 생성되는 자료의 양에 있어서는 유전자 염기 서열분석을 금방 추월할 것이다. 이것도 시작에 불과하다. GIS의 다른 요소들이 추가되고, 특히 의학 영상의 픽셀에서 발생하는 데이터 홍수와 "의료사물인터넷Internet of Medical Things, IoMT"이 쇄도할 날이 머지않았다.

하지만 이것은 분명 그저 'N of 1'의 이야기가 아니다. 보안을 생각하면 당신에 대한 자료가 소실되는 것이 유리한 것은 사실이지만, 제11장에서도 검토하였듯이 당신의 자료를 최대한 유용하게 사용할 수 있는 최적의 조건은 그것을 지구상에 있는 다른 '모든 개인들의 자료'와 비교해 볼 수 있게 되는 것이다.(그림 13.4) 물론 모든 사람들의 자료를 얻는 것은 불가능하지만, 자료는 많아질수록 좋다. 페이스북 같은 회사는 어떻게 해야 그럴 수

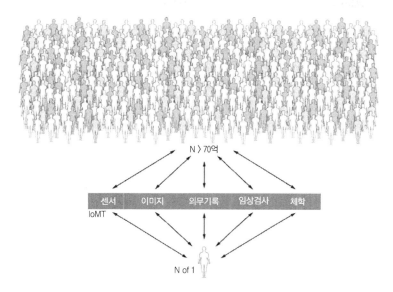

그림 13.4. 개인으로부터 나오는 진정한 빅데이터, 그리고 그 개인의 자료를 전 세계 모든 사람들과 비교하기(IoMT = 의료사물인터넷): 개인 GIS의 모든 요소에 걸쳐 자료 습득, 비교, 기계학습의 두 수준, 즉 개인적 수준과 집단적 수준이 모두 결정적으로 중요하다

있는지를 보여 주고 있다.

여기서 핵심은 IBM 왓슨이나 다른 시스템 같은 것들을 뒷받침하는 기계학습이 우리로 하여금 지식뿐만 아니라 예측과 이해를 추구하는 데 있어서도 넓어지고(N of 70억) 또 동시에 깊어지게(N of 1) 한다는 것이다. 각각의 개인에 대해 우리는 질병에 걸리거나 증상이 발현되는 경향을 설명해 줄 촉발 요인이나 복잡한 상호 관계가 무엇인지를 유전체, 생물학, 생리학, 환경 등의 여러 수준에서 알아낼 필요가 있다. 우리의 목표는 그저 살아가는 동안 질병에 걸릴 위험이 얼마나 되는지를 추정하는 것이 아니라, 질병이 발생할 특정 시기나 순간을 추정해 내는 것이다. 우리는 또한 최대한 많은 사람들에게 그 단서를 심도 있게 조사함으로써 대단히 많은 것들

을 배우게 되고, 질병이 발현되는 데 필요한 것, 혹은 질병을 예방하는 데 필요한 것이 무엇인지 더욱 풍부하게 이해할 수 있게 될 것이다. 각각의 개인에 대해 파노라마 자료를 포착할 수 있게 되고, 인구 집단에 대해서도 막대한 양의 자료를 관리하고 처리할 수 있는 능력을 갖추게 된 오늘날에 와서야 우리는 질병을 예측할 수 있게 되었다. 또한 그런 예측이 가능해지면서 혹시 어쩌면 일부 개인들에서는 아예 그런 질병이 일어나지 않도록 예방할 수 있는 가능성까지 바라보게 되었다.

질병의 예측: 누가, 언제, 어떻게, 왜, 어떤 병을?

우선 예측prediction은 진단diagnosis과 다른 것임을 분명히 하자. 온라인 증상 검사 프로그램online symptom checker[66]을 이용하는 전자 트래픽이 증가하고 있고, 사람들이 (컴퓨터의 도움을 받은) '자가' 진단을 할 수 있게 돕는 인터넷 사이트에 대한 관심도 늘고 있지만, 이런 것들이 질병을 예측해 주는 것은 아니다. 기껏해야 개인이 입력한 일군의 증상들을 통해 가능성 있는 진단명을 제공해 주는 정도다. 이것은 유용하고 실용적이지만 그 무엇도 예측해 주지는 않는다. 바이오비디오Biovideo 개발자들은 "새벽 4시에 아이가 아파할 때 무엇이 잘못된 것인지 IBM 왓슨에게 물어보고 100% 정확한 답변을 받을 수 있도록"[67a] 슈퍼컴퓨터 IBM 왓슨에 적용할 어플리케이션을 구축하고 있는데, 이들 역시 무언가 유용한 것을 만들어 낼지는 모르겠으나, 이것 역시 예측과는 아무런 상관이 없다.

우리에게는 오진이라는 아주 심각한 문제가 있다. 오진은 환자를 다른 병으로 잘못 진단하거나 진단 자체는 맞는데 진단이 너무 늦게 이루어지는 경우를 말한다. 매년 1,200만 명의 미국인들이 오진을 받고 있다.[67b,67c] 기술과 상황인식 컴퓨팅contextual computing을 통해 이런 문제를 줄일 수 있다. 인기 TV 드라마 〈하우스House〉를 보면 이런 부분에서 배울 것이 대단히 많다. 주인공 박사 그레고리 하우스Gregory House는 다른 의사들이 쩔쩔매는 희귀한 수수께끼 질병까지도 모두 척척 알아맞히는 똑똑한 진단 전문 의사다.[68-71] 이렇게 하기 위해 그는 사실 베이지안 접근 방식Bayesian approach을 이용한다. 이 방식은 병력, 신체검사, 임상검사 결과, 의학스캔검사 등의 모든 정보를 기존에 알려져 있던 모든 관련 정보(이것을 베이즈의 정리에서는 검사 전 확률[pretest odds]이라 한다.)와 연계해서 이용하는 것이다. 여기서는 해답이 '맞다', '아니다'로 나오는 것이 아니라, 환자의 진단이 'X나 Y일 확률'이 얼마인가로 나온다. 이것은 오직 확률적 통계(이를테면 $P < 0.05$)만을 바탕으로 해서 '맞다' 아니면 '아니다'로 답을 내는 빈도주의frequentist 접근 방식과 비교된다. 닥터 하우스의 모델은 의료 분야에서의 컴퓨터 자동화에 이상적으로 딱 알맞은 방식이고 IBM 왓슨에도 이 방식이 적용되어 있다.[70,71] 검사 전 확률에는 지금까지 발표된 모든 의학 문헌이 포함된다. IBM 왓슨에 진단이 필요한 특정 환자에 관련된 모든 정보를 제출하면, 당신은 가능한 진단명들의 목록을 얻을 수 있다. 그리고 이 각각의 진단명들에는 가중치weight 혹은 확률probability이 딸려 온다.

더군다나 베이지안 모델이 적용된 컴퓨터 기반 진단computer-assisted diagnosis은 빠른 속도로 임상진료의 일부로 자리를 잡아 가고 있으며 이것이 치료 권고 부분으로 확대될 수도 있다. 모더나이징 메디슨Modernizing Medicine으로 알려진 웹 기반의 정보 소스는 1,500만 건 이상의 환자 내원과 4,000명 이상의 의사들로부터 나온 집합적 지식, 그리고 그와 함께 각각의 환자들에 대한 치료와 그 결과 정보를 확보하고 있다.[72] 따라서 여기에 IBM 왓슨의 감별 진단 능력이 덧붙여진다면 눈앞에 있는 환자를 데이터베이스 내의 모든 환자들과 연결하는 확률 가중치가 부여된 치료법의 목록이 만들어질 수도 있다. (그런데 이 분야에서 일하는 데이터과학자들은 자신의 건강 정보 소스를 데이터베이스라 표현하는 것을 좋아하지 않는다. 이런!) 이것은 의료에서 감별 진단과 치료에 인공지능을 활용하는 전형적인 예를 보여 주고 있다. 하지만 이것 역시 예측에 해당하지는 않는다.

많은 데이터를 수집한다고 해서 그것만으로 무언가 의미 있는 내용을 예측할 수 있다는 뜻은 아니라는 점도 분명히 하고 넘어가자. 앨런 튜링Alan Turing의 탄생 100주년이 되던 해에 〈사이언스〉지는 여러 편의 기사들을 실었는데, 그중에는 집 안에 카메라와 오디오 장비들을 완벽하게 갖추어 태어나서 만 3세가 될 때까지 아기의 삶을 연속적으로 기록하자는 내용의 기사도 있었다. 이렇게 기록된 오디오 및 동영상 기록의 총량은 대략 20만 시간에 달하는데, 이는 아기가 깨어 있는 상태에서의 경험 중 85%에 해당한다.[73] 이것은 자료 수집의 승리라 할 수 있지만, 분명 질병을 예측하려는 의도로 하는 것도 아니고, 이것으로 무언가를 예측할 수도 없다. 이것은 가설이 없는hypothesis-free 활동이나 실험이다. 그와 유사하게 10만 명을 대상으로 대규모로 시작되는 새로운 유전체 염기서열분석 프로젝트가 여럿 있다. 가이징거-리제네론Geisenger-Regeneron, 인간장수주식회사Human Longevity, Inc., 제노믹스 잉글랜드Genomics England, 시스템 생물학 연구소Institute for Systems Biology 등이다. 이런 프로그램들이 유전체 과학에 기여하리라는 점은 의심의 여지가 없지만, 여기에 참여하는 개인들은 특정 표현형을 가진 사람들이 아니고, 따라서 여기에는 아무런 실질적인 가설도 없다. 이런 연구가 진행되는 이유는 이런 시도가 가능하고, 또 가치가 있으며, 그 자료로부터 발견한 내용을 통해 신약을 개발할 수 있으리라는 기대 때문이다. 하지만 질병을 예측하기 위해서는 구체적인 가설을 세우고 아주 의도적으로 목표를 설정할 필요가 있다. 그러지 않으면 잡음 대비 신호의 비율이 너무 낮게 나오기 때문에 신호를 제대로 포착하지 못하게 되고, 보기에 그럴듯한 거짓 관계 때문에 우리가 데이터 전체에 대해 완벽한 그림을 얻었다는 착각에 빠져들게 된다.

또 한 가지 중요한 점은 우리가 예측하려는 것은 중요한 의학적 질병이지 생체지표가 아니라는 점이다. 우리가 원하는 것은 누군가에게 콜레스테롤 수치가 나빠질 것이라거나 간기능검사 결과가 비정상적으로 나올 것이라고 말하는 것이 아니다. 전체적으로 놓고 보면 이런 단백질 지표나 유전자 지표들은 특히나 오해를 많이 낳아서, 의학 문헌에 나온 후보감들이 무척이나 많았지만 이런 것들 중에서 실제로 임상에 도입된 것은 소수에 불과하다.[74] 이렇게 된 이유는 임상 결과가 질병이 일어나기 전에 질병의 발생을 예측하는 데는 유용할지 모르나 결국 이 임상 결과가 최종 단계는 아니기 때문이다.

덴마크의 연구자들은 빅데이터를 이용하여 질병의 경과를 이해하기 위한 발걸음을 내딛었다. 이들은 덴마크 국민 620만 명의 15년치 자료를 확보하고 있었다.[75] 이들은 여러 질병이 그리는 궤적을 지도로 나타내 한 질병이 결국에는 무관해 보이던 다른 질병으로 이어진다는 것을 밝힐 수 있었다. 이것들은 그 어떤 인과관계cause-and-effect relationships도 밝혀지지 않은 시간적 연관관계temporal associations였다.[75]

우리의 근본적인 목표는 예측을 통한 예방이다. 아무런 조치도 취할 수 없다면 예측은 결국 학문 활동일 뿐이다. 일례로 알츠하이머병에 걸릴 사람을 인지 결함이 일어나기 훨씬 전에 예측하기 위해 상당히 많은 연구가 진행되고 있다. 그러나 알츠하이머병이 우리가 직면한 가장 중요한 보건

쟁점 중 하나라는 데는 의문의 여지가 없지만, 수많은 노력에도 불구하고 아직까지 분명하게 입증된 예방 전략은 나와 있지 않다.

예측의 시기와 장소 또한 무척 중요하다. 나는 샌디에이고에 산다. 이곳에서는 상어의 위험성에 대한 생각 없이 매일 태평양에서 파도를 타는 서퍼들이 무척 많이 보인다. 지구에 사는 70억 이상의 인구들 중 상어 때문에 죽는 사람은 1년에 10명 정도에 불과하다. 따라서 샌디에이고에서 상어에게 공격받아 사망할 평균적인 위험은 극히 작다는 일반적인 예측을 할 수 있다. 하지만 살인 상어가 눈으로 보이는 날이 가끔 있다. 그런 날에 파도타기를 하러 나가는 서퍼는 눈을 씻고 봐도 찾기 어렵다. 예측과 관련해서는 시간과 장소가 핵심적이라는 말이다.

사람들의 질병을 예측하는 데 있어서는 타이밍이 전부라 할 수 있다. 사실 아무나 붙잡고 당신은 언젠가 죽을 것이라고 말하면 이것만큼 정확한 예측이 없다. 하지만 "당신은 죽게 될 테지만, 그것이 2주 후가 될지, 20년 후가 될지는 알 수 없습니다."라고 말한다면 이것은 무가치하다. 사실 이것은 그냥 무가치하기만 한 것이 아니라 대단히 끔찍한 말이다. 맞는 말이기는 하지만 시간을 구체적으로 말해 주지 않음으로 인해 환자를 정서적으로 황폐하게 만들 수 있기 때문이다. 따라서 질병을 예방하려 할 때는 '누가, 언제'라는 것이 그 무엇보다도 중요하다.

성공적인 의료 예측은 제트기 엔진의 고장 예측과 비슷하다.[76,77] 제너럴 일렉트릭 같은 회사에서는 항공기 엔진을 끊임없이 감시한다. 이들은 복잡한 자율 알고리즘, 인공지능, 다차원분석학multidimensional analytics 등을 이용하여 예측을 가능하게 하는 실금과 같은 전조들을 찾아낸다. 한 번 뜰 때마다 수백 명의 목숨을 실어 나르는 비행기의 고장 가능성을 제로로 낮춰야 하기 때문이다. 심근경색, 천식발작, 뇌줄중, 자가면역 공격autoimmune attack 같은 질병들은 대부분 우리의 몸 안에서 비행기 추락 사고가 일어난 것과 비슷하다고 볼 수 있다. 그래서 똑같은 컴퓨터 도구를 사용할 수 있다. 여기서 가장 큰 차이점이라면 의료 모니터링 역시 비행기 승객만큼 많은 사람들의 목숨을 구하지만 한 번에 '한 승객'씩 구한다는 점이다.

이제 앞으로 미리 예측해서 예방할 수 있을지 모를 질병들을 일부 살펴보자. 먼저 착용형 센서로 모니터링하기 좋은 질병부터 시작하겠다. 이런 장치들은 위험도가 있는 개인의 스트리밍 자료를 실시간으로 제공해 주기 때문이다. 유용한 정보를 주고 예측을 가능하게 해 준다는 면에서는 이것만큼 좋고 또 정확하게 목표와 맞아떨어지는 것이 없다.[78] 첫 번째로 이제 곧 폭넓게 사용이 가능해질 것으로 보이는 착용형 센서를 살펴보고 그 다음으로는 혈류 내에 매립하는 센서에 주로 의존하는 질병들을 살펴보겠다. 우선 천식으로 관심을 돌려 보자. 천식발작은 주요 사망 원인 중 하나이고 아이들의 목숨을 위협하는 응급 상황이며, 수백만 명의 성인들에게도 중요한 건강상의 문제임이 분명하다. 천식환자들은 기도에 경련을 일으키는 촉발 요인이 각자 다르다. 어떤 사람은 오염된 공기이고, 어떤 사람은 추위, 운동, 꽃가루, 그리고 그 외의 알레르기 유발 항원 등이다. 만약 처음 쌕쌕 소리가 나기 시작하기 오래전에 기도에 있는 근육 긴장도의 변화를 미리 느낄 수 있다면 천식발작을 사전에 차단할 수 있다. 공기의 질, 꽃가루들 등을 감지하는 일군의 착용형 센서를 이용하고, 흡입기 사용과 지질학적 위치에 대해 분석하고, 호흡 속에 산화질소 성분이 존재하는지 정량적으로 파악하고, 스마트폰이나 적절한 애드앱터의 마이크를 통해 폐 기능을 측정하면 이것이 가능할지도 모른다. 면역 기능은 장의 미생물체microbiome와 긴밀하게 엮여 있기 때문에 이런 체학을 표본 추출해서 분석해 보는 것이 유용할지 모르니 연구해 볼 만한 가치가 있다. 이것과 아울러 호흡률, 체온, 혈액 내 산소포화도, 혈압, 심박수 등의 수동적 모니터링은 모두 손목시계형 장치로 측정할 수 있다. 이제 이 모든 입력 자료로부터 그중 어떤 특성이 천식발작의 전조에 해당하는지를 알아내는 개인 대상 기계 학습이 이루어진다. 일단 이러한 패턴이 파악되고 나면 그것을 이용해 개인에게 추가적인 약물을 복용하거나, 특별한 성분을 회피하게 하거나, 이런 조치 몇 가지를 결합해서 실시하도록 지시해 줄 수 있다. 더군다나 일단 수천, 수십만 명의 천식환자들로부터 이런 패턴이 파악되고 나면 이 정보는 훨씬 더 소중해진다. 우리는 '일상생활을 하는' 사람들에게서 이런 내용들을 모니터링할 수 있는 능력을 갖추어 본 적이 한 번도 없었다. 필연적으로 새로운 촉발 패턴과 연관이 발견될 것이다. 그리고 궁극적으로는 천식발작을 한 번도 앓은 적이 없지만 유전체 염기서열분석, 가족력, 면역계 스크리닝immune system screening 등을 통해 고위험군으로 분류된 사람들은 센서를 이용하여 발작을 피할 수 있는 능력을 갖추게 될 것이다.

우울증과 외상 후 스트레스 장애PTSD는 어떨까? 한 군인이 아프가니스탄에서 돌아와 외상 후 스트레스 장애 관련 검사를 받는다고 가정해 보자. 요즘에는 설문을 통해 개인이 나타내는 주관적인 반응을 가지고 검사가 이루어진다. 하지만 이런 부분을 추적할 수 있는 좀 더 객관적인 방식도 존재한다. 목소리의 억양이나 어조, 호흡 패턴, 얼굴 표정, 활력징후, 피부전도반응, 심박변이와 심박수회복heart rate recovery, 대화 패턴, 몸의 움직임과 활동, 자세, 수면의 질과 지속 시간, 뇌파 등이다. 이런 지표들을 조사하면 외상후 스트레스 장애에 대한 감수성을 진단할 수 있을 가능성이 크다. 이와 유사하게 우울증도 2,000만 명 이상의 미국인들을 괴롭히고 있으며, 삶의 질과 기능에 현저하게 악영향을 미치고 있다. 각각의 개인에서, 그리고 대규모 집단에서 우울증을 촉발시키고 완화시키는 것이 무엇인지 알아낼 수 있다면 우울증을 훨씬 효과적으로 예방할 수 있을 것이다. 아니면 적어도 가장 심각한 형태의 우울증만은 예방할 수 있을지도 모른다. 우울증 치료를 받고 있는 사람의 경우에는 약물을 충실히 복용하고 있는지를 쉽게 추적해서 이것이 촉발 요인으로 작용하고 있는지 판단할 수도 있다.

똑같은 논리를 울혈성 심부전에도 그대로 적용할 수 있다. 이제 우리에겐 매 박동마다 심장이 일을 얼마나 잘하고 있는지를 연속적으로 스트림 처리할 수 있는 방법이 있다. 그리고 체액 상태fluid status, 수면의 질, 무호흡 발작apneic spell, 그와 아울러 활력징후와 매일의 체중까지도 처리할 수 있다. 스마트폰을 이용하면 뇌성나트륨이뇨펩타이드 같은 임상검사도 할 수 있고, 요소질소blood urea nitrogen나 크레아티닌creatinine 같은 신장검사도 할 수 있다. 이 둘은 모두 체액 상태와 심장 근육의 힘을 반영한다. 의약품 복용 충실도는 디지털 알약digitized pills을 통해 추적할 수 있다. 이런 자료들을 한데 모으면 감수성이 있는 개인에게 숨찬 증상이 나타나기 전에 심부전이 임박했음을 확인할 수 있을 것이다. 현저한 심부전이 감지된 경우에는 폐 부종을 예방하는 데 사용할 수 있는 몇 가지 유형의 약물이 있다.

간질의 경우도 마찬가지다. 간질 역시 일부의 경우에서는 손목밴드로 심박변이와 피부전도반응을 모니터링하여 '피부의 전기적 성질electrodermal' 감지를 통해 예측할 수 있을지 모른다. 하지만 착용형 장치로 뇌파검사, 수면의 질, 활력징후 등을 모니터링해서 보강해 주면 발작이 일어나기 전에 미리 예측하는 것이 가능함이 입증될 수도 있다. 그리고 수천 명의 간질환자들을 상대로 포괄적인 모니터링이 이루어질 경우 그 잠재력은 더욱 두드러질 것이다.

온타리오 대학교에서 진행하는 "프로젝트 아르테미스Project Artemis"는 조산아 수천 명의 자료를 확보하고 있다.[79] 조산아의 경우 심각한 감염에 걸릴 위험이 거의 25%에 이르고, 이 신생아들 중 10%는 사망에 이른다. 하지만 지금까지도 어떤 아기가 이런 데 특히나 예민한지, 혹은 특정 아이에게 이런 일이 일어날지 여부를 예측하기가 무척 어려웠다. 그런데 심박동수 센서를 이용해서 의미 있는 심박동수 동향 지표trend marker가 확인되었다. 이미 전 세계의 신생아실에서는 심박동 모니터 결과를 클라우드를 통해 아르테미스 본부로 보낼 수 있고, 그 데이터는 분 단위로 분석된 다음 확률 관련 통계로 만들어져 지속적으로 제공될 수 있다. 비슷한 방식으로, 낙상의 가능성이 높은 허약한 노인이 누구인지, 언제 낙상 위험이 있는지를 감지하는 프로그램들도 존재한다.[80,81a] "마법 카펫"이라고도 불리는 다양한 바닥 센서들을 활용하여, 환자의 보행 기능이 얼마나 저하되고 있는지와 잠재적 낙상 위험이 얼마나 증가하고 있는지를 가늠하는 방식이다. 낙상은 흔히 고관절 골절이나 사망으로 이어지기 때문에 고령자에게 가장 위험한 사건들 가운데 하나다. 기계학습 전략은 이런 사건들을 예방하는 데 있어서 특히 가치가 있다.

이번에는 몸 밖에서는 결정적인 정보나 통찰을 얻을 방법이 없어서(적어도 현 시점에서는) 매립형 센서(표 13.1)가 필요할 가능성이 큰 몇 가지 질병들을 알아보자.[81b] 손목의 정맥 안에 소형 스텐트와 같은 작은 센서를 매립해 놓음으로써 혈류를 지속적으로 감시할 수 있다. 당뇨병('1형'), 다발성 경화증, 루푸스, 류마티스 관절염, 건성성 관절염, 크론병, 궤양성 대장염 등을 비롯한 자가면역 질환에서는 소위 적응성 면역adaptive immunity과 선천성 면역innate immunity 양쪽 모두에서 면역 기능을 모니터링할 수 있다. 각각의 개인에서 임파구 B세포와 T세포의 염기서열분석과 함께 자가항체를 분석해서 면역 공격의 방식을 결정할 수도 있다. 면역 질환이 있는 수만 명을 대상으로 이런 작업이 이루어지면 위험군에 속하는 사람이나 이런 질병 중 하나

질병	S	지표	임상 결과	영상	조치 가능성
심부전	W	심박출량, 1회 박출량, 체액 상태, 활력징후, 체중, 수면	뇌성나트륨 이뇨펩타이드, 신장검사	US	체액부하 완화, 심장부하 완화, 약물 충실 복용
우울증	W	목소리, 활력징후, 호흡, 대화, 활성도, 얼굴 표정, 수면, HRV, HRR, GSR	신경호르몬	EEG	상담, 항우울제, 약물 충실 복용
천식	W	FEV₁, 공기의 질, 흡입기, GPS, 알레르기 유발 항원, 활력징후	산화질소(NO), 미생물체	-	예방적 약물 투여, 촉발 요인 회피
간질	W	HRV, GSR, 수면, 활성도, 활력징후	–	EEG	약물 복용, 발작 시의 위험 요소 회피
자가면역 질환	E	혈액세포 중의 B세포, T세포 레퍼토리의 염기서열분석	미생물체	-	면역 조절
암	E	ctDNA와 CTC의 존재	호흡 스캔, 분자청진기	-	처방이 필요한지, 어떤 처방이 필요할지 결정하기 위한 염기서열분석
심근경색	E	ceDNA나 RNA의 존재	CT 혈관 조영술, 분자청진기	-	항혈전제 처방

표 13.1. 개인 수준과 집단 수준에서의 다차원적 모니터링을 통해 예방할 수 있을지도 모를 7가지 질환의 사례: S= 센서의 유형, W= 착용형, E= 매립형, HRV= 심박변이, HBR= 심박수회복, GSR= 피부전도반응, FEV₁= 일초 노력성 호기량, ctDNA= 순환종양 DNA, ceDNA= 순환상피세포 DNA, EEG= 뇌파검사, NO= 산화질소, CT= 컴퓨터단층촬영, CTC= 순환종양세포

로 이미 진단을 받은 사람의 혈류 속에서 감시해야 할 것들을 훨씬 폭넓게 바라볼 수 있을 것이다. 천식과 비슷하게 가끔씩 미생물체, 특히 장내 미생물체를 분석하면 도움이 될 가능성이 많다. 증상이 나타나거나 β−섬세포β−islet cell, 신경조직, 관절(각각 당뇨병, 다발성 경화증, 류마티스 관절염에 해당) 등의 조직의 파괴가 조금이라도 일어나기 훨씬 전에 면역 공격이 발생하기 시작하고 있음을 알아낼 수 있다면 관련된 면역계 부위를 끌 수 있는 치료법이 다양하게 개발되어 있다. 이렇게 되면 위기가 발생한 이후에야 개입

하기 시작하거나 만성적으로 치료하는 현재와 달리, 면역계가 잠잠할 때부터 개입하는 방법으로 이런 질병에 따르는 희생을 좀 더 지능적으로 미리 예방할 수 있게 될 것이다.

분자청진기와 기계학습

앞에서 살펴보았듯이 종래의 청진기는 자료 수집과 관련해서는 상당한 한계를 가지고 있다. 하지만 청진기의 개념은 몸 안을 들여다본다는 것이었고, 따라서 신체검사나 개인의 건강을 확인할 때 빠져서는 안 될 부분이었다. 청진기가 실제로 몸 안을 들여다보는 것은 아니지만 적어도 몸 안에서 나오는 소리는 들을 수 있었기 때문에 200년 동안 임상에 중요한 영향을 미쳤다.

이제 우리는 실제로 몸 안을 들여다볼 수 있는 흥미로운 시점에 와 있고, 그를 통해서 놀라운 정보를 얻고 있다. 이런 정보들은 해석이 어려울 때도 있고, 양이 너무 많을 때도 있다. 예를 들면 예비 엄마가 태아에게 다운증후군Down syndrome 같은 염색체 이상이 있지 않은지 확인하기 위해 비침습적인 산전검사를 받으면 그 혈액 표본에는 엄마의 DNA와 태아의 DNA가 함께 들어 있다. 이때 종양 DNA를 발견하는 사례가 적지 않은데, 여기서 산모를 추가 검사해 보면 암을 확진할 수 있다. 태아에 대한 정보를 얻기 위해 시행한 간단한 혈액검사에서 산모에 대해 뜻하지 않았던 심각한 분자검사 결과가 나오기도 하는 것이다. 하지만 이 사례는 그저 빙산의 일각에 불과하다. 이렇게 진행하다 보면 이제는 혈액을 채취해서 우리 핏속을 순환하고 있는 세포 밖 DNA와 세포 밖 RNAcell-free RNA를 검사하는 것이 일상적인 임상검사로 자리 잡게 될 가능성이 크기 때문이다. 즉 분자청진기인 셈이다. 우리는 이제 실제로 몸 안을 들여다보게 될 것이다. 이는 예전에는 결코 할 수 없었던 부분이다. 이렇게 되면 종양 DNA가 검출되는 사람의 숫자가 증가할 것이다. 하지만 그렇다고 이들에게 암이 있는 것인가?

정상적인 노화 과정의 일부로, 그리고 건강한 몸에서 일어나는 살림살이 기능의 일부로 여기저기 세포 몇 개에서 돌연변이가 일어나 결국 암으로 이어지는 것은 일상적으로 일어나는 현상이다. 하지만 여기에 대응하는 방어 메커니즘이 존재한다. 이를테면 면역계는 제한된 숫자의 비정상 세포를 발견하면 그 과정이 더 이상 진행되지 않도록 멈춰 준다. 하지만 그럼에도 불구하고 비정상적인 '암세포' 밖 DNA^{tumor'-free DNA}가 혈액에 나타난다. 우리는 이렇게 나타난 암세포 밖 DNA를 어떻게 이해해야 하는지 알지 못한다. 이것 때문에 이 사람이 정말로 암에 걸렸는지, 암이 있다면 어느 위치에 있는지 찾아내기 위해 아주 값비싼 스캔검사를 광범위하게 해야 하는 경우가 생길 수도 있다. 아니면 기계학습에 의지해서 이 문제를 이해할 수도 있을 것이다. 개인별로 시점을 달리하면서 DNA와 RNA를 비롯한 다양한 체학과 함께 표본을 채취해 검사하고, 대규모 개인 집단에서도 똑같이 하면 이런 난제를 해결할 수 있을 것이다. 딥러닝을 통해서 우리는 결국 환자에게 이 종양 DNA는 아무런 해가 없고, 그저 몸이 건강하게 자기 할 일을 하고 있다는 신호일 뿐이라고 말하거나, 아니면 아주 초기 암이 감지된 것이라고 말해 줄 수 있어야 한다. 우리가 이렇게 지나치게 예민한 감지 방식으로 넘어가야 할 이유가 무엇이냐고 의문이 제기될 수도 있다. 여기에 답을 하자면 만약 스캔에 나타나거나 증상을 야기하기 전에 암을 미리 감지할 수 있다면 이것이야말로 가장 바람직한 길이기 때문이다. 특히나 암의 조기 발견이 더 뛰어난 치료 결과로 이어질 수 있음이 입증된다면 말이다.

 이것은 수많은 분자청진기의 사례들 중 하나에 불과하다. 장기이식을 받은 사람의 경우는 거부반응의 위험이 늘 존재하는데 여기서 발생하는 합병증은 감지하기가 무척 까다롭다. 조직검사를 해야만 합병증을 감지할 수 있는 경우에는 특히나 까다롭다. 거부반응은 진행 초기 단계에서 치료해야 훨씬 쉽다는 것은 알고 있지만, 그렇다고 아무런 문제도 느끼지 못하는 환자에게 무턱대고 조직검사를 해 볼 수는 없는 문제다. 최근의 연구에 따르면 이식환자의 혈액에 장기 기증자의 DNA가 존재하는지 살펴보는 것이 거부반응이 진행되고 있는지 추적할 수 있는 가장 좋은 방법일 수 있다는 주장이 제기되었다. 하지만 종양 DNA의 경우와 마찬가지로 이식환자의 혈액 속에 장기 기증자의 DNA가 낮은 수준으로 존재한다면 이것은 무슨 의미일까? 여기서도 마찬가지로 기계학습에 의지해서 이 수수께끼를 풀어 볼 수 있다. 여러 가지 유형의 장기이식환자들로 구성된 대규모 표본 집단으로부터 최대한 많은 정보를 끌어모아 이 신호의 의미가 무엇인지 알아내는 것이다. 어느 한 시점에서 정답으로 추정되는 답이 나와 있더라도 학습 과정에 좀 더 많은 정보가 업데이트됨에 따라 그 답은 언제라도 바뀔 수 있다.

 분자청진기에서 가장 큰 영향을 가져올 부분은 아마도 세포 밖 RNA일 듯하다. 이것을 이용하면 인체의 그 어떤 장기라도 모니터링할 수 있다.[82] 이것은 건강한 사람에서는 생각조차 할 수 없는 부분이었다. 어떻게 일반적인 신체검사에서 건강한 사람의 뇌나 간을 조직검사해 볼 생각을 할 수 있었겠는가? 스탠퍼드 대학교의 스티븐 퀘이크Stephen Quake와 그의 동료들은 혈액 내의 세포 밖 RNA를 고처리 용량으로 염기서열분석하고, 이 자료를 정교한 생명정보학 기법으로 분석해서 간단한 혈액 표본에서도 각각의 장기로부터 유전자가 어떻게 발현되는지 추적할 수 있음을 입증해 보였다. 그리고 장기의 유전자 발현 양상은 시시각각으로 변화하고 있다. 따라서 이것은 딥러닝을 통해 이런 역동적인 유전체 신호가 의미하는 바가 무엇인지, 진행 중인 질병의 자연적 경과를 바꾸기 위해 어떤 것을 할 수 있는지 결정하고, 질병을 미리 예방하는 방법을 배울 수 있는 이상적인 사례다. 더군다나 혈액검사를 통해 가끔씩만 살펴볼 것이 아니라 이 분자청진기가 아예 매립형 센서로 제작될 가능성도 열려 있다. 하지만 몸을 분자적으로 운영할 수 있게 해 줄 이 유망한 창문이 앞으로 과연 잘 풀려 나갈지, 아니면 대부분 아무런 성과도 내지 못하고 끝난 15만 가지의 생체지표 같은 꼴이 될지는 두고 봐야 할 일이다.[74] 인간의 생물학이 얼마나 복잡한지는 새삼 다시 강조할 필요도 없고, 개개인 안에서 서로 얽히고설킨 모든 상호작용을 이해하려 노력하는 시스템의학systems medicine은 만만치 않은 과제다.

이런 전략들은 치명적인 질병을 사전에 미리 예방하려는, 새롭지만 아직은 입증이 되지 않은 방법들이다. 놀라운 환자—생성 자료가 스마트폰으로 입력되고, 이것이 인공지능에 연결되어 처리된다면 쉽게 상상력을 끌어올릴 수 있다. 그리고 이와 똑같은 자료 수집 방법과 예측분석을 개인 수준과 집단 수준에서 활용할 수 있다면, 의학이 점점 데이터과학으로 자리를 잡아 감에 따라 우리 모두도 아마 제법 똑똑해지지 않을까 싶다.

■■■■■

내가 보기에 전 세계 가난한 사람들의 삶을 개선하는 데 있어서 가장 큰 장애물 중 하나는
좋지 못한 건강으로 인해 생기는 부담을 실시간으로 정확하게 측정할 수 없다는
사실임이 분명했다. 건강이 얼마나 안 좋은지도 측정하지 못하면서
대체 어떤 조치를 취할 수 있다는 말인가?

세쓰 버클리Seth Berkley, 세계백신면역연합GAVI Alliance의 CEO[1]

우리는 학교, 교회, 동네 등 사람들이 시간을 보내는 곳에서 그 사람들에게 접근하여
그들의 일상과 편안하게 맞아떨어지는 실시간 해결책을 제시함으로써
디지털 보건의료 기술이 소외된 사람들과 저소득층의 건강 교육과 의료에 대해
좀 더 쉽게 접근할 수 있게 해 주는 강력한 이퀄라이저로 기능할 수 있다고 믿는다.

가스 그레이엄Garth Graham, 애트나 재단the Aetna Foundation의 회장 [2]

■ **제14장** ■ ■

세상의 장벽 낮추기

Flattening the Earth

보통 머레이와 로페즈라는 이름을 접하면 아마도 앤디 머레이 Andy Murray와 펠리치아노 로페즈Feliciano Lopez 두 사람이 빅매치 테니스 대결을 벌이는 모습이 떠오를 것이다. 하지만 나는 머레이와 로페즈라는 이름을 들을 때마다 1991년에 WHO와 세계은행World Bank이 시작한 "세계질병부담 Global Burden of Disease"이라는 프로젝트[3,4]가 떠오른다. 이 프로젝트는 뛰어난 전 세계적 의학 자료 소스이며, 전 세계 인구 집단의 건강에 어떤 일이 일어나고 있는지에 대해 장기적 관점을 제공해 준다.

〈그림 14.1〉에서 전 세계적인 주요 사망 원인과 장애 원인을 확인할 수 있다.

하지만 질병부담에 대해 생각할 때 그저 죽음에 대해서만 고려하지는 않는다. 장애로 인한 피해는 훨씬 더 크다. 〈표 14.1〉은 질병에 따르는 비용을 95% 신뢰구간에서 장애보정생존년Disability Adjusted Life Years, DALYs으로 측정한 추정치를 보여 주고 있다.[3] 장애보정생존년이란 조기 사망과 심신을 약화시키는 질병의 영향을 결합한 단위다.

보시다시피 사망의 원인과 장애의 원인이 상당 부분 겹치고 있지만 개발

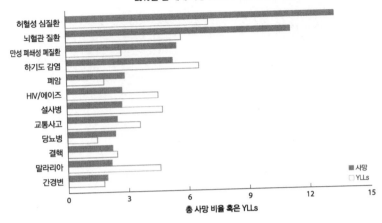

허혈성 심질환
뇌혈관 질환
만성 폐쇄성 폐질환
하기도 감염
폐암
HIV/에이즈
설사병
교통사고
당뇨병
결핵
말라리아
간경변

■ 사망
□ YLLs

0   3   6   9   12   15

총 사망 비율 혹은 YLLs

그림 14.1. 세계질병부담: 주요 사망 원인과 조기 사망에 따른 손실 년수(years of life lost due to pre-mature death, YLLs), 2010년 [출처: C. Murray et al., "The Global Burden of Disease: Generating Evidence, Guiding Policy," Institute for Health Metrics and Evaluation, July 23, 2013, http://www.healthdata.org/sites/default/files/files/policy_report/2013/GBD_GeneratingEvidence/IHME_GBD_GeneratingEvidence_FullReport.pdf.]

도상국에서는 지난 20년간 현저한 변화가 생겨서 당뇨병, 암, 심장병 같은 비전염성 질환이 크게 증가하였다.(그림 14.2). 하기도 감염, 설사, 결핵, 뇌수막염 등이 20%에서 50%가량 줄어드는 등 전염성 감염 질환은 현저하게 감소한 반면, 두 가지 주목할 만한 예외가 있다. 인간면역결핍바이러스HIV/에이즈는 350% 증가하였고, 말라리아는 20% 이상 증가하였다.[4]

달리 말하자면 선진국의 주요 사망 원인이 이제는 개발도상국의 중요한 사망 원인으로 자리를 잡아 가고 있다는 말이다. 이는 비만, 고혈압, 흡연 증가 등의 위험 요인이 점점 확산되고 있기 때문이라 할 수 있다.[4] 그 다음에 나온 수치는 어떤 위험 요인과 질병이 가장 많은 사망 및 장애와 연관되어 있는지를 보여 준다.(그림 14.2, 그림 14.3).[5] 비전염성 질환으로 인한 사망이 감염성 질환, 산모 질환, 신생아 질환, 영양성 질환보다 3대 1의 비

원인	순위	2010 DALYs (95% UI) 단위(1,000명)
허혈성 심질환	1	129,795(119,218-137,398)
하기도 감염	2	115,227(102,255-126,972)
뇌졸중	3	102,239(90,472-108,003)
설사	4	89,524(77,595-99,193)
HIV-에이즈	5	81,549(74,698-88,371)
말라리아	6	82,689(63,465-109,846)
요통	7	80,667(56,066-108,723)
조산 합병증	8	76,980(66,210-88,132)
만성 폐쇄성 폐질환	9	76,779(66,000-89,147)
교통사고	10	75,487(61,555-94,777)
주요 우울장애	11	63,239(47,894-80,784)
신생아 뇌질환	12	50,163(40,351-59,810)
결핵	13	49,399(40,027-56,009)
당뇨병	14	46,857(40,212-55,252)
철 결핍성 빈혈	15	45,350(31,046-64,616)
신생아에서의 패혈증 및 기타 감염성 장애	16	44,236(27,349-72,418)
선천성 기형	17	38,890(31,891-45,739)
자해	18	36,655(26,894-44,652)
넘어짐	19	35,406(28,583-44,052)
단백질-에너지 영양결핍	20	34,874(27,957-41,662)

표 14.1. 전 세계 장애 원인 |출처: C. Murray and A. Lopez, "Measuring the Global Burden of Disease," *New England Journal of Medicine* 369 (2013): 448-457.]

율로 더 많다.(그림 14.3)

여기서도 역시 과거에는 선진국에서 주로 보이던 문제점들이 나타나는 것을 확인할 수 있다. 고혈압, 체질량지수, 공복혈당의 수치가 급등한 점에 주목하자. 흡연, 과일 섭취 부족이나 나트륨 과다 섭취, 신체활동 부족 등이 특히나 현저한 영향을 미치고 있다.

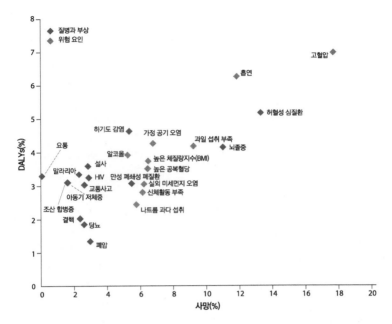

그림 14.2. 질병의 주요 원인 및 사망과 장애의 위험 요인 [출처: C. Murray et al., "The Global Burden of Disease: Generating Evidence, Guiding Policy," Institute for Health Metrics and Evaluation, July 23, 2013, http://www.healthdata.org/sites/default/files/files/policy_report/2013/GBD_GeneratingEvidence/IHME_GBD_GeneratingEvidence_FullReport.pdf.]

개발도상국에서 위험 요인과 질병의 양상이 변화하고 있다는 점이 중요하다. 그저 이것이 공중보건에서 중요한 쟁점이라서만은 아니다. 질병의 양상이 모두 획일적으로 변하고 있다는 것은 예방과 치료에 있어서도 보다 동질한 접근 방법이 가능해진다는 뜻이기 때문이다. 경제 발전은 앞으로 세상의 장벽을 낮출 수 있다. 이것은 새로운 건강 위협을 의미하는 것일 수도 있으나, 새로운 보건의료의 기회를 의미하기도 한다. 사실 이것은 의료를 완전히 민주화하여 의료민주화를 부유한 서구인들만이 아닌 진정 모든 사람들이 누릴 수 있는 기회가 열린다는 의미다.

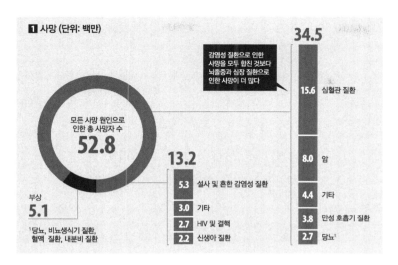

1 사망 (단위: 백만)

34.5

감염성 질환으로 인한
사망을 모두 합친 것보다
뇌졸중과 심장 질환으로
인한 사망이 더 많다

15.6 심혈관 질환

모든 사망 원인으로
인한 총 사망자 수
52.8

8.0 암

13.2

4.4 기타

5.3 설사 및 흔한 감염성 질환

3.0 기타

3.8 만성 호흡기 질환

2.7 HIV 및 결핵

부상
5.1

2.2 신생아 질환

2.7 당뇨¹

¹당뇨, 비뇨생식기 질환,
혈액 질환, 내분비 질환

그림 14.3. 치명적이나 방치되고 있는 것들: 2010년에는 암, 당뇨병 등의 비전염성 질환(NCDs)으로 인한 사망 및 장애가 감염성 질환으로 인한 것보다 더 많았으나 그에 걸맞은 제대로 된 투자가 이루어지지 않았다 [출처: L. O. Gostin. "Healthy Living Needs Global Governance," *Nature* 511 (2014): 147-149.]

감염성 질환

만성질환들이 큰 문제로 자리 잡고 있지만 감염성 질환 역시 여전히 중요하다. 감염성 질환은 여전히 전 세계 장애 원인 중 2위(폐렴), 4위(설사), 5위(HIV), 6위(말라리아)를 차지하고 있다.[3,4] 전 세계적으로 만 15세 이하의 아동들 중 결핵에 걸리는 아동의 숫자는 생각했던 것보다 2배나 많은 1년에 대략 100만 명에 육박한다.[6] 그리고 20대 질병 중에는 몇몇 다른 감염성 질환들도 자리 잡고 있다. 아프리카 등 개발도상국 중 상당 부분에서 감염은 여전히 주요 사망 원인 및 장애 원인으로 작용하고 있다. 비말라리아성 발열성 질환non-malarial febrile illness은 저소득 국가 아동 사망의 주요 원인이다. 전 세계 196개국 중 22개국(11%)의 결핵 유병률은 대단히 높다. 이는 빈약한 항생제 보급과 다제내성 균주(multidrug antibiotic-resistant strain)의 등장이 준 영향이 결합되어 나타나는 현상이다.[7] 전 세계 역시 이 문제에 무관심하지는 않아서, 2014년에는 감염성 질환 발발에 대처하는 것을 목적으로(비록 유행병이 전 세계적으로 창궐하여 선진국까지 퍼지는 것을 막자는 데 주안점을 두고 있기는 하지만) 미국 및 다른 26개 국가들이 글로벌보건안보구상(Global Health Security Agenda)을 결성하였다. 이것은 정말이지 만만치 않은 목표다. 전 세계 적인 불균형이 존재하고 있기 때문이다. 의료 기술은 일반적으로 기반 시설과 자원이 풍부한 곳에서 잘 갖추어져 있지만, 사실 전 세계적으로 보건 의료서비스가 가장 필요한 곳은 제대로 작동하지도 않는 기증받은 장비로 운영되는 곳들이다.

감염성 질환에 대처하려면 새로운 도구가 필요하다. 휴대전화를 보자. 2013년 기준으로 아프리카의 휴대전화 가입자는 6억 3천만 명이 넘고, 이 중 9,300만 명은 스마트폰을 이용하고 있다. 그리고 이 숫자, 특히 모바일 인터넷과 연결된 사람들의 숫자는 빠른 속도로 증가하고 있다. 예를 들면 나이지리아에서는 2000년에 휴대전화 가입자가 3만 명에 불과했지만 지금은 1억 4천만 명에 이른다.[1] 휴대전화가 널리 보급되었다는 사실만으로도 교육이 가능해진다. 예를 들면 남아프리카공화국의 마시루레케 프로젝트(Project Masiluleke)는 매일 수백만 건의 문자메시지를 보내서 사람들로 하여금 HIV/에이즈를 검사하고 치료받도록 유도하고 있다.[8] 말라리아가 풍토병인 시골에서는 휴대전화 문자메시지가 말라리아를 감시하고 약물의 충실한 복용을 촉진하는 도구로 사용되고 있다. 휴대전화를 이용하면 부모들이 아이의 출생신고를 쉽게 할 수 있어서 정부에서도 백신 접종 일정을 계획할 수 있다. 문자를 통한 교육 계획안은 결핵, 말라리아, 성병 등에 활용되어 왔는데, 이런 프로그램들이 좋은 성과를 보여 주기 시작했다. 미국소아과학회에서 개발한 "아기의 호흡 돕기Helping Babies Breathe"라는 교육 프로그램은 탄자니아에서 조기 신생아 사망율early neonatal mortality을 47%나 줄였다.[9] 케냐에서는 말라리아의 확산을 이해하기 위해 1,500만 명의 휴대전화 자료를 이용하여 지리—시간적 패턴geo-temporal pattern과 보균자의 이동 역학human carrier travel dynamics을 지도로 만들었다.[10] 세계백신면역연합GAVI Alliance의 최고경영자 세쓰 버클리Seth Berkley는 다음과 같이 지적하였다. "기존의 모델을 바탕으로 휴대전화 자료가 단 1%만 개선되어도 1년에 만 5세 이하 어린이 69,000명의 사망을 예방하는 효과를 낼 수 있다."[1]

최근에는 휴대전화를 그저 소통의 도구가 아닌 그 이상으로 활용하기 위한 시도가 이루어지고 있다. 부가장치를 이용하면 휴대전화를 쉽게 고해상도 현미경으로 바꾸어 놓을 수 있다. 그리고 이것을 이용하면 단순한 광학현미경을 통해서는 말라리아에 감염된 적혈구를, 형광현미경을 통해서는 결핵을 신뢰성 있게 진단할 수 있음이 입증되었다.[11a] UCLA의 아이도 건 오즈칸Aydogan Ozcan과 그의 연구팀은 스마트폰 카메라에 사용하는 레이저 다이오드 부가장치laser diode attachment를 이용해서 크기가 150~300나노미터nm에 불과한 사람거대세포바이러스Human Cytomegalovirus, CMV 하나, 그리고 사람의 머리카락(10만 나노미터)보다 1,000배나 가는 사물의 영상을 얻어 내는 데 성공했다.[1] 또한 캘리포니아 공과대학의 공학자들은 스마트폰 기반의 현미경을 한 단계 더 발전시켜 전용 광원조차 필요 없게 만들었다.[11b]

랩온어칩 또는 소형 토탈분석시스템miniature total analysis systems, μTASs으로 알려진 미소유체장치[12]는 감염성 질환의 진단을 용이하게 만들어 주었다. 코넬대학교의 공학자들은 이런 화학 기반의 시스템을 이용하여 카포시 육종Kaposi's sarcoma을 일으키는 헤르페스바이러스Herpes virus를 스마트폰으로 진단했다.[13] 르완다에서는 광판독에 사용하는 저렴한 광검출기photodetector를 이용하여 20분 동안 환자 70명의 HIV를 진단했다. (한 명만 못 맞혔다.) 민감도sensitivity와 특이도specificity 측면에서 전통적으로 이용되어 온 ELISAenzyme-linked immunoabsorbent assay antibody. 효소결합 면역흡착 분석법 검사와 견줄 만한 결과다.[12] μPADs[12]로 알려진 종이 기반의 분석 장비를 사용하는 대단히 저렴하고 성능 좋은 진단법은 혈액이나 소변 같은 체액을 모세관 현상으로 흡수하여 감염성 질환이나 비전염성 질환에 대한 검사 결과를 신속하게 내놓는다.[14]

하지만 종이를 혁신적으로 이용하는 사례는 미소유체공학을 뛰어넘어 현미경 영역으로 이동했다. 스탠퍼드 대학교의 마누 프라카시Manu Prakash가 발명한 종이현미경은 아주 놀랍고도 검소한 혁신이다.(그림 14.4)[15-20] 편평한 종이 한 장으로 10분 만에 조립할 수 있는 "폴드스코프Foldscope"는 주머니에 쏙 들어갈 정도의 크기이고, 외부 전력도 필요 없으며, 5센트 동전 두 개보다 가벼운데 사물을 2,000배나 확대해서 볼 수 있다. 이것을 만드는 데 필요한 것은 56센트짜리 작은 렌즈와 6센트짜리 3볼트 버튼 전지button battery, 21센트짜리 LED 전구, 그리고 약간의 테이프와 스위치 하나가 전부다. 비용을 모두 합쳐도 1달러가 채 안 된다. 이것을 이용하면 리슈마니아 도노바니Leishmania donovani*, 크루스 파동편모충Trypanosoma cruzi**, 대장균E. coli, 주혈흡충Schistosoma haematobium, 람블편모충Giardia lamblia, 그리고 그 외 수많은 박테리아들과 기생충들을 확대해 볼 수 있음이 입증되었다.[19]

---

* 1μm 크기의 원생동물.
** 일종의 기생충.

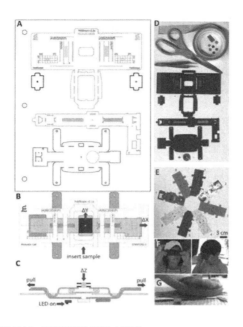

그림 14.4. 50센트짜리 고성능 종이현미경 '폴드스코프' [출처: J. Cybulski, "Foldscope: Origami-Based Paper Microscope," *arXiv*, 2014, http://*arxiv*.org/pdf/1403.1211.pdf.]

　매년 60만 명 정도의 사람들을 죽음으로 내모는 말라리아를 빠르게 진단할 수 있는 새로운 방법들의 경우 아주 저렴한 휴대형 장치를 개발하는 쪽으로 전반적인 경향이 흐르고 있음을 알 수 있다.[10,21-23] 말라리아 기생충은 헤모글로빈을 소화하면 헤모조인 철분결정hemozoin iron crystal을 만들어 낸다.[24] 감염된 세포를 근적외선 레이저 에너지near-infrared laser energy에 노출시켰을 때 형성되어 터져 나오는 나노거품nanobubbles으로 이 결정을 감지할 수 있다. 여기서 아주 특징적인 소리가 나오기 때문에 이것으로 말라리아를 감지할 수 있는 것인데(그림 14.5) 이는 "구축함이 잠수함을 감지하는 것과 비슷한 방법이다."[24] 이 피부검사는 즉각적으로 결과가 나올 뿐만 아니라, 그 어떤 생활 주기의 말라리아도 감지할 수 있고, 시약이나 채혈도 필요 없지만 놀랍게도 800개의 적혈구 중에서 하나의 감염 적혈구를 감지해 낼 수 있을 정도로 민감하며, 거짓 양성반응도 나타나지 않는다. 이 검사에는 20초의 시간과 50센트의 비용이 든다. 쥐 실험에서 처음 효과가 입증되었지만 지금은 임상시험 단계에 들어가 있다. 또 다른 말라리아 감지 장치는 손목에 착용하는 것으로 자기센서와 광학센서가 결합된 재사용 가능 센서를 통해 말라리아에서 나온 헤모조인을 감지한다.[25] 피 한 방울의 정량적 중합효소 연쇄반응법quantitative polymerase chain reaction, qPCR을 이용하는 새로운 말라리아 진단법이 몇 가지 더 있다. 이를테면 신생업체 '암플리노Amplino'가 그 예다. 특히나 매력적인 부분은 qPCR을 나노바이오짐nanobiosym의 "진–레이더Gene Radar"[26]와 콴투엠디엑스, 바이오밈 등의 휴대형 모바일장치에 포함시키는 것이다.(그림 14.6, 그림 14.7)[27-30] 현장에서 염기서열을 분석할 수 있게 되면 임질균과 기타 성병, 웨스트 나일 바이러스West Nile virus, 뎅기열 바이러스, 결핵균 등을 비롯한 다양한 병원체들을 DNA 염기서열분석을 통해 휴대용 장치로 진단할 수 있게 되는 것이다. 케임브리지 대학교는 검사지와 스마트폰 카메라로 직접 수행하는 비색검정colorimetric assay을 이용하여 결핵, 말라리아, HIV 등을 진단할 수 있는 훨씬 더 간단한 방법을 개발하기도 했다.(그림 14.8)[31,32]

다른 도구들도 기반 시설이 빈약한 환경에서 사용이 가능해지고 있다. 유전체 염기서열분석에 들어가는 비용과 시간이 급락하면서, 배양된 병원체를 염기서열분석하여 항생제 내성을 진단할 수 있게 되었다. 객담 등의 표본을 채취할 수 있다면 더욱 신속한 진단이 가능하다. 체액은 분자진단의 중요한 원천이지만, 호흡도 마찬가지다.[33] 호흡의 질량분석Mass spectrometry analysis이 결핵의 진단에 이용되어 왔고, 전통적인 객담 도말 현미경검사

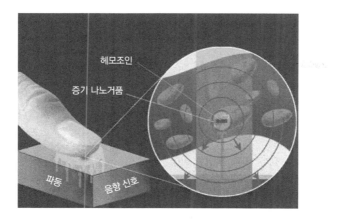

그림 14.5. 말라리아의 나노거품 피부검사 [출처: "In This Issue: Transdermal Detection of Malaria," *PNAS* 111 (2013): 877-878. http://www.pnas.org/content /111/3/877.full.pdf+html.]

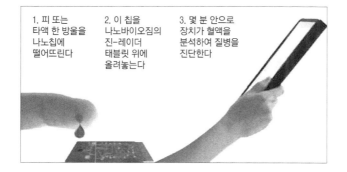

1. 피 또는
타액 한 방울을
나노칩에
떨어뜨린다

2. 이 칩을
나노바이오짐의
진-레이더
태블릿 위에
올려놓는다

3. 몇 분 안으로
장치가 혈액을
분석하여 질병을
진단한다

그림 14.6. 모바일장치로 결핵, 말라리아, HIV를 진단할 수 있는 진-레이더 나노기술 [출처: M. Farrell, "Blood Tests in Minutes, Not Days or Weeks," *Boston Globe*, September 29, 2013, http://www.bostonglobe.com/business/2013/09/29/rapid-blood-test-device-could-game-changer/ZEQQzCzwfNoFATUIW2Le3M/story.html.]

sputum smear microscopy와 같은 검사 결과가 나옴이 입증되었다.[33] 후자의 경우 그다지 훌륭한 기준이 못 된다. 40~60%의 진단을 놓치기 때문이다. 호흡 분석을 대규모로 시험해 본 것은 아니지만, "엑스퍼트Xpert"라고 알려진 현장

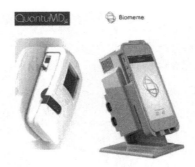

그림 14.7. 콴투엠디엑스와 바이오밈의 휴대형 qPCR 장치 [출처: http://www.quantumdx.comandhttp://
bio-meme.com.]

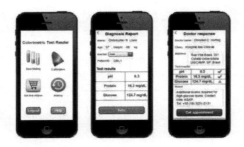

그림 14.8. 케임브리지 대학교에서 개발한 컬러리메트릭스(Colorimetrix) 어플리케이션 [출처: A. Yetis-
en, "A Smartphone Algorithm with Inter-Phone Repeatability for the Analysis of Colorimetric Tests," *Sensors and
Actuators B: Chemical* 196 (2014): 156-160.]

검사법은 남아프리카공화국, 짐바브웨, 잠비아, 탄자니아에서 1,500명의
개인들을 대상으로 무작위 실험을 통해 평가되었다.[34] 이 검사법은 DNA
증폭DNA amplification을 이용해 리팜핀rifampin*에 내성을 보이는 결핵을 찾아내는
검사법이다. 엑스퍼트 검사가 전체적인 이환율의 개선(가장 중요한 목표)에

---

* 결핵 치료제.

는 기여하지 못했지만, 치료 개시 비율 rate of initiating treatment 이 높아지고, 치료에서 중도 하차하는 비율이 낮아지고, 비전문 인력도 쉽게 검사를 진행할 수 있는 효과를 발휘했다.[34]

관심을 가질 만한 것이 병원체만은 아니다. 사실, 숙주(사람)의 중요성을 강조해 주는 핵심적인 증거가 있다. 개발도상국에서는 영양결핍이 대단히 중요한 문제다. 영양결핍은 개인을 감염에 취약하게 만들기도 하고, 감염의 원인이 장내 미생물체에 의해 크게 영향을 받는 경우가 많기 때문이다.[35-39] 전 세계적으로 2,000만 명 이상의 아동들이 심각한 영양결핍으로 고통 받고 있고, 단백질 결핍성 영양결핍인 콰시오커 kwashiorkor 에 걸려 입원한 아동의 사망률은 50%나 된다. 사하라 사막 이남의 아프리카를 대표하는 말라위 시골 지역에서 6개월에서 만 5세 사이의 아동 2,767명을 대상으로 두 가지 다른 종류의 항생제, 그리고 그와 짝을 맞춘 위약으로 무작위 임상시험을 해 보았다.(그림 14.9) 항생제를 사용한 경우 사망률이 의미 있게 낮아지기는 하였으나 치료를 하였음에도 불구하고 분명 사망자 숫자가 여전히 많았다.[40,41] 하지만 말라위 지역의 317쌍의 쌍둥이들을 대상으로 한 연구에서는, 둘 중 한쪽만 급성 영양결핍에 걸려 있는 경우, 성분강화 땅콩버터로 장내 박테리아 불균형이 회복될 수도 있음이 위장관 미생물 유전체 연구로 증명된 바 있다.[37] 이것은 녹말 성분이 대단히 많은 전형적인 말라위 식단과 상당히 차이가 있는 것이다. 콰시오커에 걸린 아동들의 장내 세균총을 대변 표본을 통해 쥐에 이식한 다음 성분강화한 땅콩버터를 먹이는 실험을 했더니, 쥐들이 체중을 잃었다가 다시 회복하는 모습을 보였다. 인상적인 이 두 연구는 식단, 미생물체, 심각한 급성 영양결핍에 놓인 숙주 사이에 존재하는 상관관계를 잘 입증해 보여 줬고, 또 그와 함께 식단과 항생제로 치료하는 것이 대단히 중요하고 유익함도 역시

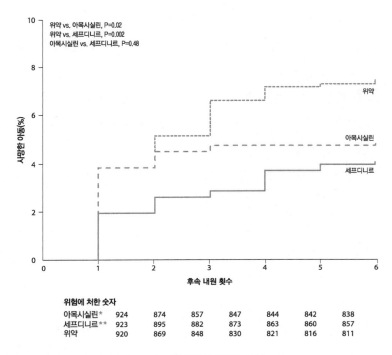

그림 14.9. 심각한 급성 영양결핍 관리에서의 항생제 무작위 실험 [출처: I. Trehan, "Antibiotics as Part of the Management of Severe Acute Malnutrition," *New England Journal of Medicine* 368 (2013): 425-435.]

보여 주었다. 하지만 어떻게 보면 이것은 숨어 있던 범인을 이제야 확인한 첫 단계에 불과하다고 볼 수 있다. 장래에는 저렴한 현장 염기서열분석 도구(그림 14.5, 그림 14.6, 그림 14.7, 그림 14.8)를 이용하여 질병을 야기한 세균의 종류와 불균형을 빠른 시간 안에 정확히 찾아내고, 거기에 맞추어 특정한 생균제probiotics를 사용할 수 있게 될지도 모른다.[42,43]

---

* 항생제.

** 항생제.

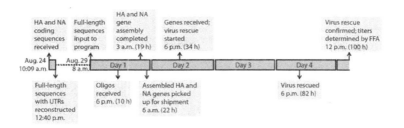

그림 14.10. 인플루엔자 바이러스 균주를 신속하게 염기서열분석하여 백신을 만들어 내고 인터넷을 통해 전송할 준비를 마치게 된다 [출처: P. R. Dormitzer et al., "Synthetic Generation of Influenza Vaccine Viruses for Rapid Response to Pandemics," *Science Translational Medicine* 5, no.185 (2013): 1-13.]* * *

앞으로 인터넷을 통해 백신을 전송할 수 있는 능력이 개발되어 이것과 모바일기술이 합쳐지면 더욱 놀라운 모바일기술 적용 사례가 탄생할 수도 있다. 벤터^{Venter}와 그의 동료들은 이미 원인 균주에 맞춰진 합성 인플루엔자 백신을 빠른 속도로 만들어 낼 수 있는 능력을 선보인 바 있다.(그림 14.10) 적어도 이론적으로는 이 코드를 실시간으로 지구상 어느 곳이든지 인터넷을 통해 확산시켜 초기 전염병 대응 시스템으로 이용할 수 있다.[44] 물론 인플루엔자는 이 전략으로 비슷하게 접근할 수 있는 여러 가지 미생물체들 중 대표적인 것일 뿐이다. 이것은 분명 빠른 시일 내에 합성생물학^{synthetic biology} 앞에 열리게 될 가장 흥미로운 기회가 될 것이고, 디지털 영역과 생물정보학 영역이 합쳐져 의료를 발전시키는 전형적인 예가 될 것이다.

---

* * * 100시간 만에 특정 바이러스에 대한 백신을 만들어 내는 방법을 보여 준 논문의 일부로, 이 그림만으로 전체 내용을 이해하기는 어렵다. UTR은 untranslated region, HA는 hemagglutinin, NA는 neuraminidase, FFA는 focus formation assay를 뜻한다.

비감염성 질환

개발도상국에서의 비감염성 질환은 그저 증가하는 수준을 뛰어넘는다. 암 하나만으로 인한 사망자의 수가 HIV, 결핵, 말라리아로 인한 사망자를 모두 합친 것보다 더 많아졌다. 매년 암으로 진단받는 1,400만 명의 사람들 중에서 57%는 저소득층 국가와 중간소득층 국가 출신이다. 그리고 이들이 전 세계적으로 암으로 인한 사망 중 대략 70%(그리고 피할 수 있었던 사망의 80%)를 차지한다.[45] 유방암도 그런 사례다. 유방암은 이제는 분명 전 세계적인 질병으로 자리 잡았고, 앞으로 10년 동안 발생할 것으로 예상되는 2,000만 건의 유방암 사례 중 절반 이상이 저소득층 국가나 중간소득층 국가에서 나오게 될 것이다.[46] 이런 국가들 중 상당수는 암전문의는 물론이고 직종을 불문하고 보건의료 종사자의 수가 턱없이 부족할 뿐만 아니라, 개발도상국에서는 암을 효과적으로 진단하고 치료할 수 있는 의료 기관이나 기반 시설 자체도 부족하다. 하지만 감염성 질환을 종이현미경으로 검사할 수 있게 된 것처럼 암 치료에서도 그와 유사한 혁신이 등장하고 있다.[47-49] MIT의 공학자들은 종양 단백질과 상호작용하는 나노입자를 이용해 암을 신속하게 감지할 수 있는 소변검사법을 개발했다.[50] 이 논문의 수석 저자인 상기타 바티아Sangeeta Bhatia는 이렇게 말했다. "개발도상국의 시골 환경에서 특별한 장비도 필요 없고 별도의 처리도 하지 않은 표본에서 시행할 수 있는 종이검사를 이용해서 암을 검사할 수 있다면 무척 흥미로울 것이라 생각했습니다. 간단한 판독 결과를 휴대전화로 촬영해서 멀리 떨어진 보호자에게 전송할 수도 있을 테죠."[50] 환자는 나노입자를 주사 맞은 후에 비정상적인 종양 단백질과 결합된 나노입자를 감지할 수 있는 항체가 입혀진 종이검사지에 소변을 보면 된다. 일단 유효성이 입증되고 나면 이것은 집에서 하는 임신검사와 비슷한 역할을 하게 될 것이다.[47] 심지어 연구자들은 일회성 검사가 아니라 피부 아래 이식하는 나노입자 제제로 장기적인 암검사를 할 준비도 하고 있다.

암을 감지하는 또 다른 창의적인 방법이 있다. 이것은 스마트폰, 햇빛, 그리고 작은 DNA 표본을 이용한다. 코넬 대학교에서 개발한 이 방식은 표본을 가열하고 식히는 데 전기, 프라이머primer, 정교한 전자장비가 필요한 일반적인 PCR 수행 방법 대신 그냥 간단하게 렌즈를 통해 모은 햇빛과 PCR를 구동할 디스크만 이용하면 된다.[49] 암검사에 적용되었던 종이 기반 장치는 암 외에도 간기능검사 측정 방법으로도 개발되었다. 기존의 간기능검사의 경우, 한 번 할 때마다 4달러 정도의 비용이 들었지만, 이 방법은 10센트면 가능하다. 피 한 방울을 소수성의 장벽 패턴이 새겨진 종이 안에 흘리면 그 결과가 분석되어 휴대전화 카메라를 통해 전송된다.[51]

이 책의 앞에서 다루었던 센서, 영상 촬영, 체학 등을 이용하는 디지털화된 GIS 접근 방식들은 개발도상국의 비전염성 질환에 걸린 사람들에게도 그대로 적용된다. 하지만 이 기술을 적용하려면 그저 휴대전화 신호가 잡히는 것만으로는 부족하기 때문에 의학적 GIS를 작동시키는 데 필요한 센서와 영상 장치를 구하기 위한 몇몇 크라우드펀딩 프로젝트가 시작되었다. (센서를 구하기 위한 프로젝트는 더 센서 프로젝트[The Sensor Project][52] 등, 영상 장치는 이미징 더 월드[Imaging the World][53] 등이 있다.) 휴대용 고해상도 초음파 영상이 출산 전후의 사망률을 줄일 수 있음이 입증된 인상적인 사례도 있었다. 조산사들에게 이 장치를 주고 전치태반placenta previa, 태아의 역위breech fetal position 등 영상 촬영으로 알아낼 수 있는 5대 위험 요소에 대해 딱 하루 교육하였더니 가나와 인도의 시골 지역에서 치명적인 사건의 발생이 70% 이상 줄어들었다. 신생아의 건강도 아프리카와 인도의 오지 곳곳에서 여러 가지 방식으로 모바일장치를 통해 다뤄지고 있다. 이를테면 예비 엄마에게 임신령에 따른 정보를 문자메시지로 보내 주고, 산과적 합병증의 징후가 있는 여성들은 의료 시설에서 출산하게 하는 등의 프로그램들이다.[54] 그리고 임신 여성의 10% 정도가 걸리고 합병증의 위험을 크게 증가시키는 임신중독증preeclampsia은 혈액 내 산소를 측정하는 저렴한 스마트폰 장치를 이용하면 조기에 감지할 수 있다.[55] '더 센서 프로젝트'에서는 인도, 파키스탄, 나이지리아, 모잠비크의 8,000명의 여성들에게 센서를 공급하기 위한 기금을 모으고 있는 중이다.[52]

개발도상국에서 스마트폰과 연계된 검소한 기술이라는 주제는 디지털 의료의 민주화에서 핵심적인 위치를 차지한다. 살펴본 것보다 훨씬 더 많은 도구들이 나와 있다. 이를테면 귀, 코, 인후부를 전체적으로 검사할 수 있는 50달러짜리 내시경이라든가(이 장비는 타이완 시골의 산악 지역에서 현장 검사를 마쳤다.)[56] 스탠퍼드 대학교에서 개발한 스마트폰 안과검사키트 등이다. 이 안과검사키트는 틈새등현미경slit lamp 없이도 결막, 수정체, 각막, 홍채 등 20,000~30,000달러짜리 표준 장비로 하는 것과 똑같은 검사를 90달러에 수행할 수 있다.[57] 이 키트는 눈을 보는 폰이라는 의미로 "아이 폰eye phone"이라는 별명이 붙었고, 한 연구자는 이것을 "눈을 위한 인스타그램The Instagram for the Eye"이라 불렀다.[57,58] 오스트레일리아 국립대학교에서는 3D 프린터를 활용하여 1센트짜리 작은 현미경 렌즈를 만들어 냈다. 이것을 스마트폰에 부착하면 300달러짜리 피부확대경dermascope과 동등한 기능을 보여 준다.[59a] 하버드 대학교의 공학자들은 "범용 모바일 전기화학 탐지기universal mobile electrochemical detector"를 발명했다. 제조에 25달러 정도가 들어가는 이 장치는 3.7볼트 리튬배터리를 장착하면 몇 달, 심지어 몇 년까지도 작동하면서 포도당이나 나트륨 같은 가장 일상적인 화학물질을 분석할 수 있다. 이 휴대용 장비는 스마트폰-클라우드 연결에 의존하여 표본을 실시간으로 현장외분석off-site analysis할 수 있다.[59b,59c] MIT 미디어랩MIT media lab에서는 "아이네트라Eye Netra"를 설계했다. 이것은 재사용이 가능한 2달러짜리 스마트폰 부착 장치로 눈을 굴절시키는 역할을 한다. 이 장치로 개발도상국에서 수천 명의 사람들이 시력을 회복했다. 하지만 이런 비교적 낮은 가격도 너무 높은 가격일 수 있다. 따라서 활력징후 모니터링 장비에서 유전체 염기서열 분석 장비에 이르기까지 도구를 새로 개발할 때마다 어떻게 하면 비용을 '최소로 하여' 전 세계적으로 보건의료 개선의 기회를 최대화할 수 있을 것인지 고민할 필요가 있다.

의료 인력의 부족

극단적으로 저렴한 기술이 개발되었다고 해서 그것으로 모두 해결되는 것은 아니다. 여전히 의료 인력은 태부족이다. 〈그림 14.11〉에 나와 있듯이 이것은 전 세계적으로 심각한 문제다. 이 그림에서 어두운 색으로 칠해진 영역은 의사, 간호사, 조산사의 숫자가 심각하게 부족한 곳을 의미한다.

이런 인력 수급 불균형에 대해서는 앞에서도 설명했었는데, 장애보정생존년DALYs으로 평가해 보면 보건의료 종사자의 숫자가 부족한 지역에서 만성질환으로 인한 부담도 가장 높게 나온다. WHO에서는 이미 전 세계적으로 400만 명의 의사들과 간호사들이 부족하다는 추정치를 내놓고 있다.[60] 보건의료 종사자의 부족에 따른 혁신도 일어나고 있다. 예를 들면 모잠비크의 간호사들은 제왕절개수술을 추가적으로 훈련받아서 의사들과 동등한 수준의 치료 성과를 달성했다.[60] 전체적으로 보면 개발도상국에서는 지역

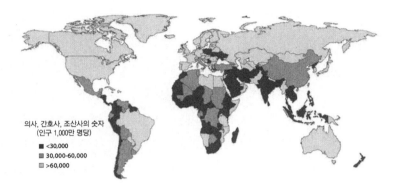

그림 14.11. 2011년 인구 1,000만 명당 의사, 간호사, 조산사의 숫자 [출처: N. Crisp and L. Chen, "Global Supply of Health Professionals," *New England Journal of Medicine* 370 (2014): 950–957.]

보건요원community health worker과 전문보조 인력paraprofessional이 크게 증가하고 있고 그들에 대한 의존도도 높아지고 있다. 원격의료 또한 매력적인 전략이며 점차적으로 지원군들이 생겨나고 있다.[61] 그런 회사들 중 한 곳인 브이씨VSee에서는 원격진단을 가능하게 해 주는 다양한 의료 장비가 들어 있는 원격의료 현장 키트를 개발했다. 버츄얼 닥터 프로젝트Virtual Doctor Project는 이헬스 오피니언eHealth Opinion 소프트웨어를 이용하여 미국과 중국에서 시골 환자들과 내과전문의들을 연결해 주고 있다. 이것은 잠비아에서 시작되어 개발도상국의 여러 지역으로 그 범위를 확대해 왔다.[62] 이런 선구적인 활동들은 환자와 의료계 종사자들을 연결하는 방법의 시작일 뿐이며, 이런 방법들이 언젠가는 부족한 전문 인력으로 인해 극복하기 어려웠던 문제들을 효과적으로 처리할 수 있게 되기를 바란다.

미시건 대학교 정보학과 부교수 니콜 엘리슨Nicole Ellison은 다음과 같이 예측했다. "전 세계 사람들 중 온라인에 접속하는 사람들이 점점 많아짐에 따라 보건의료, 깨끗한 물, 교육, 먹거리, 인권에 거대한 불균형이 존재한다는 인식이 점점 더 많아질 것이다."[63] 디지털 도구를 통해 전 세계의 보건의료를 향상시키는 것은 두 가지 서로 다른 영향을 미친다. 한편으로는 여러 사례를 통해 살펴보았듯이 모바일 신호가 존재하는 곳 어디서나 최첨단 의료를 공급할 수 있다. 스마트폰과 인터넷이 보급된 곳이라면 특히나 그 효과가 크다. 그런데 이런 전제 조건 때문에 오히려 정보격차digital divide*가 더욱 두드러지게 된다. 이러한 정보격차는 분명 미국 외 지역만의 문제가 아니다. 오바마 행정부에서는 미국 전역으로 광대역 인터넷 보급을 확대하기 위해 70억 달러 이상의 자금을 투자했지만 여전히 수백만 명의 사람들은 인터넷의 혜택을 보지 못한 채 소외되어 있다.[64] 미국의 성인 중 20%는 여전히 모바일장치를 비롯한 그 어떤 방식으로도 인터넷을 이용하지 않고 있다. 이것은 그저 컴퓨터를 다룰 줄 몰라서가 아니다. 인터넷 비용이 비싸고, 또 점점 더 비싸지고 있기 때문이다. 대표자가 불분명한 소수집단은 인터넷 비사용 집단nonaccess group 안에서는 특히 다수를 차지하고 있다. 인터넷 활용 부분에서 미국이 전 세계 20대 국가 중 7위라는 사실에 놀라는 사람들이 있을 것이다.[65] 그저 여기에 더 많은 돈을 쏟아붓는 것만으로는 충분치 않아 보인다. 미국 상무부US Commerce Department의 인터넷 정

---

* 디지털의 보편화에 따라 이를 이용하는 사람들과 그러지 못한 사람들의 경제적·사회적 격차가 더욱 커지는 현상을 말한다.

책 위원장 조셉 모리스Joseph Morris는 이 정보격차를 "하나로 모든 것을 해결할 수 있는 간단한 해결책이 존재하지 않는 복잡하고 다면적인 과제"[64]라고 불렀다. 이런 이유 때문에 다양한 반응에 대해 조사를 시작하는 것이 그만큼 더 중요해진다.

광대역 인터넷 접근을 민주화하고 모든 사람들이 인터넷을 사용할 수 있게 만들어야 한다는 아주 중요한 도전 과제가 우리 앞에 놓여 있기는 하지만, 현재의 기반 시설이 우리가 도움이 되리라 예측하지 못했던 사람들에게 도움이 되고 있다는 징조가 있다. 한 연구에서 조사해 보니 응급실을 통해 보건의료서비스를 제공받는 노숙자들 중 70% 이상이 휴대전화를 가지고 있었고, 문자메시지와 통화를 통해 건강 정보를 안내받기를 간절하게 바라고 있었다.[66] 이 연구의 저자들은 다음과 같은 결론을 내렸다. "일반 전화, 데스크톱 컴퓨터, 노트북, 와이파이 인터넷이 갖춰진 안정된 가정환경이 없는 상황에서 이들이 보건의료서비스를 받기 위해 인터넷과 어플리케이션이 필요해졌을 때 스마트폰은 그런 필요를 충족시켜 줄 수 있다."[66] 흥미롭게도 이 연구의 대상이었던 노숙자들은 안정된 가정환경을 갖고 있는 사람들보다 문자메시지와 통화를 통해 건강 정보를 얻는 부분에 대해 더욱 수용적인 자세를 가지고 있었다.

하지만 정보격차를 해소하기 위해 해야 할 일이 더욱 많이 남아 있다는 사실에는 의문의 여지가 없다. 이것은 전 세계적인 현상이다. 모바일 보건 전략을 시험해 볼 때마다 거의 항상 환자에 대한 의료를 향상시킬 수 있다는 증거가 축적되고 있다. 온두라스의 시골 지역에서 교육 기간이 5년밖에 되지 않고 연간 수입도 2,500달러에 불과한 사람들을 대상으로 당뇨병에 대해 조사한 한 연구를 보면 불과 6주 동안의 인터넷 기반 전화 통화만으로도 혈당 조절이 눈에 띄게 향상되었다.[67] 브라질의 한 도시 빈민 지역에서는 여러 가지 만성질환을 앓고 있는 100명의 노인환자들을 원격으로 모니터링하였더니 입원 횟수가 줄어들고 의료 비용도 현저하게 줄어들었다는 증거가 나왔다.[68]

이 프로젝트의 책임자는 이것이 자신의 원래 연구 범위를 훨씬 넘어서는 폭넓은 관련성을 가지고 있다고 주장하였다. "전 세계적으로 도시 인구가 급격히 노화되고 있고 전염병에서 만성질환으로 중심이 옮겨 가고 있는 상황에서 우리의 프로젝트는 모바일헬스 기술이 전 세계 도시의 보건의료에 엄청난 잠재적 혜택을 가져올 수 있음을 보여 주고 있다. 우리는 이런 종류의 혁신이 피라미드 밑바닥으로 찔끔찔끔 흘러 내려갈 때까지 기다려서는 안 된다. 이 연구는 보건의료가 가장 절실한 곳에서 이런 혁신을 시작할 수 있고, 또 해야만 함을 보여 주고 있으며, 또한 우리가 입수 가능한 최고의 기술을 이용해서 그런 활동을 벌여 가야 한다는 사실을 보여 주고 있다."[68]

시골 지역이든 도시 지역이든, 선진국이든 개발도상국이든 간에 디지털 의료 도구들이 의료를 민주화할 수 있다는 증거들은 상당히 축적되어 있다. 이는 곧 부가형 의료 장비 가격이 떨어지고 있는 것과 마찬가지로 휴대전화기의 가격 또한 떨어져야 한다는 의미다. 실제로 스마트폰 가격은 곤두박질치고 있으며 앞으로 몇 년 안으로 50달러 미만으로 떨어지리라 예측되고 있다.(그림 14.12)[69,70] 개발도상국의 시골 지역에 무료 와이파이가 등장하기 시작했고, Internet.org와 무료 모바일 서비스 계획free mobile service plan 등은 인터넷 연결이 되지 않던 아프리카 지역들에 인터넷을 보급하고 있다.[71,72] 아주 간단한 한 전략이 어느 정도 도움이 되고 있는 것으로 보인다. 바로 재활용이다.[73,74] 캘리포니아 대학교 버클리 캠퍼스의 공학연구자 다니엘 플레처Daniel Fletcher는 "Why Your iPhone Upgrade Is Good for the

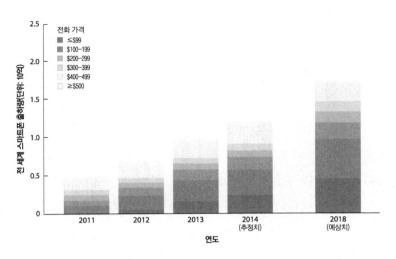

그림 14.12. 엄청나게 하락하고 있는 스마트폰 가격 [출처: "The Rise of the Cheap Smartphone," *The Economist*, April 3, 2014, http://www.economist.com/node/21600134.]

Poor."*라는 제목으로 특집 기사를 썼다.[73] 스마트폰 구입에 돈을 마음껏 쓰는 것과 가난한 사람들 사이에 이런 기이한 관계가 성립하는 이유는 간단하다. "스마트폰이 가진 막대한 능력을 개발도상국에서 사용할 수 있도록 스마트폰의 용도를 바꾸어 사용하는 일이 진행 중이다. 7년 전에 휴대전화에도 메가픽셀 단위의 카메라가 등장하기 시작하자 나는 캘리포니아 대학교 버클리 캠퍼스 연구소에 있는 내 학생들과 함께 이 카메라를 이용하면 15만 달러짜리 연구용 현미경에서 포착하는 것과 비슷한 수준으로 사람의 세포 이미지를 포착할 수 있을지 확인하는 작업을 시작했다. 내 여동생한테 빌린 노키아폰에 간단한 렌즈 세트만 부착하니 우리는 혈구세포, 말라리아 기생충, 결핵을 야기하는 박테리아 등의 이미지를 포착할 수 있었다."[73] 이제 플레처와 그의 연구팀은 스마트폰 카메라를 재활용해서 카메룬에서는 기생충을, 태국에서는 망막 질환을, 인도에서는 구강암을 찾아내고 있다. 다른 연구팀에서는 재활용 스마트폰을 휴대용 초음파 영상 촬영 시스템으로 바꾸어 놓기도 했다.

이런 종류의 혁신은 스마트폰 의료가 전 세계 구석구석까지 도달하는 데 필요한 것이 무엇인지 보여 주는 하나의 사례일 뿐이다. 이것을 현실화하기 위해서는 게이츠 재단, 보다폰 재단Vodafone Foundation, 버라이즌 재단Verizon Foundation, WHO, 그리고 그 외 수많은 다른 주체들의 협력이 필요하다. 심지어는 "어플루엔자affluenza"**에 걸린 사람들도 최신 스마트폰으로 업그레이드하는 과정에서 모르는 사이에 대의에 일조하고 있다. 구텐베르크의 인쇄술처럼 스마트폰 역시 문맹퇴치에 앞장서고 있다. 우리는 가난한 국가들의 "읽기 혁명reading revolution" 한복판에 있다.[75] 이것은 보건교육 혁신안이 더욱 잘 활용될 수 있게 해 줄 것이다. 시간이 흐르면 우리는 디지털의료를 모든 사람들이 함께 나눌 수 있게 한다는 궁극의 목표에 점진적으로 접근하게 될 것이다. 그 어느 한 사람이라도 남겨 둔 채 갈 수는 없다.

---

* 당신이 아이폰을 업그레이드하는 것이 왜 가난한 사람들에게 좋은 일인가.

** 풍요롭다는 의미의 'affluent'와 독감 바이러스 'influenza'의 합성어로, 풍요로워지면 풍요로워질수록 더 많은 것을 추구하는 현대인의 소비 심리를 말한다.

■■■■■

역마차 주인은 철도를 건설하지 않는다.

조셉 슘페터 Joseph Schumpeter 1

의사와 환자 사이의 관계는 분명 좀 더 평등해질 것이다. 보건의료는 환자가 중심이 되는
비즈니스가 될 것이고 의사는 조언자, 안내자, 조력자의 역할을 맡게 될 것이다.
온라인 상담이 일상적인 것이 되어 임상진료의 상당 부분이 온라인으로 진행될 것이다.

리처드 스미스 Richard Smith, 〈영국 의학 저널 British Medical Journal〉의 편집자 2

우리는 짧은 미래를 내다볼 수 있을 뿐이지만, 할 일이 많다는 것은 예견할 수 있다.

앨런 튜링 Alan Turing 3

■ 제15장 ■

해방된 소비자
The Emancipated Consumer

　의료계에 변화가 쉽게 찾아온 적은 단 한 번도 없었다. 1848년에 박사 이그나즈 제멜바이스Ignaz Semmelweis가 손 씻기만으로 환자의 사망률이 현저하게 줄어든다고 발표했을 때, 이러한 주장에 모욕감을 느끼고, 또 그 주장을 뒷받침할 과학적 근거를 찾을 수 없었던 의사들은 그의 주장을 그 자리에서 바로 묵살해 버렸다.[4] 그와 비슷하게 1990년에는 임신 기간 중에는 초음파를 사용하지 말아야 한다고 강력히 주장하는 사람들이 있었다. 초음파 사용의 장점을 주장하는 한 글에 반응해서 에위그만Ewigman과 그의 동료들은 〈미국 산부인과 저널American Journal of Obstetrics & Gynecology〉(그 분야에서 가장 권위 있는 학술지다.)에 이렇게 적었다. "환자의 자율성이 초음파의 일상적인 사용을 정당화해 준다는 이 저자들의 주장은 의사와 의료관리시스템을 비현실적인 기대로 이끌고, 부적절한 법적 책임을 야기하며, 환자에게도 해로울 수 있다."[5] 의사들은 1816년에 르네 라에네크Rene Laennec가 발명한 청진기조차 잘 받아들이지 않았다. 잘 받아들이지 않았다는 것도 사실 대단히 완곡한 표현이다. 당시만 해도 새롭게 나타난 장치가 전통적인 신체검사에 개입하는 것에 대해 극렬한 저항이 있었다. 결국 청진기가 널리 받아들여지는 데는 20년이라는 세월이 걸렸고 1838년에는 다음과 같은 선언이 나왔다. "청진법은 그 어떤 과학에 불어닥쳤던 것보다도 더욱 격렬한 비난을 이겨 냈다."[6] 오늘날에도 우리는 비슷한 곤경에 처해 있다. 우리는 청진기보다 훨씬 더 영향력이 강한 무언가로 넘어가려는 시점에 와 있다.

"미래의 환자The Patient of the Future"라고 불리는 나의 환자 킴 굿셀(제2장 참조)은 의료에서 일어나고 있는 변화 및 환자들과 의사들이 각각 직면하고 있는 도전에 대해 최근에 이런 내용의 이메일을 보냈다. "환자들이 정보에 대해 무제한으로 접근할 수 있고, 의료에 대한 참여의 폭이 넓어지고, 아는 것이 많아짐에 따라 새로운 도전 과제들이 분명 계속해서 생겨날 것입니다." 그럼에도 불구하고 굿셀은 이렇게 전망했다. "미래의 나침판은 환자와 의사 간의 관계가 협력적인 역학 관계로 나아가고 있음을 가리키고 있습니다. 제게 '지능형 의료medical intelligence의 공동 제작'에 참여할 기회를 주신 것에 다시 한번 감사드립니다."

이 몇 문장은 민주화의 궁극적인 형태인 해방의 본질을 환자의 관점에서 잘 포착하고 있다. 디지털화되고 무선화된 의료 덕분에 우리에게는 보건의료 모델 전체를 뒤바꾸어 놓을 기회가 열리고 있다. 이제 우리는 환자들이 의사들에게 순종하고, 의사에들게 의지하도록 강요하는 권위주의적인 의료계로부터 자유와 상대적 자율성을 확보할 수 있는 비결을 손에 넣었다.[7-18] 의료계의 강요는 이제 더 이상 통하지 않을 것이다.

의료가 예술과 과학의 이질적인 혼합물에서 개인의 GIS와 예측분석이 함께하는 진정한 데이터과학으로 근본적인 업그레이드가 이루어짐에 따라 보건의료계도 당연히 변화를 겪게 될 것이다. 한때는 환자들이 자신의 자료에 접근조차 할 수 없었다면 오늘날에는 환자들이 스스로 자료를 생성하고 그것을 소유할 수도 있다.[19-24] 한때는 접근이라는 면에서 심각한 문제가 있었지만, 오늘날에는 환자가 원할 때는 언제나 이용할 수 있는 "주문형 의료medicine on demand"가 있다. 요즘에는 환자가 자기의 피부병소나 아이의 귀 감염을 의사 없이도 신속하게 진단할 수 있다. 이것은 시작에 불과하다. 앞에서 스마트폰이 어떻게 임상검사, 신체검사, 심지어는 의학 영상에 있어서도 중추적인 위치를 차지하게 될지, 그리고 어떻게 편안하게 자신의 집에서 적은 비용으로 안전하게 중환자실 같은 모니터링을 받을 수 있는지도 살펴본 바 있다. 그리고 슈퍼컴퓨터가 완벽하게 업데이트된 의학 문헌으로부터 당신의 증상과 자료에 대한 수억 편의 논문들을 불과 몇 초 만에 처리할 수 있고, 의학적 평가가 필요한 경우 이제는 모바일장치를 통해 즉각적으로 접근이 가능한 가격 정보와 의사 및 병원에 대한 평가 정보를 확인한 후 바로 의사를 '만날' 수 있게 되었다는 점도 살펴보았다. 한 마디로 우리는 지금 기원전 400년의 히포크라테스 시대 이후로 단 한 번도 심각한 도전에 직면해 보지 않았던 가부장적인 직종에서 일어나고 있는 전례 없이 대대적인 개혁을 목격하고 있는 것이다. 우리 삶의 모든 부분이 그렇듯이 자료에 대한 휴대성이 현저하게 향상되고 개인단위화granular 되면, 그리고 이런 데이터가 대단히 많아져 자유롭게 오고가고, 완전히 투명해지고, 이것을 처리할 수 있는 컴퓨터의 능력이 막강해진다면 역사적인 변화가 일어날 수 있을 것이다. 구글이나 아마존이 미친 영향만 생각해봐도 그렇다. 하지만 언제 어디서나 검색과 구매가 가능하다는 개념도 이제는 구식이 되었다. 자료를 공유하고 맥락 안에서 그것을 처리할 수 있는 능력이 생기자 비의료 분야에서는 무인자동차driverless car 등 많은 이가 상상조차 할 수 없었던 진보로 이어졌다. 의료 분야에서의 대대적 개혁도 그만큼이나 강력할 것이다.

운전자 없는 자동차와 의사 없는 환자?

큰 트럭 뒤에서 운전할 때, 앞에 트럭 외에 아무것도 보이지 않으면 굉장히 불안한 느낌이 든다. 교통 상황과 도로 상황에 대한 중요한 정보를 알 수 없기 때문이다. 보건의료도 여기에 비교할 수 있다. 그 큰 트럭은 우리의 의사다. 의사들은 우리 앞에서 도로를 독차지하고는 자신도 모르는 사이에 우리의 시야를 가로막고 있다. 우리의 의학 GIS가 작동하게 되면 도로가 보이지 않게 가로막는 트럭이 존재하지 않는다. 이제 우리는 부자연스러운 진료실 환경에서 일회성으로 데이터를 측정하는 대신, 일상생활 환경 속에서 실시간으로 자신의 자료를 포착할 수 있게 되었다. 갑자기 우리 환자들이 큰 트럭 앞에서 운전을 하게 된 것이다.

물론 큰 트럭이라는 문제를 피하는 방법이 이것만 있는 것은 아니다. 그냥 운전을 구글에 맡겨도 된다. 구글의 무인자동차는 이제 브레이크, 가속 페달, 운전대가 없는 전기자동차다.[25-31] 이 차는 수백 개의 레이저와 레이더 센서가 안 보이는 부분을 완전히 제거해 주기 때문에 360도의 시야를 갖추고 있다. 이 차는 이제 보행자와 자전거도 인식할 수 있고, 그들의 손동작도 인간보다 더 잘 인식한다. 그리고 인간 운전자를 능가하는 훌륭한 안전 운행 기록을 보유하고 있다. 그리고 스마트폰으로 호출도 가능하다. 이런 센서와 컴퓨터 기술을 이용해 자동운전 자동차를 만들 수 있다면, 이제 의사가 없는 환자를 만들어 낼 준비도 된 것이 아닐까?

환자의 자율성이 좀 더 강화된다는 것은 의문의 여지가 없지만 정말로 의사가 없이 환자만 존재하게 되리라고는 할 수 없을 것 같다. 하지만 임상의 상당 부분이 새롭게 편성되어 현재 깊숙이 뿌리 내리고 있는 신성불가침의 의사 의존형 운영 방식은 달라지게 될 것이다.[32-34] 이제는 스마트폰으로 심전도를 바로 검사해서 컴퓨터 알고리즘을 통해 그 자리에서 바로 해석할 수 있게 되었듯이, 앞으로는 수면무호흡증후군이나 고혈압의 여부 등 다른 많은 진단들도 이렇게 변할 것이다. 간단한 정량적 데이터를 기록해서 처리하고, 신속하게 그 결과를 알려 줄 수 있는 진단이면 무엇이든 이렇게 변할 수 있다. 당신이 그냥 증상을 확인하는 데만 관심을 기울이면, 자신의 증상을 소형 장치로 입력해서 슈퍼컴퓨터와 연결하면 가능성이 제일 높은 다섯 가지 질병을 목록으로 받아 볼 수 있다. 그리고 당연한 얘기지만 참고 문헌의 목록도 포괄적으로 함께 제공되니 당신이 마음만 있다면 얼마든지 살펴볼 수 있다.

진단은 임상검사 분야로도 확대된다. 가정용 임신검사기가 1977년에 약국에 처음 등장했을 때는 그것만으로도 엄청난 사건이었지만, 이제는 머지않아 굳이 멀리 가지 않아도 감염 여부와 원인균, 장기 기능검사뿐만 아니라 일상적인 임상검사까지도 모두 할 수 있게 될 것이다.

의사가 없는 자율적 의료는 진단에만 국한되지 않는다. 모니터링이라는 부분도 존재한다. 이것은 기술력의 장점이 돋보이는 분야다. 몇몇 예를 들자면 우울증의 경우 기분, 심부전의 경우 심장 성능 관련 매개변수 신박출량, 1회 박출량, 체액 상태 등, 천식과 만성 폐쇄성 폐질환의 경우 폐와 호흡 기능, 파킨슨병의 경우 근육의 운동과 떨림 등을 긴밀하게 양적으로 실시간 평가할 수 있다. 센서, 임상검사, 스마트폰 모니터링을 적용할 수 없는 만성질환은 거의 없다. 일단 데이터만 확보된다면 그 다음에는 환자에게 지속적으로 피드백을 제공할 수 있는 합당한 알고리즘이 있느냐의 문제일 뿐이다.

내가 보는 환자들 중에 고혈압환자들이 많은데, 그 환자들이 가장 기초적인 혈압 모니터링을 의사 없이 스스로 했을 때 어떤 영향이 미치는지 이미 목격했다. 일단 수축기 혈압 130, 이완기 혈압 80 등으로 목표 값을 설정하고 나면 그 이후로는 환자가 모니터링의 책임을 맡는다. 혈압을 자주 체크해서 보기 좋게 정리된 자료를 스마트폰 스크린으로 볼 수 있기 때문에 이제 환자는 혈압이 잘 조절되고 있는지, 그러지 않다면 그 이유가 무엇인지를 스스로 진단할 수 있다. 환자는 자신의 생활 방식을 누구보다도 잘 알고 있기 때문에 비정상적인 혈압이 생기는 이유와 그 치유법을 그 누구보다도 정확하게 파악할 수 있다는 이점이 있다.

물론 의사 없이 가능한 범위에는 한계가 있어서 그 범위가 수술이나 시술 같은 대부분의 치료로 확대될 일은 없을 것이다. (로봇에게 집 안 청소나 수술 보조 등을 맡길지는 모르겠으나 자신의 심장우회술 등을 맡길 사람은 없을 테니까.) 처방의 경우 그 범위가 넓지는 않을 가능성이 크지만 일단 환자─생성 자료와 알고리즘에 의한 해석을 사람들이 완전히 받아들이고 나면 특정 질병에 대해서는 자가 처방을 하려는 움직임이 생길 것이다.(그림 15.1 점선) 예를 들어 부모의 입장에서는 아이가 패혈성 인후염strep throat에 걸렸다는 객관적인 증거가 있고, 알레르기와 기존의 약물 복용과 관련된 기록이 확보되어 있다면, 항생제 처방을 받는 데 왜 의사가 필요하겠는가? 보건의료 정책 분야의 수많은 전문가들에게 "의사 없이doctorless"라는 말은 책임을 간호사, 약사, 그리고 다른 의료 인력에게 이양하는 것을 의미한다. 환자가 자신에 대한 정보를 대량으로 가지게 되면 실제로 이런 권력 이양도 가능해지겠지만, 여기서 '의사 없이'가 의미하는 진짜 중요한 변화는 의료계 종사자들에 대한 의존도가 줄어들면서 환자의 상대적인 자율성이 커지는 것이다.

치유 부분에 가서야 이런 자율성에 한계선이 그어진다.(그림 15.1) 여기부터는 그 무엇보다도 중요한 것이 등장한다. 바로 치유의 손길과 함께하는 인간의 최종 치료에 대한 이야기다. 이것은 차별화되는 의사의 능력에 달려 있다. 의사는 뛰어난 지식 기반 및 환자의 정보를 맥락에 따라

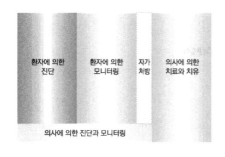

그림 15.1. 의사 없는 환자 모델로 전반적인 진단과 모니터링이 환자의 영역으로 자리 잡 게 된다

판단할 수 있는 능력을 갖춤과 동시에 환자가 건강을 유지하거나 회복할 수 있도록 공감하고, 영감을 불어넣으며 지지해 줄 수 있어야 한다. 2014 년 스탠퍼드 의대 졸업 연설에서 에이브러햄 버기즈$^{\text{Abraham Verghese}}$가 이 점을 잘 표현했다. "환자를 치료^{cure}할 수 없는 때라고 해도 여러분은 그들의 침대 곁에 머무는 간단한 행동, 즉 당신의 존재만으로도 그들을 치유^{heal}할 수 있습니다."[35] 이 부분에서는 16세기의 의사 파라셀수스^{Paracelsus}의 맹세 이상의 것을 찾아보기 힘들다. (그의 본명을 생략 없이 모두 쓰면 Philippus Aureolus Theophrastus Bombastus von Hohenheim이다!) "이것이 나의 맹세 일지니, 세상의 모든 아픈 자들을 하나도 빠짐없이 마치 내 몸처럼 사랑 할지어다."[35] 그 어떤 알고리즘, 슈퍼컴퓨터, 아바타, 로봇도 결코 이것을 대신할 수는 없다. 의료 분야에서는 결코 튜링 테스트$^{\text{turing test}}$*가 통하지 않을 것이며, 커즈와일^{Kurzweil}의 '특이점^{singularity}'**은 계속해서 복수^{plurality}***로 남게 될 것이다.

---

* 기계가 인간과 얼마나 비슷하게 대화할 수 있는지를 기준으로 기계의 지능을 판별하는 테스트.
** 커즈와일은 자신의 책 《특이점이 온다》(김명남 · 장시형 옮김, 김영사, 2007)에서 20~30년 후에는 특이점에 도달해서 인간의 지능을 뛰어넘는 기계가 출현하리라고 예측했다.
*** 특이점을 의미하는 'singularity'는 단수라는 의미도 들어 있어서 그 반대되는 의미로 plurality를 사용한 것으로 보인다.

새로운 인체의 지혜

어떤 사람들은 "인체의 지혜wisdom of the body"라고 하면 유아가 적절한 영양 공급을 위한 식단을 스스로 선택할 수 있는 능력을 타고났다거나,[36] 임신 기간 동안에 찾아오는 식탐은 반드시 필요한 영양분을 섭취하기 위한 것이라는[37] 등의 개념을 떠올린다. 하지만 사실 이 용어의 기원은 1932년에 출판된 월터 캐넌Walter Cannon의 《인체의 지혜The Wisdom of the Body》*라는 책이다.[38] 하버드 대학교의 저명한 생리학자 겸 의학 연구자였던 캐넌은 "항상성 homeostasis"이라는 개념을 만들었다. 항상성이란 우리 몸이 스스로를 정확하게 조절하기 때문에 혈당, 전해질, pH, 체온, 그리고 기타 요소들의 수준이 일정하게 유지된다는 개념이다. 이 각각의 요소들은 피드백 고리를 가지고 있기 때문에 자동조정auto-correction이 이루어지고 평형equilibrium이 유지된다. 이를테면 더우면 땀을 흘리고 추우면 몸을 떨어 체온을 좁은 범위 안에서 유지시키고, 수분이 부족하면 체액 상태를 유지하기 위해 갈증을 느끼거나 소변을 농축시키는 등의 반응이 일어난다. 심지어 캐넌은 인간이라는 유기체가 서로 간에, 그리고 환경과의 사이에서 복잡한 상호작용을 한다는 것을 이해하고 "사회적 항상성social homeostasis"이라는 개념까지 나갔다. 이 획기적인 개념들은 우리가 인간 생리학을 새롭게 이해하도록 해 주었다.

이제 우리는 인간 항상성의 새로운 차원으로 나갈 준비가 되어 있다. 개개인이 자신의 의학 자료로 직접 피드백 고리를 가질 수 있게 되었기 때문이다. 이것은 체내의 메커니즘이 아닌 체외의 메커니즘으로 안정 상태steady state가 유지된다는 의미다. 다시 혈압의 사례로 돌아가 보면, 우리 몸은 혈

---

* 정해영 옮김, 동명사, 2009.

압을 이상적인 범위 안에서 유지하지 못할 때가 종종 있다. 하지만 이제는 그런 정보가 지속적으로 개인에게 피드백되기 때문에 해당 개인이 그것을 수정하는 단계를 밟아 나갈 수 있다. 즉 음식을 싱겁게 먹거나, 식단을 조절하고, 체중을 감량하고, 운동을 하고, 충분히 수면을 취하고, 필요하다면 혈압약을 복용할 수도 있다. 이 피드백은 개인의 센서 자료, 임상검사 자료, 영상 촬영 자료에서만 끝나지 않는다. 동료들끼리의 자료 공유 또한 또 다른 피드백 고리를 제공해 줄 수 있다. 항상성에 대해 원래 캐넌이 제안한 이론에는 포함되지 않은 내용이지만, 의사가 제공해 줄 수 있는 것을 넘어서는 핵심 건강 지표의 평형 상태 개선을 위한 새로운 방법을 구상하는 것도 어렵지 않다. 수많은 인체 기능과 달리 이 자동 조절의 외부 시스템은 자동이 아니다. 여기에서는 개인의 능동적인 참여가 필요하며, 자료를 컴퓨터로 처리하여 개인이 취해야 할 행동을 알고리즘을 바탕으로 권해 준다면 참여가 더욱 용이해질 수 있다. 기존에는 입수할 수 없었던 자료를 확보함으로써 힘을 얻은 이 추가적인 피드백 고리는 캐넌이 말한 인체의 내재적 지혜를 보조하고 강화해 줄 수 있는 잠재력을 지니고 있다.

당신의 몸에서 나온 자료의 소유권

이 책의 앞부분에서 나는 자기 자료에 대한 소유권이 중요함을 역설하였다. 데이터를 기반으로 움직이는 경제에서 자기 자료의 가치가 현저하게 증가한 것은 엄연한 사실이다. 아마존, 페이스북, 트위터 같은 회사의 가치만 생각해 봐도 이제 개인 자료의 가치가 얼마나 커졌는지 쉽게 이해할 수 있다. 개별화된 건강 자료와 의학 자료가 넘쳐나고 있음은 두말할 것도 없다. 자료 소유권의 중요성에 대한 한 개인의 입장을 짚어 보는 의미로 제니퍼 린 모로네Jennifer Lyn Morone의 경우를 살펴보자. [39] 모로네는 자신의 자료를 분명하게 소유하고 통제하기 위해 개인 자료 관리를 위한 소프트웨어 플랫폼을 개발하고 1인 기업도 차렸다.(JLM inc.) 모로네는 다중센서 장치를 거의 착용하고, "돔DOME, database of me"이라는 소프트웨어를 이용한다.(그림 15.2) 이러한 플랫폼을 이용하면, 자신의 '생물학적·신체적·정신적 서비스' 자료를 패키지로 만들어 판매할 수 있다. 이것은 'N of 1' 실험이 될 가능성이 크지만, 바로 자신의 자료가 얼마나 가치가 높아졌는지, 그리고 그 자료의 소유권이 얼마나 중요한 것인지에 관한 새로운 의미를 잘 드러낸다.

해방에서 가장 핵심적인 것은 자산에 대한 소유권이다. 각각의 개인이 자신의 의학 자료를 소유할 권리가 있다는 것은 의심할 여지가 없는 자명하고 합당한 사실이다. 이것은 특허 지적 자산에 관한 이야기가 아니라, 환자의 신체 자산에 대한 이야기다. 아직 거기까지 도달하지는 못했지만 환자 참여가 얼마나 가치 있는 것인지에 대한 인식이 신속하게 확산됨에 따라 우리는 격렬하게 소유권을 추구하는 변곡점에 도달하게 될 것이다. 우리는 의료가부장주의를 넘어서야 하고, 휴대가 용이하게 자료를 만들어야 하며, 환자가 자신의 자료를 생성할 수 있는 혁신 기술을 개발해야 하고, 그 자료를 공유할 수 있는 디지털 기반 시설을 구축해야 한다.

이것은 겉으로 보이는 것처럼 그렇게 간단한 개념이 아니다. 소유권이라는 것은 완전히 소유하거나 전혀 소유하지 않거나 하는 개념이 아니기 때문이다. 당신은 당신의 휴대전화에 들어 있는 자료가 당신의 소유라고 생각하겠지만, 버라이즌이나 AT&T 같은 회사들은 당신의 계정 접속, 자료 저장, 제3자(이를테면 미국국가안전보장국)가 당신의 정보를 볼 수 있는 권한에 대한 통제권을 가지고 있다. 우리는 코리엘 의학 연구소Coriell Institute for

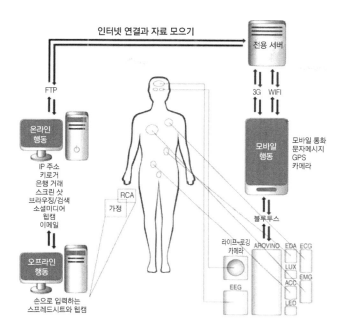

인터넷 연결과 자료 모으기

전용 서버

FTP

3G WIFI

온라인
행동

IP 주소
키로거
은행 거래
스크린 샷
브라우징/검색
소셜미디어
웹캠
이메일

모바일
행동

모바일 통화
문자메시지
GPS
카메라

RCA
가정

오프라인
행동

블루투스

손으로 입력하는
스프레드시트와 웹캠

라이프-로깅
카메라

APOVINO EDA ECG
LUX
ACC   EMG
LED

EEG

그림 15.2. 제니퍼 린 모로네의 DOME으로, 모로네가 발생시키는 모든 자료들을 저장하고 관리한다
[출처: Jennifer Lyn Morone, Inc., 2014년 8월 12일에 접속, http://jenniferlynmorone.com/.]

Medical Research에서 유전체 자료의 소유권에 대한 훌륭한 모델을 목격했다. 이곳에서는 개인의 유전체 자료를 자신의 컴퓨터에 저장하고, 이후에는 소유자가 승인하는 사람들에게만 선별적으로 접근을 허용하고 있다. 하지만 일단 소유권을 획득했다고 해도 그것만으로는 충분하지 않다. 그 소유권은 보호되어야만 한다. 개인의 자료는 해당 개인의 동의 없이 이용하거나, 팔거나, 퍼뜨릴 수 없다. 그리고 그것이 당신에게 '동의' 버튼을 누르도록 재촉(강요)하는 어플리케이션을 통해 이루어질 수는 없다. 앞에서 살펴보았듯이 대부분의 사람들은 신원만 보호된다면 연구 목적으로 자신의 자료를 이용하는 것에 동의할 의사가 있다. 제니퍼 린 모로네 같은 사람들은 익명

성을 포기하고 자신의 자료를 팔아 기뻐할지도 모르겠지만, 개인 자료와 스마트폰 절도에 대한 우려가 매우 커짐에 따라 개인의 의학 정보에 대한 보안을 최대로 강화할 수 있는 새로운 방법이 절실히 필요한 상태다. 전자 절도의 취약성을 최소화할 책임은 개인에게로 확대된다. 다행히도 보호 기능과 함께 개인 자료를 소유할 수 있는 새로운 방식이 개발 중에 있다.[40,41] 결국 각각의 개인은 자신의 자료를 소유할 뿐만 아니라 안전하게 개인 클라우드나 시스템에 그 자료를 저장해 놓고 다른 사람들에게 선별적으로 접근 권한을 부여하게 될 것이다.

고용주-고용인의 관계 재설정

미국의 구식 보건의료시스템은 고용주-기반employer-based이다. 선진국에서 예외적인 경우임에도 불구하고 부담적정보험법에서는 대체적으로 이를 수용해 왔다.[42] 진정한 해방을 달성하려면 우리는 고용인이 의료보험을 고용주에게 의존해야 하는 관행을 끝낼 필요가 있다. 이런 관행은 최근 대법원의 결정('버웰 대 하비 로비 사건[Burwell vs. Hobby Lobby]'에서 피임 등 의료보험회사의 보장 범위와 관련해서 고용주에게 유리한 판결이 내려졌다.)[43]에서도 확인할 수 있다. 우리는 고용주-기반 의료시스템으로부터의 해방을 위한 분투를 계속 이어 나가야겠지만, 아무래도 당분간은 이 비논리적이고 비효율적이고 시대착오적인 플랫폼에 어쩔 수 없이 묶여 있어야 할 듯하다.[43,44] 하지만 그럼에도 적어도 한 가지는 처리할 수 있는 문제가 있다. 바로 "기업 건강 프로그램corporate wellness programs"이다. 이것은 연간 60억 달러에 이르는 거대한 비즈니스다. 50명 이상의 고용인들을 거느리고 있는 회사들 중 절반 이상이 고용인 1인당 평균 600달러의 비용이 들어가는 건강 프로그램을 운영하고 있다.[45-47] 이 프로그램의 목표는 의료 자원의 소비를 줄이고, 결근을 줄이고, 건강에 좋은 생활 방식의 변화를 지속시키고, 생산성을 향상시키려는 것이다. 하지만 이런 노력은 전반적으로 성공적이지 못했다. 사실 투자 대비 결과의 관점에서 볼 때 명백한 실패라 말할 사람이 많다.[48-50] 이런 프로그램에서는 보통 고혈압과 콜레스테롤 검사, 건강위해성health-risk 평가, 금연 및 체중 감소 활동, 건강 교육 등을 제공한다. 프로그램에 따라서는 특정 목표에 도달하면 경제적 인센티브를 제공하기도 한다. 하지만 일반적으로 이런 것들은 건강의 본질을 수박 겉핥기식으로 건드리는 것에 불과하다. 대부분 그러듯이 연례 건강검진을 요구하는 경우라면 이 건강 프로그램은 오히려 상황을 더욱 악화시키고 있을 것이다.[51-54] 앞으로 고용인들이 자신의 자료를 소유하게 되면 건강 프로그램을 재편성해서 성공적으로 바꾸어 놓을 수 있을까?[53,55-58] 생활 방식이 건강에 미치는 영향의 중요성에 대해서는 그 누구도 의문을 제기할 수 없겠지만 지속적인 행동 변화를 달성하기란 여간해서는 쉽지 않다. 하지만 우리는 기존에는 개개인의 패턴에 대해 개인단위 자료를 얻을 수 있는 도구가 없었고, 그와 관련된 포괄적인 의학 정보도 얻을 수 없었다. 이제는 그런 정보를 얻을 수 있게 되었고, 운동 같은 좋은 행동을 게임을 통해 즐거운 활동으로 만들면 사람들이 잘 받아들이고 동기부여도 잘 된다는 자료들이 나와 있다.[59] 고용주가 관리하는 생활 방식 개선을 위한 경쟁 프로그램에 몸소 참가를 해보니(나의 책《청진기가 사라진다》후기에 자세한 내용이 소개되어 있다.)[60a] 이런 경쟁의 즐거움을 통해 줄 수 있는 좋은 영향이 적지 않다고 느꼈다. 브리티시 페트롤리엄British Petroleum과 오토데스크Autodesk 같은 대형회사에서는 고용인들에게 착용형 센서를 보급하여 처음에는 운동과 수면에 대해 추적하였다.[60b]

1,000명의 고용인을 둔 아피리오Appirio에서는 착용형 활동 추적 센서를 이용해서 진료비 청구액의 5%를 절약할 수 있었다고 주장했다.[60c] 훨씬 다양한 능력을 갖춘 의료센서들이 이제 곧 출시를 앞두고 있기 때문에 이런 프로그램은 놀라울 정도로 범위를 넓힐 수도 있다. 여기서 다시 한번 경고해야 할 중요한 부분은 고용인이 자료를 소유하고, 그것을 공유할지 여부도 결정해야 한다는 것이다. 그리고 공유하기로 결정한 경우에도 그 정보가 개인의 동의 없이는 어떤 식으로도 이용되지 않도록 보장되어야 한다. 이런 프로그램은 정보를 보유하고 만들어 내는 주체의 힘을 나타내는 의미로 고용주 건강복지계획employer health and wellness initiatives이 아니라 '고용인' 건강복지계획employee health and wellness initiatives이라 부르는 편이 더 낫겠다.

벽을 허물기

사람들을 의료의 전통적인 족쇄로부터 해방시키려면 자료도 해방시켜야 한다. 그리고 그런 일이 시작되고 있다는 조짐이 보인다. 그런 조짐 중 하나가 의료용 센서의 주요 공급업체인 필립스Philips와 클라우드 컴퓨팅의 선구자인 세일즈포스Salesforce가 합작으로 투자해서 만들어 낸 소프트웨어 개발자, 공급자, 의료장치 공급업자, 보험회사를 위한 "공개 클라우드 기반 보건의료 플랫폼open cloud-based health care platform"이다.[61,62] 공개의료 혁신은 "파워 오브 원Power of One. 한 사람의 힘"을 바탕으로 구축된다. 만약 당신이 같은 제목의 이 1분짜리 동영상을 한 번도 본 적이 없고, 세상에 커다란 영향을 미친 개인들에게 영감을 받고 싶어 한다면 다음의 주소로 한번 들어가 볼 가치가 있다. https://www.youtube.com/watch?v=GOXOlmxK0NA. 개개인의 자료와 정보가 모든 사람들을 이롭게 할 수 있는 플랫폼의 일부가 된다면 그것은 또 다른 차원의 해방이다. 나는 이것을 "역역학reverse epidemiology" 이라 생각하고 싶다. 오늘날의 역학epidemiology은 인구 집단에 대해 하향식으로 접근하여 건강과 질병의 패턴, 원인, 영향을 분석하는 학문이다. 본질적으로 이것은 평균을 지향average-oriented할 수밖에 없다. 이런 방식에서는 어느 특정 인물에 대해서 자세히 파고드는 일 없이 많은 사람들에서 나오는 자료를 보기 때문이다. 이와는 대조적으로 이제 개개인의 GIS를 확보할 수 있는 전례 없는 능력을 갖추게 된 역역학은 상향식 접근이 가능하다. 다수의 힘으로 무장한 우리는 이제 평균의 시대가 막을 내렸음을 완전히 인정하고, 건강과 질병을 이끄는 것이 무엇인지를 좀 더 정확히 이해할 수 있게 되었다. 하지만 지금까지 너무도 많은 혁신안들이 자료 수집에만 초점을 맞추어, 빅데이터에서 더 큰 빅데이터로 가려고만 했지, 심층분석deep analytics과 딥러닝이라는 결정적인 목표는 간과하고 있었다. 오늘날 그런 자료들 중 분석이 이루어지는 것은 5% 미만이다. 이제 그저 자료만 수집하는 것이 아니라 그것을 지식으로 전환하는 단계로 넘어갈 때가 되었다.[63] 우리는 의료의 역사에서 대단히 독특한 시기에 서 있다. 지금은 자료를 해방시키고 모으기 위해서도 학문적 경계를 뛰어넘는 노력이 필요하지만, 그 가치를 극대화하기 위해서도 그러한 노력이 필요한 시기다. 이 무한한 잠재력을 이끌어 내기 위해서는 학계, 생명과학 산업, 정보기술 사이의 경계를 무너뜨릴 필요가 있다. 한마디로 '사회 전체가 참여해야' 한다는 이야기다. 이것이 이루어질 때 우리는 "집단의 지혜wisdom of the population"에 다가설 수 있을 것이다.

해방으로 가는 길

독창적인 미디어 권위자 마셜 맥루한은 지적이고 통찰력 넘치는 나의 영웅들 중 한 명이다. 이 책에서도 여러 곳에서 그의 말이 인용되었다. 1962년에 그는 《구텐베르크 은하계》라는 책을 펴냈다.[64] 그는 인쇄술과 그 이후에 등장한 여러 가지 형태의 매스컴이 미친 영향에 대해 놀라운 통찰을 보여 주었다. 그로 인해 결국 그는 시대를 훨씬 앞서서 "지구촌global village"이라는 개념을, 그리고 누적되어 온 인간의 예술과 지식의 기록물들과 관련해서는 "서핑surfing"*이라는 개념을 제안하게 되었다. 인터넷이 존재하기 수십 년 전이었음에도 불구하고 그는 전자시대가 오면 한 문건에서 다른 문건으로 신속하게 여러 방향으로 이동할 수 있는 능력이 생기리라는 점을 미리 내다본 것이다. 그는 기술 '그 자체'가 중요한 것이 아니라 책과 인쇄물을 통해 사람과 그들의 문화가 새롭게 발명된 것이 중요하다는 점을 깨달았다. 아마도 맥루한은 대중매체의 영향력을 그 누구보다도 잘 이해하고, 그 누구보다도 앞서서 이해했던 사람일 것이다. 그는 인쇄기가 없었다면 미디어라는 것은 존재하지 않았을 것이고, 그럼 그가 살던 세상과 지금 우리가 살고 있는 세상도 그때와 지금의 모습으로 존재하지는 못했으리라는 것을 깨닫고 있었다.

그와 비슷한 맥락으로, 스마트폰과 그것을 뒷받침하는 전체적인 디지털 기반 시설이 없었다면 민주화된 의료도 존재할 수 없었을 것이다. 일단 '트라이코더tricorder'가 작동하기 시작하면 문화가 극적으로 바뀔 것이다. 23세기를 무대로 한 영화 〈스타트렉Star Trek〉에서 박사 레너드 '본즈' 맥코이

---

* 인터넷 서핑이나 채널을 돌려가며 보는 것(channel surfing)을 의미.

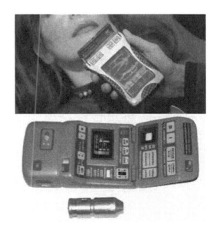

그림 15.3. 분리형 고해상도 스캐너가 달려 있는 트라이코더 장치 [출처: (위) io9, 2014년 8월 12일에 접속, http://io9.com/meet-the-teams-who-are-building-the-worlds-first-medic-1543000639; (아래) Starbase 484, 2014년 8월 12일에 접속. http://sb484.kersare.net/nova/index.php/wiki/view/page/24.]

Leonard 'Bones' McCoy는 이 휴대용 장치를 이용해서 3중 입력 기록 기능으로 질병을 즉각적으로 진단한다. 바로 GEO^geographical, 지질학적, MET^meteorological, 기상학적, BIO^biological, 생물학적 입력이다.(그림 15.3)[65-67] 〈스타트렉〉 50주년을 맞이하기 바로 직전 해인 2015년에 퀄컴^Qualcomm에서는 최고의 현대판 트라이코더를 만들어 내는 팀에게 상금 1,000만 달러의 엑스프라이즈^X-prize를 수여할 계획이다.[68] 하지만 한 가지 큰 차이가 있다. 이 장치는 본즈나 의사가 사용할 장치가 아니라 전적으로 환자에 의해 작동되는 장치이기 때문이다.

독재적 의료에서 반#자치적 의료로

이제 우리는 의료 해방으로 가는 길이 손이 닿는 범위 안에 들어왔다는 것을 알고 있다. 인간을 디지털화하는 기술에는 늘 혁신이 필요했다. 그 기술은 이제 우리 곁에 찾아왔고 계속해서 빠른 속도로 진화 중이다. 하지만 기술 혁신 자체는 그 기술을 적용해서 보건의료의 민주화를 달성하는 일에 비하면 비교적 쉬운 일이다. 따라서 나는 여기에 반드시 필요한 상호 의존적인 집단들을 한데 모아 변혁을 달성하기 위한 모델로서 "i-의료 은하계iMedicine Galaxy"를 제안하는 바이다. (그림 15.4) 우리가 서로에게 필요로 하는 부분이 무엇인지 간략하게 살펴보도록 하자.

대기업 고용주

대기업들은 수십만 명의 고용인들을 거느리면서 1년에 수십 억 달러를 보건의료에 지출하고 있다. 이런 기업들이 세금 부담을 줄여 고용인들의 보건의료 비용을 부담하기 위해 미국을 떠나거나(애브비[Abbvie]나 메드트로닉) 아니면 (제너럴모터스[General Motors]처럼) 파산하는 대신, 이 책에서는 훨씬 매력적인 대안을 제시할까 한다. 앞장서서 돌격하라. 시스템에 맞서라. 만약 대기업 고용주들이 모든 고용인들에게 민주화된 의료를 보급한다면 내원, 입원, 임상검사, 영상 촬영, 기타 진단 과정에서 들어가는 비용을 확 낮출 수 있을 것이다. 영상 촬영이 필요하면 대부분의 경우 모바일 기술을 이용한 신체검사를 통해 거의 무료로 할 수 있는데, 회사가 뭐하러 건당 평균 800달러에서 1,000달러나 하는 비용을 지불하면서 고용인들에게 쓸데없이 정교한 초음파검사를 받게 해야 한다는 말인가? 원격모니터링이 가능한데 뭐하러 하루 평균 4,500달러의 비용을 들여 가며 환자들을 굳이 병원에 입원시킨단 말인가? 환자의 집에서도 무료로 수면검사, 혹은 적어도 스크리닝검사를 해 볼 수 있는데 뭐하러 최소 3,500달러나 되는 비용을 들여 가며 종합병원 임상검사실에서 수면검사를 해야 한다는 말인

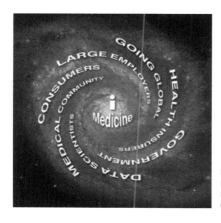

iMedicine: i-의료
Health Insurers: 보험회사
Data Scientist: 데이터과학자
Consumers: 소비자

Going Global: 글로벌화
Government: 정부
Medical Community: 의료계
Large Employers: 대형 고용주

그림 15.4. i-의료 은하계 [출처: NASA와 ESA에서 허블우주망원경을 이용해서 촬영한 소용돌이 은하(나선은하 M51, NGC 5194)의 사진에서 변형함.]

가? 왜 대기업 고용주들은 불필요한 검사나 시술을 줄이자는 'Choosing Wisely' 캠페인의 권고 사항을 추진하지 않는 것인가?[69] 이것은 대기업들이 자신의 막강한 힘을 발휘해서 비용을 절감하고 상향식 의료에 촉매작용을 할 수 있는 방법들 중 일부에 불과하다. 이 대기업 고용주들은 유나이티드 헬스, 웰포인트, 애트나 등 자신들이 거래하는 대형 의료보험회사에도 막강한 영향력을 발휘할 수 있다. 그러나 아직까지 그런 영향력을 발휘하는 대기업이 하나도 없다. 어느 한 대기업에서 먼저 나서서 근거도 없이 막대한 진료비가 청구되고 있는 현 상황을 타개하려 한다면 모두들 뒤따라 나서게 될 것이다.

소비자

소비자들은 "본인부담금co-pays" 때문에 보건의료 비용에 대한 부담이 상당히 높고, 불만도 쌓일 대로 쌓여 있다. 하지만 이런 소비자들을 행동에 나서게 만드는 것이 더 어려울지도 모른다. 우리는 소비자들이 자신의 자료를 원하고, 의료에 더 적극적으로 참여하기를 원하며, 의사와도 더 많이 교류하고 싶어 한다는 것을 안다. 그리고 환자들이 매년 셀 수 없이 많은 불필요한 검사와 시술의 희생양이 되고 있다는 것도 안다. 하지만 아직까지 막강한 영향력을 발휘하여 대중을 결집시킬 무언가 큰 사건이나 대중적 인물은 등장하지 않았다. 하지만 그렇다고 해서 앞으로도 그런 일이 일어나지 않으리라는 의미는 아니다. 미국을 비롯한 14개국에서 성인 스마트폰 이용자들을 대상으로 대규모 국제 설문 조사를 해 보니 80% 정도의 소비자가 모바일장치를 통해 의사와 교류하기를 원했고, 70% 정도는 직접내원할 필요 없이 모바일장치를 통해 의료상담을 받는 쪽을 선호했다.[70,71] 소셜네트워크가 완전히 자리를 잡았다. 풀뿌리 혁명이 일어난 사례도 여러 번 있다. 애플에서 2014년에 헬스health 앱과 헬스킷healthkit 앱을 포함한 새로운 소프트웨어 캠페인을 처음 공개했을 때 이것은 "You're More Powerful Than You Think."[*72a]라는 이름으로 불렸다. 분명 맥을 제대로 짚은 것이다. 하나로 결집한 소비자는 마치 잠에서 깨어난 거인과도 같다. 근위축증에 걸린 아이들의 부모들이 신약 승인을 위한 가이드라인 마련에서 핵심적인 역할을 한 것이나[72b], 소셜미디어와 "아이스 버킷 챌린지 Ice Bucket Challenge"[72c]를 통해 미국 루게릭병학회Amyotrophic Lateral Sclerosis Association에 연구지원 기금 모금이 폭주했던 사례만 봐도 대중의 힘이 얼마나 강력한지 생생하게 느낄 수 있다.

---

* 당신은 당신이 생각하는 것보다 더 힘이 셉니다.

정부

부담적정보험법을 통과시키기 위해 어마어마한 정치적 자금이 이용되었고 그 결과 접근이 개선되기는 하였지만, 미국의 의료를 진정으로 민주화시키기 위해 이루어진 일은 아무것도 없다. 우리의 메디케어 앤드 메디케이드 센터Center for Medicare and Medicaid Services, CMS는 시대에 뒤떨어져 있다. 필요한 진료를 처방하는 코드는 14만 개이고, 칠면조 때문에 입은 부상의 처방 코드만 심지어 9개다. 여기서 발생하는 의료 사기 액수 추정치가 연간 2,720억 달러에 이르고 있어, 미국의 보건의료시스템을 좋아하는 사람은 사기를 치고 다니는 도둑들밖에 없다는 말까지 나오고 있다. 이 의료 사기를 일부분만 해결해도 개개인의 GIS를 포함하고 상호 정보 교환이 가능한 전자의무기록을 사용하는 데 필요한 400억 달러의 투자 금액을 확보할 수 있다. CMS 수가보상에 대해 조치를 해도 그런 효과가 나타날 것이다. 이를 위해서는 제대로 가동되는 정보 시스템을 통한 완벽한 점검이 필요하고, 소비자 권리 강화를 억누르기보다는 고취시켜 주는 간단하고 합리적인 시스템이 필요하다. 불과 몇 페니의 비용밖에 들지 않는 간단한 약물 상호작용 유전자형검사를 하는데 왜 CMS에서 300달러나 수가보상을 해 주어야 하는가? 그리고 CMS는 왜 다른 모든 선진국들처럼 약물, 장비, 진단 비용에 대해 협상에 나서지 않는 것인가? 보건의료 정책 보좌관이나 변호사들에게 대체 왜 그러는 것이냐고 물어보면 뻔한 대답이 돌아온다. "그게 법이니까." 그렇다면 법을 바꿔야 할 때가 된 것이다.

자료를 환자의 소유로 만드는 일 역시 법률의 변화가 필요하다. 백악관에서는 그 어떠한 후속 조치도 없이 "소비자 사생활 보호 권리장전Consumer's Privacy Bill of Rights"에 대한 백서만 계속해서 발표하고 있다. 소유권 보호도 새로운 법안이 만들어져야만 주장할 수 있다. 연방거래위원회에서는 개인의 무조건적인 동의 없이 그 의학 자료를 팔지 못하게 금지해야 할 책임이 있다.[73] 우리가 개개인의 의학 자료에 대해 철저한 사생활 보호와 보안을 제공할 수 없다면, 혹은 정부가 사실상 해킹을 눈감아 주기로 결정한다면 의료 해방은 결코 시작되지 않을 것이다. 양자암호quantum cryptography [74a] 등 이런 중요한 목표를 달성하는 데 필요한 신기술에 대해서도 신중하게 고려해 볼 필요가 있다.

미국 FDA는 혁신을 장려한다는 말을 번드르르하게 하고 있지만 개개인이 자신의 의료에서 더욱 큰 역할을 맡을 수 있는 길을 열어 주기 위해 규제 승인 과정을 바꾸려는 노력을 거의 보여 주지 않고 있다. 스마트폰은 똑똑하다고 해서 스마트폰인데, 애매한 규제 환경 때문에[74c] 스마트폰이 그 이름값을 제대로 못하는 이유도 바로 이것이다.[74b] 더욱 빨라진 검토, 조건부 승인conditional approval, 긴밀한 시판후 전자감시post-market electronic surveillance 등 혁신을 인정하고 격려해 주는 방식에 현저한 변화가 일어나지 않는 한 새로운 의료로 가는 길은 고되고 지루한 과정이 될 수밖에 없다.

미국에서 수가보상과 규제 절차의 혁신이 부족하다는 것은 민주화된 의료가 미국에서는 자리를 잡지 못하고 있다는 의미다. 그러나 나머지 다른 나라에서는 이 저렴하면서도 효과가 좋은 기술들이 뿌리를 내리게 될 것이 분명하다. 다른 나라에서는 역효과 인센티브perverse incentive가 사실상 존재하지 않고, 점진적인 변화가 아닌 도약적 변화의 가능성이 존재하기 때문이다. 여러 가지 장비에서 이런 현상이 이미 목격되었다. 이를테면 현대식 휴대용 초음파 청진기ultrasound stethoscope가 그것이다. 전 세계 정부들 앞에 놓여 있는 가장 영향력이 큰 기회는 바로 온라인 대중공개의료를 뒷받침하고 홍보하는 일이다. 온라인 대중공개의료는 모든 사람들의 GIS를 신원 확인이 불가능하게 처리한 후 집대성한 범지구적 규모의 데이터베이스가 될 것이며, 이를 통해 모든 사람들이 자신과 제일 잘 맞는 치료법을 찾아내서 최고의 치료 결과를 얻을 수 있게 될 것이다.

의사와 의료계

어떤 혁신이 임상 현장에서 채택되기까지 평균 17년이라는 시간이 필요한 것을 봐도 알 수 있듯이, 의료계에는 변화를 못마땅하게 여기는 성향이 뿌리박혀 있기 때문에 우리에게는 '문화변동cultural change'이 필요하다. 이제막 의대를 졸업하거나 레지던트를 마치고 나오는 디지털원주민 세대의 의사들은 현재 펼쳐지고 있는 상전벽해와 같은 변화를 잘 이해하고 있겠지만, 그러지 못한 수백만 명의 의사들이 전 세계 곳곳에서 진료를 하고 있다. 우리에게는 새로운 세대의 의사와 의료계 종사자들이 의료계를 장악할 때까지 기다릴 시간적 여유가 없다. 문화변동은 대단히 어려운 일이지만 'i-의료 은하계'의 다른 집단들을 끌어들일 수 있다면, 특히나 그중에서도 가장 절박한 보건의료의 경제적 위기라는 변수를 끌어들일 수만 있다면 문화변동이 불가능한 일만도 아니다. 새로운 도구들을 활용하도록 임상의들을 교육하고 훈련하는 데 총력을 기울인다면 환자뿐만 아니라 의사자신들도 더욱 힘이 강해질 것이다. 전자차트를 기록하는 데 따르는 큰 부담을 없애 주고, 환자를 보는 시간 동안 목소리를 자연어 처리해서 필기의 부담 또한 줄여 준다면 의사들은 정말로 자유로워질 것이다. 또한 의사와 의료계 종사자들은 실제 진료비가 얼마나 나오는지 계속적으로 의식하고, 불필요한 검사와 시술을 없애고,[75a] 환자들과 이메일 등의 전자커뮤니케이션에 참여하고, 모든 자료를 공개해야 한다. 이 모두가 벌써 오래전에 이루어졌어야 할 일들이다.

데이터과학자

정부와 비협조적인 의사가 가장 큰 잠재적 장애물이기는 하지만, 이 분야를 발전시키는 데 가장 큰 걸림돌은 역시나 자료 처리의 문제다. 여기에는 역설이 있다. 이미 데이터 포착과 수집은 넘치게 이루어지고 있지만 알고리즘을 만들어 내고, 잡음으로부터 신호를 분리하고, 컴퓨터의 잠재력을 최대한으로 이끌어 내어 딥러닝을 수행할 수 있게 만들 인력은 태부족이라는 사실이다. 전 세계적으로 자료가 물 밀듯이 쏟아져 나오고 있어서 그런 자료를 처리할 전문 인력이 분야에 상관없이 모두 상대적으로 부족한 것이 사실이지만, 보건의료 분야는 그 규모와 중요성에 걸맞은 충분한 규모의 유능한 인력들을 끌어들이지 못했다. 데이터과학자가 '제사장' 노릇을 하는 시대가 되었다는 것이 오늘날의 역설 중 하나다.[75b]

i-의료 은하계

환자, 기업, 고용주, 의사, 정부, 데이터과학자. 이 주요 집단들은 한 은하계에 중력으로 서로 묶여 있는 별들과 비슷하다. 어느 한 집단의 움직임은 다른 집단에 영향을 미친다. 나는 이 책을 통해서 새로운 은하계가 만들어지고 있음을 알리고자 했다. 인쇄기가 현대문화 형성의 중심이 되었던 것처럼, 스마트폰과 i-의료iMedicine도 그에 견줄 만한 변혁을 이끌어 내고 있다. 우리 앞에는 모바일 신호만 있다면 모든 사람들이 똑같이 의료에 접근할 수 있는 잠재력이 펼쳐지는 시대, 의료가 더 이상 가부장적이지도 독재적이지도 않은 시대, 의료의 개혁과 르네상스가 널리 펼쳐질 시대가 기다리고 있다. 그제야 우리는 비로소 데스모어Desmore가 비판했던 "과학이 아니라 실수의 네트워크를 바탕으로 세워진 경험론에 불과한 의료"의 시대에서 개개인들이 직접 책임을 지고 선택을 내릴 수 있는 진정한 데이터 과학으로서의 새로운 의학의 시대로 나갈 수 있을 것이다.

다른 모든 모델들이 그러했듯이, 해방된 형태의 새로운 의료에 대해서도 분명 걸핏하면 반대하는 사람들이 넘쳐날 것이다. 이들은 분명 이런 의료는 근거도 없고, 후진적이고, 실행이 불가능하다거나 심지어는 비합리적이라며 목소리를 높일 것이다. 하지만 이것을 실현하기 위한 기술의 발전은 점점 속도를 더하고 있다. 23세기나 되어야 가능한 일이라 상상했던 일이 지금 현실로 이루어지고 있다. 나는 이런 변화가 불가피하다고 생각한다. 단지 시간문제일 뿐이다. 수 세기에 걸쳐 의료의 은하계는 의사를 중심으로 궤도를 돌았다. 만약 이 주요 집단들 중 어느 하나만이라도 힘을 쓴다면 이런 변화가 아주 신속하게 일어날 수 있을 것이다. 어쩌면 안젤리나 졸리가 균형추를 기울여 의료의 궤도를 바꾸어 놓을지도 모를 일이다. 아니면 그 주인공이 당신이 될지도.

🎞 감사의 말

　'의료의 디지털화'가 뿌리를 내리기 시작하자, 그 다음 단계는 '의료의 민주화'라는 점이 점차 분명해졌다. 이런 움직임을 포착하고 이것이 어느 방향으로 나아갈지 예측하려니 연구와 집필 활동에 깊숙이 파고들어야 했다. 그 과정에서 여기에 도움을 준 많은 분들께 감사의 마음을 전하고 싶다.

　우선 제일 먼저 나의 편집자인 베이직북스의 토마스-TJ-Kelleher^{Thomas-TJ-Kelleher}에게 감사드린다. 나는 《청진기가 사라진다》와 이 책을 모두 그와 함께 작업하는 고마운 특혜를 누렸다. 그는 내가 전달하려는 메시지를 날카롭게 다듬는 것을 도와주고 놀라울 정도로 통찰력 넘치는 비판과 영감을 선사해 주었다. 다음으로는 내 아내 수잔^{Susan}, 그리고 이제는 다 큰 세라^{Sarah}와 에번^{Evan}에게 감사의 마음을 전한다. 내 가족은 이 프로젝트를 완수하기 위해 내가 오랫동안 동굴 속에 들어가 동면하듯 지내야 했던 시간을 잘 참아 주었다. 스크립스의 내 동료들에게도 특별히 감사드린다. 미셸 밀러^{Michelle Miller}는 이 책의 출판을 위해 1,250편의 참고 문헌들과 80개의 그림들을 준비하는 데 큰 도움을 주었다. 스티븐 스타인허블^{Steven Steinhubl}은 원고를 검토하여 훌륭한 피드백과 함께 든든한 정서적 지원을 해 주었다. 재닛

하이터워Janet Hightower는 그래픽 작업을 담당해 주었다. 미국 국립보건원에서 우리 스크립스 중개과학연구소Scripps Translational Science Institute, STSI에 지원해 준 연구지원금NIH/NCATS 8 UL1 TR001114은 우리 모두가 의료의 미래, 그리고 사람들의 건강 증진 방법에 대해 혁신적으로 생각할 수 있도록 활력을 불어넣는 데 결정적인 역할을 해 주었다. 나의 출판 에이전트인 브록만Brockman Inc.의 대표 카틴카 맷슨Katinka Matson에게도 감사드린다. 작업하는 과정 동안 여러 가지 면에서 맷슨에게 크게 의지할 수 있었다.

내가 가진 선입견, 그리고 이해관계의 잠재적인 충돌에 대해서 인정하고 넘어가고 싶다. 분명 나는 기술이 보건의료를 근본적으로 변혁하고 향상시킬 것이라는 선입견을 갖고 있다. 나는 이 책의 전반에 걸쳐 사생활 보호, 개인정보 보안, 인간미, 엄격한 검증의 필요성 등을 언급하며 이러한 선입견에 대해 객관적인 균형을 유지하려 애썼다. 독자들도 나의 기술 낙관주의적 성향에 대해 균형 잡힌 시각을 유지할 수 있기를 바란다. 나는 여러 회사에서 자문위원으로 활동하고 있다. 이런 회사들에서 나는 디지털의료 전략의 수립을 돕고 있다. 그중에서 소비자와 직접 관련이 있는 회사는 AT&T, 구글, 월그린 등이다. 그리고 디지털센서 개발 관련 회사로는 내가 이사로 있는 덱스컴Dexcom, 소테라 와이어리스Sotera Wireless, 퀀터스Quanttus, 페르미노바Perminova 등이 있다. 그리고 나는 유전체학 관련 회사들과도 함께 일하며 그들이 염기서열분석 기술을 의료에 통합할 수 있도록 돕고 있다. 이런 회사로는 일루미나, 에디코 지놈Edico Genome, 지냅시스Genapsys, 사이퍼 지노믹스Cypher Genomics 등이 있다. 특히 사이퍼 지노믹스는 전체 유전체 염기서열의 자동 해석을 위해 세 명의 STSI 동료들과 내가 공동 창업한 회사다. STSI에서 우리는 퀄컴 재단Qualcomm Foundation으로부터 디지털의료와 유전체의료에 대한 연구를 발전시키기 위한 지원금을 받는 행운을 누렸다. 이런 다양한 소비자회사, 생명과학회사, 정보기술회사들과 함께 일한 덕분에 나는 의료민주화의 기회와 도전 과제에 대한 관점을 더욱 강화할 수 있었다. 나는 이 책에서 이들 회사나 그 제품에 대해 홍보를 할 마음은 추호도 없다. 그리고 그런 일이 일어나지 않도록 가능한 모든 조치를 다했다. 하지만 그래도 이들 회사와 나와의 관계에 대해 독자들이 알고 있는 것이 중요하다고 생각한다.

나는 이 책을 읽고 적극적으로 의료민주화에 기여할 독자 여러분 모두에게 감사의 마음을 전하고 싶다. 의료민주화가 가능하려면 어느 한 사람의 노력이 아니라 모두의 노력이 필요하다. 하지만 이것을 달성하고 나면 우리 모두는 결국 더 나은 건강을 누리게 될 것이다. 이보다 더 중요하고 엄청난 일이 또 어디 있겠는가.

⬚⬚⬚⬚⬚

참고 문헌

Chapter 1

1. E. Hill, "Smart Patients," *The Lancet* 15 (2014): 140–141.

2. D. M. Cutler, "Why Medicine Will Be More Like Walmart," in *MIT Technology Review*. September 20, 2013, http://www.technologyreview.com/news/518906/why-medicine-will-be-more-like-walmart/.

3. E. Brynjolfsson and A. McAfee, *The Second Machine Age* (New York, NY: W.W. Norton & Company, 2014), p. 96.

4. "Essay: The Playboy Interview: Marshall McLuhan," *Playboy,* March 1969, accessed August 12, 2014, Next Nature, http://www.nextnature.net/2009/12/the-playboy-interview-marshall-mcluhan/.

5. "The Package" *(Seinfeld),* in *Wikipedia,* accessed August 12, 2014, http://en.wikipedia.org/wiki/The_Package_(Seinfeld).

6. D. L. Frosch et al., "Authoritarian Physicians and Patients' Fear of Being Labeled 'Difficult' Among Key Obstacles to Shared Decision Making," *Health Affairs* 31, no. 5 (2012): 1030–1038.

7. L. Landro, "How Doctors Rate Patients," *Wall Street Journal,* March 31, 2014, http://online.wsj.com/news/articles/SB10001424052702304432604579473301109907412.

8. B. Greene, "Doctor, LOOK at Me," *CNN Opinion,* March 9, 2014, http://edition.cnn.com/2014/03/09/opinion/greene-doctor-patient-computers/index.html.

9. L. Landro, "Health-Care Providers Want Patients to Read Medical Records, Spot Errors," *Wall Street Journal,* June 9, 2014, http://online.wsj.com/articles/health-care-providers-want-patients-to-read-medical-records-spot-errors-1402354902.

10. "Uberification of the US Service Economy," *Schlaf's Notes,* April 4, 2014, http://schlaf.me/post/81679927670.

11. A. Srivastava, "2 Billion Smartphone Users by 2015 : 83% of Internet Usage from Mobiles," Daze Info, January 23, 2014, http://www.dazeinfo.com/2014/01/23/smartphone-users-growth-mobile-internet-2014-2017/.

12. M. Zuckerberg, "Mark Zuckerberg on a Future Where the Internet Is Available to All," *Wall Street Journal,* July 7, 2014, http://online.wsj.com/articles/mark-zuckerberg-on-a-future-where-the-internet-is-available-to-all-1404762276.

13. "The Rise of the Cheap Smartphone," *The Economist,* April 5, 2014, http://www.economist.com/node/21600134/print.

14. M. Honan, "Don't Diss Cheap Smartphones. They're About to Change Everything," *Wired,* May 16, 2014, http://www.wired.com/2014/05/cheap-smartphones.

15. A. Kessler, "The Cheap-Smartphone Revolution," *Wall Street Journal,* May 12, 2014, http://online.wsj.com/news/articles/SB10001424052702304101504579546393363686978.

16. R. Snow, C. Humphrey, and J. Sandall, "What Happens When Patients Know More Than Their Doctors? Experiences of Health Interactions After Diabetes Patient Education: A Qualitative Patient-Led Study," *British Medical Journal* 3 (2013): e003583.

17. T. Shenfield, "Collaborating with Patients in the Digital Information Age," HealthWorks Collective, April 23, 2014, http://healthworkscollective.com/talishenfield/160421/collaborating-patients-digital-information-age.

18. U. Wijayawardhana, "Smart Patients," Island Online, April 23, 2014, http://www.island.lk/index.php?code_title=100181&page=article-details&page_cat=article-details.

19. J. Erdmann and H. Schunkert, "Forty-five Years to Diagnosis," *Neuromuscular Disorders* 23 (2013): 503–505.

20. J. N. Honeyman et al., "Detection of a Recurrent DNAJB1-PRKACA Chimeric Transcript in Fibrolamellar Hepatocellular Carcinoma," *Science* 343 (2014): 1010–1014.

21. R. Winslow, "Teen Helped Research Her Own Disease," *Wall Street Journal*, February 27, 2014, http://online.wsj.com/news/articles/SB10001424052702304071004579409260544992476.

22. L. Neergaard, "Teen Helps Scientists Study Her Own Rare Disease," Associated Press, February 27, 2014, http://bigstory.ap.org/article/teen-helps-scientists-study-her-own-rare-disease.

23. S. Naggiar, "Teen Makes Genetic Discovery of Her Own Rare Cancer," *NBC News*, April 16, 2014, http://www.nbcnews.com/health/cancer/teen-makes-genetic-discovery-her-own-rare-cancer-n75991.

24. G. Marcus, "Open-Sourcing a Treatment for Cancer," *New Yorker*, February 27, 2014, http://www.newyorker.com/online/blogs/elements/2014/02/open-sourcing-cancer.html?printable=true&currentPage=all.

25. J. Wilson, "Kids Who Don't Cry: New Genetic Disorder Discovered," in *CNN Health*, March 20, 2014, http://www.cnn.com/2014/03/20/health/ngly1-genetic-disorder/.

26a. M. Might and M. Wilsey, "The Shifting Model in Clinical Diagnostics: How Next-Generation Sequencing and Families Are Altering the Way Rare Diseases Are Discovered, Studied, and Treated," *Genetics in Medicine*, 2014, http://www.nature.com/gim/journal/vaop/ncurrent/full/gim201423a.html.

26b. S. Mnookin, "One of a Kind," *The New Yorker*, July 21, 2014, http://www.newyorker.com/magazine/2014/07/21/one-of-a-kind-2.

27. G. M. Enns et al., "Mutations in NGLY1 Cause an Inherited Disorder of the Endoplasmic Reticulum-Associated Degradation Pathway," *Genetics in Medicine*, 2014, http://www.nature.com/gim/journal/vaop/ncurrent/full/gim201422a.html.

28. A. Regalado, "Business Adapts to a New Style of Computer," *MIT Technology Review*, May 20, 2014, http://www.technologyreview.com/news/527356/business-adapts-to-a-new-style-of-computer/.

29. E. Topol, *The Creative Destruction of Medicine* (New York, NY: Basic Books, 2012).

30. W. Ghonim, *Revolution 2.0: The Power of the People Is Greater Than the People in Power* (New York, NY: Houghton Mifflin Harcourt, 2012).

Chapter 2

1a. M. Specter, "The Operator," *New Yorker*, February 4, 2013, http://www.newyorker.com/reporting/2013/02/04/130204fa_fact_specter?currentPage=all.

1b. H. Brubach, "Dislocation, Italian Style," *New York Times*, July 18, 2014, http://www.nytimes.com/2014/07/19/opinion/sunday/dislocation-italian-style.html?ref=opinion.

2. J. Aw, "Patients Who Question Their Doctors Are Changing the Face of Medicine—and Physicians Are Embracing the Shift," *National Post*, March 11, 2014, http://life.nationalpost.com/2014/03/11/patients-who-question-their-doctors-are-changing-the-face-of-medicine-and-physicians-are-embracing-the-shift/.

3. B. J. Fikes, "The Patient from the Future, Here Today," *San Diego Union Tribune*, March 5, 2014, http://www.utsandiego.com/news/2014/Mar/05/kim-goodsell-genomic-medicine-topol/.

4. K. Goodsell, "Profile on Kim Goodsell," Wireless Life-Sciences Alliance, accessed August 13, 2014, http://wirelesslifesciences.org/summit-speakers/#Kim%20Goodsell.

5a. J. J. Liang et al., "LMNA-Mediated Arrhythmogenic Right Ventricular Cardiomyopathy and Charcot-Marie-Tooth Type 2B1: a Patient-Discovered Unifying Diagnosis," Heart Rhythm Society

abstract update, 2014, http://ondemand.hrsonline.org/common/presentation-detail.aspx/15/23/1386
/9568.

5b. E. Yong, "DIY Diagnosis: How an Extreme Athlete Uncovered Her Genetic Flaw Mosaic," Mosaic Science, August 19, 2014, http://mosaicscience.com/story/diy-diagnosis-how-extreme-athlete
-uncovered-her-genetic-flaw.

6. "Imhotep," *Wikipedia,* accessed August 13, 2014, http://en.wikipedia.org/wiki/Imhotep.

7. T. Koch, *Thieves of Virtue* (Cambridge, MA: The MIT Press, 2012), 23.

8. R. M. Veatch, *Patient, Heal Thyself* (New York, NY: Oxford University Press, 2009).

9. J. Katz, *The Silent World of Doctor and Patient* (Baltimore, MD: Johns Hopkins University Press, 1983).

10. L. B. McCullough, "Was Bioethics Founded on Historical and Conceptual Mistakes about Medical Paternalism?" *Bioethics* 25, no. 2 (2011): 66–74.

11. T. Koch, *Thieves of Virtue.*

12. S. F. Kurtz, "The Law of Informed Consent: From 'Doctor Is Right' to 'Patient Has Rights,'" *Syracuse Law Review* 50, no. 4 (2000): 1243–1260.

13. "Oath of Hippocrates," *in* J. Chadwick and W. Mann, *Hippocratic Writings* (Harmondsworth, UK: Penguin Books, 1950), accessed from National Institutes of Health, August 13, 2014, http://history
.nih.gov/research/downloads/hippocratic.pdf.

14. S. B. Nuland, "Autonomy Amuck," New Republic Online, June 5, 2009, http://www.powells
.com/review/2009_06_25.

15. L. Lasagna, "Hippocratic Oath," 1964, *in* P. Tyson, "The Hippocratic Oath Today," NOVA, March 27, 2001, http://www.pbs.org/wgbh/nova/body/hippocratic-oath-today.html.

16. Katz, *The Silent World of Doctor and Patient*, p. 4–8.

17. Ibid., 8.

18. Ibid., 7.

19. Veatch, *Patient, Heal Thyself,* p. 45.

20. Katz, *The Silent World of Doctor and Patient*, p. 9.

21. Ibid., 17–20.

22. Ibid., 13.

23. M. Siegler, "The Progression of Medicine From Physician Paternalism to Patient Autonomy to Bureaucratic Parsimony," *Archives of Internal Medicine* 145 (1985): 713–715.

24. Koch, *Thieves of Virtue,* 31–33.

25. American Medical Association, accessed August 13, 2014, http://www.ama-assn.org/ama.

26. R. Collier, "American Medical Association Membership Woes Continue," *Canadian Medical Association Journal* 183, no. 11 (2011): E713–E714.

27. R. Winslow, "The Wireless Revolution Hits Medicine," *Wall Street Journal,* February 14, 2013, http://online.wsj.com/news/articles/SB10001424052702303404704577311421888663472.

28. American Medical Association, *Code of Medical Ethics,* 1847, http://www.ama-assn.org/ama/pub
/about-ama/our-history/history-ama-ethics.page.

29. American Medical Association, *Principles of Medical Ethics,* 1903, http://www.ama-assn.org/ama
/pub/about-ama/our-history/history-ama-ethics.page.

30. Veatch, *Patient, Heal Thyself,* p. 33.

31. American Medical Association, *Principles of Medical Ethics,* 1958, http://www.ama-assn.org/ama
/pub/about-ama/our-history/history-ama-ethics.page.

32. American Medical Association, *Principles of Medical Ethics,* 1980, http://www.ama-assn.org/ama
/pub/about-ama/our-history/history-ama-ethics.page.

33. D. Oken, "What to Tell Cancer Patients: A Study of Medical Attitudes," *Journal of the American Medical Association* 175, no. 13 (1961): 1120–1128.

34. S. Mukherjee, *The Emperor of All Maladies* (New York, NY: Scribner, 2010).

35. Veatch, *Patient, Heal Thyself,* 17.

36. Ibid., 34.

37. L. Keslar, "Lucian Leape: Rooting Out Disrespect," *Proto,* Fall 2013, http://protomag.com/assets
/interview-lucian-leape-rooting-out-disrespect.

38. L. L. Leape et al., "Perspective: A Culture of Respect, Part 2: Creating a Culture of Respect," *Academic Medicine* 87, no. 7 (2012): 853–858.

39. J. E. Brody, "Medical Radiation Soars, with Risks Often Overlooked," *New York Times,* August 20, 2012, http://well.blogs.nytimes.com/2012/08/20/medical-radiation-soars-with-risks-often-overlooked/.

40. E. Topol, *The Creative Destruction of Medicine* (New York, NY: Basic Books, 2012), 126–127.

41. R. F. Redberg and R. Smith-Bindman, "We Are Giving Ourselves Cancer," *New York Times,* January 31, 2014, http://www.nytimes.com/2014/01/31/opinion/we-are-giving-ourselves-cancer.html.

42. L. Landro, "Where Do You Keep All Those Images?," *Wall Street Journal,* April 8, 2013, http://online.wsj.com/news/articles/SB10001424127887323419104578374420820705296.

43. L. Landro, "New Tracking of a Patient's Radiation Exposure," *Wall Street Journal,* May 21, 2013, http://online.wsj.com/news/articles/SB10001424127887324767004578489413973896412.

44. Veatch, *Patient, Heal Thyself,* 69.

45. K. S. Sibert, "Today's 'Evidence-Based Medicine' May Be Tomorrow's Malpractice," *aPennedPoint,* February 13, 2014, http://apennedpoint.com/todays-evidence-based-medicine-may-be-tomorrows-malpractice/.

46. E. Oster, "Patients Can Face Grave Risks When Doctors Stick to the Rules Too Much," FiveThirtyEight Science, June 13, 2014, http://fivethirtyeight.com/features/patients-can-face-grave-risks-when-doctors-stick-to-the-rules-too-much/.

47. M. J. Pencina et al., "Application of New Cholesterol Guidelines to a Population-Based Sample," *New England Journal of Medicine* 370 (2014): 1422–1431.

48. J. D. Abramson and R. F. Redberg, "Don't Give More Patients Statins," *New York Times,* November 14, 2013, http://www.nytimes.com/2013/11/14/opinion/dont-give-more-patients-statins.html.

49. J. Karlawish, "Statins by Numbers," *New York Times,* November 30, 2013, http://www.nytimes.com/2013/11/30/opinion/statins-by-numbers.html.

50. J. P. A. Ioannidis, "More Than a Billion People Taking Statins?" *Journal of the American Medical Association* 311, no. 5 (2014): 463–464.

51. H. Moses et al., "The Anatomy of Health Care in the United States," *Journal of the American Medical Association* 310, no. 18 (2013): 1947–1963.

52. G. Kolata, "Bumps in the Road to New Cholesterol Guidelines," *New York Times,* November 26, 2013, http://www.nytimes.com/2013/11/26/health/heart-and-stroke-study-hit-by-a-wave-of-criticism.html.

53. Veatch, *Patient, Heal Thyself,* 220.

54. B. McFadden, "Cholesterol Overhaul," *New York Times,* July 8, 2013, http://www.nytimes.com/slideshow/2012/07/08/opinion/sunday/the-strip.html.

55. H. E. Bloomfield et al., "Screening Pelvic Examinations in Asymptomatic, Average-Risk Adult Women: An Evidence Report for a Clinical Practice Guideline from the American College of Physicians," *Annals of Internal Medicine* 161 (2014): 46–53.

56. L. T. Krogsbøll et al., "General Health Checks in Adults for Reducing Morbidity and Mortality from Disease: Cochrane Systematic Review and Meta-Analysis," *British Medical Journal* 345 (2012): e7191.

57. C. Lane, "The NIMH Withdraws Support for DSM-5," *Psychology Today,* May 4, 2013, http://www.psychologytoday.com/blog/side-effects/201305/the-nimh-withdraws-support-dsm-5.

58. D. W. Bianchi et al., "DNA Sequencing versus Standard Prenatal Aneuploidy Screening," *New England Journal of Medicine* 370, no. 9 (2014): 799–808.

59. N. Biller-Andorno and P. Jüni, "Abolishing Mammography Screening Programs? A View from the Swiss Medical Board," *New England Journal of Medicine* 370 (2014): 1965–1967.

60. T. M. Burton, "FDA Approves HPV Test That Could Be Used Instead of Pap Smear," *Wall Street Journal,* April 24, 2014, http://online.wsj.com/news/articles/SB10001424052702304788404579522182353831794.

61. A. Pollack, "Looser Guidelines Issued on Prostate Screening," *New York Times,* May 4, 2013, http://www.nytimes.com/2013/05/04/business/prostate-screening-guidelines-are-loosened.html.

62. American Urological Association, "AUA Releases New Clinical Guideline on Prostate Cancer Screening," news release, May 3, 2013, https://www.auanet.org/advnews/press_releases/article.cfm ?articleNo=290.

63. B. Goldacre, "Statins Are a Mess: We Need Better Data, and Shared Decision Making," *British Medical Journal* 348 (2014): g3306.

64. Katz, *The Silent World of Doctor and Patient*, 39.

Chapter 3

1. E. L. Eisenstein, *The Printing Press as an Agent of Change* (New York, NY: Cambridge University Press, 1979), 243.

2. M. McLuhan, *The Gutenberg Galaxy* (Toronto, Canada: University of Toronto Press, 1962).

3. H. Blodget and T. Danova, "Future of Digital: 2013," Business Insider, November 12, 2013, http://www.businessinsider.com/the-future-of-digital-2013-2013-11.

4. J. Matthew, "The World's Most Expensive Book Just Sold For Over $14 Million," Business Insider, November 26, 2013, http://www.businessinsider.com/worlds-most-expensive-book-sells-for-14 -million-2013-11.

5. Eisenstein, *The Printing Press as an Agent of Change*, 152.

6. Ibid., 159.

7. N. Silver, *The Signal and the Noise* (New York, NY: Penguin, 2012), 2.

8. N. Carr, *The Shallows: What the Internet Is Doing to Our Brains* (New York, NY: W.W. Norton, 2010), 69.

9. Silver, *The Signal and the Noise*, 12.

10. Eisenstein, *The Printing Press as an Agent of Change*, 41.

11. McLuhan, *The Gutenberg Galaxy*, 124.

12. Silver, *The Signal and the Noise*, 7.

13. Ibid., 3.

14. Carr, *The Shallows: What the Internet Is Doing to Our Brains*, 71.

15. "The Book of Jobs: Hope, Hype, and Apple's iPad," *The Economist*, January 30–February 5, 2010.

16. Eisenstein, *The Printing Press as an Agent of Change*, 75.

17. Ibid., 119.

18. McLuhan, *The Gutenberg Galaxy*, 206.

19. S. Turkle, *Alone Together* (New York, NY: Basic Books, 2011), 166.

20. Eisenstein, *The Printing Press as an Agent of Change*, 132.

21. T. Standage, "Social Networking in the 1600s," *New York Times*, June 23, 2013, http://www .nytimes.com/2013/06/23/opinion/sunday/social-networking-in-the-1600s.html?pagewanted=all.

22. Eisenstein, *The Printing Press as an Agent of Change*, 53.

23. V. Goel, "Our Daily Cup of Facebook," *New York Times*, August 13, 2013, http://bits.blogs .nytimes.com/2013/08/13/our-daily-cup-of-facebook/?ref=technology&_r=0&pagewanted=print.

24. N. Silver, *The Signal and the Noise*, 2.

25. "The March of Protest," *The Economist*, June 29, 2013, http://www.economist.com/printedition /2013-06-29.

26. W. Ghonim, *Revolution 2.0: The Power of the People Is Greater Than the People in Power* (New York: Houghton Mifflin Harcourt, 2012).

27. Eisenstein, *The Printing Press as an Agent of Change*, 129.

28. M. B. Hall, *The Scientific Renaissance 1450–1630* (New York, NY: Harper & Brothers, 1962), 130.

29. Eisenstein, *The Printing Press as an Agent of Change*, 268.

30. N. Schmidle, "A Very Rare Book," *New Yorker*, December 16, 2013, http://www.newyorker.com /reporting/2013/12/16/131216fa_fact_schmidle.

31. I. Cohen, "Review of The Mathematical Papers of Isaac Newton," *Scientific American* 1 (1968): 139–144.

32. Eisenstein, *The Printing Press as an Agent of Change*, 245.

33. Ibid., 179.

34. Carr, *The Shallows: What the Internet Is Doing to Our Brains,* 74.

35. Ericsson, "On The Pulse of the Networked Society," *Ericsson Mobility Report,* June 2014, http://www.ericsson.com/res/docs/2014/ericsson-mobility-report-june-2014.pdf.

36. A. Toor, "Cellphones Ignite a 'Reading Revolution' in Poor Countries," *The Verge,* April 23, 2014, http://www.theverge.com/2014/4/23/5643058/mobile-phone-reading-illiteracy-developing-countries-unesco.

37. Eisenstein, *The Printing Press as an Agent of Change.* 113.

38. Ibid., 250.

39. J. Rifkin, *Third Industrial Revolution* (New York, NY: Palgrave MacMillan, 2011), 18.

40. E. L.Eisenstein, *The Prinuting Press as an Agent of Change* (Cambridge, United Kingdom: Cambridge University Press, 2009), 32.

41. "The Ninety-Five Theses," *Wikipedia,* accessed August 13, 2014, http://en.wikipedia.org/wiki/The_Ninety-Five_Theses.

42. J. Katz, *The Silent World of Doctor and Patient* (Baltimore, MD: Johns Hopkins University Press, 1984), 7–8.

43. American Medical Association, *Code of Medical Ethics,* 1847, http://www.ama-assn.org/ama/pub/about-ama/our-history/history-ama-ethics.page.

44. Eisenstein, *The Printing Press as an Agent of Change,* 303.

45. "Sacrosanctum Concilium," *Wikipedia,* accessed August 13, 2014, http://en.wikipedia.org/wiki/Sacrosanctum_Concilium.

46. "Ad Orientem," *Wikipedia,* accessed August 13, 2013, http://en.wikipedia.org/wiki/Ad_orientem.

47. J. Schuessler, "Wired: Putting a Writer and Readers to a Test," *New York Times,* November 30, 2013, http://www.nytimes.com/2013/11/30/books/arnon-grunberg-is-writing-while-connected-to-electrodes.html.

48. "MIT Researchers Create Wearable Books," *PressTV,* January 30, 2014, http://www.presstv.ir/detail/2014/01/30/348428/mit-researchers-create-wearable-books/.

Chapter 4

1. A. Jolie, "My Medical Choice," *New York Times,* May 14, 2013, http://www.nytimes.com/2013/05/14/opinion/my-medical-choice.html.

2. "23andMe and the FDA: A Regulator Brings a Genetic Company to a Halt," *The Economist,* November 30, 2013, http://www.economist.com/news/business/21590941-regulator-brings-genetics-company-halt-and-fda/print.

3. M. Dowd, "Cascading Confessions," *New York Times,* May 15, 2013, http://www.nytimes.com/2013/05/15/opinion/dowd-cascading-confessions.html.

4. "Angelina Jolie," *Wikipedia,* accessed August 13, 2014, http://en.wikipedia.org/wiki/Angelina_Jolie.

5. K. Blake, "Angelina Jolie Effect: Breast Cancer Awareness vs. Knowledge," Health News from Health Canal, December 20, 2013, http://www.healthcanal.com/cancers/breast-cancer/46121-angelina-jolie-effect-breast-cancer-awareness-vs-knowledge.html.

6. A. L. Caplan, "The Actress, the Court, and What Needs to Be Done to Guarantee the Future of Clinical Genomics," *PLoS Biology* 11, no. 9 (2013): e1001663.

7. T. E. Board, "Angelina Jolie's Disclosure," *New York Times,* May 18, 2013, http://www.nytimes.com/2013/05/18/opinion/angelina-jolies-disclosure.html.

8. D. L. G. Borzekowski et al., "The Angelina Effect: Immediate Reach, Grasp, and Impact of Going Public," *Genetics in Medicine,* December 19, 2013, http://www.nature.com/gim/journal/vaop/ncurrent/pdf/gim2013181a.pdf.

9. A. Breznican, "Angelina Jolie Recounts 'All the Kindness' That Helped Her Through Her Health Scare," *Entertainment Weekly,* March 5, 2014, http://insidemovies.ew.com/2014/03/05/angelina-jolie-health-exclusive/.

10. E. Christakis, "Angelina's Mastectomy: Altered Bodies Are Already the Norm," *TIME*, May 15, 2013, http://ideas.time.com/2013/05/15/angelinas-surgery-altered-body-parts-are-already-the-norm/print/.

11. L. Rothman, "Angelina Jolie's Public-Image Turnaround," *TIME*, May 14, 2013, http://entertainment.time.com/2013/05/14/angelina-jolies-public-image-turnaround/print/.

12. J. Kluger and A. Park, "The Angelina Effect," *TIME*, May 27, 2013, http://content.time.com/time/subscriber/printout/0,8816,2143559,00.html.

13. D. Kotz, "Increase in Breast Cancer Gene Screening: The Angelina Jolie Effect," *Boston Globe*, December 3, 2013, http://www.boston.com/lifestyle/health/blogs/daily-dose/2013/12/03/increase-breast-cancer-gene-screening-the-angelina-jolie-effect/2HsXjeZh6MdTE5B8T3nGMI/blog.html.

14. L. Corner, "Why Are More Women Having Mastectomies?," *The Independent*, December 1, 2013, http://www.independent.co.uk/life-style/health-and-families/features/why-are-more-women-having-mastectomies-8969889.html.

15. P. Orenstein, "Reacting to Angelina Jolie's Breast Cancer News," *6th Floor*, May 15, 2013, http://6thfloor.blogs.nytimes.com/2013/05/15/reacting-to-angelina-jolies-breast-cancer-news/.

16. K. Pickert, "Lessons from Angelina: The Tricky Calculus of Cancer Testing," *TIME*, May 15, 2013, http://nation.time.com/2013/05/15/lessons-from-angelina-the-tricky-calculus-of-cancer-testing/print/.

17. P. B. Bach, "A Pioneering Force," *Town & Country*, October 2013, http://www.townandcountrymag.com/print-this/dr-kristi-funk-pink-lotus?page=all.

18. K. Funk, "A Patient's Journey: Angelina Jolie," Breast Cancer 101, May 14, 2013, http://pinklotusbreastcenter.com/breast-cancer-101/2013/05/a-patients-journey-angelina-jolie/.

19. A. W. Kepler, "Angelina Jolie's Aunt Dies of Breast Cancer," *New York Times*, May 27, 2013, http://artsbeat.blogs.nytimes.com/2013/05/27/angelina-jolies-aunt-dies-of-breast-cancer/.

20. M. Melton, "Dr. Kristi Funk," *Los Angeles Magazine*, September 10, 2013, http://www.lamag.com/lawoman/article/2013/09/10/dr-kristi-funk.

21. R. C. Rabin, "No Easy Choices on Breast Reconstruction," *New York Times*, May 20, 2013, http://well.blogs.nytimes.com/2013/05/20/no-easy-choices-on-breast-reconstruction/.

22. D. Grady, T. Parker-Pope, and P. Belluck, "Jolie's Disclosure of Preventive Mastectomy Highlights Dilemma," *New York Times*, May 15, 2013, http://www.nytimes.com/2013/05/15/health/angelina-jolies-disclosure-highlights-a-breast-cancer-dilemma.html.

23. H. D. Nelson et al., "Risk Assessment, Genetic Counseling, and Genetic Testing for BRCA-Related Cancer in Women: A Systematic Review to Update the US Preventive Services Task Force Recommendation," *Annals of Internal Medicine* 160 (2014): 255–266.

24. G. Rennert et al., "Clinical Outcomes of Breast Cancer in Carriers of BRCA1 and BRCA2 Mutations," *New England Journal of Medicine* 357, no. 2 (2007): 115–123.

25. R. Winslow, "Early Ovary Removal Reduces Long-Term Cancer Risk: Study," *Wall Street Journal*, February 24, 2013, http://online.wsj.com/news/article_email/SB10001424052702304834704579403421175065210-lMyQjAxMTA0MDIwNTEyNDUyWj.

26. A. P. Finch et al., "Impact of Oophorectomy on Cancer Incidence and Mortality in Women with a BRCA1 or BRCA2 Mutation," *Journal of Clinical Oncology* 32, no. 15 (2014): 1549–1554.

27. N. D. Kauff et al., "Risk-Reducing Salpingo-oophorectomy in Women with a BRCA1 or BRCA2 Mutation," *New England Journal of Medicine* 346. no. 21 (2002): 1609–1615.

28. S. J. Hoffman and C. Tan, "Following Celebrities' Medical Advice: Meta-Narrative Analysis," *British Medical Journal* 347 (2013): f7151.

29. J. Bulluz and S. J. Hoffman, "Katie Couric and the Celebrity Medicine Syndrome," *Los Angeles Times*, December 18, 2013, http://www.latimes.com/opinion/commentary/la-oe-hoffman-celebrities-health-advice-20131218.0,3861833.story.

30. K. Kamenova, A. Reshef, and T. Caulfield, "Angelina Jolie's Faulty Gene: Newspaper Coverage of a Celebrity's Preventive Bilateral Mastectomy in Canada, the United States, and the United Kingdom," *Genetics in Medicine* 16, no. 7 (2013): 522–528, http://www.nature.com/gim/journal/vaop/ncurrent/full/gim2013199a.html.

31. "Myriad Genetics Q1 Revenues Shoot up 52 Percent; Angelina Jolie Effect Cited," *GenomeWeb*, November 6, 2013, http://www.genomeweb.com/clinical-genomics/myriad-genetics-q1-revenues-shoot-52-percent-angelina-jolie-effect-cited.

32. R. C. Rabin, "In Israel, a Push to Screen for Cancer Gene Leaves Many Conflicted," *New York Times*, November 27, 2013, http://www.nytimes.com/2013/11/27/health/in-israel-a-push-to-screen-for-cancer-gene-leaves-many-conflicted.html.

33. E. Murphy, "Inside 23andMe Founder Anne Wojcicki's $99 DNA Revolution," *Fast Company*, October 14, 2013: http://www.fastcompany.com/3018598/for-99-this-ceo-can-tell-you-what-might-kill-you-inside-23andme-founder-anne-wojcickis-dna-r.

34. FDA, "Inspections, Compliance, Enforcement, and Criminal Investigations: Warning Letter to Ann Wojcicki," November 22, 2013, http://www.fda.gov/ICECI/EnforcementActions/WarningLetters/2013/ucm376296.htm.

35. A. Pollack, "FDA Orders Genetic Testing Firm to Stop Selling DNA Analysis Service," *New York Times*, November 26, 2013, http://www.nytimes.com/2013/11/26/business/fda-demands-a-halt-to-a-dna-test-kits-marketing.html.

36. A. Pollack, "Genetic Tester to Stop Providing Data on Health Risks," *New York Times*, December 6, 2013, http://www.nytimes.com/2013/12/06/business/genetic-tester-to-stop-providing-data-on-health-risks.html.

37. F. Polli, "Why 23andMe Deserves a Second Chance," *Forbes*, January 14, 2014, http://www.forbes.com/sites/fridapolli/2014/01/14/why-23andme-deserves-a-second-chance/.

38. T. Ray, "Facing FDA Warning Letter and Lawsuit, Can 23andMe Stay True to Its DTC Credo in 15 Days?," *GenomeWeb*, December 4, 2013, http://www.genomeweb.com/print/1319176?utm_source=SilverpopMai%C9 PGx Uncertainty.

39. R. Rekhi, "A Government Ban on 23andMe's Genetic Testing Services Ignores Reality," *The Guardian*, December 4, 2013, http://www.theguardian.com/commentisfree/2013/dec/04/23andme-consumer-genomics-fda-ban-regulation/print.

40. R. Khan, "The FDA's Battle With 23andMe Won't Mean Anything in the Long Run," *Slate*, November 25, 2013, http://www.slate.com/blogs/future_tense/2013/11/25/fda_letter_to_23andme_won_t_mean_anything_in_the_long_run.html.

41. R. Khan and D. Mittelman, "Rumors of the Death of Consumer Genomics Are Greatly Exaggerated," *Genome Biology* 14 (2013): 139, http://genomebiology.com/2013/14/11/139.

42. C. J. Janssens, "It Is Game Over for 23andMe, and Rightly So," *The Conversation*, November 26, 2013, http://theconversation.com/it-is-game-over-for-23andme-and-rightly-so-20744.

43. L. Jamal, "What Do We Gain or Lose by Regulating 23andMe?," *Berman Institute of Bioethics Bulletin*, November 27, 2013, http://bioethicsbulletin.org/archive/what-do-we-gain-or-lose-by-regulating-23andme/print/.

44. T. Hay, "23andMe Flap With FDA Just a Bump in the Road, One Genetics-Testing Investor Says," *Wall Street Journal*, December 16, 2013, http://blogs.wsj.com/venturecapital/2013/12/16/23andme-flap-with-fda-just-a-bump-in-the-road-one-genetics-testing-investor-says/tab/print/.

45. H. Greely, "The FDA Drops an Anvil on 23andMe—Now What?," *Law and Biosciences Blog*, November 25, 2013, https://blogs.law.stanford.edu/lawandbiosciences/2013/11/25/the-fda-drops-an-anvil-on-23andme-now-what/.

46. M. F. Murray, "Why We Should Care About What We Get for 'Only $99' From a Personal Genomic Service," *Annals of Internal Medicine* 160, no. 7 (2014): 507–508.

47. G. Neff, "In the Battle Over Personal Health Data, 23andMe and the FDA Are Both Wrong," *Slate*, December 13, 2013, http://www.slate.com/blogs/future_tense/2013/12/13/_23andme_vs_the_fda_both_are_wrong.html.

48. R. Bailey, "Let My Genes Go! And Leave 23andMe Alone," Reason.com, November 29, 2013, http://reason.com/archives/2013/11/29/why-the-fda-should-leave-23andme-alone/print.

49. S. Usdin, "The Sky Isn't Falling," *BioCentury*, June 17, 2013, http://www.biocentury.com/biotech-pharma-news/politics/2013-06-17/scotus-myriad-protects-biotech-patenting-but-leaves-important-gray-areas-a13.

50. E. Vayena, "Direct-to-Consumer Genomics on the Scales of Autonomy," *Journal of Medical Ethics*, May 5, 2014, http://jme.bmj.com/content/early/2014/05/05/medethics-2014-102026.full.

51. J. K. Wagner, "The Sky Is Falling for Personal Genomics! Oh, Nevermind. It's Just a Cease & Desist Letter from the FDA to 23andMe," *Genomics Law Report*, December 3, 2013, http://www.genomicslawreport.com/index.php/2013/12/03/the-sky-is-falling-for-personal-genomics-oh-nevermind-its-just-a-cease-desist-letter-from-the-fda-to-23andme/.

52. "Doing the Genomic Revolution Right," *Huffington Post*, December 20, 2013, http://www.huffingtonpost.com/tricia-page/doing-the-genomic-revolution-right_b_4480887.html?view=print&comm_ref=false.

53. A. J. Burke, "23andMe's FDA Battle Provokes Furious Debate," Techonomy, December 2, 2013, http://techonomy.com/2013/12/just-tip-iceberg-23andme-medicine/.

54. "Multiple Testing an Issue for 23andMe," *Bits of DNA*, November 30, 2013, http://liorpachter.wordpress.com/2013/11/30/23andme-genotypes-are-all-wrong/.

55. "23andMe: State of Debate," *Bio-IT World*, November 27, 2013, http://www.bio-itworld.com/2013/11/27/23andme-state-of-debate.html.

56. M. Hiltzik, "23andMe's Genetic Tests Are More Misleading Than Helpful," *Los Angeles Times*, December 15, 2013, http://www.latimes.com/business/la-fi-hiltzik-20131215,0,1359952.column.

57. K. Hill, "The FDA Just Ruined Your Plans to Buy 23andMe's DNA Test as a Christmas Present," *Forbes*, November 25, 2013, http://www.forbes.com/sites/kashmirhill/2013/11/25/fda-23andme/.

58. L. Kish, "The Social Conquest of Medicine: The 23andMe and Conflict," *HL7 Standards*, January 7, 2014, http://www.hl7standards.com/blog/2014/01/07/23andme/.

59. J. Kiss, "23andMe Admits FDA Order 'Significantly Slowed Up' New Customers," *The Guardian*, March 9, 2014, http://www.theguardian.com/technology/2014/mar/09/google-23andme-anne-wojcicki-genetics-healthcare-dna/print.

60. A. Krol, "Show, Don't Tell: 23andMe Pursues Health Research in the Shadow of the FDA," *Bio-IT World*, March 24, 2014, http://www.bio-itworld.com/2014/3/24/show-dont-tell-23andme-pursues-health-research-shadow-fda.html.

61. D. Kroll, "Why The FDA Can't Be Flexible With 23andMe," *Forbes*, November 28, 2013, http://www.forbes.com/sites/davidkroll/2013/11/28/why-the-fda-cant-be-flexible-with-23andme-by-law/.

62. P. Loftus, "23andMe Stops Genetic Test Marketing," *Wall Street Journal*, December 2, 2013, http://online.wsj.com/news/articles/SB10001424052702304579404579234503409624522.

63. P. Loftus, "Genetic Test Service 23andMe Ordered to Halt Marketing by FDA," *Wall Street Journal*, November 25, 2013: http://online.wsj.com/news/articles/SB10001424052702304281004579219893863966448.

64. P. Loftus and R. Winslow, "23andMe CEO Responds to FDA Warning Letter," *Wall Street Journal*, November 27, 2013, http://online.wsj.com/news/articles/SB10001424052702303332904579224093983156448.

65. G. Lyon, "Stopping 23andMe Will Only Delay the Revolution Medicine Needs," *The Conversation*, November 25, 2013, http://theconversation.com/stopping-23andme-will-only-delay-the-revolution-medicine-needs-20743.

66. V. Hughes, "23 and You," *Medium*, December 4, 2013, https://medium.com/matter/66e87553d22c.

67. "The FDA vs. 23andMe: A Lesson for Health Care Entrepreneurs," *Knowledge at Wharton (K@W)*, December 18, 2013, http://knowledge.wharton.upenn.edu/article/fda-vs-23andme-lesson-health-care-entrepreneurs/.

68. R. Bailey, "Leave 23andMe Alone," Reason.com, February 25, 2014, http://reason.com/archives/2014/02/25/leave-23andme-alone/print.

69. H. Binswanger, "FDA Says, 'No Gene Test for You: You Can't Handle the Truth,'" *Forbes*, November 26, 2013, http://www.forbes.com/sites/harrybinswanger/2013/11/26/fda-says-no-gene-test-for-you-you-cant-handle-the-truth/.

70. M. Allison, "Direct-to-Consumer Genomics Reinvents Itself," *Nature Biotechnology* 30, no. 11 (2012): 1027–1029.

71. G. J. Annas and S. Elias, "23andMe and the FDA," *New England Journal of Medicine* 370 (2014): 985–988.

72. M. White, "The FDA is Not Anti-Genetics," *Pacific Standard*, January 17, 2014: http://www.psmag.com/navigation/nature-and-technology/fda-anti-genetics-72987/.

73. C. Wood, "Does the FDA Think You're Stupid?," Casey Research, December 5, 2013, http://www.caseyresearch.com/cdd/does-the-fda-think-youre-stupid.

74. C. Farr, "23andMe Remains Optimistic Despite FDA Issues: 'We Are Not Going Anywhere' (Exclusive)," *Venture Beat*, December 7, 2013, http://venturebeat.com/2013/12/07/23andme-remains-defiant-despite-fda-issues-we-are-not-going-anywhere-exclusive/2/.

75. L. Downes and P. Nunes, "Regulating 23andMe to Death Won't Stop the New Age of Genetic Testing," *Wired*, January 1, 2014, http://www.wired.com/opinion/2014/01/the-fda-may-win-the-battle-this-holiday-season-but-23andme-will-win-the-war/.

76. N. S. Downing and J. S. Ross, "Innovation, Risk, and Patient Empowerment The FDA-Mandated Withdrawal of 23andMe's Personal Genome Service," *Journal of the American Medical Association* 311, no. 8 (2014): 793–794.

77. "Irresistible Force Meets Immoveable Object," *Nature Biotechnology* 32, no. 1 (2014): 1.

78. D. Dobbs, "The F.D.A. vs. Personal Genetic Testing," *New Yorker*, November 27, 2013, http://www.newyorker.com/online/blogs/elements/2013/11/the-fda-vs-personal-genetic-testing.html?printable=true&currentPage=all.

79. G. Marchant, "The FDA Could Set Personal Genetics Rights Back Decades," *Slate*, November 26, 2013, http://www.slate.com/articles/technology/future_tense/2013/11/_23andme_fda_letter_premarket_approval_requirement_could_kill_at_home_genetic.html.

80. U. Francke et al., "Dealing with the Unexpected: Consumer Responses to Direct-Access BRCA Mutation Testing," *PeerJ*, February 12, 2013, https://peerj.com/articles/8/.

81. R. Epstein, "The FDA Strikes Again: Its Ban on Home Testing Kits Is, as Usual, Likely to Do More Harm Than Good," *Point of Law*, November 27, 2013: http://www.pointoflaw.com/archives/2013/11/t.php.

82. A. Wolfe, "Anne Wojcicki's Quest for Better Health Care," *Wall Street Journal*, June 27, 2014, http://online.wsj.com/articles/anne-wojcickis-quest-for-better-health-care-1403892088.

83. C. Bloss, N. Schork, and E. Topol, "Effect of Direct-to-Consumer Genomewide Profiling to Assess Disease Risk," *New England Journal of Medicine* 364, no. 6 (2011): 524–534.

84. R. C. Green and N. A. Farahany, "The FDA Is Overcautious on Consumer Genomics," *Nature* 505 (2014): 2.

85. R. Leuty, "23andMe's Andy Page Gets Disruptive with the Masses," *San Francisco Business Times*, October 22, 2013, http://www.bizjournals.com/sanfrancisco/blog/biotech/2013/10/23andme-andy-page-anne-wojcicki.html?page=all.

86. N. Fliesler, "Direct-to-Consumer Genetic Testing: A Case of Potential Harm," *Boston Children's Hospital science and clinical innovation blog*, May 5, 2014, http://vectorblog.org/2014/05/direct-to-consumer-genetic-testing-a-case-of-potential-harm/.

87. S. Pasha, "23andMe Revealed a Condition It Took My Doctors Six Years to Diagnose," *Quartz*, November 28, 2013, http://qz.com/151817/23andme-revealed-a-condition-it-took-my-doctors-six-years-to-diagnose/.

88. "The FDA and Thee," *Wall Street Journal*, November 25, 2013: http://online.wsj.com/news/articles/SB10001424052702304465604579220003539640102.

89. M. A. Hamburg, "FDA Supports Development of Innovative Genetic Tests," *Wall Street Journal*, December 3, 2013: http://online.wsj.com/news/articles/SB1000142405270230401130457922111609444156.

90. F. S. Collins and M. A. Hamburg, "First FDA Authorization for Next-Generation Sequencer," *New England Journal of Medicine* 369 (2013): 2369–2371.

91. "Regulation of Laboratory Developed Tests (LDTs)," American Society for Clinical Pathology, 2010, http://www.ascp.org/PDF/Advocacy/Regulation-of-laboratory-developed-tests-LDTs.aspx.

92. P. Offit, *Do You Believe in Magic?* (New York, NY: HarperCollins, 2013).

93. A. O'Connor, "Spike in Harm to Liver Is Tied to Dietary Aids," *New York Times*, December 22, 2013, http://www.nytimes.com/2013/12/22/us/spike-in-harm-to-liver-is-tied-to-dietary-aids.html.

94. J. Pickrell, "Should the FDA Regulate the Interpretation of Traditional Epidemiology?," Genomes Unzipped, February 12, 2013, http://www.genomesunzipped.org/2013/12/should-the-fda-regulate-the-interpretation-of-traditional-epidemiology.php.

95. D. Dobbs, "Is the National Cancer Institute Telling Me to Remove My Breasts?," *Neuron Culture,* December 2, 2013, http://daviddobbs.net/smoothpebbles/is-the-national-cancer-institute-telling-me-to-remove-my-breasts/.

96. M. Eisen, "FDA vs. 23andMe: How Do We Want Genetic Testing to Be Regulated?," *it is NOT junk,* November 26, 2013, http://www.michaeleisen.org/blog/?p=1480.

97. "The FDA and me," *Nature* 504 (2013): 7–8.

98. C. Seife, "23andMe Is Terrifying, but Not for the Reasons the FDA Thinks," *Scientific American,* November 27, 2013, http://www.scientificamerican.com/article.cfm?id=23andme-is-terrifying-but-not-for-reasons-fda.

99. A. R. Venkitaraman, "Cancer Suppression by the Chromosome Custodians, BRCA1 and BRCA2," *Science* 343 (2014): 1470–1475.

100. D. B. Agus, "The Outrageous Cost of a Gene Test," *New York Times,* May 21, 2013, http://www.nytimes.com/2013/05/21/opinion/the-outrageous-cost-of-a-gene-test.html.

101. Supreme Court of the United States, "Association for Molecular Pathology et al. versus Myriad Genetics, Inc., et al." SCOTUS, 2013, http://www.supremecourt.gov/opinions/12pdf/12-398_1b7d.pdf.

102. M. Specter, "Can We Patent Life?," *New Yorker,* April 1, 2013, http://www.newyorker.com/online/blogs/elements/2013/04/myriad-genetics-patent-genes.html.

103. E. Marshall, "Supreme Court Rules Out Patents on 'Natural' Genes," *Science* 340 (2013): 1387–1388.

104. N. Feldman, "The Supreme Court's Bad Science on Gene Patents," *Bloomberg View,* June 13, 2013, http://www.bloombergview.com/articles/2013-06-13/the-supreme-court-s-bad-science-on-gene-patents.

105. R. Cook-Deegan, "Are Human Genes Patentable?" *Annals of Internal Medicine* 159, no. 4 (2013): 298–299.

106. N. Totenberg, "Supreme Court Asks: Can Human Genes Be Patented?," *NPR Shots,* April 15, 2013, http://www.npr.org/blogs/health/2013/04/15/177035299/supreme-court-asks-can-human-genes-be-patented.

107. E. J. Topol, "DNA & Supreme Court: Nature Cannot Be Patented," *Union-Tribune San Diego,* April 27, 2013, http://www.utsandiego.com/news/2013/apr/27/dna-supreme-court-nature-cannot-be-patented/.

108. J. Guo, "The Supreme Court Reveals Its Ignorance of Genetics," *New Republic,* June 13, 2013, http://www.newrepublic.com//article/113476/supreme-court-genetics-ruling-reveals-judges-ignorance.

109. D. J. Kevles, "Can They Patent Your Genes?," *New York Review of Books,* March 7, 2013, http://www.nybooks.com/articles/archives/2013/mar/07/can-they-patent-your-genes/.

110. C. Y. Johnson, "Eric Lander Weighs In on Gene Patenting Case," *Boston Globe,* February 26, 2013, http://www.bostonglobe.com/lifestyle/health-wellness/2013/02/26/eric-lander-human-genome-project-leader-weighs-supreme-court-gene-patenting-case/EjRae5IRYwUYRVLg6NXTZL/story.html.

111. L. O. Gostin, "Who Owns Human Genes? Is DNA Patentable?," *Journal of the American Medical Association* 310, no. 8 (2013): 791–792.

112. G. Mohan, "Researchers Hail Supreme Court Decision on Gene Patent," *Los Angeles Times,* June 13, 2013,: http://www.latimes.com/news/science/sciencenow/la-sci-sn-gene-patent-reaction-20130613,0,6362625,print.story.

113. H. Ledford, "Myriad Ruling Causes Confusion," *Nature* 498 (2013): 281–282.

114. S. Reardon, "I Discovered the BRCA Genes," *Slate,* June 15, 2013, http://www.slate.com/articles/health_and_science/new_scientist/2013/06/brca_gene_discovery_mary_claire_king_says_the_supreme_court_is_right_not.html.

115. J. Carlson, "Myriad Stock Falls as Competitors Offer Lower Prices for Gene Testing," *Modern Healthcare,* June 13, 2013, http://www.modernhealthcare.com/article/20130613/NEWS/306139947/.

116. J. Walker, "Reimbursement for Breast-Cancer Risk Test to Be Cut," *Wall Street Journal,* December 29, 2013, http://online.wsj.com/news/article_email/SB10001424052702304361604579288591617575358-lMyQjAxMTA0MDIwOTEyNDkyWj.

117. C. Gunter, "SCOTUS Ruling Means Cheaper Genetic Testing," *Double X Science,* June 14, 2013, http://www.doublexscience.org/myriad-genetics-ruling/.

118. J. Carlson, "'The Cost Will Drop,'" *Modern Healthcare,* June 15, 2013, http://www
.modernhealthcare.com/article/20130615/MAGAZINE/306159974/.

119. M. Scudellari, "Myriad Sues Developers of Competing Breast Cancer Tests," *Nature Medicine* 19, no. 8 (2013): 948.

120. R. Nussbaum, "Free Our Genetic Data," *MIT Technology Review,* July 25, 2013, http://www
.technologyreview.com/view/517526/free-our-genetic-data/.

121. "Life on Mars? Discover Magazine Announces the Top 100 Stories of 2013," *Discover,* Jan–Feb 2014, http://discovermagazine.com/2014/jan-feb.

Chapter 5

1. A. Pentland, "How Big Data Can Transform Society for the Better," *Scientific American,* October 1, 2014, http://www.scientificamerican.com/article/how-big-data-can-transform-society-for-the-better/.

2. S. Lohr, "Sizing Up Big Data, Broadening Beyond the Internet," *New York Times,* June 19, 2013, http://bits.blogs.nytimes.com/2013/06/19/sizing-up-big-data-broadening-beyond-the-internet/.

3. "Epidemiology," *Wikipedia,* accessed August 13, 2014, 2014, http://en.wikipedia.org/wiki/Epidemiology.

4. J. L. Gardy et al., "Whole-Genome Sequencing and Social-Network Analysis of a Tuberculosis Outbreak," *The New England Journal of Medicine* 364 (2011): 730–739.

5. E. Topol, "Individualized Medicine from Prewomb to Tomb," *Cell* 157 (2014): 241–253.

6. T. Simonite, "Life's Trajectory Seen Through Facebook Data," *MIT Technology Review,* April 24, 2013, http://www.technologyreview.com/view/514186/lifes-trajectory-seen-through-facebook-data/.

7. A. Regalado, "Stephen Wolfram on Personal Analytics," *MIT Technology Review,* May 8, 2013, http://www.technologyreview.com/news/514356/stephen-wolfram-on-personal-analytics/.

8. N. A. Christakis and J. H. Fowler, *Connected* (New York, NY: Little, Brown and Co., 2009).

9. "Phenotype," *Wikipedia,* accessed August 13, 2014, http://en.wikipedia.org/wiki/Phenotype.

10. "Microphones as Sensors: Teaching Old Microphones New Tricks," *The Economist,* June 1, 2013, http://www.economist.com/news/technology-quarterly/21578518-sensor-technology-microphones-are
-designed-capture-sound-they-turn-out.

11. G. Slabodkin, "Study: iPhone App for Speech Laterality Just as Reliable as Lab Brain Tests," *FierceMobileHealthcare,* February 12, 2013, http://www.fiercemobilehealthcare.com/story/study-iphone
-app-speech-laterality-just-reliable-lab-brain-tests/2013-02-12.

12. I. Ezkurdia et al., "Multiple Evidence Strands Suggest That There May Be as Few as 19,000 Human Protein-Coding Genes," *Human Molecular Genetics,* June 16, 2014, http://www.ncbi.nlm.nih
.gov/pubmed/24939910.

13. A. Butte, "Should Healthy People Have Their Genomes Sequenced at This Time?," *Wall Street Journal,* February 15, 2013, http://online.wsj.com/news/articles/SB100008723963904438841045776457
83975993656.

14. E. C. Hayden, "Non-Invasive Method Devised to Sequence DNA of Human Eggs," *Nature News & Comment,* December 19, 2013, http://www.nature.com/news/non-invasive-method-devised-to
-sequence-dna-of-human-eggs-1.14412.

15. R. W. Taylor et al., "Use of Whole-Exome Sequencing to Determine the Genetic Basis of Multiple Mitochondrial Respiratory Chain Complex Deficiencies," *Journal of the American Medical Association* 312, no. 1 (2014): 68–77.

16. J. Lupski, "Genetics. Genome Mosaicism—One Human, Multiple Genomes," *Science* 341 (2013): 358–359.

17. M. J. McConnell et al., "Mosaic Copy Number Variation in Human Neurons," *Science* 342 (2013): 632.

18. I. Cho and M. Blaser, "The Human Microbiome: At the Interface of Health and Disease," *Nature Reviews Genetics* 13 (2012): 260–270.

19. R. Chen et al., "Personal Omics Profiling Reveals Dynamic Molecular and Medical Phenotypes," *Cell* 148 (2012): 1293–1307.

20. E. Aiden and J.-B. Michel, "The Predictive Power of Big Data," *Newsweek,* December 25, 2013, http://www.newsweek.com/predictive-power-big-data-225125.

21. R. Almeling, "The Unregulated Sperm Industry," *New York Times*, December 1, 2013, http://www.nytimes.com/2013/12/01/opinion/sunday/the-unregulated-sperm-industry.html .

22. M. Allyse and M. Michie, "You Can't Predict Destiny by Designing Your Baby's Genome," *Wall Street Journal*, November 8. 2013, http://online.wsj.com/news/articles/SB100014240527023044482045 79182353852538422.

23. G. Naik, "'Designer Babies:' Patented Process Could Lead to Selection of Genes for Specific Traits," *Wall Street Journal*, October 3, 2013, http://online.wsj.com/article/SB100014240527023034925 04579113293429460678.html.

24. S. Morain, M. Greene, and M. Mello, "A New Era of Noninvasive Prenatal Testing," *New England Journal of Medicine* 369 (2013): 499–501.

25. A. Agarwal et al., "Commercial Landscape of Noninvasive Prenatal Testing in the United States," *Prenatal Diagnosis* 33 (2013): 521–531.

26. Illumina, "Verinata Health's verifi® Prenatal Test Available Through the California Prenatal Screening Program," Illumina Investor Relations News Release, November 1, 2013, http://investor .illumina.com/phoenix.zhtml?c=121127&p=irol-newsArticle&ID=1871236&highlight=.

27. A. Schaffer, "Too Much Information," *MIT Technology Review*, December 17, 2013, http://www .technologyreview.com/review/522661/too-much-information/.

28. A. D. Marcus, "Genetic Testing Leaves More Patients Living in Limbo," *Wall Street Journal*, November 20, 2013, http://online.wsj.com/news/articles/SB100014240527023037555045792060000 52566432.

29. B. Wilcken, "Newborn Screening: Gaps in the Evidence," *Science* 342 (2013): 197–198.

30. E. Gabler, "Delays at Hospitals Across the Country Undermine Newborn Screening Programs, Putting Babies at Risk of Disability and Death," *Journal Sentinel*, November 16, 2013, http://www .jsonline.com/watchdog/watchdogreports/Deadly-Delays-Watchdog-Report-Delays-at-hospitals-across -the-country-undermine-newborn-screening-programs-putting-babies-at-risk-of-disability-and-death -228832111.html.

31. R. Greenfield, "Tracked Since Birth: The Rise of Extreme Baby Monitoring," *Fast Company*, November 15, 2013, http://www.fastcompany.com/3021601/innovation-agents/tracked-since-birth-the -pros-and-cons-of-extreme-baby-monitoring.

32. D. Epstein, *The Sports Gene* (New York, NY: Penguin, 2013), 256.

33. W. Koh et al., "Noninvasive In Vivo Monitoring of Tissue-Specific Global Gene Expression in Humans," *PNAS Early Edition*, May 2, 2014, http://www.pnas.org/content/early/2014/05/02/140552 8111.

34. A. R. McLean, "Coming to an Airport Near You," *Science* 342 (2013): 1330–1331.

35. M. R. Wilson et al., "Actionable Diagnosis of Neuroleptospirosis by Next-Generation Sequencing," *New England Journal of Medicine*, June 19, 2014, http://www.nejm.org/doi/full/10.1056/NEJMoa 1401268.

36. J. N. Weinstein et al., "The Cancer Genome Atlas Pan-Cancer Analysis Project," *Nature Genetics* 45, no. 10 (2013): 1113–1120.

37. G. Frampton et al., "Development and Validation of a Clinical Cancer Genomic Profiling Test Based on Massively Parallel DNA Sequencing," *Nature Biotechnology* 31 (2013): 1023–1031.

38. J. Couzin-Frankel, "Cancer Immunotherapy," *Science* 342 (2013): 1432–1433.

39. A. L. Williams et al., "Sequence Variants in SLC16A11 Are a Common Risk Factor for Type 2 Diabetes in Mexico," *Nature* 506 (2014): 97–101.

40. J. C. Florez et al., "Association of a Low-Frequency Variant in HNF1A With Type 2 Diabetes in a Latino Population," *Journal of the American Medical Association* 311, no. 22 (2014): 2305–2314.

41. I. Moltke et al., "A Common Greenlandic TBC1D4 Variant Confers Muscle Insulin Resistance and Type 2 Diabetes," *Nature*, June 18, 2014, http://www.nature.com/nature/journal/vaop/ncurrent/full /nature13425.html.

42. A. R. Harper and E. J. Topol, "Pharmacogenomics in Clinical Practice and Drug Development," *Nature Biotechnology* 30, no. 11 (2012): 1117–1124.

43. C.-H. Chen et al., "Variant GADL1 and Response to Lithium Therapy in Bipolar I Disorder," *New England Journal of Medicine* 370 (2013): 119–128.

44. A. B. Jorgensen et al., "Loss-of-Function Mutations in APOC3 and Risk of Ischemic Vascular Disease," *New England Journal of Medicine*, July 3, 2014, http://www.nejm.org/doi/full/10.1056/NEJMoa 1308027.

45. A. K. Pandey et al., "Functionally Enigmatic Genes: A Case Study of the Brain Ignorome," *PLoS One* 9, no. 2 (2014): 1–11.

46. M. M. Newman, "Sudden Cardiac Arrest: A Healthcare Crisis," Sudden Cardiac Arrest Foundation, 2013, accessed August 18, 2014 http://www.sca-aware.org/about-sca.

Chapter 6

1. A. Sabar, "Inside the Technology That Can Turn Your Smartphone into a Personal Doctor," *Smithsonian*, May 2014, http://www.smithsonianmag.com/innovation/inside-technology-can-turn-your -smartphone-personal-doctor-180951177/?no-ist.

2. R. Parloff, "This CEO Is Out for Blood," *Fortune*, June 12, 2014, http://fortune.com/2014/06/12 /theranos-blood-holmes/.

3. D. Goldhill, "'Catastrophic Care': An Exchange," *New York Review of Books*, October 24, 2013, http://www.nybooks.com/articles/archives/2013/oct/24/catastrophic-care-exchange/.

4. D. Sipress, "It's a simple stress test—I do your blood work, send it to the lab, and never get back to you with the results," *New Yorker*, accessed August 18, 2014, http://www.condenaststore.com/-sp/It -s-a-simple-stress-test-I-do-your-blood-work-send-it-to-the-lab-and-n-Prints_i9373568_.html.

5. J. Rago, "Elizabeth Holmes: The Breakthrough of Instant Diagnosis," *Wall Street Journal*, September 8, 2013, http://online.wsj.com/article/SB10001424127887324123004579055003869574012 .html - printMode.

6. D. Hernandez, "What Health Care Needs Is a Real-Time Snapshot of You," *Wired Science*, November 6, 2013, http://www.wired.com/wiredscience/2013/11/wired-data-life-theranos.

7. L. H. Bernstein, "Stanford Dropout Is Already Drawing Comparisons with Steve Jobs," *Pharmaceutical Magazine*, November 26, 2013, http://pharmaceuticalintelligence.com/2013/11/26/stanford -dropout-is-already-drawing-comparisons-with-steve-jobs/.

8. Theranos, "Welcome to a Revolution in Lab Testing," accessed August 13, 2014, http://www .theranos.com.

9. E. J. Topol and E. Holmes, "Creative Disruption? She's 29 and Set to Reboot Lab Medicine," *Medscape*, November 18, 2013, http://www.medscape.com/viewarticle/814233_print.

10. F. N. Pelzman, "Patients Must Be Given the Results of Their Tests," *KevinMD*, November 28, 2013, http://www.kevinmd.com/blog/2013/11/patients-results-tests.html.

11. T. D. Giardina and H. Singh, "Should Patients Get Direct Access to Their Laboratory Test Results?," *Journal of the American Medical Association* 306, no. 22 (2011): 2502.

12. K. Christensen, "Viewing Laboratory Test Results Online: Patients' Actions and Reactions," *Journal of Participatory Medicine*, October 3, 2013, http://www.jopm.org/evidence/research/2013/10/03 /viewing-laboratory-test-results-online-patients-actions-and-reactions/.

13. B. Snow, "Online Blood Work: No Doctor's Visit Required," *Fox News*, April 5, 2014, http://www .foxnews.com/health/2014/04/05/online-blood-work-no-doctors-visit-required/.

14. M. Cohen, "HHS Says Labs Must Give Patients Access to Test Results. So, What Does That Really Mean?," *MedCity News*, February 12, 2014, http://medcitynews.com/2014/02/hhs-says-labs-must -give-patients-access-test-results-really-mean/.

15. M. Beck, "New Rule Grants Patients Direct Access to Lab Results," *Wall Street Journal*, February 3, 2014, http://online.wsj.com/news/articles/SB10001424052702304427045793609018170151 52.

16. D. Harlow, "Patients to Have Right to Access Lab Test Result Data—Finally!," *e-Patients*, February 4, 2014, http://e-patients.net/archives/2014/02/patients-to-have-right-to-access-lab-test-result-data.html.

17. J. Conn, "HHS Issues Rule Granting Patients Direct Access to Lab Test Results," *Modern Healthcare*, February 3, 2014, http://www.modernhealthcare.com/article/20140203/NEWS/302039958 /h%C9rce=articlelink&utm_medium=website&utm_campaign=Todays.

18. R. Pear, "Medical Boards Draft Plan to Ease Path to Out-of-State and Online Treatment," *New York Times*, June 30, 2014, http://www.nytimes.com/2014/06/30/us/medical-boards-draft-plan-to-ease -path-to-out-of-state-and-online-treatment.html.

19a. K. Sebelius, "HHS Strengthens Patients' Right to Access Lab Test Reports," HHS.gov, February 3, 2014, http://www.hhs.gov/news/press/2014pres/02/20140203a.html.

19b. M. J. Young, E. Scheinberg, and H. Bursztajn, "Direct-to-Patient Laboratory Test Reporting: Balancing Access with Effective Clinical Communication," *Journal of the American Medical Association* 312, no. 2 (2014): 127–128.

20. A. Jha, "The Incredible Shrinking Laboratory or 'Lab-on-a-Chip,'" *The Guardian*, November 28, 2011, http://www.theguardian.com/science/2011/nov/28/incredible-shrinking-laboratory-lab-chip.

21. R. Komatireddy and E. J. Topol, "Medicine Unplugged: The Future of Laboratory Medicine," *Clinical Chemistry* 58, no. 12 (2012): 1644–1647.

22. M. Kim, "Imagine a Smartphone Medical Lab," *philly.com*, January 6, 2014, http://www.philly.com/philly/health/20140105_Imagine_a_smartphone_medical_lab.html.

23. "Spit on Your iPhone to Diagnose Diseases," *Lab Test Consult*, December 2, 2011, http://www.labtestconsult.com/spit-on-your-iphone-to-diagnose-diseases/.

24. J. Hewitt, "Turning the Smartphone from a Telephone into a Tricorder," *ExtremeTech*, November 3, 2012, http://www.extremetech.com/extreme/138658-turning-the-smartphone-from-a-telephone-into-a-tricorder?

25. E. Schwartz, "Can Smartphones Really Cut It as Diagnostic Tools?," *mHealthNews*, January 2, 2014, http://www.mhealthnews.com/news/can-smartphones-really-cut-it-diagnostic-tools-mhealth-mobile.

26. "Acoustic Microfluidics: What a Sound Idea," *The Economist*, June 2, 2012, http://www.economist.com/node/21556091/print.

27. B. Tansey, "Genia Aims to Build the iPhone of Gene Sequencing," *Xconomy*, October 16, 2013, http://www.xconomy.com/san-francisco/2013/10/16/genia-aims-build-iphone-gene-sequencing/2/.

28. "Cradle Turns Smartphone into Handheld Biosensor," *Science Daily*, May 23, 2013, http://www.sciencedaily.com/releases/2013/05/130523162250.htm.

29. G. Slabodkin, "Malaria Detection Device to Be Field Tested a Year Ahead of Schedule," *Fierce-MobileHealthcare*, April 29, 2013, http://www.fiercemobilehealthcare.com/story/malaria-detection-device-be-field-tested-year-ahead-schedule/2013-04-29.

30. K. Struck, "Heart Failure: Is There a Breath Test?," *MedPage Today*, March 25, 2013, http://www.medpagetoday.com/CriticalCare/CHF/38076?utm_content=.

31. D. Akst, "A Virus on the Camera Roll," *Wall Street Journal*, September 27, 2013, http://online.wsj.com/article/SB10001424052702304213904579093460624956226.html.

32. N. N. Watkins et al., "Microfluidic CD4+ and CD8+ T Lymphocyte Counters for Point-of-Care HIV Diagnostics Using Whole Blood," *Science Translational Medicine* 5, no. 214 (2013): 1–12.

33. "Detecting Disease with a Smartphone Accessory," *Science Daily*, June 4, 2013, http://www.sciencedaily.com/releases/2013/06/130604113959.htm.

34. B. Ouyang, "New Mobile Technology Allows Users to Track Cholesterol Levels with a Smartphone (VIDEO)," *MedGadget*, December 17, 2013, http://www.medgadget.com/2013/12/new-mobile-technology-allows-users-to-track-cholesterol-levels-with-a-smartphone-video.html.

35. I. I. Bogoch et al., "Mobile Phone Microscopy for the Diagnosis of Soil-Transmitted Helminth Infections: A Proof-of-Concept Study," *American Journal of Tropical Medicine and Hygiene*, March 11, 2013, http://www.ajtmh.org/content/early/2013/03/07/ajtmh.12-0742.abstract.

36. D. N. Breslauer et al., "Mobile Phone Based Clinical Microscopy for Global Health Applications," *PLoS One* 4, no. 7 (2009): e6320.

37. M. Colombo, "Mobile Devices Not Just for Facebook, They Are Poised to Revolutionize Healthcare," *Healthcare Blog*, October 4, 2013, http://info.calgaryscientific.com/blog/bid/339938/Mobile-devices-n%C9Mc3VWFlKrPfKbt-qzZXfCtJMa3-C1RYVVYbc5LegsLEZ6LJDH2A&_hsmi=10496393.

38. G. Corley, "Paper-Based Microfluidic Technology May Let You Print Your Own Health Tests," *MedGadget*, February 20, 2012, http://medgadget.com/2012/02/paper-based-microfluidic-technology-may-let-you-print-your-own-health-tests.html.

39. A. F. Coskun et al., "Albumin Testing in Urine Using a Smart-Phone," *Lab on a Chip* 13, no. 21 (2013): 4231–4238.

40. T. M. Andrews, "Breathalyzers of the Future Today," *Atlantic*, June 2013, http://www.theatlantic.com/health/print/2013/06/breathalyzers-of-the-future-today/277249/.

41. R. Ferris, "These Amazing Dogs Can Smell Cancer," *Business Insider*, August 15, 2013, http://www.businessinsider.com/working-dog-center-dogs-can-smell-cancer-2013-8.

42. V. Greenwood, "What Does Cancer Smell Like?," *New York Times*, November 14, 2013, http://www.nytimes.com/2013/11/24/magazine/what-does-cancer-smell-like.html.

43. N. Savage, "Spotting the First Signs," *Nature* 471 (2011): S14–S15.

44. D. G. McNeil, "Dogs Excel on Smell Test to Find Cancer," *New York Times*, January 17, 2006, http://www.nytimes.com/2006/01/17/health/17dog.html.

45. W. Kremer, "Sniffing Out Cancer with Electronic Noses," *BBC News Magazine*, March 8, 2014, http://www.bbc.com/news/magazine-26472225.

46. H. Williams and A. Pembroke, "Sniffer Dogs in the Melanoma Clinic?," *The Lancet* 1 (1989): 734.

47. B. Palmer, "Roll Over! Shake! Smell This Mole!," *Slate*, May 27, 2014, http://www.slate.com/articles/health_and_science/medical_examiner/2014/05/cancer_sniffing_dogs_can_dogs_detect_and_screen_for_disease.html.

48. "Electronic Nose Sniffs Out Prostate Cancer Using Urine Samples," *eHealth News*, May 13, 2014, http://www.ehealthnews.eu/research/3929-electronic-nose-sniffs-out-prostate-cancer-using-urine-samples.

49. A. Zimm, "Canines' Cancer-Sniffing Snouts Showing 90%-Plus Accuracy," Bloomberg, May 18, 2014, http://www.bloomberg.com/news/2014-05-18/canines-cancer-sniffing-snouts-offer-new-testing-option.html.

50. A. Roine et al., "Detection of Prostate Cancer by an Electronic Nose: A Proof of Principle Study," *Journal of Urology* 192, no. 1 (2014): 230–235.

51. V. Combs, "Physicist Building Nanotech Sensor to Track Your Health Through Your Breath," *MedCity News*, September 10, 2013, http://medcitynews.com/2013/09/physicist-building-nanotech-sensor-to-track-your-health-through-your-breath/print/.

52. K. Bourzac, "Cancer Breath Test Enters Clinical Trials," *MIT Technology Review*, February 14, 2012, http://www.technologyreview.com/news/426894/cancer-breath-test-enters-clinical-trials/.

53. W. Jia et al., "Electrochemical Tattoo Biosensors for Real-Time Noninvasive Lactate Monitoring in Human Perspiration," *Analytical Chemistry* 85 (2013): 6553–6560.

54. K. Belson, "New Tests for Brain Trauma Create Hope, and Skepticism," *New York Times*, December 26, 2013, http://www.nytimes.com/2013/12/26/sports/football/new-tests-for-brain-trauma-create-hope-and-skepticism.html.

55. G. Poste, "Bring on the Biomarkers," *Nature* 469 (2011): 156–157.

56. T. T. Ruckh and H. A. Clark, "Implantable Nanosensors: Toward Continuous Physiologic Monitoring," *Analytical Chemistry* 86, no. 3 (2013): 1314–1323.

57. S. Johnson, "Someday Electronic Devices Could Be On or Inside People," *Seattle Times*, December 24, 2013, http://seattletimes.com/html/nationworld/2022524089_implanttechxml.html.

58. B. S. Ferguson et al., "Real-Time, Aptamer-Based Tracking of Circulating Therapeutic Agents in Living Animals," *Science Translational Medicine* 5, no. 213 (2013): 213ra165.

59. Y. Ling et al., "Implantable Magnetic Relaxation Sensors Measure Cumulative Exposure to Cardiac Biomarkers," *Nature Biotechnology* 29 (2011): 273–272.

60. T.-I. Kim et al., "Injectable, Cellular-Scale Optoelectronics with Applications for Wireless Optogenetics," *Science* 340 (2013): 211–216.

61. "Nanotube-Based Sensors Can Be Implanted Under the Skin for a Year," Nanowerk, November 3, 2013, http://www.nanowerk.com/news2/newsid=33040.php.

62. A. Myers, "Swimming Through the Blood Stream: Stanford Engineers Create Wireless, Self-Propelled Medical Device," *Stanford University News*, February 22, 2012, http://news.stanford.edu/news/2012/february/micro-device-implant-022212.html.

63. R. Smith-Bindman et al., "Use of Diagnostic Imaging Studies and Associated Radiation Exposure for Patients Enrolled in Large Integrated Health Care Systems, 1996–2010," *Journal of the American Medical Association* 302, no. 22 (2012): 2400–2409.

64. B. Owens, "Enhanced Medical Vision," *Nature* 502 (2013): S82–S83.

65. D. L. Miglioretti et al., "The Use of Computed Tomography in Pediatrics and the Associated Radiation Exposure and Estimated Cancer Risk," *JAMA Pediatrics* 167, no. 8 (2013): 700–707.

66. R. F. Redberg and R. Smith-Bindman, "We Are Giving Ourselves Cancer," *New York Times*, January 31, 2014, http://www.nytimes.com/2014/01/31/opinion/we-are-giving-ourselves-cancer.html.

67. C. Libov, "Radiation from Needless Medical Tests Can Give You Cancer," *Newsmax Health*, April 24, 2012, http://www.newsmax-health.net/headline_health/radiation_medical_tests_/2012/04/24/446984.html.

68. C. K. Cassel and J. A. Guest, "Choosing Wisely Helping Physicians and Patients Make Smart Decisions About Their Care," *Journal of the American Medical Association* 307, no. 17 (2012): 1801–1802.

69. "Choosing Wisely: Five Things Physicians and Patients Should Question," ABIM Foundation, accessed August 19, 2014, http://www.choosingwisely.org/doctor-patient-lists/.

70. V. M. Rao and D. C. Levin, "The Overuse of Diagnostic Imaging and the Choosing Wisely Initiative," *Annals of Internal Medicine* 157, no. 8 (2012): 574–577.

71. L. T. Krogsbøll et al., "General Health Checks in Adults for Reducing Morbidity and Mortality from Disease: Cochrane Systematic Review and Meta-Analysis," *British Medical Journal* 345 (2012): e7191.

72. S. R. Johnson, "Reducing Wasteful Care," *Modern Healthcare*, August 24, 2013, http://www.modernhealthcare.com/article/20130824/MAGAZINE/308249974.

73. L. M. Schwartz and S. Woloshin, "Endless Screenings Don't Bring Everlasting Health," *New York Times*, April 17, 2012, http://www.nytimes.com/2012/04/17/health/views/endless-screenings-dont-bring-everlasting-health.html.

74. B. L. Jacobs et al., "Use of Advanced Treatment Technologies Among Men at Low Risk of Dying from Prostate Cancer," *Journal of the American Medical Association* 309, no. 24 (2013): 2587–2595.

75. "Simple Treatments, Ignored," *New York Times*, September 9, 2012, http://www.nytimes.com/2012/09/09/opinion/sunday/simple-treatments-ignored.html.

76. J. H. Wasfy, "Sometimes 'Unnecessary' Medical Tests Save Lives," *Washington Post*, October 3, 2013, http://www.washingtonpost.com/opinions/sometimes-unnecessary-medical-tests-save-lives/2013/10/03/74777dce-27b6-11e3-b75d-5b7f66349852_story.html.

77. E. Rosenthal, "Let's (Not) Get Physicals," *New York Times*, June 3, 2012, http://www.nytimes.com/2012/06/03/sunday-review/lets-not-get-physicals.html.

78. "Heart Rhythm Society's Choosing Wisely List Disappoints," *Medscape*, February 12, 2014, http://www.medscape.com/viewarticle/820477.

79. E. Picano et al., "The Appropriate and Justified Use of Medical Radiation in Cardiovascular Imaging: A Position Document of the ESC Associations of Cardiovascular Imaging, Percutaneous Cardiovascular Interventions and Electrophysiology," *European Heart Journal* 35, no. 10 (2014): 665–672.

80. P. Kassing and R. Duszak, "Repeat Medical Imaging: A Classification System for Meaningful Policy Analysis and Research," *Neiman Report*, February 2013, http://www.acr.org/-/media/ACR/Documents/PDF/Research/Brief 02/PolicyBriefHPI012013.pdf.

81. A. J. Einstein et al., "Patient-Centered Imaging: Shared Decision Making for Cardiac Imaging Procedures with Exposure to Ionizing Radiation," *Journal of the American College of Cardiology* 63, no. 15 (2013): 1480–1489.

82. A. M. Seaman, "Doctors Don't Often Tell Patients of CT Scan Risks," *Reuters*, 2013, http://www.reuters.com/assets/print?aid=USBRE92316120130304.

83. G. Schwitzer, "When Doctors Don't Discuss Harms of Screening Tests with Patients," *Health News Review*, October 22, 2013, http://www.healthnewsreview.org/2013/10/when-doctors-dont-discuss-harms-of-screening-tests-with-patients/.

84. L. Landro, "New Tracking of a Patient's Radiation Exposure," *Wall Street Journal*, May 21, 2013, http://online.wsj.com/article/SB10001424127887324767004578489413973896412.html.

85. C. O'Donoghue et al., "Aggregate Cost of Mammography Screening in the United States: Comparison of Current Practice and Advocated Guidelines," *Annals of Internal Medicine* 160 (2014): 145–153.

86. H. G. Welch, "Breast Cancer Screenings: What We Still Don't Know," *New York Times*, December 30, 2013, http://www.nytimes.com/2013/12/30/opinion/breast-cancer-screenings-what-we-still-dont-know.html.

87. G. Kolata, "Vast Study Casts Doubts on Value of Mammograms," *New York Times*, February 12, 2014, http://www.nytimes.com/2014/02/12/health/study-adds-new-doubts-about-value-of-mammograms.html.

88. A. Bleyer and H. G. Welch, "Effect of Three Decades of Screening Mammography on Breast-Cancer Incidence," *New England Journal of Medicine* 367, no. 21 (2012): 1998–2005.

89. J. G. Elmore and C. P. Gross, "The Cost of Breast Cancer Screening in the United States: A Picture Is Worth . . . a Billion Dollars?," *Annals of Internal Medicine* 160 (2014): 203–204.

90. A. B. Miller et al., "Twenty-five Year Follow-Up for Breast Cancer Incidence and Mortality of the Canadian National Breast Screening Study: Randomised Screening Trial," *British Medical Journal* 348 (2014): g366.

91. J. A. Paulos, "Weighing the Positives," *Scientific American*, December 28, 2011, http://www.nature.com/scientificamerican/journal/v306/n1/full/scientificamerican0112-20.html.

92. N. Biller-Andorno and P. Jüni, "Abolishing Mammography Screening Programs? A View from the Swiss Medical Board," *New England Journal of Medicine* 340, no. 21 (2014): 1965–1967.

93. D. H. Newman, "Ignoring the Science on Mammograms," *New York Times*, November 28, 2012, http://well.blogs.nytimes.com/2012/11/28/ignoring-the-science-on-mammograms/.

94. J. C. Dooren and R. Winslow, "U.S. Panel Recommends Lung-Cancer Screening," *Wall Street Journal*, December 30, 2013, http://online.wsj.com/news/articles/SB10001424052702304591604579290843407880628.

95. D. V. Makarov et al., "Prostate Cancer Imaging Trends After a Nationwide Effort to Discourage Inappropriate Prostate Cancer Imaging," *Journal of the National Cancer Institute* 105, no. 17 (2013): 1306–1313.

96. J. Dorrier, "California Startup, Tribogenics, Develops Smart Phone Sized Portable X-Ray Machines," *Singularity Hub*, November 16, 2013, http://singularityhub.com/2013/11/16/southern-california-startup-tribogenics-develops-smart-phone-sized-portable-x-ray-machines/.

97. J. B. Haun et al., "Micro-NMR for Rapid Molecular Analysis of Human Tumor Samples," *Science Translational Medicine* 3, no. 71 (2011): 1–14.

98. N. Ungerleider, "An X-Ray Machine the Size of an iPhone That Looks Like a Star Trek Tricorder," *Fast Company*, December 8, 2011, http://www.fastcompany.com/1799596/x-ray-machine-size-iphone-looks-star-trek-tricorder.

99. P. Gwynne, "Seeing into the Future," *Nature* 502 (2013): S96–S97.

100. M. Kaku, *Physics of the Future* (Toronto, Canada: Doubleday, 2011), 60–62.

101. Ibid., 60.

102. Ibid., 62.

103. M. J. Leibo et al., "Is Pocket Mobile Echocardiography the Next-Generation Stethoscope? A Cross-sectional Comparison of Rapidly Acquired Images With Standard Transthoracic Echocardiography," *Annals of Internal Medicine* 155, no. 1 (2011): 33–38.

104. S. D. Solomon and F. Saldana, "Point-of-Care Ultrasound in Medical Education—Stop Listening and Look," *New England Journal of Medicine* 370 (2014): 1083–1085.

105. A. Flint, "Patients Should Be Able to Share Their Medical Imaging Studies," *neuroicudoc*, August 21, 2013, http://www.neuroicudoc.com/2013/08/patients-should-be-able-to-share-their.html.

106. J. Lee, "Share Ware," *Modern Healthcare*, November 24, 2012, http://www.modernhealthcare.com/article/20121124/MAGAZINE/311249953/?template=printpicart.

107. A. J. Johnson et al., "Access to Radiologic Reports via a Patient Portal: Clinical Simulations to Investigate Patient Preferences," *Journal of the American College of Radiology* 9, no. 4 (2012): 256–263.

108. A. Eisenberg, "Those Scan Results Are Just an App Away," *New York Times*, October 16, 2011, http://www.nytimes.com/2011/10/16/business/medical-apps-to-assist-with-diagnoses-cleared-by-fda.html.

109. D. McCormick et al., "Giving Office-Based Physicians Electronic Access to Patients' Prior Imaging and Lab Results Did Not Deter Ordering of Tests," *Health Affairs* 31, no. 3 (2012): 488–496.

110. T. McMahon, "The Smartphone Will See You Now: How Apps and Social Media Are Revolutionizing Medicine," *Macleans*, March 4, 2013, http://www2.macleans.ca/2013/03/04/the-smartphone-will-see-you-now.

111. "Turning Mobile Phones into 3D Scanners," Computer Vision and Geometry Group, accessed August 13, 2014, http://cvg.ethz.ch/mobile/.

112. J. Lademann, "Optical Methods of Imaging in the Skin," *Journal of Biomedical Optics* 18, no. 6 (2013): 061201-1.

113. W. Sohn et al., "Endockscope: Using Mobile Technology to Create Global Point of Service Endoscopy," *Journal of Endourology* 27, no. 9 (2013): 1154–1160.

114. K. Streams, "How to Turn a Smartphone Into a Digital Microscope Using Inexpensive Materials," *Laughing Squid*, 2013, http://laughingsquid.com/how-to-turn-a-smartphone-into-a-digital-microscope-using-inexpensive-materials/.

Chapter 7

1. R. Taylor et al., "Promoting Health Information Technology: Is There a Case for More-Aggressive Government Action?," *Health Affairs* 24, no. 5 (2005): 1234–1245.

2. J. Hoffman, "What the Therapist Thinks About You," *New York Times*, July 7, 2014, http://well.blogs.nytimes.com/2014/07/07/what-the-therapist-thinks-about-you/?_php=true&_type=blogs&ref=health&_r=0.

3. J. Kopman, "Electronic Health Records: Doctors Want to Keep Patients Out," *Everyday Health*, March 26, 2013, http://www.everydayhealth.com/healthy-living/electronic-health-records-doctors-want-to-keep-patients-out-7727.aspx.

4. L. Mearian, "U.S. Doctors Don't Believe Patients Need Full Access to Health Records," *Infoworld*, March 8, 2013, http://www.infoworld.com/print/214131.

5. B. N. Shenkin and D.C. Warner, "Giving the Patient His Medical Record: A Proposal to Improve the System," *New England Journal of Medicine* 289, no. 13 (1973): 688–692.

6. J. Katz, *The Silent World of Doctor and Patient* (Baltimore, MD: Johns Hopkins University Press, 1984), 4.

7. T. Delbanco et al., "Inviting Patients to Read Their Doctors' Notes: A Quasi-experimental Study and a Look Ahead," *Annals of Internal Medicine* 157, no. 7 (2012): 461–471.

8. J. Thew, "Opening Up About Medical Records: OpenNotes Gives Patients Access to Provider Notes," *HL7 Health*, January 28, 2014, http://www.hl7standards.com/blog/2014/01/28/open-notes/?utm_conte%C97b9&utm_medium=social&utm_source=twitter.com&utm_campaign=buffer.

9. M. Coren, "You Can Now Find Out What Your Doctor Is Writing Down in That File," *Fast Company*, July 23, 2013, http://www.fastcoexist.com/1682595/you-can-now-find-out-what-your-doctor-is-writing-down-in-that-file.

10. L. Landro, "Health-Care Providers Want Patients to Read Medical Records, Spot Errors," *Wall Street Journal*, June 9, 2014, http://online.wsj.com/articles/health-care-providers-want-patients-to-read-medical-records-spot-errors-1402354902.

11. J. Walker et al., "The Road Towards Fully Transparent Medical Records," *New England Journal of Medicine* 370 (2013): 6–8.

12. "More Than Forty Percent of U.S. Consumers Willing to Switch Physicians to Gain Online Access to Electronic Medical Records, According to Accenture Survey," *Accenture Newsroom*, September 16, 2013, http://newsroom.accenture.com/news/more-than-40-percent-of-us-consumers-willing-to-switch-physicians-to-gain-online-access-to-electronic-medical-records-according-to-accenture-survey.htm.

13. S. Reddy, "When Email Is Part of the Doctor's Treatment," *Wall Street Journal*, March 25, 2013, http://online.wsj.com/article/SB10001424127887324373204578376863506224702.html.

14. T. F. Bishop et al., "Electronic Communication Improves Access, but Barriers to Its Widespread Adoption Remain," *Health Affairs* 32, no. 8 (2013): 1361–1367.

15. F. N. Pelzman, "I'm Your Doctor, What Is Your Email?," *Med Page Today*, December 20, 2013, http://www.medpagetoday.com/PatientCenteredMedicalHome/PatientCenteredMedicalHome/43527?isalert=1.

16. "The Blue Button," in *Wikipedia*, accessed August 13, 2014, http://en.wikipedia.org/wiki/The_Blue_Button.

17. M. Beck, "Next in Tech: App Helps Patients Track Care," *Wall Street Journal,* December 16, 2013, http://online.wsj.com/news/articles/SB10001424052702303330204579248420368822400.

18. J. Savacool, "How Do You Measure Up? New Health Gadgets Can Tell You," *USA Today,* January 5, 2014, http://www.usatoday.com/story/news/nation/2014/01/05/fitness-health-monitors-ces/4301611/.

19. E. Stawicki, "Your Smartphone Might Hold Key to Your Medical Records," *Kaiser Health News,* June 17, 2013, http://www.kaiserhealthnews.org/Stories/2013/June/17/electronic-health-records-blue -button.aspx?p=1.

20. "With Major Pharmacies on Board, Is the Blue Button About to Scale Nation-wide?," *E Pluribus Unum,* February 7, 2014, http://e-pluribusunum.com/2014/02/07/major-pharmacies-blue-button-scale/.

21. D. Butler, "Human Genome at Ten: Science After the Sequence," *Nature* 465 (2010): 1000–1001.

22. R. Hillestad et al., "Can Electronic Medical Record Systems Transform Health Care? Potential Health Benefits, Savings, and Costs," *Health Affairs* 24, no. 5 (2005): 1103–1117.

23. R. Abelson and J. Creswell, "In Second Look, Few Savings from Digital Health Records," *New York Times,* January 11, 2013, http://www.nytimes.com/2013/01/11/business/electronic-records-systems -have-not-reduced-health-costs-report-says.html.

24. B. Wanamaker and D. Bean, "Why EHRs Are Not (Yet) Disruptive," *Christensen Institute Blog,* August 8, 2013, http://www.christenseninstitute.org/why-ehrs-are-not-yet-disruptive/.

25. R. Abelson, J. Creswell, and G. Palmer, "Medicare Bills Rise as Records Turn Electronic," *New York Times,* September 22, 2012, http://www.nytimes.com/2012/09/22/business/medicare-billing-rises -at-hospitals-with-electronic-records.html.

26. D. Ofri, "The Doctor Will See Your Electronic Medical Record Now," *Slate,* August 5, 2013, http://mobile.slate.com/blogs/future_tense/2013/08/05/study_reveals_doctors_are_spending_even_less _time_with_patients.html.

27. E. White, "Do Doctors Spend Too Much Time Looking at Computer Screen?," *Northwestern University News,* January 23, 2014, http://www.northwestern.edu/newscenter/stories/2014/01/do-doctors -spend-too-much-time-looking-at-computer-screen.html.

28. J. P. Weiner, S. Yeh, and D. Blumenthal, "The Impact of Health Information Technology and e-Health on the Future Demand for Physician Services," *Health Affairs* 32, no. 1 (2013): 1998–2004.

29. B. Monegain, "EHRs to Redefine the Role of Doctor," *Healthcare IT News,* January 27, 2014, http://www.healthcareitnews.com/news/ehrs-redefine-role-doctor.

30. K. Hafner, "A Busy Doctor's Right Hand, Ever Ready to Type," *New York Times,* January 14, 2014, http://www.nytimes.com/2014/01/14/health/a-busy-doctors-right-hand-ever-ready-to-type.html.

31. A. J. Bank, "In Praise of Medical Scribes," *Wall Street Journal,* April 6, 2014, http://online.wsj .com/news/articles/SB10001424052702304418404579469371577995400.

32. Anonymous, "The Disturbing Confessions of a Medical Scribe," *KevinMD.com,* March 9, 2014, http://www.kevinmd.com/blog/2014/03/confessions-medical-scribe.html.

33. R. Abelson, "Medicare Is Faulted on Shift to Electronic Records," *New York Times,* November 29, 2012, http://www.nytimes.com/2012/11/29/business/medicare-is-faulted-in-electronic-medical -records-conversion.html.

34. R. Abelson and J. Creswell, "Report Finds More Flaws in Digitizing Patient Files," *New York Times,* January 8, 2014, http://www.nytimes.com/2014/01/08/business/report-finds-more-flaws-in -digitizing-patient-files.html.

35. "Data Glitches Are Hazardous to Your Health," *Scientific American,* October 15, 2013, http:// www.nature.com/scientificamerican/journal/v309/n5/full/scientificamerican1113-10.html.

36. B. Ahier, "Nearly Half of Physicians Believe EHRs Are Making Patient Care Worse," *HIT Consultant,* February 13, 2014, http://hitconsultant.net/2014/02/13/nearly-half-of-physicians-believe-ehrs -are-making-patient-care-worse/.

37. A. Allen, "Electronic Health Records: A 'Clunky' Transition," *Politico,* June 15, 2014, http://www .politico.com/story/2014/06/health-care-electronic-records-107881.html.

38. S. Baum, "EHRs May Turn Small Errors Into Big Ones," *MedCity News,* December 16, 2012, http://www.medpagetoday.com/PracticeManagement/InformationTechnology/36474.

39. A. Jha, "The Wrong Question on Electronic Health Records," *Health Policy,* September 18, 2012, https://blogs.sph.harvard.edu/ashish-jha/the-wrong-question-on-electronic-health-records/.

40. D. F. Sittig and H. Singh, "Electronic Health Records and National Patient-Safety Goals," *New England Journal of Medicine* 367, no. 19 (2012): 1854–1860.

41. National Council on Patient Information and Education, "Accelerating Progress in Prescription Medicine Adherence: The Adherence Action Agenda," Be Medicine Smart, October 2013, http://www .bemedicinesmart.org/report.html.

42. K. Bole, "Reimagining Pharmacy Care," *UCSF News*, March 5, 2014, http://www.ucsf.edu/news /2014/02/112201/reimagining-pharmacy-care.

43. A. W. Mathews, "Beep! It's Your Medicine Nagging You," *Wall Street Journal*, February 28, 2010, http://online.wsj.com/news/articles/SB10001424052748703431604575095771390040944.

44. K. Langhauser, "A New Era in Medication Adherence," *Pharma Manufacturing*, December 13, 2013, http://www.pharmamanufacturing.com/articles/2013/dec-digital-insights/.

45. J. Comstock, "Medication Adherence: Whose Problem Is It?," *MobiHealthNews*, November 12, 2013, http://mobihealthnews.com/27258/medication-adherence-whose-problem-is-it/.

46. J. Brownlee, "How Ideo Helped Reinvent the Pillbox," *Fast Company*, February 6, 2014, http:// www.fastcodesign.com/3026096/how-ideo-helped-reinvent-the-pillbox.

47. B. Dolan, "Study: GlowCaps Up Adherence to 98 Percent," *MobiHealthNews*, June 23, 2010, http://mobihealthnews.com/8069/study-glowcaps-up-adherence-to-98-percent/.

48. P. Pitts, "America's 'Other Drug Problem'—Medication Adherence," *Drugwonks*, January 21, 2014, http://drugwonks.com/blog/america-s-other-drug-problem-medication-adherence.

49. "ASCP Fact Sheet," American Society of Consultant Pharmacists, accessed August 13, 2014, http://www.ascp.com/articles/about-ascp/ascp-fact-sheet.

50. Z. Moukheiber, "A Digital Health Acquisition to Watch," *Forbes*, January 13, 2014, http://www .forbes.com/sites/zinamoukheiber/2014/01/13/a-digital-health-acquisition-to-watch/.

51. A. Schwartz, "A Cell Phone in a Pill Bottle, to Text You to Remember Your Meds," *Fast Company*, May 6, 2014, http://www.fastcoexist.com/1681935/a-cell-phone-in-a-pill-bottle-to-text-you-to -remember-your-meds.

52. T. Aungst, "Smartphones Are Revolutionizing Pill Identification," *iMedicalApps*, January 23, 2014, http://www.imedicalapps.com/2014/01/smartphones-revolutionizing-pill-identification/.

53. N. Versel, "Patient-Generated Data Is the Future of Care, VA Official Says," *MobiHealthNews*, July 18, 2013, http://mobihealthnews.com/23924/patient-generated-data-is-the-future-of-care-va-official -says/.

54. "Two Strategies for the Integration of Patient-Generated Data into the EMR. Which Road to Travel?," *cHealth Blog*, January 7, 2014, http://chealthblog.connectedhealth.org/2014/01/07/two -strategies-for-the-integration-of-patient-generated-data-into-the-emr-which-road-to-travel/.

55. J. Conn, "Staying Connected," *Modern Healthcare*, January 18, 2014, http://www .modernhealthcare.com/article/20140118/MAGAZINE/301189929/.

56. C. Zimmer, "Linking Genes to Diseases by Sifting Through Electronic Medical Records," *New York Times*, November 28, 2013, http://www.nytimes.com/2013/11/28/science/linking-genes-to-diseases -by-sifting-through-electronic-medical-records.html.

57. I. L. Katzan and R. A. Rudick, "Time to Integrate Clinical and Research Informatics," *Science Translational Medicine* 4, no. 162 (2012): 1–4.

58. J. S. Kahn, V. Aulakh, and A. Bosworth, "What It Takes: Characteristics of the Ideal Personal Health Record," *Health Affairs* 28, no. 2 (2009): 369–376.

59. R. Rowley, "What Is the Future of EHRs?," *RobertTrowleyMD.com*, January 22, 2014, http:// roberttrowleymd.com/2014/01/22/future-ehrs/.

60. B. Crounse, "Do We Need to Re-imagine the Electronic Medical Record?," *MSDN Blogs*, January 27, 2014, http://blogs.msdn.com/b/healthblog/archive/2014/01/27/do-we-need-to-re-imagine-the -electronic-medical-record.aspx.

61. I. Kohane, "Why You Should Demand More Surveillance—of Your Health Records," *Common Health*, June 21, 2013, http://commonhealth.wbur.org/2013/06/more-surveillance-health-records.

62. M. Smith et al., "Best Care at Lower Cost," Institute of Medicine of the National Academies, September 6, 2012, http://www.iom.edu/Reports/2012/Best-Care-at-Lower-Cost-The-Path-to -Continuously-Learning-Health-Care-in-America.aspx.

63. M. McCormack, "We'd All Be Better Off with Our Health Records on Facebook," *Quartz*, December 27, 2013, http://qz.com/161727/wed-all-be-better-off-with-our-health-records-on-facebook/.

64. N. Dawson, "Evernote Is My EMR," *e-patients.net*, January 23, 2014, http://e-patients.net/archives/2014/01/evernote-is-my-emr.html?utm_s%C9mpaign=Feed%3A+E-patients+%28e-patients%29&utm_content=Twitterrific.

65. S. A. Levingston, "Practice Fusion Wants to Be Free," *Bloomberg Businessweek*, February 6, 2014, http://www.businessweek.com/articles/2014-02-06/practice-fusions-medical-records-technology-is-free-for-doctors.

66. D. Hernandez, "How Medical Tech Promises to Save Lives," *USA Today*, June 14, 2014, http://www.usatoday.com/story/news/nation/2014/06/14/medical-technology-va-healthcare-emr/10369071/.

Chapter 8

1. U. E. Reinhardt, "The Disruptive Innovation of Price Transparency in Health Care," *Journal of the American Medical Association* 310, no. 18 (2013): 1927–1928.

2. T. Rosenberg, "The Cure for the $1,000 Toothbrush," *New York Times*, August 13, 2013, http://opinionator.blogs.nytimes.com/2013/08/13/the-cure-for-the-1000-toothbrush/.

3. S. Brill, "Bitter Pill: Why Medical Bills Are Killing Us," *TIME*, April 4, 2013, http://time.com/198/bitter-pill-why-medical-bills-are-killing-us/.

4. "Inside 'Bitter Pill': Steven Brill Discusses His TIME Cover Story," *TIME*, February 22, 2013, http://healthland.time.com/2013/02/20/bitter-pill-inside-times-cover-story-on-medical-bills/print/.

5. C. Miller, "Some Hospitals Set Charges at More Than 10 Times Their Costs," *Healthcare Intelligence Network*, January 13, 2014, http://hin.com/Healthcare_Business_Weekly_Update/2014/01/13/some-hospitals-set-charges-at-more-than-10-times-their-costs/.

6. C. White, J. D. Reschovsky, and A. M. Bond, "Understanding Differences Between High- and Low-Price Hospitals: Implications for Efforts to Rein In Costs," *Health Affairs* 33, no. 2 (2014): 324–331.

7. E. Rosenthal, "Let's (Not) Get Physicals," *New York Times*, June 3, 2012, http://www.nytimes.com/2012/06/03/sunday-review/lets-not-get-physicals.html.

8. E. Rosenthal, "A Push to Sell Testosterone Gels Troubles Doctors," *New York Times*, October 16, 2013, http://www.nytimes.com/2013/10/16/us/a-push-to-sell-testosterone-gels-troubles-doctors.html.

9. E. Rosenthal, "American Way of Birth, Costliest in the World," *New York Times*, July 1, 2013, http://www.nytimes.com/2013/07/01/health/american-way-of-birth-costliest-in-the-world.html.

10. E. Rosenthal, "As Hospital Prices Soar, a Stitch Tops $500," *New York Times*, December 3, 2013, http://www.nytimes.com/2013/12/03/health/as-hospital-costs-soar-single-stitch-tops-500.html.

11. E. Rosenthal, "The $2.7 Trillion Medical Bill: Colonoscopies Explain Why U.S. Leads the World in Health Expenditures," *New York Times*, June 2, 2013, http://www.nytimes.com/2013/06/02/health/colonoscopies-explain-why-us-leads-the-world-in-health-expenditures.html.

12. E. Rosenthal, "For Medical Tourists, Simple Math," *New York Times*, August 4, 2013, http://www.nytimes.com/2013/08/04/health/for-medical-tourists-simple-math.html.

13. E. Rosenthal, "Good Deals on Pills? It's Anyone's Guess," *New York Times*, November 10, 2013, http://www.nytimes.com/2013/11/10/sunday-review/good-deals-on-pills-its-anyones-guess.html.

14. E. Rosenthal, "The Growing Popularity of Having Surgery Overseas," *New York Times*, August 7, 2013, http://www.nytimes.com/2013/08/07/us/the-growing-popularity-of-having-surgery-overseas.html.

15. E. Rosenthal, "The Soaring Cost of a Simple Breath," *New York Times*, October 13, 2013, http://www.nytimes.com/2013/10/13/us/the-soaring-cost-of-a-simple-breath.html.

16. E. Rosenthal, "Think the E.R. Is Expensive? Look at How Much It Costs to Get There," *New York Times*, December 5, 2013, http://www.nytimes.com/2013/12/05/health/think-the-er-was-expensive-look-at-the-ambulance-bill.html.

17. E. Rosenthal, "Health Care's Road to Ruin," *New York Times*, December 22, 2013, http://www.nytimes.com/2013/12/22/sunday-review/health-cares-road-to-ruin.html.

18. E. Rosenthal, "When Health Costs Harm Your Credit," *New York Times*, March 9, 2014, http://www.nytimes.com/2014/03/09/sunday-review/when-health-costs-harm-your-credit.html.

19. E. Rosenthal, "Patients' Costs Skyrocket; Specialists' Incomes Soar," *New York Times,* January 1, 2014, http://www.nytimes.com/2014/01/19/health/patients-costs-skyrocket-specialists-incomes-soar.html.

20. E. Rosenthal, "Even Small Medical Advances Can Mean Big Jumps in Bills," *New York Times,* April 6, 2014, http://www.nytimes.com/2014/04/06/health/even-small-medical-advances-can-mean-big-jumps-in-bills.html.

21. M. B. Rothberg, "The $50,000 Physical," *Journal of the American Medical Association* 311, no. 21 (2014): 2175.

22. C. Bettigole, "The Thousand-Dollar Pap Smear," *New England Journal of Medicine* 369, no. 16 (2013): 1486–1487.

23. S. Lupkin, "Reddit User Posts $55,000 Hospital Bill for Appendectomy," *Good Morning America Yahoo News,* January 1, 2014, http://gma.yahoo.com/reddit-user-posts-55-000-hospital-bill-appendectomy-123853510.html.

24a. "The Anatomy of a Hospital Bill," *Wall Street Journal,* February 24, 2014, http://online.wsj.com/news/articles/SB10001424052702303496804579367244016430848.

24b. J. Nocera, "The $300,000 Drug," *New York Times,* July 18, 2014, http://www.nytimes.com/2014/07/19/opinion/joe-nocera-cystic-fibrosis-drug-price.html.

24c. R. Y. Hsia, Y. Akosa Antwi, and J. P. Nath, "Variation in Charges for 10 Common Blood Tests in California Hospitals: A Cross-Sectional Analysis," *British Medical Journal Open* 4 (2014): e005482.

25. R. Meyer, "American Healthcare Costs Are Completely Out of Line With the Rest of the Modern World," *World of DTC Marketing,* accessed January 29, 2014, http://worldofdtcmarketing.com/american-healthcare-costs-completely-line-rest-modern-world/cost-of-healthcare-in-the-u-s/.

26. R. S. Mathis, "Behind What Doesn't Make Sense," *Science* 342 (2013): 196.

27. T. Lieberman, "America's Healthcare Prices Are Absurd. So, Now What?," *Columbia Journalism Review,* February 25, 2014, http://www.cjr.org/the_second_opinion/elisabeth_rosenthal_on_covering_americas_rising_medical_costs.php?page=all.

28. R. Bayer et al., "Confronting the Sorry State of U.S. Health," *Science* 341 (2013): 962–963.

29. T. E. Board, "The Shame of American Health Care," *New York Times,* November 18, 2013, http://www.nytimes.com/2013/11/18/opinion/the-shame-of-american-health-care.html.

30. O. Khazan, "Expensive Healthcare Doesn't Help Americans Live Longer," *Atlantic,* December 2013, http://www.theatlantic.com/health/print/2013/12/expensive-healthcare-doesn-t-help-americans-live-longer/282343/.

31. "Best Care at Lower Cost The Path to Continuously Learning Health Care in America," Institute of Medicine of the National Academies, September 2012, http://www.iom.edu/~/media/Files/Report Files/2012/Best-Care/Best Care at Lower Cost_Recs.pdf.

32. R. J. Samuelson, "Health Care's Heap of Wasteful Spending," *Washington Post,* September 9, 2012, http://www.washingtonpost.com/opinions/health-cares-heap-of-waste/2012/09/13/ee62aa62-fdb6-11e1-b153-218509a954e1_print.html.

33. U. E. Reinhardt, "Waste vs. Value in American Health Care," *New York Times,* September 13, 2013, http://economix.blogs.nytimes.com/2013/09/13/waste-vs-value-in-american-health-care/.

34. T. Parker-Pope, "Overtreatment Is Taking a Harmful Toll," *New York Times,* August 27, 2012, http://well.blogs.nytimes.com/2012/08/27/overtreatment-is-taking-a-harmful-toll/.

35. N. E. Morden et al., "Choosing Wisely—The Politics and Economics of Labeling Low-Value Services," *New England Journal of Medicine* 370 (2014): 589–592.

36. A. L. Schwartz et al., "Measuring Low-Value Care in Medicare," *JAMA Internal Medicine* 174, no. 4 (2014): 1067–1076.

37. "Survey: Physicians are Aware That Many Medical Tests and Procedures Are Unnecessary, See Themselves as Solution," Robert Wood Johnson Foundation, April 2014, http://www.rwjf.org/en/about-rwjf/newsroom/newsroom-content/2014/04/survey--physicians-are-aware-that-many-medical-tests-and-procedu.html.

38. J. Appleby, "Hospitals Promote Screenings That Experts Say Many People Do Not Need," *Washington Post,* May 13, 2014, http://www.washingtonpost.com/national/health-science/hospitals-promote-screenings-that-experts-say-most-people-should-not-receive/2013/05/13/aaecb272-9ae2-11e2-9bda-edd1a7fb557d_story.html.

39. S. Garber et al., "Redirecting Innovation in US Health Care," The RAND Corporation, 2014, http://www.rand.org/pubs/research_reports/RR308.html.

40. R. Sihvonen et al., "Arthroscopic Partial Meniscectomy versus Sham Surgery for a Degenerative Meniscal Tear," *New England Journal of Medicine* 369, no. 26 (2013): 2515–2524.

41. S. Eappen et al., "Relationship Between Occurrence of Surgical Complications and Hospital Finances," *Journal of the American Medical Association* 309, no. 15 (2013): 1599–1606.

42. "Physician, Heal Thyself," *The Economist*, February 1, 2014, http://www.economist.com/node/21595431/print.

43. R. Vigen et al., "Association of Testosterone Therapy With Mortality, Myocardial Infarction, and Stroke in Men With Low Testosterone Levels," *Journal of the American Medical Association* 310, no. 17 (2013): 1829–1836.

44. A. Schwarz, "The Selling of Attention Deficit Disorder," *New York Times*, December 15, 2013, http://www.nytimes.com/2013/12/15/health/the-selling-of-attention-deficit-disorder.html.

45. J. E. Brody, "A Check on Physicals," *New York Times*, January 21, 2013, http://well.blogs.nytimes.com/2013/01/21/a-check-on-physicals/.

46. R. C. Rabin, "A Glut of Antidepressants," *New York Times*, August 12, 2013, http://well.blogs.nytimes.com/2013/08/12/a-glut-of-antidepressants/.

47. S. VanDriest et al., "Clinically Actionable Genotypes Among 10,000 Patients with Preemptive Pharmacogenomic Testing," *Clinical Pharmacology & Therapeutics* 95, no. 4 (2014): 423–431.

48. H. G. Welch, "Testing What We Think We Know," *New York Times*, August 20, 2012, http://www.nytimes.com/2012/08/20/opinion/testing-standard-medical-practices.html.

49. M. Bassett, "Global Medical Imaging Market to Hit $32 Billion by 2014," *Fierce Medical Imaging*, July 11, 2013, http://www.fiercemedicalimaging.com/story/global-medical-imaging-market-hit-32-billion-2014/2013-07-11.

50. B. Owens, "Enhanced Medical Vision," *Nature* 502 (2013): S82–S83.

51. R. F. Redberg and R. Smith-Bindman, "We Are Giving Ourselves Cancer," *New York Times*, January 31, 2014, http://www.nytimes.com/2014/01/31/opinion/we-are-giving-ourselves-cancer.html.

52. R. Pomerance, "The Less-Is-More Approach to Health Care," *US News and World Report*, March 5, 2013, http://health.usnews.com/health-news/health-wellness/articles/2013/03/05/the-less-is-more-approach-to-health-care.

53. M. Beck, "Study Raises Doubts Over Robotic Surgery," *Wall Street Journal*, February 19, 2013, http://online.wsj.com/article/SB10001424127887323764804578314182573530720.html.

54. J. N. Mirkin et al., "Direct-To-Consumer Internet Promotion of Robotic Prostatectomy Exhibits Varying Quality of Information," *Health Affairs* 31, no. 4 (2012): 760–769.

55. R. Langreth, "Robot Surgery Damaging Patients Rises with Marketing," *Bloomberg*, October 8, 2013, http://www.bloomberg.com/news/print/2013-10-08/robot-surgery-damaging-patients-rises-with-marketing.html.

56. "Proton Therapy," *Wikipedia*, accessed August 13, 2014, http://en.wikipedia.org/wiki/Proton_therapy#Treatment_centers.

57. A. Chandra, J. Holmes, and J. Skinner, "Is This Time Different? The Slowdown in Healthcare Spending," Brookings Panel on Economic Activity, Fall 2013, http://www.brookings.edu/~/media/Projects/BPEA/Fall 2013/2013b_chandra_healthcare_spending.pdf.

58. S. Havele, "Why Patients Need to Be Treated like Consumers," *Rock Health*, January 28, 2014, http://rockhealth.com/2014/01/why-patients-need-to-be-treated-like-consumers-qa-noah-lang/.

59. B. Mannino, "Do You Really Need an Annual Physical?," *Fox Business*, August 24, 2012, http://www.foxbusiness.com/personal-finance/2012/08/24/do-really-need-annual-physical/.

60. L. T. Krogsbøll et al., "General Health Checks in Adults for Reducing Morbidity and Mortality from Disease: Cochrane Systematic Review and Meta-analysis," *British Medical Journal* 345 (2012): e7191.

61. E. Klein, "The Two Most Important Numbers in American Health Care," *Washington Post*, September 19, 2013, http://www.washingtonpost.com/blogs/wonkblog/wp/2013/09/19/the-two-most-important-numbers-in-american-health-care/?print=1.

62. S. Lohr, "Salesforce Takes Its Cloud Model to Health Care," *New York Times*, June 26, 2014, http://bits.blogs.nytimes.com/2014/06/26/salesforce-takes-its-cloud-model-to-health-care/.

63. "End-Of-Life Care: A Challenge in Terms Of Costs and Quality," *Kaiser Health News*, June 4, 2013, http://www.kaiserhealthnews.org/Daily-Reports/2013/June/04/end-of-life-care.aspx.

64. G. W. Neuberg, "The Cost of End-of-Life Care: A New Efficiency Measure Falls Short of AHA/ACC Standards," *Circulation: Cardiovascular Quality and Outcomes* 2 (2009): 127–133.

65. "International Health Policy Survey in Eleven Countries," The Commonwealth Fund, November 2013, http://www.commonwealthfund.org/~/media/Files/Publications/In the Literature/2013/Nov/PDF_Schoen_2013_IHP_survey_chartpack_final.pdf.

66. D. Voran, "Will the Tech Bubble Break," *Information Week*, January 3, 2014, http://www.informationweek.com/healthcare/mobile-and-wireless/medicine-will-the-tech-bubble-break/d/d-id/1113295?print=yes.

67. "Sun, Shopping and Surgery," *The Economist*, December 9, 2010, http://www.economist.com/node/17680806/print.

68. "Plastic Surgery in South Korea: A Popular Look," *The Economist*, April 26, 2011, http://www.economist.com/blogs/banyan/2011/04/plastic_surgery_south_korea.

69. R. Pearl, "Offshoring American Health Care: Higher Quality At Lower Costs?," *Forbes*, March 27, 2014, http://www.forbes.com/sites/robertpearl/2014/03/27/offshoring-american-health-care-higher-quality-at-lower-costs/print/.

70. K. Okike et al., "Survey Finds Few Orthopedic Surgeons Know the Costs of the Devices They Implant," *Health Affairs* 33, no. 1 (2014): 103–109.

71. J. Gold, "How Much Does a New Hip Cost? Even The Surgeon Doesn't Know," *Kaiser Health News*, January 6, 2014, http://capsules.kaiserhealthnews.org/index.php/2014/01/how-much-does-a-new-hip-cost-even-the-surgeon-doesnt-know/.

72. B. Friedman, "Displaying the Cost of Lab Tests for Physicians in Their EHRs," *Lab Soft News*, January 7, 2014, http://labsoftnews.typepad.com/lab_soft_news/2014/01/displaying-the-cost-of-lab-tests-for-physicians-in-the-ehr.html.

73. T. Worstall, "Bending The Health Care Cost Curve: Fire the Doctors," *Forbes*, September 5, 2012, http://www.forbes.com/sites/timworstall/2012/09/05/bending-the-health-care-cost-curve-fire-the-doctors/print/.

74. "Medical Price Transparency Law Rolls Out: Physicians Must Be Able to Estimate Costs for Patients," Massachusetts Medical Society, January 2014, http://blog.massmed.org/index.php/2014/01/mass-medical-price-transparency-law-rolls-out-physicians-must-be-able-to-estimate-costs-for-patients/.

75. "Yale Office-Based Medicine Curriculum," Yale School of Medicine, accessed August 13, 2014, http://yobm.yale.edu/index.aspx.

76. T. Gower, "Should Doctors Consider Medical Costs?," *Boston Globe*, April 12, 2014, http://www.bostonglobe.com/ideas/2014/04/12/should-doctors-consider-medical-costs/GPJM1h30qtz6zpfzrxQGoL/story.html.

77. P. A. Ubel, "Doctor, First Tell Me What It Costs," *New York Times*, November 4, 2013, http://www.nytimes.com/2013/11/04/opinion/doctor-first-tell-me-what-it-costs.html.

78. P. A. Ubel, A. P. Abernethy, and S. Y. Zafar, "Full Disclosure—Out-of-Pocket Costs as Side Effects," *New England Journal of Medicine* 368, no. 16 (2013): 1484–1486.

79. C. Moriates, N. T. Shah, and V. M. Arora, "First, Do No (Financial) Harm," *Journal of the American Medical Association* 310, no. 6 (2013): 577–578.

80. A. Bond, "Can You Afford Your Medicine? Doctors Don't Ask," *New York Times*, May 1, 2014, http://well.blogs.nytimes.com/2014/05/01/doctors-not-asking-about-money/?ref=health.

81. D. Ofri, "Why Doctors Are Reluctant to Take Responsibility for Rising Medical Costs," *The Atlantic*, August 2013, http://www.theatlantic.com/health/print/2013/08/why-doctors-are-reluctant-to-take-responsibility-for-rising-medical-costs/278623/.

82. M. S. Patel et al., "Teaching Residents to Provide Cost-Conscious Care: A National Survey of Residency Program Directors," *JAMA Internal Medicine* 174, no. 3 (2013): 470–472.

83. R. Srivastava, "How Can We Save on Healthcare Costs If Doctors Are Kept in the Dark?," *The Guardian*, March 14, 2014, http://www.theguardian.com/commentisfree/2014/mar/14/how-can-we-save-on-healthcare-costs-if-doctors-are-kept-in-the-dark/print.

84. J. H. Cochrane, "What to Do When ObamaCare Unravels," *Wall Street Journal*, December 25, 2013, http://online.wsj.com/news/articles/SB10001424052702304866904579265932490593594.

85. M. J. DeLaMerced, "Oscar, a New Health Insurer, Raises $30 Million," *New York Times*, January 7, 2014, http://dealbook.nytimes.com/2014/01/07/oscar-a-new-health-insurer-raises-30-million/.

86. "The Geek Guide to Insurance," *The Economist*, April 5, 2014, http://www.economist.com/node/21600147/print.

87. C. Ornstein, "Can't Get Through to Your Health Insurer? Vent on Twitter," *ProPublica*, January 29, 2014, http://www.propublica.org/article/cant-get-through-to-your-health-insurer-vent-on-twitter.

88. T. Rosenberg, "Revealing a Health Care Secret: The Price," *New York Times*, July 31, 2013, http://opinionator.blogs.nytimes.com/2013/07/31/a-new-health-care-approach-dont-hide-the-price/.

89. R. Kocher, "Last Week's Medicare Millionaires Story Was Only the Beginning," *Dallas News*, April 15, 2014, http://www.dallasnews.com/opinion/sunday-commentary/20140415-last-weeks-medicare-millionaires-story-was-only-the-beginning.ece.

90. N. Brennan, P. H. Conway, and M. Tavenner, "The Medicare Physician-Data Release—Context and Rationale," *New England Journal of Medicine*, July 10, 2014, http://www.nejm.org/doi/full/10.1056/NEJMp1405026.

91. M. Beck, "How to Bring the Price of Health Care Into the Open," *Wall Street Journal*, February 23, 2014, http://online.wsj.com/news/articles/SB10001424052702303650204579375242842086688.

92. "Within Digital Health, Healthcare Cost Transparency Is an Increasingly Hot Area Among VCs," *CB Insights*, September 12, 2013, http://www.cbinsights.com/blog/trends/healthcare-cost-transparency.

93. "Price Transparency an Essential Building Block for a High-Value, Sustainable Health Care System," National Governors Association, accessed August 13, 2014, http://statepolicyoptions.nga.org/policy_article/price-transparency-essential-building-block-high-value-sustainable-health-care-section.

94. B. Coluni, "Save $36 Billion in US Healthcare Spending Through Price Transparency," *Thompson Reuters*, February 2012, http://spu.edu/depts/hr/documents/health_plan_price_transparency.pdf.

95. D. Cutler and L. Dafny, "Designing Transparency Systems for Medical Care Prices," *New England Journal of Medicine* 362, no. 10 (2011): 894–895.

96. J. Millman, "Price Transparency Stinks in Health Care. Here's How the Industry Wants to Change That," *Washington Post*, April 16, 2014, http://www.washingtonpost.com/blogs/wonkblog/wp/2014/04/16/price-transparency-stinks-in-health-care-heres-how-the-industry-wants-to-change-that/.

97. M. Trilli, "Price Transparency in U.S. Healthcare: A New Market," Aite Group, June 5, 2013, http://www.aitegroup.com/report/price-transparency-us-healthcare-new-market.

98. T. Murphy, "Patients, Firms Shop for Better Health Care Deals," *ABC News*, October 26, 2013, http://e-healthynewsdaily.blogspot.com/2013/10/patients-firms-shop-for-better-health.html.

99. D. Munro, "Healthcare's Story of the Year for 2013—Pricing Transparency," *Forbes*, December 15, 2013, http://www.forbes.com/sites/danmunro/2013/12/15/healthcares-story-of-the-year-for-2013-pricing-transparency/print/.

100. K. Phillips, "A Trend: Private Companies Provide Health Care Price Data," *Health Affairs Blog*, January 8, 2014, http://healthaffairs.org/blog/2014/01/08/a-trend-private-companies-provide-health-care-price-data/print/.

101. A. D. Sinaiko and M. B. Rosenthal, "Increased Price Transparency in Health Care—Challenges and Potential Effects," *New England Journal of Medicine* 364, no. 10 (2011): 891–894.

102a. M. K. McGee, "Mobile App Helps Consumers Shop for Healthcare," *Information Week*, April 2, 2012, http://www.informationweek.com/news/healthcare/patient/232800146?printer_friendly=this-page.

102b. S. G. Boodman, "Like Priceline for Patients: Doctors Compete for Business via Online Bids for Surgery," *Washington Post*, August 4, 2014, http://www.washingtonpost.com/national/health-science/like-priceline-for-patients-doctors-compete-for-business-via-online-bids-for-surgery/2014/08/01/030d3576-f7e4-11e3-a606-946fd632f9f1_story.html.

103. G. Perna, "Uwe Reinhardt: The Year of Hospital Pricing Transparency (Part 1)," *Healthcare Informatics*, December 13, 2013, http://www.healthcare-informatics.com/print/article/uwe-reinhardt-year-hospital-pricing-transparency-part-1.

104. M. Gamble, "Survey: 32% of Patients Ask About Cost Before Appointment or Hospital Visit," *Becker's Hospital Review*, January 9, 2014, http://www.beckershospitalreview.com/racs-/-icd-9-/-icd-10/survey-32-of-patients-ask-about-cost-before-appointment-or-hospital-visit.html.

105. M. P. Mikluch, "On the Use of Knowledge in the U.S. Health Care System," *Charles Street Symposium*, 2013, http://www.podemska.com/on-the-use-of-knowledge-in.pdf.

106. N. Omigui et al., "Outmigration for Coronary Bypass Surgery in an Era of Public Dissemination of Clinical Outcomes," *Circulation* 93, no. 1 (1996): 27–33.

107a. R. Kolker, "Heartless," *New York Magazine*, 2014, http://nymag.com/nymetro/health/features/14788/.

107b. S.-j Wu et al., "Price Transparency for MRIs Increased Use of Less Costly Providers and Triggered Provider Competition," *Health Affairs* 33, no. 8 (2014): 1391–1398.

107c. S. Kliff, "When Health Care Prices Stop Being Hidden, and Start Getting Real," *Vox*, August 18, 2014, http://www.vox.com/2014/8/5/5970685/when-health-care-prices-stop-being-hidden-and-start-getting-real.

107d. E. Rosenthal, "Why We Should Know the Price of Medical Tests," *New York Times*, August 5, 2014, http://well.blogs.nytimes.com/2014/08/05/why-we-should-know-the-price-of-medical-tests/.

108. J. H. Hibbard et al., "An Experiment Shows That a Well-Designed Report on Costs and Quality Can Help Consumers Choose High-Value Health Care," *Health Affairs* 31, no. 3 (2012): 560–568.

109. J. A. Guest and L. Quincy, "Consumers Gaining Ground in Health Care," *Journal of the American Medical Association* 310, no. 18 (2013): 1939–1940.

110. "DocAdvisor," *The Economist*, July 26, 2014, http://www.economist.com/node/21608767/print.

Chapter 9

1. R. Cook, *Cell* (New York, NY: Penguin, 2014), 216.

2. M. Miliard, "Q&A: Eric Dishman on Patient Engagement," *Healthcare IT News*, April 10, 2012, http://www.healthcareitnews.com/eric-dishman-interview.

3. J. Hempel, "IBM's Massive Bet on Watson," *Fortune*, September 19, 2013, http://fortune.com/2013/09/19/ibms-massive-bet-on-watson/.

4. D. Rotman, "How Technology Is Destroying Jobs," *MIT Technology Review*, June 12, 2013, http://www.technologyreview.com/featuredstory/515926/how-technology-is-destroying-jobs/.

5. W. B. Arthur, *The Nature of Technology* (New York, NY: Penguin, 2009).

6. E. Brynjolfsson and A. McAfee, *Race Against the Machine* (Lexington, MA: Digital Frontier Press, 2011).

7. Cook, *Cell*, 30.

8. Ibid., 216–217.

9. R. Cook and E. Topol, "Cook and Topol: How Digital Medicine Will Soon Save Your Life," *Wall Street Journal*, February 21, 2014, http://online.wsj.com/news/articles/SB10001424052702303973704579351080028045594.

10. "A Survey of America's Physicians: Practice Patterns and Perspectives," The Physicians Foundation, September 21, 2012, http://www.physiciansfoundation.org/healthcare-research/a-survey-of-americas-physicians-practice-patterns-and-perspectives.

11. P. Carrera, "Do-It-Yourself Health Care," *Health Affairs* 32, no. 6 (2013): 1173.

12. K. Uhlig et al., "Self-Measured Blood Pressure Monitoring in the Management of Hypertension: A Systematic Review and Meta-Analysis," *Annals of Internal Medicine* 159, no. 3 (2013): 185–194.

13. K. L. Margolis et al., "Effect of Home Blood Pressure Telemonitoring and Pharmacist Management on Blood Pressure Control: A Cluster Randomized Clinical Trial," *Journal of the American Medical Association* 310, no. 1 (2013): 46–56.

14. S. Nundy et al., "Mobile Phone Diabetes Project Led to Improved Glycemic Control and Net Savings for Chicago Plan Participants," *Health Affairs* 33, no. 2 (2014): 265–272.

15. L. Kish, "The Blockbuster Drug of the Century: An Engaged Patient," *HL7 Standards*, August 28, 2012, http://www.hl7standards.com/blog/2012/08/28/drug-of-the-century/.

16. S. Dentzer, "Rx for the 'Blockbuster Drug' of Patient Engagement," *Health Affairs* 32, no. 2 (2013): 202.

17. L. Ricciardi et al., "A National Action Plan to Support Consumer Engagement via E-Health," *Health Affairs* 32, no. 2 (2013): 376–384.

18. J. H. Hibbard and J. Greene, "What the Evidence Shows About Patient Activation: Better Health Outcomes and Care Experiences; Fewer Data on Costs," *Health Affairs* 32, no. 2 (2013): 207–214.

19. S. Bouchard, "Harnessing the Power of Retail Clinics," *Healthcare Finance News,* April 25, 2014, http://www.healthcarefinancenews.com/news/harnessing-power-retail-clinics.

20. M. Hamilton, "Why Walk-in Health Care Is a Fast-Growing Profit Center for Retail Chains," *Washington Post,* April 4, 2014, http://www.washingtonpost.com/business/why-walk-in-health-care-is-a-fast-growing-profit-center-for-retail-chains/2014/04/04/a05f7cf4-b9c2-11e3-96ae-f2c36d2b1245_story.html.

21. S. Reddy, "Drugstores Play Doctor: Physicals, Flu Diagnosis, and More," *Wall Street Journal,* April 7, 2014, http://online.wsj.com/news/articles/SB10001424052702304819004579487412385359986.

22. K. Koplovitz, "Healthcare IT—An Investment Choice for the Future," *Forbes,* February 2, 2014, http://www.forbes.com/sites/kaykoplovitz/2014/02/04/healthcare-it-an-investment-choice-for-the-future/.

23. M. Beck and T. W. Martin, "Pediatrics Group Balks at Rise of Retail Health Clinics," *Wall Street Journal,* February 24, 2014, http://online.wsj.com/news/article_email/SB10001424052702304834704579400962328393876-lMyQjAxMTA0MDIwNDEyNDQyWj - printMode.

24. B. Japsen, "As Walgreen Plays Doctor, Family Physicians Bristle," *Forbes,* April 6, 2013, http://www.forbes.com/sites/brucejapsen/2013/04/06/as-walgreen-plays-doctor-family-physicians-bristle/print/.

25. M. Healy, "Docs Oppose Retail-Based Clinics for Kids' Care," *USA Today,* February 24, 2014, http://www.usatoday.com/story/news/nation/2014/02/24/pediatrician-retail-health-clinics/5688603/.

26. M. Beck, "At VHA, Doctors, Nurses Clash on Oversight," *Wall Street Journal,* January 26, 2014, http://online.wsj.com/news/articles/SB10001424052702304856504579340603947983912.

27. "The Future of Nursing: Leading Change, Advancing Health Report Recommendations," Institute of Medicine, November 17, 2010, http://www.iom.edu/Reports/2010/The-Future-of-Nursing-Leading-Change-Advancing-Health/Recommendations.aspx.

28. C. Gounder, "The Case for Changing How Doctors Work," *New Yorker,* October 1, 2013, http://www.newyorker.com/online/blogs/currency/2013/10/changing-how-doctors-work.html?printable=true&currentPage=all.

29. S. Jauhar, "Nurses Are Not Doctors," *New York Times,* April 30, 2014, http://www.nytimes.com/2014/04/30/opinion/nurses-are-not-doctors.html.

30. O. Khazan, "The Case for Seeing a Nurse Instead of a Doctor," *The Atlantic,* April 2014, http://www.theatlantic.com/health/print/2014/04/the-case-for-seeing-a-nurse-instead-of-a-doctor/361111/.

31. L. Uscher-Pines and A. Mehrotra, "Analysis of Teladoc Use Seems to Indicate Expanded Access to Care for Patients Without Prior Connection to a Provider," *Health Affairs* 33, no. 2 (2014): 258–264.

32. "How Long Will You Wait to See a Doctor?," *CNN Money,* accessed August 19, 2014, http://money.cnn.com/interactive/economy/average-doctor-wait-times/.

33. E. Rosenthal, "The Health Care Waiting Game," *New York Times,* July 6, 2014, http://www.nytimes.com/2014/07/06/sunday-review/long-waits-for-doctors-appointments-have-become-the-norm.html.

34. T. Morrow, "How Virtual Health Assistants Can Reshape Healthcare," *Forbes,* March 13, 2013, http://www.forbes.com/sites/ciocentral/2013/03/13/how-virtual-health-assistants-can-reshape-healthcare/print/.

35. T. Morrow, "Virtual Health Assistants: A Prescription for Retail Pharmacies," *Drug Store News,* July 18, 2013, http://www.drugstorenews.com/article/virtual-health-assistants-prescription-retail-pharmacies.

36. T. McMahon, "The Smartphone Will See You Now," *MacLean's Magazine,* March 4, 2013, 46–49.

37. A. Carrns, "Visiting the Doctor, Virtually," *New York Times,* February 13, 2013, http://bucks.blogs.nytimes.com/2013/02/13/visiting-the-doctor-virtually/.

38. T. Wasserman, "The Doctor Will See You Now—On Your Cellphone," *Mashable,* December 10, 2013, http://mashable.com/2013/12/10/doctor-on-demand-app/.

39. R. Xu, "The Doctor Will See You Onscreen," *New Yorker*, March 10, 2014, http://www
.newyorker.com/online/blogs/currency/2014/03/the-doctor-will-see-you-onscreen.html?printable
=true&currentPage=all.

40. A. Sifferlin, "The Doctor Will Skype You Now," *TIME*, January 13. 2014, http://content.time
.com/time/subscriber/printout/0,8816,2161682,00.html.

41. K. Bourzac, "The Computer Will See You Now," *Nature* 502 (2013): 592–594.

42. "The Robots Are Coming. How Many of Us Will Prosper from the Second Machine Age?," *Raw
Story,* January 4, 2014, http://www.rawstory.com/rs/2014/01/04/the-robots-are-coming-how-many-of-us
-will-prosper-from-the-second-machine-age/.

43. J. Marte, "The Doctor Visit of the Future May Be a Phone Call," *Market Watch*, March 3, 2014,
http://www.marketwatch.com/story/the-doctor-will-facetime-you-now-2014-03-03/print?guid
=D2E3D006-A2D6-11E3-BC16-00212803FAD6.

44. L. Landro, "A Better Online Diagnosis Before the Doctor Visit," *Wall Street Journal*, July 22,
2013, http://online.wsj.com/article/SB10001424127887324328904578621743278445114.html.

45. S. Koven, "Doctors, Patients, and Computer Screens," *Boston Globe*, February 24, 2014, http://
www.bostonglobe.com/lifestyle/health-wellness/2014/02/24/practice-doctors-patients-and-computer
-screens/JMMYaCDtf3mnuQZGfkMVyL/story.html.

46. L. Landro, "The Doctor's Team Will See You Now," *Wall Street Journal*, February 17, 2014,
http://online.wsj.com/news/articles/SB10001424052702304899704579389203539061082.

47. T. W. Martin, "When Your M.D. Is an Algorithm," *Wall Street Journal*, April 11, 2013, http://
online.wsj.com/article/SB10001424127887324010704578414992125798464.html.

48. A. Vaterlaus-Staby, "Is Data the Doctor of the Future?," *PSFK*, March 11, 2014: http://www.psfk
.com/2014/03/data-doctor-future-future-health.html#!bGg2V0.

49. S. Bader, "The Doctor's Office of the Future: Coffeeshop, Apple Store, and Fitness Center," *Fast
Company,* December 11, 2013, http://www.fastcoexist.com/3023255/futurist-forum/the-doctors-office
-of-the-future-coffeeshop-apple-store-and-fitness-center.

50. A. Hamilton, "Could ePatient Networks Become the Superdoctors of the Future?," *Fast Company*,
September 28, 2014, http://www.fastcoexist.com/1680617/could-epatient-networks-become-the
-superdoctors-of-the-future.

51. S. D. Hall, "The Idea of Virtual Doctor Visits Is Growing on Us," *Fierce Health IT*, March 7,
2013, http://www.fiercehealthit.com/node/19095/print.

52. S. Mace, "Developing Telemedicine Options," *Health Leaders Media*, April 11, 2014, http://www
.healthleadersmedia.com/print/MAG-303102/Developing-Telemedicine-Options.

53. K. Lee, "'Telehealth' Evolving Doctor-Patient Services with Online Interactions," *NECN*, Janu-
ary 21, 2014, http://www.necn.com/01/21/14/Telehealth-evolving-doctor-patient-servi/landing.html
?blockID=861974.

54. C. Lowe, "The Future of Doctors," TeleCare Aware, January 23, 2014, http://telecareaware.com
/the-future-of-doctors/.

55. R. Pearl, "Kaiser Permanente Northern California: Current Experiences with Internet, Mobile,
and Video Technologies," *Health Affairs* 33, no. 2 (2014): 251–257.

56. D. Raths, "Kaiser N. Calif. Topped 10 Million Virtual Visits in 2013," *Healthcare Informatics*,
February 11, 2013, http://www.healthcare-informatics.com/print/blogs/david-raths/kaiser-n-calif
-topped-10-million-virtual-visits-2013.

57. "Why Telemedicine Is the Future of the Health Care Industry," *The Week*, April 23, 2014, http://
theweek.com/article/index/260330/why-telemedicine-is-the-future-of-the-health-care-industry.

58. D. Liu, "Vinod Khosla: Technology Will Replace 80 Percent of Docs," *Health Care Blog*, August
31, 2014, http://thehealthcareblog.com/blog/2012/08/31/vinod-khosla-technology-will-replace-80
-percent-of-docs/.

59. L. Gannes, "Doctor on Demand App Gives $40 Medical Consultations from the Comfort of
Your Smartphone," *All Things D*, December 10, 2013, http://allthingsd.com/?p=377886&ak_action
=printable.

60. "MedLion Direct Primary Care Partners with Helpouts by Google to Give Patients Live Video
Appointments," *PRWeb*, April 2, 2014, http://www.prweb.com/releases/2014MedLionGoogleHelpouts
/04/prweb11730367.htm.

61. E. A. Moore, "For $49, a Doctor Will See You Now—Online," *CNET,* October 9, 2013, http://news.cnet.com/8301-17938_105-57606794-1/for-$49-a-doctor-will-see-you-now-online/.

62. A. Nixon, "Virtual Doctor's Office Visits via Telemedicine to be Norm," *TribLive,* October 31, 2013, http://triblive.com/business/headlines/4976316-74/doctor-patients-telemedicine?printerfriendly=true.

63. J. Bellamy, "Telemedicine: Click and the Doctor Will See You Now," *Science Based Medicine,* May 1, 2014, http://www.sciencebasedmedicine.org/telemedicine-click-and-the-doctor-will-see-you-now/.

64. W. H. Frist, "Connected Health and the Rise of the Patient-Consumer," *Health Affairs* 33, no. 2 (2014): 191–193.

65. L. Freeman, "Patients Skipping Waiting Room in Favor of Visiting Doctor Online," *23 ABC,* August 9, 2013, http://www.turnto23.com/web/kero/lifestyle/health/patients-skipping-waiting-room-in-favor-of-visiting-doctor-online-1.

66. R. Flinn, "Video Dial-a-Doctor Seen Easing Shortage in Rural U.S.," *Bloomberg Businessweek,* September 5, 2012, http://www.businessweek.com/printer/articles/319338?type=bloomberg.

67. C. Farr, "Former Apple CEO Backs Virtual Doctor's Office to Create the 'Consumer Era' of Medicine," *Venture Beat,* January 22, 2014, http://venturebeat.com/2014/01/22/former-apple-ceo-backs-virtual-doctors-office-to-create-the-consumer-era-of-medicine/.

68. R. Empson, "With $1.2M from Greylock, Yuri Milner and 500 Startups, First Opinion Lets You Text a Doctor Anytime," *TechCrunch,* January 14, 2014, http://techcrunch.com/2014/01/14/with-1-2m-from-greylock-yuri-milner-and-500-startups-first-opinion-lets-you-text-a-doctor-anytime/.

69. O. Kharif, "Telemedicine: Doctor Visits via Video Calls," *Bloomberg Businessweek,* February 27, 2014, http://www.businessweek.com/articles/2014-02-27/health-insurers-add-telemedicine-services-to-cut-costs.

70. W. Khawar, "For $69 and Your Smart Phone in Hand, a Board Certified Dermatologist Will Look at Your Rash," *iMedical Apps,* August 19, 2013, http://www.imedicalapps.com/2013/08/smartphone-dermatologist-rash/.

71. L. Dignan, "Expanding Amazon's Mayday Button: Five New Uses to Ponder," *ZDNet,* January 3, 2014, http://www.zdnet.com/expanding-amazons-mayday-button-five-new-uses-to-ponder-7000024741/.

72. D. Pogoreic, "MDs, AT&T Alum Look to Test the Market for Virtual Concierge Care in California via Crowdfunding," *MedCity News,* March 4, 2014, http://medcitynews.com/2014/03/crowdfunding-lean-mhealth-startup-att-mhealth-alum-test-market-virtual-concierge-care/.

73. "How Digital Checkups Provide Better Patient Care [Future of Health]," *PSFK,* March 6, 2014, http://www.psfk.com/2014/03/remote-health.html.

74. L. H. Schwamm, "Telehealth: Seven Strategies to Successfully Implement Disruptive Technology and Transform Health Care," *Health Affairs* 33, no. 2 (2014): 200–206.

75. C. Brown, "Bringing Home the Value of Telehealth," *Business Innovation,* February 18, 2014, http://www.business2community.com/business-innovation/bringing-home-value-telehealth-0783860#!bGhsGA.

76. C. Farr, "Google Jumps into the Healthcare Field with Video Service Helpouts," *MedCity News,* November 20, 2013, http://medcitynews.com/2013/11/google-jumps-healthcare-field-video-service-helpouts/.

77. J. Roettgers, "Google's Helpouts Could Be the Company's Secret Weapon to Take on Healthcare," *Tech News and Analysis,* November 4, 2013, http://gigaom.com/2013/11/04/googles-helpouts-could-be-the-companys-secret-weapon-to-take-on-healthcare/.

78. D. Tahir, "Verizon Introduces Virtual Visits, New Telehealth Offering," *Modern Healthcare,* June 25, 2014, http://www.modernhealthcare.com/article/20140625/NEWS/306259948.

79. "For $50 a Month, These Health Advisors Will Answer All Your Paranoid Medical Questions," *Fast Company,* April 17, 2014, http://www.fastcoexist.com/3029237/for-50-a-month-these-health-advisors-will-answer-all-your-paranoid-medical-questions.

80. G. Clapp, "Meet Better—Your Personal Health Assistant," Better, April 15, 2014, http://www.getbetter.com/blog/2014/4/15/meet-better-your-personal-health-assistant.

81. N. Ungerleider, "The Mayo Clinic's New Doctor-in-an-iPhone," *Fast Company,* April 18, 2014, http://www.fastcompany.com/3029304/the-mayo-clinics-new-doctor-in-an-iphone.

82. L. Rao, "Better Raises $5M from Chamath Palihapitiya and Mayo Clinic to Be Your Personal Health Advocate," *TechCrunch*, April 16, 2014, http://techcrunch.com/2014/04/16/better-raises-5m-from-chamath-palihapitiya-and-mayo-clinic-to-be-your-personal-health-advocate/.

83. B. Dolan, "Mayo Clinic–Backed Better Launches Personal Health Assistant Service," *Mobi-HealthNews*, April 16, 2014, http://mobihealthnews.com/32130/mayo-clinic-backed-better-launches-personal-health-assistant-service/.

84a. G. Pittman, "Virtual Visits to Doctor May Be Cheaper Than and as Effective as In-Person Visits," *Washington Post*, January 18, 2013, http://www.washingtonpost.com/national/health-science/virtual-visits%C9n-visits/2013/01/18/8237c028-601e-11e2-a389-ee565c81c565_print.html.

84b. C. Schmidt, "Uber-Inspired Apps Bring a Doctor Right to Your Door," *CNN*, July 31, 2014, http://www.cnn.com/2014/07/31/health/doctor-house-call-app/.

85. L. H. Schwamm, "Telehealth: Seven Strategies to Successfully Implement Disruptive Technology and Transform Healthcare," *Health Affairs* 33, no. 2 (2014): 200–206.

86a. H. Gregg, "WellPoint's Telemedicine Service Saves Patients $71 per Visit," *Beckers Hospital Review*, March 6, 2014, http://www.beckershospitalreview.com/healthcare-information-technology/wellpoint-s-telemedicine-service-saves-patients-71-per-visit/print.html.

86b. "Technology, Media & Telecommunications Predictions," Deloitte Global Report, 2014, http://www2.deloitte.com/global/en/pages/technology-media-and-telecommunications/articles/tmt-predictions-2014.html.

86c. L. Mearian, "Almost One in Six Doctor Visits Will Be Virtual This Year," *Computer World*, August 9, 2014, http://www.computerworld.com.au/article/552031/almost_one_six_doctor_visits_will_virtual_year/.

87. D. F. Maron, "Virtual Doctor Visits Gaining Steam in 'Genericist Deserts,'" *Scientific American*, April 21, 2014, http://www.scientificamerican.com/article/virtual-doctor-visits-gaining-steam/?print=true.

88. "Genetic Counseling via Telephone as Effective as In-person Counseling," Lombardi News Release Archive, January 22, 2014, http://explore.georgetown.edu/documents/74419/?PageTemplateID=141.

89. J. Adler-Milstein, J. Kvedar, and D. W. Bates, "Telehealth Among US Hospitals: Several Factors, Including State Reimbursement and Licensure Policies, Influence Adoption," *Health Affairs* 33, no. 2 (2014): 207–215.

90. R. Kocher, "Doctors Without State Borders: Practicing Across State Lines," *Health Affairs*, February 18, 2014, http://healthaffairs.org/blog/2014/02/18/doctors-without-state-borders-practicing-across-state-lines/.

91. M. Ravindranath, "Daschle, Former Senators Form Alliance to Lobby for New Telehealth Rules," *Washington Post*, March 1, 2014, http://www.washingtonpost.com/business/on-it/daschle-former-senato%C9h-rules/2014/03/01/194bc356-98ef-11e3-80ac-63a8ba7f7942_story.html.

92a. R. Pear, "Medical Boards Draft Plan to Ease Path to Out-of-State and Online Treatment," *New York Times*, June 30, 2014, http://www.nytimes.com/2014/06/30/us/medical-boards-draft-plan-to-ease-path-to-out-of-state-and-online-treatment.html.

92b. R. Steinbrook, "Interstate Medical Licensure: Major Reform of Licensing to Encourage Medical Practice in Multiple States," *Journal of the American Medical Association* 312, no. 7 (2014): 695–696.

93. Z. Landman, "Mobile Health Lets Doctors Practice Like It's 1950," *Huffington Post*, November 12, 2013, http://www.huffingtonpost.com/zachary-landman/mobile-health-lets-doctor_b_4262299.html.

94. I. Gal, "Israeli Invention May Spare Visit to Doctor," *YNet News*, November 4, 2013, http://www.ynetnews.com/articles/0,7340,L-4443648,00.html.

95a. "New Medical Tech Company, MedWand Solutions, LLC, Set to Revolutionize Telemedicine," PRWeb press release, April 28, 2014, http://www.prweb.com/releases/2014/04/prweb11799903.htm.

95b. R. Matheson, "Mental-Health Monitoring Goes Mobile," *MIT News*, July 16, 2014, http://newsoffice.mit.edu/2014/mental-health-monitoring-goes-mobile-0716.

96. M. Wardrop, "Doctors Told to Prescribe Smartphone Apps to Patients," *Telegraph*, February 22, 2012, http://www.telegraph.co.uk/health/healthnews/9097647/Doctors-told-to-prescribe-smartphone-apps-to-patients.html.

97. S. Curtis, "Digital Doctors: How Mobile Apps Are Changing Healthcare," *Telegraph,* December 4, 2013, http://www.telegraph.co.uk/technology/news/10488778/Digital-doctors-how-mobile-apps-are -changing-healthcare.html.

98. "How Speech-Recognition Software Got So Good," *The Economist,* April 22, 2014, http://www .economist.com/node/21601175/print.

99. J. Conn, "IT Experts Push Translator Systems to Convert Doc-Speak into ICD-10 Codes," *Modern Healthcare,* May 3, 2014, http://www.modernhealthcare.com/article/20140503/MAGAZINE/305 039969/1246/.

100. R. Rosenberger, "Siri, Take This Down: Will Voice Control Shape Our Writing?," *The Atlantic,* August 2012, http://www.theatlantic.com/technology/print/2012/08/siri-take-this-down-will-voice -control-shape-our-writing/259624/.

101. E. Brynjolfsson and A. McAfee, *The Second Machine Age* (New York: W.W. Norton & Co., 2014).

102. K. Kelly, "Better Than Human: Why Robots Will—and Must—Take Our Jobs," *Wired,* December 24, 2012, http://www.wired.com/gadgetlab/2012/12/ff-robots-will-take-our-jobs/all/.

103. D. Bethel, "Doctor Dinosaur: Physicians May Not Be Exempt from Extinction," *KevinMD.com,* November 9, 2013, http://www.kevinmd.com/blog/2013/11/physicians-exempt-extinction.html.

104. E. Wicklund, "Korean Doctors Fight Back Against mHealth," *mHealth News,* November 27, 2013, http://www.mhealthnews.com/blog/korean-doctors-fight-back-against-mhealth.

105. J. D. Rockoff, "Robots vs. Anesthesiologists," *Wall Street Journal,* October 9, 2013, http://online .wsj.com/article/SB10001424052702303983904579093252573814132.html.

106a. R. Bradley, "Rethinking Health Care with PatientsLikeMe," *Fortune,* April 15, 2013, http:// fortune.com/2013/04/15/rethinking-health-care-with-patientslikeme/.

106b. "The Computer Will See You Now," *The Economist,* August 16, 2014, http://www.economist.com /news/science-and-technology/21612114-virtual-shrink-may-sometimes-be-better-real-thing-computer -will-see.

106c. G. M. Lucas, J. Gratch, A. King, and L.-P. Morency, "It's Only a Computer: Virtual Humans Increase Willingness to Disclose," *Computers in Human Behavior* 37 (2014): 94–100.

106d. "Physician Shortages to Worsen Increase in Residency Training," American Association of Medical Colleges, 2014, https://www.aamc.org/download/153160/data/physician_shortages_to_worsen_ without_increases_in_residency_tr.pdf.

106e. J. Eden, D. Berwick, and G. Wilensky, "Graduate Medical Education That Meets the Nation's Health Needs," in *Institute of Medicine* (Washington D.C.: The National Academies Press, 2014), http:// www.nap.edu/openbook.php?record_id=18754.

107. S. Gottlieb and E. J. Emanuel, "No, There Won't Be a Doctor Shortage," *New York Times,* December 5, 2013, http://www.nytimes.com/2013/12/05/opinion/no-there-wont-be-a-doctor-shortage .html.

108. J. Parkinson, "I Was Invited to a Private Breakfast with...," *New Yorker,* November 8, 2013, http:// blog.jayparkinsonmd.com/post/66394909190/i-was-invited-to-attend-a-private-breakfast-with.

109. "The Doctor Will Email You Now, and Patients Like It," *Science Blog,* August 6, 2013, http:// scienceblog.com/65398/the-doctor-will-email-you-now-and-patients-like-it/.

110. "The Doctor Will E-mail You Now," *Consumer Reports,* December 2013, http://www .consumerreports.org/cro/magazine/2014/01/the-doctor-will-email-you-now/index.htm.

111. J. Bresnick, "42% of Docs Fear mHealth Will Lessen Their Power Over Patients," *EHR Intelligence,* October 23, 2013, http://ehrintelligence.com/2013/10/23/42-of-docs-fear-mhealth-will-lessen -their-power-over-patients/.

112. "The Dream of the Medical Tricorder," *The Economist,* November 29, 2012, http://www .economist.com/news/technology-quarterly/21567208-medical-technology-hand-held-diagnostic -devices-seen-star-trek-are-inspiring.

113. E. J. Topol and M. R. Splinter, "Stuck in the Past: Why Are Doctors Still Using the Stethoscope and Manila Folder?," *Medscape,* December 10, 2013, http://www.medscape.com/viewarticle/817495 _print.

114. D. M. Knowlan, "Looking Back and Looking Forward: The White Coat Lecture," *Baylor University Medical Center Proceedings* 27, no. 1 (2014): 63–65.

115. "ICU Sonography Tutorial 9—Lung Ultrasound," Critical Echo, accessed August 13, 2014, http://www.criticalecho.com/content/tutorial-9-lung-ultrasound.

116. cyberPhil, "Why Not Teach Ultrasound in Medical School?," *Dr. Philip Gardiner's Blog*, January 9, 2013, http://www.philipgardiner.me.uk/2013/01/why-not-teach-medical-ultrasound-in-medical-school/.

117. J. A. Krisch, "R.I.P., Stethoscope?," *Popular Mechanics*, January 23, 2014, http://www.popularmechanics.com/science/health/med-tech/rip-stethoscope-16414909?utm_medium=referral&utm_source=pulsenews.

118. B. P. Nelson and J. Narula, "How Relevant Is Point-of-Care Ultrasound in LMIC?," *Global Heart* 8, no. 4 (2013): 287–288.

119. B. P. Nelson and A. Sanghvi, "Point-of-Care Cardiac Ultrasound: Feasibility of Performance by Noncardiologists," *Global Heart* 8, no. 4 (2013): 293–297.

120. A. Relman, "A Coming Medical Revolution," *New York Review of Books*, October 25, 2014, http://www.nybooks.com/articles/archives/2012/oct/25/coming-medical-revolution/?pagination=false&printpage=true.

121. E. Rosenthal, "Apprehensive, Many Doctors Shift to Jobs with Salaries," *New York Times*, February 14, 2014, http://www.nytimes.com/2014/02/14/us/salaried-doctors-may-not-lead-to-cheaper-health-care.html.

122. D. Drake, "The Health-Care System Is So Broken, It's Time for Doctors to Strike," *The Daily Beast*, April 29, 2014, http://www.thedailybeast.com/articles/2014/04/29/the-health-care-system-is-so-broken-it-s-time-for-doctors-to-strike.html.

123. D. Shannon, "Why I Left Medicine: A Burnt-Out Doctor's Decision To Quit," *Common Health*, October 18, 2013, http://commonhealth.wbur.org/2013/10/why-i-left-medicine-a-burnt-out-doctors-decision-to-quit.

124. D. F. Craviotto, "A Doctor's Declaration of Independence." *Wall Street Journal*, April 28, 2014, http://online.wsj.com/news/articles/SB10001424052702304279904579518273176775310.

125. D. Ofri, "The Epidemic of Disillusioned Doctors," *TIME*, July 2, 2013, http://ideas.time.com/2013/07/02/the-epidemic-of-disillusioned-doctors/print/.

126. A. W. Mathews, "Hospitals Prescribe Big Data to Track Doctors at Work," *Wall Street Journal*, July 11, 2013, http://online.wsj.com/article/SB10001424127887323551004578441154292068308.html.

127. V. McEvoy, "Why 'Metrics' Overload Is Bad Medicine," *Wall Street Journal*, February 12, 2014, http://online.wsj.com/news/articles/SB10001424052702303293604579253971350304330?mod=WSJ_Opinion_LEFTTopOpinion.

128. R. Abelson and S. Cohen. "Sliver of Medicare Doctors Get Big Share of Payouts," *New York Times*, April 9, 2014, http://www.nytimes.com/2014/04/09/business/sliver-of-medicare-doctors-get-big-share-of-payouts.html.

129. R. Gunderman, "For the Young Doctor About to Burn Out," *The Atlantic*, February 21, 2014, http://www.theatlantic.com/health/archive/2014/02/for-the-young-doctor-about-to-burn-out/284005/.

130. D. Drake, "How Being a Doctor Became the Most Miserable Profession," *The Daily Beast*, April 14, 2014, http://www.thedailybeast.com/articles/2014/04/14/how-being-a-doctor-became-the-most-miserable-profession.html.

131. L. Radnofsky, "Medicare to Publish Trove of Data on Doctors," *Wall Street Journal*, April 2, 2014, http://online.wsj.com/news/articles/SB10001424052702303847804579477923585256790.

132. S. Dhand, "The Human Side of Medicine That No Computer Can Ever Touch," *KevinMD.com*, November 27, 2013, http://www.kevinmd.com/blog/2013/11/human-side-medicine-computer-touch.html.

133. D. Diamond, "Hospitals Lost Jobs—Again," *Advisory Board Daily Briefing*, August 2, 2013, http://www.advisory.com/Daily-Briefing/Blog/2013/08/Hospitals-lost-jobs-again.

134. J. Weiner, "What Big Data Can't Tell Us, but Kolstad's Paper Suggests," *Penn LDI*, April 24, 2014, http://ldi.upenn.edu/voices/2014/04/24/what-big-data-can-t-tell-us-but-kolstad-s-paper-suggests.

135. L. Rosenbaum, "What Big Data Can't Tell Us About Health Care," *New Yorker*, April 23, 2014, http://www.newyorker.com/online/blogs/currency/2014/04/the-medicare-data-dump-and-the-cost-of-care.html?printable=true&currentPage=all.

136. J. T. Kolstad, "Information and Quality When Motivation Is Intrinsic: Evidence from Surgeon Report Cards," National Bureau of Economic Research, February 2013, http://www.nber.org/papers/w18804.

137. C. Ornstein, "Beyond Ratings: More Tools Coming to Pick Your Doctor," *ProPublica*, April 8, 2014, http://www.propublica.org/article/beyond-ratings-more-tools-coming-to-pick-your-doctor.

138. Z. Moukheiber, "Grand Rounds Wants to Find the Right Doctor for You," *Forbes*, April 8, 2014, http://www.forbes.com/sites/zinamoukheiber/2014/04/08/grand-rounds-wants-to-find-the-right-doctor-for-you/.

139. L. Abrams, "Study: Hospitals with More Facebook 'Likes' Have Lower Mortality Rates," *The Atlantic*, March 2013, http://www.theatlantic.com/health/print/2013/03/study-hospitals-with-more-facebook-likes-have-lower-mortality-rates/273697/.

140. L. Abrams, "Why We're Still Waiting on the 'Yelpification' of Health Care," *The Atlantic*, October 2012, http://www.theatlantic.com/health/print/2012/10/why-were-still-waiting-on-the-yelpification-of-health-care/263815/.

141. D. Streitfeld, "Physician, Review Thyself," *New York Times*, March 4, 2014, http://bits.blogs.nytimes.com/2014/03/04/physician-review-thyself/?smid=tw-share.

142. "Consumer Reports Teams with Massachusetts Group to Rate Nearly 500 Primary Care Doctors' Practices," *Consumer Reports*, May 31, 2012, http://c354183.r83.cf1.rackcdn.com/MHQP%20Consumer%20Reports%20Insert%202012.pdf.

143. R. Gunderman, "Why Doctor Ratings Are Misleading," *The Atlantic*, April 2014, http://www.theatlantic.com/health/print/2014/04/why-doctor-ratings-are-misleading/360476/.

144. C. Doyle, L. Lennox, and D. Bell, "A Systematic Review of Evidence on the Links Between Patient Experience and Clinical Safety and Effectiveness," *British Medical Journal* 3 (2013): e001570.

145. J. Rossen, "Insult and Injury: How Doctors Are Losing the War Against Trolls," *BuzzFeed*, April 3, 2014, http://www.buzzfeed.com/jakerossen/insult-and-injury-inside-the-webs-one-sided-war-on-doctors.

146. J. J. Fenton et al., "The Cost of Satisfaction," *Archives of Internal Medicine* 172, no. 5 (2012): 405–411.

147. O. Khazan, "Why Aren't Doctors More Tech-Savvy?," *The Atlantic*, January 21, 2014, http://www.theatlantic.com/health/archive/2014/01/why-arent-doctors-more-tech-savvy/283178/.

148. J. Bendix, "Can the Doctor-Patient Relationship Survive?," *Medical Economics*, December 10, 2013, http://medicaleconomics.modernmedicine.com/medical-economics/news/can-doctor-patient-relationship-survive?page=full.

149. R. Harrell, "Why a Patient's Story Matters More Than a Computer Checklist," *NPR*, November 17, 2013, http://www.npr.org/blogs/health/2013/11/17/242366259/why-a-patient-s-story-matters-more-than-a-computer-checklist.

150. I. Bau, "Health 2.0 v.2013: Integration and Patient Outcomes Are Still Driving Health Technology—but So Should Empathy, Caring, and Communication," *Health Policy Consultation Services—Resources for Patient-Centered & Equitable Care*, October 4, 2013, http://ignatiusbau.com/?s=integration+patient+outcomes+health.

151. S. Guglani, "Compassionate Care: A Force for Change," *The Lancet* 382 (2013): 676.

152. E. Topol, "Machinations of the Machine Age," commencement address at Temple University, 2014, http://www.temple.edu/medicine/tusm_grad_speech_topol.htm.

153. "The Future of Jobs: The Onrushing Wave," *The Economist*, January 16, 2014, http://www.economist.com/news/briefing/21594264-previous-technological-innovation-has-always-delivered-more-long-run-employment-not-less.

Chapter 10

1. "The Future of Healthcare: Virtual Physician Visits & Bedless Hospitals," *Lab Soft News*, April 1, 2013, http://labsoftnews.typepad.com/lab_soft_news/2013/04/the-future-of-healthcare-less-emphasis-on-hospital-visits.html.

2. D. DiSanzo, "Op/Ed: Hospital of the Future Will Be a Health Delivery Network," *US News & World Report*, January 14, 2014, http://health.usnews.com/health-news/hospital-of-tomorrow/articles/2014/01/14/oped-hospital-of-the-future-will-be-a-health-delivery-network.

3. J. Comstock, "Revisiting How Christensen's 'Disruption Innovation' in Healthcare Means De-centralization," *MobiHealthNews*, March 26, 2014, http://mobihealthnews.com/31470/revisiting-how-christensens-disruption-innovation-in-healthcare-means-decentralization/.

4. E. Topol et al., "A Randomized Controlled Trial of Hospital Discharge Three Days After Myocardial Infarction in the Era of Reperfusion," *New England Journal of Medicine* 318 (1988): 1083–1088.

5. "American Hospital Association Annual Survey of Hospitals," in *Hospital Statistics, 1976, 1981, 1999–2011 editions* (Chicago, IL: American Hospital Association).

6. J. T. James, "A New, Evidence-Based Estimate of Patient Harms Associated with Hospital Care," *Journal of Patient Safety* 9, no. 3 (2013): 122–128.

7. L. L. Leape et al., "Perspective: A Culture of Respect, Part 2: Creating a Culture of Respect," *Academic Medicine* 87, no. 7 (2012): 853–858.

8. M. Makary, "How to Stop Hospitals from Killing Us," *Wall Street Journal*, September 21, 2012, http://online.wsj.com/news/articles/SB10000872396390444620104578008263334441352.

9. M. Makary, *Unaccountable: What Hospitals Won't Tell You and How Transparency Can Revolutionize Health Care* (New York, NY: Bloomsbury, 2012).

10. L. Landro, "Hospital Horrors," *Wall Street Journal*, October 3, 2012, http://online.wsj.com/news/articles/SB10000872396390444709004577652201640230514.

11. L. Hand, "Healthcare-Associated Infections Still Major Issue, CDC Says," *Medscape*, March 26, 2014, http://www.medscape.com/viewarticle/822612.

12. S. Sternberg, "Medical Errors Harm Huge Number of Patients," *US News & World Report*, August 28, 2012, http://health.usnews.com/health-news/articles/2012/08/28/medical-errors-harm-huge-number-of-patients?page=4.

13. S. S. Magill et al., "Multistate Point-Prevalence Survey of Health Care–Associated Infections," *New England Journal of Medicine* 370 (2014): 1198–1208.

14. W. Hudson, "1 in 25 Patients Gets Infection in Hospital," *CNN*, March 26, 2014, http://www.cnn.com/2014/03/26/health/hospital-infections/.

15. C. Russell, "The Alarming Rate of Errors in the ICU," *The Atlantic*, August 28, 2012, http://www.theatlantic.com/health/archive/2012/08/the-alarming-rate-of-errors-in-the-icu/261650/.

16. T. Weber, C. Ornstein, and M. Allen, "Why Can't Medicine Seem to Fix Simple Mistakes?," *ProPublica*, July 20, 2012, http://www.propublica.org/article/why-cant-medicine-seem-to-fix-simple-mistakes.

17. "Survive Your Hospital Stay," *Consumer Reports*, May 2014, http://www.consumerreports.org/content/cro/en/consumer-reports-magazine/z2014/May/surviveYourStayAtTheHospital.print.html.

18. "Hospitals Are Still Awful: Movement Toward Patient Centered Care and Eric Topol's Idea," *ACP Hospitalist*, February 26, 2013, http://blog.acphospitalist.org/2013/02/hospitas-are-still-awful-movement.html.

19. E. Rosenthal, "Is This a Hospital or a Hotel?," *New York Times*, September 22, 2013, http://www.nytimes.com/2013/09/22/sunday-review/is-this-a-hospital-or-a-hotel.html.

20. Intel, "Intel Research: Global Innovation Barometer," *Il Sole 24*, November 2010, http://www.ilsole24ore.com/pdf2010/Editrice/ILSOLE24ORE/ILSOLE24ORE/Online/_Oggetti_Correlati/Documenti/Tecnologie/2013/11/Intel-Innovation-Barometer-Overview-FINAL.pdf.

21. B. Sadick, "The Hospital Room of the Future," *Wall Street Journal*, November 17, 2013, http://online.wsj.com/news/articles/SB10001424052702303442004579119922380316310.

22. "Patient Room 2020 Prototype," *NXT News*, accessed August 13, 2013, http://nxthealth.org/portfolio/patient-room-2020-prototype/.

23. J. Flaherty, "What Would the Ideal Hospital Look Like in 2020?," *Wired*, July 19, 2013, http://www.wired.com/design/2013/07/hospital-of-the-future/.

24. B. Nycum, "Why Don't New Hospital Designs Include the Patient?," *Huffington Post*, December 20, 2013, http://www.huffingtonpost.ca/benjie-nycum/hospital-design_b_4482067.html.

25. I. Bau, "Health 2.0 v.2013: Integration and Patient Outcomes Are Still Driving Health Technology—but So Should Empathy, Caring, and Communication," *Health Policy Consultation Services—Resources for Patient-Centered & Equitable Care*, October 4, 2013, http://ignatiusbau.com/?s=integration+patient+outcomes+health.

26. J.-Y. Park et al., "Lessons Learned from the Development of Health Applications in a Tertiary Hospital," *Telemedicine and e-Health* 20, no. 3 (2014): 215–222.

27. N. Fisher, "Global Study Finds Majority Believe Traditional Hospitals Will Be Obsolete in the Near Future," *Forbes*, December 9, 2013, http://www.forbes.com/sites/theapothecary/2013/12/09/global-study-finds-majority-believe-traditional-hospitals-will-be-obsolete-in-the-near-future/.

28. P. S. McLeod, "New Outpatient Treatment Paradigm Spurs Construction of 'Bedless Hospitals'; Trend May Reshape Clinical Pathology Laboratory Testing," *Dark Daily*, April 1, 2013, http://www.darkdaily.com/new-outpatient-treatment-paradigm-spurs-construction-of-bedless-hospitals-trend-may-reshape-clinical-pathology-laboratory-testing-40113#axzz3Arr352HN.

29. F. Palumbo et al., "Sensor Network Infrastructure for a Home Care Monitoring System," *Sensors* 14 (2014): 3833–3860.

30. G. Orwell, "How the Poor Die," 1946, accessed August 13, 2013, http://orwell.ru/library/articles/Poor_Die/english/e_pdie.

31. "Hospital Operators and Obamacare: Prescription for Change," *The Economist*, June 29, 2013, http://www.economist.com/node/21580181/print.

32. D. Chase, "What's the Role of a Hospital in 10 Years?," *Forbes*, July 24, 2013, http://www.forbes.com/sites/davechase/2013/07/24/whats-the-role-of-a-hospital-in-10-years/print/.

33. T. C. Tsai and A. K. Jha, "Hospital Consolidation, Competition, and Quality: Is Bigger Necessarily Better?," *Journal of the American Medical Association* 312, no. 1 (2014): 29–30.

Chapter 11

1. N. Limaye and C. I. Barash, "The Modern Social Contract Between the Patient, the Healthcare Provider, and Digital Medicine," *Journal of Socialomics* 3, no. 1 (2014): 1000105.

2. G. Satell, "In 2014, Every Business Will Be Disrupted by Open Technology," *Forbes*, December 14, 2014, http://www.forbes.com/sites/gregsatell/2013/12/14/in-2014-every-business-will-be-disrupted-by-open-technology/print/.

3. M. Harden, "Big Data for Healthcare: End of the Zombie Film Genre," *Wired*, March 20, 2014, http://www.wired.com/insights/2014/03/big-data-healthcare-end-zombie-film-genre/.

4a. J. Akst, "Networking Medicine," *The Scientist*, March 2, 2014, http://www.the-scientist.com/?articles.view/articleNo/34585/title/Networking-Medicine/.

4b. J. Stein, "Arrogance is Good: In Defense of Silicon Valley," *Bloomberg Business Week*, August 7, 2014, http://www.businessweek.com/articles/2014-08-07/silicon-valley-tech-entrepreneurs-behind-the-stereotype.

5. "3scale Infrastructure for the Programmable Web," 3scale, June 2011, http://www.3scale.net/wp-content/uploads/2012/06/What-is-an-API-1.0.pdf.

6. D. G. McNeil, "A New Test for Malaria, No Blood Required," *New York Times*, January 7, 2014, http://www.nytimes.com/2014/01/07/science/a-new-test-for-malaria-no-blood-required.html.

7. M. M. Waldrop, "Campus 2.0," *Nature* 495 (2013): 160–163.

8. N. Heller, "Has the Future of College Moved Online?," *New Yorker*, May 20, 2013, http://www.newyorker.com/reporting/2013/05/20/130520fa_fact_heller?printable=true&currentPage=all.

9. "When Waiting Is Not an Option," *The Economist*, May 13, 2012, http://www.economist.com/node/21554157/print.

10. J. Weiner, "What Big Data Can't Tell Us, but Kolstad's Paper Suggests," *Penn LDI*, April 24, 2014, http://ldi.upenn.edu/voices/2014/04/24/what-big-data-can-t-tell-us-but-kolstad-s-paper-suggests.

11. "How Speech-Recognition Software Got So Good," *The Economist*, April 22, 2014, http://www.economist.com/node/21601175/print.

12. T. Lewin, "Master's Degree Is New Frontier of Study Online," *New York Times*, August 18, 2013, http://www.nytimes.com/2013/08/18/education/masters-degree-is-new-frontier-of-study-online.html.

13. M. M. Waldrop, "Massive Open Online Courses, aka MOOCs, Transform Higher Education and Science," *Scientific American*, March 13, 2013, http://www.scientificamerican.com/article/massive-open-online-courses-transform-higher-education-and-science/.

14. A. Schwartz, "Larry Page Wants to Open Up Anonymous Medical Records for All Researchers to Use," *Fast Company*, March 19, 2014, http://www.fastcoexist.com/3027942/larry-page-wants-to-open-up-anonymous-medical-records-for-all-researchers-to-use.

15. G. Ferenstein, "Larry Page's Wish to Make All Health Data Public Has Big Benefits—and Big Risks," *TechCrunch*, March 19. 2014, http://techcrunch.com/2014/03/19/larry-pages-wish-to-make-all-health-data-public-has-big-benefits-and-big-risks/.

16. "Larry Page: 'Making Our Medical Records Open for Sharing Will Save 100,000 Lives a Year,'" *mHealth Insight: The blog of a 3G Doctor*, March 20, 2014, http://mhealthinsight.com/2014/03/20/larry-page-making-our-medical-records-open-for-sharing-will-save-100000-lives-a-year/.

17. E. Callaway, "UK Push to Open Up Patients' Data," *Nature* 502 (2013): 283.

18. "Intel Research: Global Innovation Barometer," *Il Sole 24*, November 2010, http://www.ilsole24ore.com/pdf2010/Editrice/ILSOLE24ORE/ILSOLE24ORE/Online/_Oggetti_Correlati/Documenti/Tecnologie/2013/11/Intel-Innovation-Barometer-Overview-FINAL.pdf.

19. S. Baum, "Survey: 90% of People Will Share Health Data, 26% Don't Care About Privacy," *MedCity News*, April 25, 2014, http://medcitynews.com/2014/04/comes-sharing-personal-healthcare-data-survey-shows-comfort-level-rising/.

20. "Personal Data for the Public Good: New Opportunities to Enrich Understanding of Individual and Population Health," Health Data Exploration Project. March 2014, http://www.rwjf.org/content/dam/farm/reports/reports/2014/rwjf411080.

21. J. Bresnick, "Most Patients Are Willing to Share Health Data, Engage Online," *EHR Intelligence*, April 29, 2014, http://ehrintelligence.com/2014/04/29/most-patients-are-willing-to-share-health-data-engage-online/.

22. J. Comstock, "PatientsLikeMe Signs Five-Year Data Access Deal with Genentech," *MobiHealthNews*, April 2014, http://mobihealthnews.com/31960/patientslikeme-signs-five-year-data-access-deal-with-genentech/.

23. M. P. Ball et al., "Harvard Personal Genome Project: Lessons from Participatory Public Research," *Genome Medicine* 6 (2014): 10.

24. A. Sun, "From Volunteers, a DNA Database," *New York Times*, April 29, 2014, http://www.nytimes.com/2014/04/29/science/from-volunteers-a-dna-database.html.

25. M. J. Ackerman, "Confidential Patient Consult Forms for Kim Goodsell," 2012, unpublished: Mayo Clinic Cardiology.

26. R. Abelson and S. Cohen, "Sliver of Medicare Doctors Get Big Share of Payouts," *New York Times*, April 9, 2014, http://www.nytimes.com/2014/04/09/business/sliver-of-medicare-doctors-get-big-share-of-payouts.html.

27. H. Vogt, "Using Free Wi-Fi to Connect Africa's Unconnected," *Wall Street Journal*, April 13, 2014, http://online.wsj.com/news/articles/SB10001424052702303287804579447323711745040.

28. M. Kaganovich, "The Cloud Will Cure Cancer," *TechCrunch*, March 29, 2012, http://techcrunch.com/2012/03/29/cloud-will-cure-cancer/.

29. R. Winslow, "Patients Share DNA for Cures," *Wall Street Journal*, September 16, 2013, http://online.wsj.com/article/SB10001424127887323342404579079453190552312.html.

30. J. Kotz, "Bringing Patient Data into the Open," *Science-Business eXchange*, June 21, 2012, http://www.nature.com/scibx/journal/v5/n25/full/scibx.2012.644.html.

31. R. Winslow, "'Big Data' for Cancer Care," *Wall Street Journal*, March 26, 2013, http://online.wsj.com/news/articles/SB10001424127887323466204578384732911187000.

32a. J. C. Lechleiter, "How to Win the Super Bowl Against Cancer," *Wall Street Journal*, February 3, 2014. http://online.wsj.com/news/articles/SB10001424052702303519404579351053655838512.

32b. M. Helft, "Can Big Data Cure Cancer?," *Fortune*, July 24, 2014, http://fortune.com/2014/07/24/can-big-data-cure-cancer/.

33. T. Hay, "Ad-Tech Entrepreneurs Build Cancer Database," *Wall Street Journal*, June 18, 2014, http://online.wsj.com/articles/ad-tech-entrepreneurs-build-cancer-database-1403134613.

34. P. C. Boutros et al., "Global Optimization of Somatic Variant Identification in Cancer Genomes with a Global Community Challenge," *Nature Genetics* 46, no. 4 (2014): 318–319.

35. D. Marbach et al., "Wisdom of Crowds for Robust Gene Network Inference," *Nature Methods* 9 (2012): 796–804.

36. A. Hartocollis, "Cancer Centers Racing to Map Patients' Genes," *New York Times*, April 22, 2013, http://www.nytimes.com/2013/04/22/health/patients-genes-seen-as-future-of-cancer-care.html.

37a. H. Fineman, "Meet Patrick Soon-Shiong, The LA Billionaire Reinventing Your Health Care," *Huffington Post*, December 1, 2013, http://www.huffingtonpost.com/2013/12/01/patrick-soon-shiong_n_4351344.html?view=print&comm_ref=false.

37b. M. Herper, "World's Richest Doctor Buys World's Most Powerful DNA Sequencer," *Forbes*, July 31, 2014, http://www.forbes.com/sites/matthewherper/2014/07/31/worlds-richest-doctor-buys-worlds-most-powerful-dna-sequencer/.

38. R. M. Plenge et al., "Crowdsourcing Genetic Prediction of Clinical Utility in the Rheumatoid Arthritis Responder Challenge," *Nature Genetics* 45, no. 5 (2013): 468–469.

39. A. Moody, "The Big Picture," *Nature* 502 (2013): S95.

40. T. Ray, "In Tackling the VUS Challenge, Are Public Databases the Solution or a Liability for Labs?," *Genome Web*, February 12, 2014, http://www.genomeweb.com/print/1348716.

41. K. Lambertson and S. F. Terry, "Free the Data," *Genetic Testing and Molecular Biomarkers* 18, no. 1 (2014): 1–2.

42. "Share Alike," *Nature* 490 (2012): 143–144.

43. H. Rehm et al., "How Genetic Data Sharing Will Revolutionize Healthcare," *Footnote1*, January 31, 2014, http://footnote1.com/how-genetic-data-sharing-will-revolutionize-healthcare/.

44. M. Andrews, "Decline on Autopsies May Obscure Understanding of Disease," *Los Angeles Times*, May 17, 2011, http://articles.latimes.com/print/2011/may/17/health/la-he-healthcare-autopsies-20110517.

45. C. VanDerWerf, "Explainer: Can You Just Die Suddenly?," *The Conversation*, April 9, 2014, https://theconversation.com/explainer-can-you-just-die-suddenly-25423.

46. J. Erdmann, "Telltale Hearts," *Nature Medicine* 19 (2013): 1361–1364.

47. A. D. Marcus, "'Hackathons' Aim to Solve Health Care's Ills," *Wall Street Journal*, April 4, 2014, http://online.wsj.com/news/articles/SB10001424052702304179704579461284247758424.

48. B. Palmer, "Are Hackathons the Future of Medical Innovation?," *Slate*, April 10, 2014, http://www.slate.com/articles/business/crosspollination/2014/04/medical_hackathons_is_this_the_future_of_health_care_innovation.html.

49. Z. Moukheiber, "Grand Rounds Wants to Find the Right Doctor for You," *Forbes*, April 8, 2014, http://www.forbes.com/sites/zinamoukheiber/2014/04/08/grand-rounds-wants-to-find-the-right-doctor-for-you/.

50. N. LaPorte, "Medical Care Aided by the Crowd," *New York Times*, April 14, 2013, http://www.nytimes.com/2013/04/14/business/watsi-a-crowdfunding-site-offers-help-with-medical-care.html.

51. S. Lupkin, "Boy Author Raises $750K for Sick Friend," *ABC News*, February 27, 2014, http://abcnews.go.com/blogs/health/2014/02/27/boy-author-raises-750k-for-sick-friend/.

52. J. Robinson, "Healbe Hustle: The Full Story of How a Failed Russian Cake Shop Owner Humiliated Indiegogo and Took 'the Crowd' for Over $1M," *Pando*, April 12, 2014, http://pando.com/2014/04/12/healbe-hustle-the-full-story-of-how-a-failed-russian-cake-shop-owner-humiliated-indiegogo-and-took-the-crowd-for-over-1m/.

53. J. Cafariello, "They Told Us This Would Happen," *Wealth Daily*, April 8, 2014, http://www.wealthdaily.com/articles/they-told-us-this-would-happen/5112.

54. O. Khazan, "Have You Contributed to a Health Scam?," *The Atlantic*, June 16, 2014, http://www.theatlantic.com/health/archive/2014/06/can-you-spot-the-fake-health-gadget/372788/.

55. D. F. Craviotto, "A Doctor's Declaration of Independence," *Wall Street Journal*, April 28, 2014, http://online.wsj.com/news/articles/SB10001424052702304279904579518273176775310.

56. C. Weaver, M. Beck, and R. Winslow, "Doctor-Pay Trove Shows Limits of Medicare Billing Data," *Wall Street Journal*, April 9, 2014, http://online.wsj.com/news/articles/SB10001424052702303873604579492012568434456.

57. N. Brennan, P. H. Conway, and M. Tavenner, "The Medicare Physician-Data Release—Context and Rationale," *New England Journal of Medicine* 371 (2014): 99–101, http://www.nejm.org/doi/full/10.1056/NEJMp1405026.

58. P. T. O'Gara, "Caution Advised: Medicare's Physician-Payment Data Release," *New England Journal of Medicine* 371 (2014): 101–103, http://www.nejm.org/doi/full/10.1056/NEJMp1405322.

59. L. Radnofsky, "Medicare to Publish Trove of Data on Doctors," *Wall Street Journal*, April 2, 2014, http://online.wsj.com/news/articles/SB10001424052702303847804579477923585256790.

60. C. Weaver, T. McGinty, and L. Radnofsky, "Small Slice of Doctors Account for Big Chunk of Medicare Costs," *Wall Street Journal*, April 9, 2014, http://online.wsj.com/news/articles/SB1000142405 2702303456104579490043350808268.

61. L. Rosenbaum, "What Big Data Can't Tell Us About Health Care," *New Yorker*, April 23, 2014, http://www.newyorker.com/online/blogs/currency/2014/04/the-medicare-data-dump-and-the-cost-of -care.html?printable=true&currentPage=all.

62. D. Tahir, "Nobody Blames Doctors for High Medical Costs. That's About to Change," *New Republic*, April 10, 2014, http://www.newrepublic.com/article/117327/what-medicare-pays-doctors-hhs -releases-data-reimbursements.

63. S. Herron, "Ten Things to Know About Drug Adverse Events," openFDA, accessed August 13, 2014, https://open.fda.gov/update/ten-things-to-know-about-adverse-events/.

64. F. S. Collins et al., "PCORnet: Turning a Dream into Reality," *Journal of the American Medical Informatics Association*, May 12, 2014, http://jamia.bmj.com/content/early/2014/05/12/amiajnl-2014 -002864.full.

65. J. Bellamy, "Telemedicine: Click and the Doctor Will See You Now," *Science Based Medicine*, May 1, 2014, http://www.sciencebasedmedicine.org/telemedicine-click-and-the-doctor-will-see-you-now/.

66. E. C. Hayden, "Geneticists Push for Global Data-Sharing," *Nature* 498 (2013): 16–17.

67. E. Callaway, "Global Genomic Data-Sharing Effort Kicks Off," *Nature News & Comment*, March 6, 2014, http://www.nature.com/news/global-genomic-data-sharing-effort-kicks-off-1.14826.

68. B. M. Kuehn, "Alliance Aims for Standardized, Shareable Genomic Data," *Journal of the American Medical Association* 310, no. 3 (2013): 248–249.

69. G. Kolata, "Accord Aims to Create Trove of Genetic Data," *New York Times*, June 6, 2013, http:// www.nytimes.com/2013/06/10/health/global-partners-agree-on-sharing-trove-of-genetic-data.html.

70. P. Waldron, "UC Santa Cruz Researcher Leads Cancer's Digital Revolution," *San Jose Mercury News*, January 2, 2014, http://www.mercurynews.com/breaking-news/ci_24836309/uc-santa-cruz -researcher-leads-cancers-digital-revolution.

71. "Global Genomics Harmony," *Genome Web*, March 7, 2014, http://www.genomeweb.com/print /1359101.

72. V. Swarup and D. H. Geschwind, "Alzheimer's Disease: From Big Data to Mechanism," *Nature* 500 (2013): 34–35.

73. H. Rhinn et al., "Integrative Genomics Identifies APOE ε4 Effectors in Alzheimer's Disease," *Nature* 500, no. 7460 (2013): 45–50.

74. V. Marx, "Genomics in the Clouds," *Nature Methods* 10, no. 10 (2013): 941–945.

75. "Brought to Book: Academic Journals Face a Radical Shake-Up," *The Economist*, July 21, 2012, http://www.economist.com/node/21559317/print.

76. F. Berman and V. Cerf, "Who Will Pay for Public Access to Research Data?," *Science* 341 (2013): 616–617.

77. J. Esposito, "Open Access and Professional Societies," *Scholarly Kitchen*, August 1, 2013, http:// scholarlykitchen.sspnet.org/2013/08/01/open-access-and-professional-societies/.

78. M. W. Carroll, "Creative Commons and the Openness of Open Access," *New England Journal of Medicine* 368, no. 9 (2013): 789–791.

79. M. Frank, "Open but Not Free—Publishing in the 21st Century," *New England Journal of Medicine* 368, no. 9 (2013): 787–789.

80. C. Haug, "The Downside of Open-Access Publishing," *New England Journal of Medicine* 368, no. 9 (2013): 791–793.

81. J. Priem, "Beyond the Paper," *Nature* 495 (2013): 437–440.

82. J. Wilbanks, "A Fool's Errand," *Nature* 485 (2013): 440–441.

83. "We Paid for the Research, So Let's See It," *New York Times*, February 26, 2013, http://www .nytimes.com/2013/02/26/opinion/we-paid-for-the-scientific-research-so-lets-see-it.html.

84. I. Sample, "Nobel Winner Declares Boycott of Top Science Journals," *The Guardian*, December 9, 2013, http://www.theguardian.com/science/2013/dec/09/nobel-winner-boycott-science-journals/ print.

85. R. Schekman, "How Journals like *Nature, Cell* and *Science* Are Damaging Science," *The Guardian*, December 9, 2013, http://www.theguardian.com/commentisfree/2013/dec/09/how-journals-nature-science-cell-damage-science/print.

86. M. Eisen, "The Impact of Randy Schekman Abandoning *Science* and *Nature* and *Cell*," *Michael Eisen.org*, December 10, 2013, http://www.michaeleisen.org/blog/?p=1495.

87. J. Conn, "IT Experts Push Translator Systems to Convert Doc-Speak into ICD-10 Codes," *Modern Healthcare*, May 3, 2014, http://www.modernhealthcare.com/article/20140503/MAGAZINE/305039969/1246/.

88. S. Curry, "Push Button for Open Access," *The Guardian*, November 18, 2013, http://www.theguardian.com/science/2013/nov/18/open-access-button-push/print.

89. A. Swan, "How to Hasten Open Access," *Nature* 495 (2013): 442.

90. J. Novet, "Academia.edu Slammed with Takedown Notices from Journal Publisher Elsevier," *Venture Beat*, December 6, 2013, http://venturebeat.com/2013/12/06/academia-edu-slammed-with-takedown-notices-from-journal-publisher-elsevier/.

91. A. J. Wolpert, "For the Sake of Inquiry and Knowledge—The Inevitability of Open Access," *New England Journal of Medicine* 368, no. 9 (2013): 785–787.

92. D. Shotton, "Open Citations," *Nature* 502 (2013): 295–297.

93. "The Patent Bargain: An Open-Source Patent Database Highlights the Need for More Transparency Worldwide," *Nature* 504 (2013): 187–188.

94. E. Musk, "All Our Patent Are Belong to You," *Tesla Motors Blog*, June 12, 2014, http://www.teslamotors.com/blog/all-our-patent-are-belong-you.

95. W. Oremus, "Tesla Is Opening Its Patents to All. That's Not as Crazy as It Sounds," *Slate*, June 12, 2014, http://www.slate.com/blogs/future_tense/2014/06/12/tesla_opens_patents_to_public_what_is_elon_musk_thinking.html.

96. C. L. Treasure, J. Avorn, and A. S. Kesselheim, "What Is the Public's Right to Access Medical Discoveries Based on Federally Funded Research?," *Journal of the American Medical Association* 311, no. 9 (2014): 907–908.

97. D. G. McNeil, "Car Mechanic Dreams Up a Tool to Ease Births," *New York Times*, November 14, 2013, http://www.nytimes.com/2013/11/14/health/new-tool-to-ease-difficult-births-a-plastic-bag.html.

98. A. Tucker, "Jack Andraka, the Teen Prodigy of Pancreatic Cancer," *Smithsonian Magazine*, December 2012, http://www.smithsonianmag.com/science-nature/jack-andraka-the-teen-prodigy-of-pancreatic-cancer-135925809/?no-ist.

99. G. Cuda-Kroen, "Patients Find Each Other Online to Jump-Start Medical Research," *NPR*, May 28, 2012, http://www.npr.org/blogs/health/2012/05/28/153706146/patients-find-each-other-online-to-jump-start-medical-research?ps=sh_stcatimg.

100. G. Marcus, "Open-Sourcing a Treatment for Cancer," *New Yorker*, February 27, 2014, http://www.newyorker.com/online/blogs/elements/2014/02/open-sourcing-cancer.html?printable=true&currentPage=all.

101. J. N. Honeyman et al., "Detection of a Recurrent DNAJB1-PRKACA Chimeric Transcript in Fibrolamellar Hepatocellular Carcinoma," *Science* 343, no. 6174 (2014): 1010–1014.

102. A. D. Marcus, "Frustrated ALS Patients Concoct Their Own Drug," *Wall Street Journal*, April 15, 2012, http://online.wsj.com/news/articles/SB10001424052702304818404577345953943484054?mg=reno64-wsj.

103. D. L. Scher, "Crowdsourced Clinical Studies: A New Paradigm in Health Care?," *Digital Health Corner*, March 30, 2012, http://davidleescher.com/2012/03/30/crowdsourced-clinical-studies-a-new-paradigm-in-health-care/.

104. A. Hamilton, "Could ePatient Networks Become the Superdoctors of the Future?," *Fast Coexist*, September 28, 2012, http://www.fastcoexist.com/1680617/could-epatient-networks-become-the-superdoctors-of-the-future.

105. L. Scanlon, "Genentech and PatientsLikeMe Enter Patient-Centric Research Collaboration," *PatientsLikeMe*, April 7, 2014, http://news.patientslikeme.com/print/node/470.

106. N. Zeliadt, "Straight Talk with . . . Jamie Heywood," *Nature Medicine* 20, no. 5 (2014): 457.

107. A. Opar, "New Tools Automatically Match Patients with Clinical Trials," *Nature Medicine* 19, no. 7 (2013): 793.

108. T. Stynes, "Cholesterol Drug Trial Uses New Approach to Recruit Patients," *Wall Street Journal*, December 19, 2013, http://online.wsj.com/news/articles/SB1000142405270230486690457926827012 3589210.

109. A. J. Parchman et al., "Trial Prospector: An Automated Clinical Trials Eligibility Matching Program," *Journal of Clinical Oncology* 31 (2013): abstr 6538.

110. J. Walker, "Data Mining to Recruit Sick People," *Wall Street Journal*, 2013, http://online.wsj.com /news/articles/SB10001424052702303722104579240140554518458 - printMode.

111. B. Goldacre, "RandomiseMe: Our Fun New Website That Lets Anyone Design and Run a Randomised Controlled Trial," *Bad Science*, December 16, 2013, http://www.badscience.net/2013/12/ randomiseme-our-fun-new-website-that-lets-anyone-design-and-run-a-randomised-controlled-trial/.

112. H. M. Krumholz et al., "A Historic Moment for Open Science: The Yale University Open Data Access Project and Medtronic," *Annals of Internal Medicine* 158 (2013): 910–911.

113. M. Herper, "No More Secrets: Medtronic Shows How Open Science Might Work in the Real World," *Forbes*, June 19, 2013. http://www.forbes.com/sites/matthewherper/2013/06/19/no-more-secrets -medtronic-shows-how-open-science-might-work-in-the-real-world/.

114. J. S. Ross and H. M. Krumholz, "Ushering in a New Era of Open Science Through Data Sharing," *Journal of the American Medical Association* 309, no. 13 (2013): 1355–1356.

115. H. M. Krumholz, "Give the Data to the People," *New York Times*, February 3, 2014, http://www .nytimes.com/2014/02/03/opinion/give-the-data-to-the-people.html.

116. R. E. Kuntz, "The Changing Structure of Industry-Sponsored Clinical Research: Pioneering Data Sharing and Transparency," *Annals of Internal Medicine* 158, no. 12 (2013): 914–915.

117. R. Winslow and J. D. Rockoff, "J&J to Share Drug Research Data in Pact with Yale," *Wall Street Journal*, January 30, 2014, http://online.wsj.com/news/articles/SB100014240527023037436045793512 61144315256.

118. "Discussion Framework for Clinical Trial Data Sharing Guiding Principles, Elements, and Activities," Institute of Medicine, January 22, 2014, http://www.iom.edu/Reports/2014/Discussion -Framework-for-Clinical-Trial-Data-Sharing.aspx.

119. L. Marsa, "Health Care's Big Data Mandate," *The Atlantic*. December 16, 2013, http://www .theatlantic.com/sponsored/cvs-innovation-care/2013/12/health-cares-big-data-mandate/78/?sr_source =linkedin.

120. M. Langley and J. D. Rockoff, "Drug Companies Join NIH in Study of Alzheimer's, Diabetes, Rheumatoid Arthritis, Lupus," *Wall Street Journal*, February 3, 2014, http://online.wsj.com/news/articles /SB10001424052702303519404579353442155924498 - printMode.

121. J. Comstock, "UCLA Pilots Mobile Vision Testing App for Patients with Diabetes," *MobiHealth-News*, April 23, 2014, http://mobihealthnews.com/32369/ucla-pilots-mobile-vision-testing-app-for -patients-with-diabetes/.

122. V. Marx, "My Data Are Your Data," *Nature Biotechnology* 30, no. 6 (2012): 509–511.

123. P. Cameron et al., "Crowdfunding Genomics and Bioinformatics," *Genome Biology* 14 (2013): 134.

124. K. Murphy, "Crowdfunding Tips for Turning Inspiration into Reality," *New York Times*, January 23, 2014, http://www.nytimes.com/2014/01/23/technology/personaltech/crowdfunding-tips-for-turning -inspiration-into-reality.html.

125. B. L. Ranard et al., "Crowdsourcing—Harnessing the Masses to Advance Health and Medicine, a Systematic Review," *Journal of General Internal Medicine* 29, no. 1 (2013): 187–203.

126. S. Novella, "CureCrowd—Crowdsourcing Science," *Science Based Medicine*, May 7, 2014, http:// www.sciencebasedmedicine.org/curecrowd-crowdsourcing-science/.

127. "Open-Source Medical Devices: When Code Can Kill or Cure," *The Economist*, May 31, 2012, http://www.economist.com/node/21556098.

Chapter 12

1. L. Fox, "Snowden and His Accomplices," *Wall Street Journal*, April 14, 2014, http://online.wsj .com/news/articles/SB10001424052702303603904579495391321958008.

2. N. Bilton, "Entering the Era of Private and Semi-Anonymous Apps," *New York Times,* February 7, 2014, http://bits.blogs.nytimes.com/2014/02/07/entering-the-era-of-private-and-semi-anonymous -apps/?ref=technology.

3. S. Halpern, "Partial Disclosure," *New York Review of Books,* July 10, 2014, http://www.nybooks .com/articles/archives/2014/jul/10/glenn-greenwald-partial-disclosure/?pagination=false&printpage=true.

4. D. Frum, "We Need More Secrecy," *The Atlantic,* May 2014, http://www.theatlantic.com/ magazine/print/2014/05/we-need-more-secrecy/359820/.

5. "A Robust Health Data Infrastructure," Agency for Health Care Research and Quality, April 2014, http://healthit.gov/sites/default/files/ptp13-700hhs_white.pdf.

6. H. Kahn, "Who Really Owns Your Personal Data?," *Details,* May 1, 2013, http://www.details .com/culture-trends/critical-eye/201305/sharing-biodata-on-apps-and-devices?printable=true.

7. L. Mearian, "How Big Data Will Save Your Life," *Computer World,* April 25, 2013, http://www .computerworld.com/s/article/print/9238593/How_big_data_will_save_your_life?taxonomyName =Big+Data&taxonomyId=221.

8. E. B. Larson, "Building Trust in the Power of 'Big Data' Research to Serve the Public Good," *Journal of the American Medical Association* 309, no. 23 (2013): 2443–2444.

9. J. Ball and S. Ackerman, "NSA Loophole Allows Warrantless Search for US Citizens' Emails and Phone Calls," *The Guardian,* August 9, 2013, http://www.theguardian.com/world/2013/aug/09/nsa -loophole-warrantless-searches-email-calls/print.

10. J. Glanz, J. Larson, and A. W. Lehren, "Spy Agencies Tap Data Streaming from Phone Apps," *New York Times,* January 28, 2014, http://www.nytimes.com/2014/01/28/world/spy-agencies-scour -phone-apps-for-personal-data.html.

11. J. Angwin, *Dragnet Nation: A Quest for Privacy, Security, and Freedom In a World of Relentless Surveillance* (New York, NY: Henry Holt and Co., 2014).

12. J. Angwin, "Has Privacy Become a Luxury Good?," *New York Times,* March 4, 2014, http://www .nytimes.com/2014/03/04/opinion/has-privacy-become-a-luxury-good.html.

13. M. Wood, "Sweeping Away a Search History," *New York Times,* April 3, 2014, http://www .nytimes.com/2014/04/03/technology/personaltech/sweeping-away-a-search-history.html.

14. T. Gara, "What Google Knows About You," *Wall Street Journal,* April 27, 2014, http://blogs.wsj .com/indiarealtime/2014/04/27/googles-all-seeing-eye-does-it-see-into-me-clearly-or-darkly/tab/print/.

15. M. Sopfner, "Why We Fear Google," *Frankfurter Allgemeine Feuilleton,* April 17, 2014, http:// www.faz.net/-gsf-7oid8.

16. D. Talbot, "Ultraprivate Smartphones: New Models Built with Security and Privacy in Mind Reflect the Zeitgeist of the Snowden Era," *MIT Technology Review,* April 23, 2014, http://www .technologyreview.com/featuredstory/526496/ultraprivate-smartphones/.

17. G. Schmidt, "Cellphone Cases to Prepare You for Anything, Even a Flat Tire," *New York Times,* April 24, 2014, http://www.nytimes.com/2014/04/24/technology/personaltech/cellphone-cases-to -prepare-you-for-anything-even-a-flat-tire.html.

18. K. Wagstaff, "Anonymous, Inc.: The Corporate Set Embraces Digital Ephemerality," *Wall Street Journal,* May 29, 2014, http://online.wsj.com/articles/anonymous-inc-the-corporate-set-embraces-digital -ephemerality-1401378250.

19. E. Mills, "Obama Unveils Consumer Privacy Bill of Rights," *CNET,* February 22, 2012, http:// www.cnet.com/news/obama-unveils-consumer-privacy-bill-of-rights/.

20. S. Lohr, "White House Tech Advisers: Online Privacy Is a 'Market Failure,'" *New York Times,* May 5, 2014, http://bits.blogs.nytimes.com/2014/05/05/white-house-tech-advisers-online-privacy-is -a-market-failure/.

21. S. Lyon, "Obama's Orwellian Image Control," *New York Times,* December 12, 2013, http://www .nytimes.com/2013/12/12/opinion/obamas-orwellian-image-control.html.

22. T. Simonite, "Five Things Obama's Big Data Experts Warned Him About," *MIT Technology Review,* May 1, 2014, http://www.technologyreview.com/view/527071/five-things-obamas-big-data -experts-warned-him-about/.

23. "Report to the President: Big Data and Privacy: A Technological Perspective," President's Council of Advisors on Science and Technology, May 2014, http://www.whitehouse.gov/sites/default/files/ microsites/ostp/PCAST/pcast_big_data_and_privacy_-_may_2014.pdf.

24. "Big Data: Seizing Opportunities, Preserving Values," Executive Office of the President, May 1, 2014, http://www.whitehouse.gov/sites/default/files/docs/big_data_privacy_report_may_1_2014.pdf.

25. A. C. Madrigal, "I'm Being Followed: How Google—and 104 Other Companies—Are Tracking Me on the Web," *The Atlantic,* February 2014, http://www.theatlantic.com/technology/print/2012/02/im-being-foll%C951-and-104-other-companies-151-are-tracking-me-on-the-web/253758/.

26. S. Wolfram, "Data Science of the Facebook World," *Stephen Wolfram Blog.* April 24, 2014, http://blog.stephenwolfram.com/2013/04/data-science-of-the-facebook-world/.

27. D. Mann, "1984 in 2014," *EP Studios Software,* April 21, 2014, http://www.epstudiossoftware.com/?p=1411.

28. H. Kelly, "After Boston: The Pros and Cons of Surveillance Cameras," *CNN,* April 26, 2013, http://www.cnn.com/2013/04/26/tech/innovation/security-cameras-boston-bombings/.

29. S. Clifford and Q. Hardy, "Attention, Shoppers: Store Is Tracking Your Cell," *New York Times,* July 15, 2013, http://www.nytimes.com/2013/07/15/business/attention-shopper-stores-are-tracking-your-cell.html.

30. C. Duhigg, "How Companies Learn Your Secrets," *New York Times,* February 19, 2012, http://www.nytimes.com/2012/02/19/magazine/shopping-habits.html.

31. K. Hill, "How Target Figured Out a Teen Girl Was Pregnant Before Her Father Did," *Forbes,* February 16, 2014, http://www.forbes.com/sites/kashmirhill/2012/02/16/how-target-figured-out-a-teen-girl-was-pregnant-before-her-father-did/print/.

32. C. C. Miller and S. Sengupta, "Selling Secrets of Phone Users to Advertisers," *New York Times,* October 6, 2013, http://www.nytimes.com/2013/10/06/technology/selling-secrets-of-phone-users-to-advertisers.html.

33a. D. Talbot, "Now Your Phone's Tilt Sensor Can Identify You," *MIT Technology Review,* May 1, 2014, http://www.technologyreview.com/news/527031/now-your-phones-tilt-sensor-can-identify-you/.

33b. Q. Hardy, "How Urban Anonymity Disappears When All Data Is Tracked," *New York Times Bits,* April 19, 2014, http://bits.blogs.nytimes.com/2014/04/19/how-urban-anonymity-disappears-when-all-data-is-tracked/?_php=true&_type=blogs&_r=0.

34. B. Morais, "Through a Face Scanner Darkly," *New Yorker,* January 31, 2014, http://www.newyorker.com/online/blogs/elements/2014/02/through-a-face-scanner-darkly.html?printable=true&currentPage=all.

35. N. Singer, "When No One Is Just a Face in the Crowd," *New York Times,* February 2, 2014, http://www.nytimes.com/2014/02/02/technology/when-no-one-is-just-a-face-in-the-crowd.html.

36. "The Face Recognition Algorithm That Finally Outperforms Humans," *Medium,* April 22, 2014, https://medium.com/the-physics-arxiv-blog/2c567adbf7fc.

37. D. Cardwell, "At Newark Airport, the Lights Are On, and They're Watching You," *New York Times,* February 18, 2014, http://www.nytimes.com/2014/02/18/business/at-newark-airport-the-lights-are-on-and-theyre-watching-you.html.

38. "Clever Cities: The Multiplexed Metropolis," *The Economist,* September 15, 2014, http://www.economist.com/node/21585002/print.

39. "Biometric Technology Identifies One of the Boston Marathon Bombers," *Homeland Security News Wire,* May 28, 2013, http://www.homelandsecuritynewswire.com/dr20130527-biometric-technology-identifies-one-of-the-boston-marathon-bombers.

40. D. Eggers, *The Circle* (San Francisco, CA: McSweeney's Books, 2013).

41. M. Atwood, "When Privacy Is Theft," *New York Review of Books,* November 21, 2013, http://www.nybooks.com/articles/archives/2013/nov/21/eggers-circle-when-privacy-is-theft/?pagination=false&printpage=true.

42. J. Nocera, "A World Without Privacy," *New York Times,* October 15, 2013, http://www.nytimes.com/2013/10/15/opinion/nocera-a-world-without-privacy.html.

43. A. Townsend, *Smart Cities: Big Data, Civic Hackers, and the Quest for a New Utopia* (New York, NY: W. W. Norton & Co., 2013).

44. S. Kroft, "The Data Brokers: Selling Your Personal Information," *CBS News,* March 9, 2014, http://www.cbsnews.com/news/the-data-brokers-selling-your-personal-information/.

45. A. E. Marwick, "How Your Data Are Being Deeply Mined," *New York Review of Books*, January 9, 2014, http://www.nybooks.com/articles/archives/2014/jan/09/how-your-data-are-being-deeply-mined/?pagination=false&printpage=true.

46. N. Singer, "A Student-Data Collector Drops Out," *New York Times*, April 27, 2014, http://www.nytimes.com/2014/04/27/technology/a-student-data-collector-drops-out.html.

47. J. Lanier, "How Should We Think About Privacy?," *Scientific American* 309, no. 5 (2013): 64–71.

48. D. M. Jackson, "When Meta Met Data," *New York Times*, October 4, 2013, http://www.nytimes.com/2013/10/06/magazine/when-meta-met-data.html?pagewanted=all.

49. R. J. Rosen, "Stanford Researchers: It Is Trivially Easy to Match Metadata to Real People," *The Atlantic*, December 2013, http://www.theatlantic.com/technology/print/2013/12/stanford-researchers-it-is-trivially-easy-to-match-metadata-to-real-people/282642/.

50. T. Lahey, "A Watchful Eye in Hospitals," *New York Times*, February 17, 2014, http://www.nytimes.com/2014/02/17/opinion/a-watchful-eye-in-hospitals.html.

51. S. D. Hall, "Medical Identity Theft Up 20% Since 2012," *Fierce Health IT*, September 12, 2013, http://www.fiercehealthit.com/story/how-to-prevent-medical-identity-theft/2013-09-12.

52. M. Ollove, "The Rise of Medical Identity Theft in Healthcare," *Kaiser Health News*, February 7, 2014, http://www.kaiserhealthnews.org/Stories/2014/February/07/Rise-of-indentity-theft.aspx.

53. M. Madden, "More Online Americans Say They've Experienced a Personal Data Breach," *Pew Research*, April 14, 2014, http://www.pewresearch.org/fact-tank/2014/04/14/more-online-americans-say-theyve-experienced-a-personal-data-breach/.

54. "Better Information Means Better Care," NHS, January 14, 2014, http://www.england.nhs.uk/wp-content/uploads/2014/01/cd-leaflet-01-14.pdf.

55. "Careless.data," *Nature* 507 (2014): 7.

56. B. Goldacre, "Care.data Is in Chaos. It Breaks My Heart," *The Guardian*, February 28, 2014, http://www.theguardian.com/commentisfree/2014/feb/28/care-data-is-in-chaos/print.

57. E. Callaway, "UK Push to Open Up Patients' Data," *Nature* 502 (2013): 283.

58. L. Donnelly, "Patient Records Should Not Have Been Sold, NHS Admits," *Telegraph*, February 24, 2014, http://www.telegraph.co.uk/health/nhs/10659147/Patient-records-should-not-have-been-sold-NHS-admits.html.

59. R. Ramesh, "NHS Patient Data to Be Made Available for Sale to Drug and Insurance Firms," *The Guardian*, January 19, 2014, http://www.theguardian.com/society/2014/jan/19/nhs-patient-data-available-companies-buy/print.

60. J. Best, "Big Doubts on Big Data: Why I Won't Be Sharing My Medical Data with Anyone—yet," *ZDNet*, February 19, 2014, http://www.zdnet.com/uk/big-doubts-on-big-data-why-i-wont-be-sharing-my-medical-data-with-anyone-yet-7000026497/.

61. S. Knapton, "Health Records of Every NHS Patient to Be Shared in Vast Database," *Telegraph*, January 10, 2014, http://www.telegraph.co.uk/news/10565160/Health-records-of-every-NHS-patient-to-be-shared-in-vast-database.html.

62. C. Manson, "Could Controversial Data Sharing Be Good for Patient Health?," *The Guardian*, April 22, 2014, http://www.theguardian.com/healthcare-network/2014/apr/22/controversial-data-sharing-good-patient-health/print.

63. J. Comstock, "Health App Makers Face Privacy and Security Regulation from Many Quarters," *MobiHealthNews*, January 28, 2014, http://mobihealthnews.com/29336/health-app-makers-face-privacy-and-security-regulation-from-many-quarters/.

64. H. Smith, "mHealth and HIPAA Breaches—Where Are They?," *What's Harold In*, February 16, 2014, http://whats.harold.in/2014/02/mhealth-and-hipaa-breaches-where-are.html.

65. J. L. Hall, and D. McGraw, "For Telehealth to Succeed, Privacy and Security Risks Must Be Identified and Addressed," *Health Affairs* 33, no. 2 (2014): 216–221.

66. "Privacy Rights Clearinghouse Releases Study: Mobile Health and Fitness Apps: What Are the Privacy Risks?," Privacy Rights Clearinghouse, July 15, 2013, http://www.privacyrights.org/mobile-medical-apps-privacy-alert.

67. A. Carrns, "Free Apps for Nearly Every Health Problem, but What About Privacy?," *New York Times*, September 12, 2013, http://www.nytimes.com/2013/09/12/your-money/free-apps-for-nearly-every-health-problem-but-what-about-privacy.html.

68. A. Campbell, "Dispatch Software for Trucking: How GPS Tracking Systems Affect Performance," *Trucking Office*, August 21, 2013, http://www.truckingoffice.com/2013/dispatch-software-for-trucking-how-gps-tracking-systems-affect-performance.

69. N. Greenfieldboyce, "Indie Truckers: Keep Big Brother Out of My Cab," *NPR*, April 20, 2011, http://www.npr.org/2011/04/20/135507979/indie-truckers-keep-big-brother-out-of-my-cab.

70. B. Greene, "How Your Boss Can Keep You on a Leash," *CNN*, February 2, 2014, http://www.cnn.com/2014/02/02/opinion/greene-corporate-surveillance/index.html?iref=allsearch.

71. H. J. Wilson, "Wearable Gadgets Transform How Companies Do Business," *Wall Street Journal*, October 20, 2013, http://online.wsj.com/news/articles/SB10001424052702303796404579099203059125112.

72. T. Simonite, "Using a Smartphone's Eyes and Ears to Log Your Every Move," *MIT Technology Review*, July 4, 2013, http://www.technologyreview.com/news/516566/using-a-smartphones-eyes-and-ears-to-log-your-every-move/.

73. L. Eadicicco, "What Fitbit and Nest Are Doing with Your Data," *Slate*, April 19, 2014, http://www.slate.com/blogs/business_insider/2014/04/19/fitbit_nest_data_how_the_companies_are_making_money_off_you.html.

74. A. Pai, "Nielsen: 46 Million People Used Fitness Apps in January," in *MobiHealthNews*, April 17, 2014, http://mobihealthnews.com/32183/nielsen-46-million-people-used-fitness-apps-in-january/.

75. T. Klosowski, "Lots of Health Apps Are Selling Your Data. Here's Why," *Lifehacker*, May 9, 2014, http://lifehacker.com/lots-of-health-apps-are-selling-your-data-heres-why-1574001899.

76. C. Rubin, "Your Trainer Saw That," *New York Times*, April 17, 2014, http://www.nytimes.com/2014/04/17/fashion/devices-like-fitbit-and-up24-being-used-by-gyms-to-track-clients-fitness-activity.html.

77. T. Lee, "Hackers Break into Networks of 3 Big Medical Device Makers," *SF Gate*, February 8, 2014, http://m.sfgate.com/news/article/Hackers-break-into-networks-of-3-big-medical-5217780.php

78. R. Pierson, "FDA Urges Protection of Medical Devices from Cyber Threats," *Medscape*, 2013, http://www.medscape.com/viewarticle/806269_print.

79. A. Sarvestani, "Boston Children's Hospital Faces Cyber Threats—Are the Medical Devices Safe?," *Mass Device*, April 24, 2014, http://www.massdevice.com/news/boston-childrens-hospital-faces-cyber-threats-are-medical-devices-safe?page=show.

80. D. Talbot, "Encrypted Heartbeats Keep Hackers from Medical Implants," *MIT Technology Review*, September 16, 2013, http://www.technologyreview.com/news/519266/encrypted-heartbeats-keep-hackers-from-medical-implants/.

81. K. Zetter, "It's Insanely Easy to Hack Hospital Equipment," *Wired*, April 25, 2014, http://www.wired.com/2014/04/hospital-equipment-vulnerable/.

82. L. Hood, "Your Body Is the Next Frontier in Cybercrime," *The Conversation*, October 1, 2013, https://theconversation.com/your-body-is-the-next-frontier-in-cybercrime-18771.

83. J. A. Finkle, "A Security Firm Has Hired the Diabetic Who Hacked into His Own Insulin Pump to Show How It Could Be Used to Kill People," *Business Insider*, May 30, 2014, http://www.businessinsider.com/r-rapid7-hires-jay-radcliffe-diabetic-who-hacked-his-insulin-pump-2014-29.

84. N. Perlroth, "Heartbleed Highlights a Contradiction in the Web," *New York Times*, April 19, 2014, http://www.nytimes.com/2014/04/19/technology/heartbleed-highlights-a-contradiction-in-the-web.html.

85. N. Perlroth and Q. Hardy, "Heartbleed Flaw Could Reach Beyond Websites to Digital Devices, Experts Say," *New York Times*, April 11, 2014, http://www.nytimes.com/2014/04/11/business/security-flaw-could-reach-beyond-websites-to-digital-devices-experts-say.html.

86. R. Merkel, "How the Heartbleed Bug Reveals a Flaw in Online Security," *The Conversation*, April 11, 2014, https://theconversation.com/how-the-heartbleed-bug-reveals-a-flaw-in-online-security-25536.

87. "CyberRx Health Industry Cyber Threat Exercise, Spring 2014," HITRUST Alliance Inc., April 21, 2014, http://hitrustalliance.net/content/uploads/2014/05/CyberRX_Preliminary_Report.pdf.

88a. J. Conn, "Cybersecurity Test Finds Healthcare Communications Weak Links," *Modern Healthcare*, April 21, 2014, http://www.modernhealthcare.com/article/20140421/NEWS/304219940/.

88b. E. D. Perakslis, "Cybersecurity in Health Care," *New England Journal of Medicine* 371, no. 5 (2014): 395–397.

88c. D. J. Nigrin, "When 'Hacktivists' Target Your Hospital," *New England Journal of Medicine* 371, no. 5 (2014): 393–395.

88d. N. Perlroth, "Hack of Community Health Systems Affects 4.5 Million Patients," *New York Times*, August 18, 2014, http://bits.blogs.nytimes.com/2014/08/18/hack-of-community-health-systems-affects-4-5-million-patients/?ref=health.

89. C. Wiltz, "Report: Healthcare Cybersecurity Appalling, Legislation Not Enough," MDDI, April 7, 2014, http://www.mddionline.com/article/report-healthcare-cybersecurity-legislation-not-enough.

90. L. Miller, "The Google of Spit," *New York Magazine*, April 22, 2014, http://nymag.com/news/features/23andme-2014-4/.

91. Y. Erlich and A. Narayanan, "Routes for Breaching and Protecting Genetic Privacy," *Nature Reviews Genetics* 15 (2014): 409–421.

92. K. Peikoff, "Fearing Punishment for Bad Genes," *New York Times*, April 8, 2014, http://www.nytimes.com/2014/04/08/science/fearing-punishment-for-bad-genes.html.

93. B. M. Knoppers, "It's Yet to Be Shown That Discrimination Exists," *New York Times*, April 14, 2014, http://www.nytimes.com/roomfordebate/2014/04/14/dna-and-insurance-fate-and-risk/its-yet-to-be-shown-that-genetic-discrimination-exists.

94. Y. Joly, I. N. Feze, and J. Simard, "Genetic Discrimination and Life Insurance: A Systematic Review of the Evidence," *BMC Medicine* 11 (2013): 25.

95. A. S. Macdonald, "Risks Are Too Small for Insurers to Worry," *New York Times*, April 14, 2014, http://www.nytimes.com/roomfordebate/2014/04/14/dna-and-insurance-fate-and-risk/risks-are-too-small-for-insurers-to-worry.

96. G. Gruber, "Guarantee Privacy to Ensure Proper Treatment," *New York Times*, April 14, 2014, http://www.nytimes.com/roomfordebate/2014/04/14/dna-and-insurance-fate-and-risk/guarantee-privacy-to-ensure-proper-genetic-treatment.

97. M. Gymrek et al., "Identifying Personal Genomes by Surname Inference," *Science* 339 (2013): 321–324.

98. P. Aldhous, "Genetic Mugshot Recreates Faces from Nothing but DNA," *New Scientist*, March 20, 2014, http://www.newscientist.com/article/mg22129613.600-genetic-mugshot-recreates-faces-from-nothing-but-dna.html.

99. O. Solon, "Algorithm Identifies Rare Genetic Disorders from Family Pics," *Wired*, June 24, 2014, http://www.wired.co.uk/news/archive/2014-06/24/facial-identification-genetic-disorders.

100. M. Angrist, "Open Window: When Easily Identifiable Genomes and Traits Are in the Public Domain," *PLoS One* 9, no. 3 (2014): e92060.

101. S. E. Brenner, "Be Prepared for the Big Genome Leak," *Nature* 498 (2013): 139.

102. D. Hernandez, "Selling Your Most Personal Item: You," *Wired*, March 27, 2013, http://www.wired.com/business/2013/03/miinome-genetic-marketplace/.

103. J. E. Lunshof, G. M. Church, and B. Prainsack, "Raw Personal Data: Providing Access," *Science* 343 (2014): 373–374.

104. B. Dolan, "In-Depth: Consumer Health and Data Privacy Issues Beyond HIPAA," *MobiHealthNews*, May 23, 2014, http://mobihealthnews.com/33393/in-depth-consumer-health-and-data-privacy-issues-beyond-hipaa/.

105. S. Fairclough, "Physiological Data Must Remain Confidential," *Nature* 505 (2014): 263.

Chapter 13

1. E. Brynjolfsson and A. McAfee, *The Second Machine Age* (New York, NY: W.W. Norton & Co., 2013).

2. D. Hardawar, "Predictive Tech Is Getting Smarter and More Pervasive—but More Controversial, Too," *Venture Beat*, March 15, 2014, http://venturebeat.com/2014/03/15/predictive-tech-is-getting-smarter-and-more-pervasive-but-more-controversial-too/.

3. V. Khosla, "Do We Need Doctors Or Algorithms?," *TechCrunch*, January 10, 2012, http://techcrunch.com/2012/01/10/doctors-or-algorithms/.

4. M. Kinsley, "Have You Lost Your Mind?," *New Yorker*, April 28, 2014, http://www.newyorker.com/reporting/2014/04/28/140428fa_fact_kinsley.

5. "A Survey of the Future of Medicine," *The Economist*, March 19, 1994, http://www.highbeam.com/doc/1G1-15236568.html.

6. E. Topol, "Individualized Medicine from Prewomb to Tomb," *Cell* 157 (2014): 241–253.

7a. M. Petronzio, "How One Woman Hid Her Pregnancy from Big Data," *Mashable*, April 26, 2014, http://mashable.com/2014/04/26/big-data-pregnancy/.

7b. D. Harris, "How Machine Learning is Saving Lives While Saving Hospitals Money," *Gigaom*, July 14, 2014, http://gigaom.com/2014/07/14/how-machine-learning-is-saving-lives-while-saving-hospitals-money/.

7c. M. Evans, "Data Collection Could Stump Next Phase of Predictive Analytics," *Modern Healthcare*, July 12, 2014, http://www.modernhealthcare.com/article/20140712/MAGAZINE/307129969/?template=printpicart.

8. A. Pandey, K. Abdullah, and M. H. Drazner, "Impact of Vice President Cheney on Public Interest in Left Ventricular Assist Devices and Heart Transplantation," *American Journal of Cardiology* 113 (2014): 1529–1531.

9. C. Anderson, "The End of Theory: The Data Deluge Makes the Scientific Method Obsolete," *Wired*, June 23, 2008, http://archive.wired.com/science/discoveries/magazine/16-07/pb_theory.

10. D. Butler, "Web Data Predict Flu," *Nature* 456 (2008): 287–288.

11. S. Cook et al., "Assessing Google Flu Trends Performance in the United States During the 2009 Influenza Virus A (H1N1) Pandemic," *PLoS One* 6, no. 8 (2011): e23610.

12. J. Ginsberg et al., "Detecting Influenza Epidemics Using Search Engine Query Data," *Nature* 457 (2009): 1012–1015.

13. D. Lazer et al., "The Parable of Google Flu: Traps in Big Data Analysis," *Science* 343 (2014): 1203–1205.

14. A. C. Madrigal, "In Defense of Google Flu Trends," *The Atlantic*, March 2014, http://www.theatlantic.com/technology/print/2014/03/in-defense-of-google-flu-trends/359688/.

15. S. Lohr, "Google Flu Trends: The Limits of Big Data," *New York Times*, March 28, 2014, http://bits.blogs.nytimes.com/2014/03/28/google-flu-trends-the-limits-of-big-data/.

16. B. Schiller, "Predicting Contagious Outbreaks Using Your Most Popular Friends," *Fast Company*, April 25, 2014, http://www.fastcoexist.com/3029058/predicting-contagious-outbreaks-using-your-most-popular-friends.

17. D. Butler, "When Google Got Flu Wrong," *Nature* 494 (2013): 155–156.

18. T. Harford, "Big Data: Are We Making a Big Mistake?," *Financial Times*, March 28, 2014, http://www.ft.com/intl/cms/s/2/21a6e7d8-b479-11e3-a09a-00144feabdc0.html-axzz2yJNfSGDx.

19. M. Krenchel and C. Madsbjerg, "Your Big Data Is Worthless If You Don't Bring It Into the Real World," *Wired*, April 11, 2014, http://www.wired.com/2014/04/your-big-data-is-worthless-if-you-dont-bring-it-into-the-real-world/.

20. G. Marcus and E. Davis, "Eight (No, Nine!) Problems With Big Data," *New York Times*, April 7, 2014, http://www.nytimes.com/2014/04/07/opinion/eight-no-nine-problems-with-big-data.html.

21a. M. Garcia-Herranz et al., "Using Friends as Sensors to Detect Global-Scale Contagious Outbreaks," *PLoS One* 9, no. 4 (2014): e92413.

21b. "How A Computer Algorithm Predicted West Africa's Ebola Outbreak Before It Was Announced," Public Health Watch, August 10, 2014, http://publichealthwatch.wordpress.com/2014/08/10/how-a-computer-algorithm-predicted-west-africas-ebola-outbreak-before-it-was-announced/.

21c. D. Spiegelhalter, "The Future Lies in Uncertainty," *Science* 345, no. 6194 (2014): 264–265.

22. N. Singer, "Listen to Pandora, and It Listens Back," *New York Times*, January 5, 2014, http://www.nytimes.com/2014/01/05/technology/pandora-mines-users-data-to-better-target-ads.html.

23. N. Singer, "When a Health Plan Knows How You Shop," *New York Times*, June 29, 2014, http://www.nytimes.com/2014/06/29/technology/when-a-health-plan-knows-how-you-shop.html.

24. S. Pettypiece and J. Robertson, "Hospitals Are Mining Patients' Credit Card Data to Predict Who Will Get Sick," *Businessweek*, July 3, 2014, http://www.businessweek.com/printer/articles/211245-hospitals-are-mining-patients-credit-card-data-to-predict-who-will-get-sick.

25. B. Molen, "Her Name Is Cortana. Her Attitude Is Almost Human," *Engadget*, June 4, 2014, http://www.engadget.com/2014/06/04/cortana-microsoft-windows-phone/.

26. M. Scott, "A Smartphone Keyboard App That Anticipates What You Want to Type," *New York Times*, June 16, 2014, http://www.nytimes.com/2014/06/16/technology/a-smartphone-keyboard-app-that-anticipates-what-you-want-to-type.html.

27. O. Malik, "The Coming Era of Magical Computing," *Fast Company*, November 18, 2013, http://www.fastcompany.com/3021153/technovore/om-malik-the-coming-era-of-magical-computing.

28. D. Nosowitz, "Can Gadgets Really Tell The Future?," *Fast Co. Design*, February 27, 2014, http://www.fastcodesign.com/3026853/can-gadgets-really-tell-the-future.

29. "Move Over, Siri," *The Economist*, November 30, 2013, http://www.economist.com/news/technology-quarterly/21590760-predictive-intelligence-new-breed-personal-assistant-software-tries/print.

30. "A Cure for the Big Blues," *The Economist*, January 11, 2014, http://www.economist.com/node/21593489/print.

31. S. E. Ante, "IBM Struggles to Turn Watson Computer into Big Business," *Wall Street Journal*, January 7, 2014, http://online.wsj.com/news/articles/SB10001424052702304887104579306881917668654.

32. J. Hempel, "IBM's Massive Bet on Watson," *CNN Money*, September 19, 2013, http://money.cnn.com/2013/09/19/technology/ibm-watson.pr.fortune/index.html?pw_log=in.

33. A. Bari, M. Chaouchi, and T. Jong, *Predictive Analytics for Dummies* (Hoboken, NJ: John Wiley & Sons, 2014), 129.

34. M. van Rijmenam, "How Machine Learning Could Result in Great Applications for Your Business," *Big Data-Startups Blog*, January 10, 2014, http://www.bigdata-startups.com/machine-learning-result-great-applications-business/.

35. N. Jones, "The Learning Machines," *Nature* 505 (2014): 146–148.

36. J. Markoff, "Scientists See Promise in Deep-Learning Programs," *New York Times*, November 24, 2012, http://www.nytimes.com/2012/11/24/science/scientists-see-advances-in-deep-learning-a-part-of-artificial-intelligence.html.

37. "Don't Be Evil, Genius," *The Economist*, February 1, 2014, http://www.economist.com/node/21595462/print.

38. J. Pearson, "Superintelligent AI Could Wipe Out Humanity, If We're Not Ready for It," *Motherboard*, April 23, 2014, http://motherboard.vice.com/read/super-intelligent-ai-could-wipe-out-humanity-if-were-not-ready-for-it.

39. E. Brynjolfsson and A. McAfee, "The Dawn of the Age of Artificial Intelligence," *The Atlantic*, February 2014, http://www.theatlantic.com/business/print/2014/02/the-dawn-of-the-age-of-artificial-intelligence/283730/.

40. S. Schneider, "The Philosophy of 'Her,'" *New York Times*, March 2, 2014, http://opinionator.blogs.nytimes.com/2014/03/02/the-philosophy-of-her/?ref=opinion.

41. A. Vance, "The Race to Buy the Human Brains Behind Deep Learning Machines," *Bloomberg Businessweek*, January 27, 2014, http://www.businessweek.com/printer/articles/180155-the-race-to-buy-the-human-brains-behind-deep-learning-machines.

42. G. Satell, "Why the Future of Technology Is All Too Human," *Forbes*, February 23, 2014, http://www.forbes.com/sites/gregsatell/2014/02/23/why-the-future-of-technology-is-all-too-human/.

43. D. Auerbach, "A.I. Has Grown Up and Left Home," *Nautilus*, December 19, 2013, http://nautil.us/issue/8/home/ai-has-grown-up-and-left-home.

44. D. Rowinski, "Google's Game of Moneyball in the Age of Artificial Intelligence," *Read Write*, January 29, 2014, http://readwrite.com/2014/01/29/google-artificial-intelligence-robots-cognitive-computing-moneyball - awesm=-our3BQPIj4IPFE.

45. T. Simonite, "An AI Chip to Help Computers Understand Images," *MIT Technology Review*, January 2, 2014, http://m.technologyreview.com/news/523181/an-ai-chip-to-help-computers-understand-images/.

46. D. Brooks, "What Machines Can't Do," *New York Times*, February 4, 2014, http://www.nytimes.com/2014/02/04/opinion/brooks-what-machines-cant-do.html.

47. S. Fletcher, "Machine Learning," *Scientific American* 309 (2013): 62–68.

48. G. Marcus, "Why Can't My Computer Understand Me?," *New Yorker*, August 14, 2013, http://www.newyorker.com/online/blogs/elements/2013/08/why-cant-my-computer-understand-me.html?printable=true&currentPage=all.

49a. D. Tweney, "Scientists Exploring Computers That Can Learn and Adapt," *Venture Beat*, December 29, 2013, http://venturebeat.com/2013/12/29/scientists-exploring-computers-that-can-learn-and-adapt/.

49b. J. Markhoff, "Computer Eyesight Gets A Lot More Accurate," *New York Times*, August 18, 2014, http://bits.blogs.nytimes.com/2014/08/18/computer-eyesight-gets-a-lot-more-accurate/?ref=technology.

50. M. M. Waldrop, "Smart Connections," *Nature* 503 (2013): 22–24.

51. "Supercomputers, The Human Brain and the Advent of Computational Biology," *Antisense Science*, March 29, 2014, http://antisensescienceblog.wordpress.com/2014/03/29/supercomputers-the-human-brain-and-the-advent-of-computational-biology/.

52. M. Starr, "Brain-Inspired Circuit Board 9000 Times Faster Than an Average PC," *CNET*, May 1, 2014, http://m.cnet.com.au/brain-inspired-circuit-board-9000-times-faster-than-an-average-pc-339347168.htm?redir=1.

53. J. Markoff, "Brainlike Computers, Learning from Experience," *New York Times*, December 29, 2013, http://www.nytimes.com/2013/12/29/science/brainlike-computers-learning-from-experience.html.

54. E. M. Rusli, "Attempting to Code the Human Brain," *Wall Street Journal*, February 3, 2014, http://online.wsj.com/news/articles/SB10001424052702304851104579361191171330498.

55. N. B. Turk-Browne, "Functional Interactions as Big Data in the Human Brain," *Science* 342, no. 6158 (2013): 580–584.

56. D. M. Wenger and A. F. Ward, "The Internet Has Become the External Hard Drive for Our Memories," *Scientific American*, November 19, 2013, http://www.scientificamerican.com/article/the-internet-has-become-the-external-hard-drive-for-our-memories/.

57. "Neuromorphic Computing: The Machine of a New Soul," *The Economist*, August 1, 2013, http://www.economist.com/news/science-and-technology/21582495-computers-will-help-people-understand-brains-better-and-understanding-brains.

58. G. Marcus, "Hyping Artificial Intelligence, Yet Again," *New Yorker*, December 31, 2014, http://www.newyorker.com/online/blogs/elements/2014/01/the-new-york-times-artificial-intelligence-hype-machine.html.

59. D. Basulto, "Artificial Intelligence Is the Next Big Tech Trend. Here's Why," *Washington Post*, March 25, 2014, http://www.washingtonpost.com/blogs/innovations/wp/2014/03/25/artificial-intelligence-is-the-next-big-tech-trend-heres-why//?print=1.

60. L. Dormehl, "Facial Recognition: Is the Technology Taking Away Your Identity?," *The Guardian*, May 4, 2014, http://www.theguardian.com/technology/2014/may/04/facial-recognition-technology-identity-tesco-ethical-issues/print.

61. M. S. Bartlett et al., "Automatic Decoding of Facial Movements Reveals Deceptive Pain Expressions," *Current Biology* 24 (2014): 738–743.

62. J. Hoffman, "Reading Pain in a Human Face," *New York Times*, April 28, 2014, http://well.blogs.nytimes.com/2014/04/28/reading-pain-in-a-human-face/.

63. S. Du, Y. Tao, and A. M. Martinez, "Compound Facial Expressions of Emotion," *PNAS Early Edition*, March 31, 2014, http://www.pnas.org/cgi/doi/10.1073/pnas.1322355111.

64. H. Ledford, "The Computer Will See You Now," *Nature News*, November 9, 2011, http://www.nature.com/news/the-computer-will-see-you-now-1.9324.

65. F. Manjoo, "Conjuring Images of a Bionic Future," *New York Times*, April 24, 2014, http://www.nytimes.com/2014/04/24/technology/personaltech/app-controlled-hearing-aid-improves-even-normal-hearing.html.

66. "What Is Bothering You Today?" Symptom Checker, the Award-winning Symcat App, accessed August 13, 2014, http://www.symcat.com/.

67a. P. Marks, "Watson in Your Pocket: Supercomputer Gets Own Apps," *New Scientist*, April 28, 2014, http://www.newscientist.com/article/dn25476-watson-in-your-pocket-supercomputer-gets-own-apps.html?full=true&print=true-.U1-0o17KR4E.

67b. H. Singh, "The Battle Against Misdiagnosis," *Wall Street Journal*, August 7, 2014, http://online.wsj.com/articles/hardeep-singh-the-battle-against-misdiagnosis-1407453373#printMode.

67c. J. Frieden, "Misdiagnosis. Can It Be Remedied?" *MedPage Today*, August 17, 2014, http://www.medpagetoday.com/PublicHealthPolicy/GeneralProfessionalIssues/47232.

68. J. O. Drife, "House," *British Medical Journal* 330 (2005): 1090.

69. "BMJ Backs HOUSE MD," *Z3*, January 17, 2007, http://z3.invisionfree.com/House_Fans/ar/t1817.htm.

70. C. J. Gill, L. Sabin, and C. H. Schmid, "Why Clinicians Are Natural Bayesians," *British Medical Journal* 330 (2005): 1080–1083.

71. R. N. Chitty, "Why Clinicians Are Natural Bayesians: Is There a Bayesian Doctor in the House?," *British Medical Journal* 330 (2005): 1390.

72. D. Hernandez, "Artificial Intelligence Is Now Telling Doctors How to Treat You," *Wired*, June 2, 2014, http://www.wired.com/2014/06/ai-healthcare/.

73. R. M. French, "Dusting Off the Turing Test," *Science* 336 (2012): 164–165.

74. G. Poste, "Bring on the Biomarkers," *Nature* 469 (2011): 156–157.

75. A. B. Jensen et al., "Temporal Disease Trajectories Condensed from Population-Wide Registry Data Covering 6.2 Million Patients," *Nature Communications*, June 24, 2014, http://www.readbyqxmd.com/read/24959948/temporal-disease-trajectories-condensed-from-population-wide-registry-data-covering-6-2-million-patients.

76. C. Mims, "Forget 'The Cloud'; 'The Fog' Is Tech's Future," *Wall Street Journal*, May 18, 2014, http://online.wsj.com/news/articles/SB10001424052702304908304579566662320279406.

77. M. Cottrell et al., "Fault Prediction in Aircraft Engines Using Self-Organizing Maps," 2009, accessed from arXiv, August 13, 2014, http://arxiv.org/pdf/0907.1368v1.pdf.

78. R. Pipke et al., "Feasibility of Personalized Nonparametric Analytics for Predictive Monitoring of Heart Failure Patients Using Continuous Mobile Telemetry," Proceedings of the 4th Conference on Wireless Health, 2013, Article No. 7, accessed from the ACM Digital Library, August 13, 2014, http://dl.acm.org/citation.cfm?id=2534107.

79. C. Smith, "The Digital Doctor Will See You Now: How Big Data Is Saving Lives," *Tech Radar*, June 18, 2014, http://www.techradar.com/news/computing/the-digital-doctor-will-see-you-now-how-big-data-is-saving-lives-1253870.

80. J. Hamblin, "Who Will Watch You Fall? A Radar Detection Program for the Elderly," *The Atlantic*, April 2014, http://www.theatlantic.com/health/print/2014/04/old-americans-on-radar/360833/.

81a. P. Clark, "Innovation: Floor Tiles That Can Monitor the Health of the Elderly," *Businessweek*, March 20, 2014, http://www.businessweek.com/articles/2014-03-20/intellimat-flooring-measures-health-based-on-footstep-patterns.

81b. D. Spector, "Microchips Will Be Implanted Into Healthy People Sooner Than You Think," *Business Insider*, August 8, 2014, http://www.businessinsider.com/microchip-implants-in-healthy-people-2014-7.

82. W. Koh et al., "Noninvasive In Vivo Monitoring of Tissue-Specific Global Gene Expression in Humans," in *PNAS Early Edition*, May 5, 2014, http://www.pnas.org/cgi/doi/10.1073/pnas.1405528111.

Chapter 14

1. S. Berkley, "How Cell Phones Are Transforming Health Care in Africa," *MIT Technology Review*, September 12, 2013, http://www.technologyreview.com/view/519041/how-cell-phones-are-transforming-health-care-in-africa/.

2. A. Caramenico, "Mobile Tech to End Health Disparities," *Fierce Health Payer*, February 13, 2014, http://www.fiercehealthpayer.com/node/23277/print.

3. C. J. L. Murray and A. D. López, "Measuring the Global Burden of Disease," *New England Journal of Medicine* 369 (2013): 448–457.

4. C. Murray et al., "The Global Burden of Disease: Generating Evidence, Guiding Policy," Institute for Health Metrics and Evaluation, July 23, 2013, http://www.healthdata.org/sites/default/files/files/policy_report/2013/GBD_GeneratingEvidence/IHME_GBD_GeneratingEvidence_FullReport.pdf.

5. L. O. Gostin, "Healthy Living Needs Global Governance," *Nature* 511 (2014): 147–149.

6. B. McKay, "Tuberculosis Affects Children More Than Previously Thought," *Wall Street Journal*, March 23, 2014, http://online.wsj.com/news/articles/SB1000142405270230417970457945778001222 23184.

7. M. Kessel, "Neglected Diseases, Delinquent Diagnostics," *Science Translational Medicine* 6, no. 226 (2014): 1–3.

8. J. G. Kahn, J. S. Yang, and J. S. Kahn, "'Mobile' Health Needs and Opportunities in Developing Countries," *Health Affairs* 29, no. 2 (2010): 252–258.

9. R. Richards-Kortum and M. Oden, "Devices for Low-Resource Health Care," *Science* 342 (2013): 1055–1057.

10. A. Wesolowski et al., "Quantifying the Impact of Human Mobility on Malaria," *Science* 267 (2012): 267–270.

11a. D. N. Breslauer et al., "Mobile Phone Based Clinical Microscopy for Global Health Applications," *PLoS One* 4, no. 7 (2009): e6320.

11b. S. A. Lee and C. Yang, "A Smartphone-Based Chip-Scale Microscope Using Ambient Illumination," *Lab Chip* 14 (2014): 3056–3063.

12. E. K. Sackmann, A. L. Fulton, and D. J. Beebe, "The Present and Future Role of Microfluidics in Biomedical Research," *Nature* 507 (2014): 181–189.

13. "Detecting Disease with a Smartphone Accessory," *Science Daily*, June 4, 2013, http://www.sciencedaily.com/releases/2013/06/130604113959.htm.

14. A. D. Warren et al., "Point-Of-Care Diagnostics for Noncommunicable Diseases Using Synthetic Urinary Biomarkers and Paper Microfluidics," *PNAS Early Edition*, February 19, 2014, http://www.pnas.org/content/early/2014/02/19/1314651111.

15. G. Miller, "How to Make a Microscope Out of Paper in 10 Minutes," *Wired*, March 7, 2014, http://www.wired.com/wiredscience/2014/03/paper-microscope/.

16. "The $1 Origami Microscope," *MIT Technology Review*, March 11, 2014, http://www.technologyreview.com/view/525471/the-1-origami-microscope/.

17. B. Ouyang, "50 Cent Origami Microscope for Third-World Diagnostics," *MedGadget*, March 11, 2014, http://www.medgadget.com/2014/03/50-cent-origami-microscope-for-third-world-diagnostics.html/print/.

18. K. Newby, "Standford Bioengineer Develops a 50-Cent Paper Microscope," *Scope Blog*, March 10, 2014, http://scopeblog.stanford.edu/2014/03/10/stanford-bioengineer-develops-a-50-cent-paper-microscope/.

19. J. Cybulski, J. Clements, and M. Prakash, "Foldscope: Origami-Based Paper Microscope," arXiv, 2014, http://arxiv.org/pdf/1403.1211.pdf.

20. K. Newby, "Free DIY Microscope Kits to Citizen Scientists with Inspiring Project Ideas," *Scope Blog*, March 13, 2014, http://scopeblog.stanford.edu/2014/03/13/free-diy-microscope-kits-to-citizen-scientists-with-inspiring-project-ideas/.

21. F. Alam, "Birth of the DIY Malaria Detector," *Popular Science*, January 16, 2014, http://www.popsci.com/blog-network/biohackers/birth-diy-malaria-detector.

22. C. Scott, "New Inexpensive Skin Test in Development to Diagnose Malaria in an Instant," *Singularity Hub*, January 29, 2014, http://singularityhub.com/2014/01/29/new-inexpensive-skin-test-to-diagnose-malaria-in-an-instant/.

23. D. G. McNeil, "A New Test for Malaria, No Blood Required," *New York Times*, January 7, 2014, http://www.nytimes.com/2014/01/07/science/a-new-test-for-malaria-no-blood-required.html.

24. E. Y. Lukianova-Hleb et al., "Hemozoin-Generated Vapor Nanobubbles for Transdermal Reagent- and Needle-Free Detection of Malaria," *PNAS Early Edition*, December 30, 2013, http://www.pnas.org/content/early/2013/12/26/1316253111.abstract?sid=0d140ff1-05a8-4161-84db-ac74a789ba19.

25. B. Dolan, "MIT Startup Winner Envisions Wristworn, Malaria Diagnostic Device," *MobiHealth-News*, May 15, 2014, http://mobihealthnews.com/33193/mit-startup-winner-envisions-wristworn-malaria-diagnostic-device/.

26. C. Winter, "Nanobiosym's Gene-Radar Diagnoses Diseases Faster," *Bloomberg Businessweek*, December 12, 2013, http://www.businessweek.com/articles/2013-12-12/innovation-nanobiosyms-gene-radar-diagnoses-diseases-faster.

27. A. Proffitt, "QuantuMDx Launches MolDx Indiegogo Campaign," *Bio-IT World*, February 12, 2014, http://www.bio-itworld.com/2014/2/12/quantumdx-launches-moldx-indiegogo-campaign.html.

28. M. Perelman, "Biomeme Transforming Smartphones into Convenient, Low-Cost Labs for Quick DNA Diagnostics and On-Site Disease Tracking," presented at the Scripps Translational Science Institute on September 12, 2013.

29. T. Fong, "QuantuMDx Eyeing 2015 Launch of Handheld POC MDx Device," *Genome Web*, January 27, 2014, http://www.genomeweb.com/pcrsample-prep/quantumdx-eyeing-2015-launch-handheld-poc-mdx-device.

30. S. Baum, "Biomeme's Smartphone Lab to Identify Pathogens Sets Sights on Central America," *MedCity News*, April 3, 2014, http://medcitynews.com/2014/04/biomemes-smartphone-lab-identify-pathogens-sets-sights-central-america/.

31. "Pocket Diagnosis," University of Cambridge, accessed August 13, 2014, http://www.cam.ac.uk/research/news/pocket-diagnosis.

32. A. K. Yetisena et al., "A Smartphone Algorithm with Inter-Phone Repeatability for the Analysis of Colorimetric Tests," *Sensors and Actuators B: Chemical* 196 (2014): 156–160.

33. A. H. J. Kolk et al., "Breath Analysis as a Potential Diagnostic Tool for Tuberculosis," *International Journal of Tuberculosis and Lung Disease* 16, no. 6 (2012): 777–782.

34. G. Theron et al., "Feasibility, Accuracy, and Clinical Effect of Point-of-Care Xpert MTB/RIF Testing for Tuberculosis In Primary-Care Settings in Africa: A Multicentre, Randomised, Controlled Trial," *The Lancet* 383 (2014): 424–435.

35. J. I. Gordon et al., "The Human Gut Microbiota and Undernutrition," *Science Translational Medicine* 12, no. 4 (2012): 137ps12.

36. D. A. Relman, "Undernutrition—Looking Within for Answers," *Science* 339 (2013): 530–532.

37. M. I. Smith et al., "Gut Microbiomes of Malawian Twin Pairs Discordant for Kwashiorkor," *Science* 339 (2013): 548–554.

38. E. Yong, "Gut Microbes Contribute to Mysterious Malnutrition," *National Geographic*, January 30, 2013, http://phenomena.nationalgeographic.com/2013/01/30/gut-microbes-kwashiorkor-malnutrition/.

39. A. Anthony, "I Had the Bacteria in My Gut Analysed. And This May Be the Future of Medicine," *The Guardian*, February 11, 2014, http://www.theguardian.com/science/2014/feb/11/gut-biology-health-bacteria-future-medicine/print.

40. I. Trehan et al., "Antibiotics as Part of the Management of Severe Acute Malnutrition," *New England Journal of Medicine* 368, no. 5 (2013): 425–435.

41. D. Grady, "Malnourished Gain Lifesaver in Antibiotics," *New York Times*, January 31, 2013, http://www.nytimes.com/2013/01/31/health/antibiotics-can-save-lives-of-severely-malnourished-children-studies-find.html.

42. X. Didelot et al., "Transforming Clinical Microbiology with Bacterial Genome Sequencing," *Nature Reviews Genetics* 13, no. 9 (2012): 601–612.

43. E. Yong, "Searching for a 'Healthy' Microbiome," *PBS*, January 29, 2014, http://www.pbs.org/wgbh/nova/next/body/microbiome-diversity/.

44. P. R. Dormitzer et al., "Synthetic Generation of Influenza Vaccine Viruses for Rapid Response to Pandemics," *Science Translational Medicine* 5, no. 185 (2013): 1–13.

45. "Cancer in the Developing World: Worse Than AIDS," *The Economist*, March 1, 2014, http://www.economist.com/node/21597962/print.

46. B. O. Anderson, "Breast Cancer—Thinking Globally," *Science* 343 (2014): 1403.

47. A. Rutkin, "Cancer Diagnosis as Simple as a Pregnancy Test," *New Scientist*, February 24, 2014, http://www.newscientist.com/article/dn25110-cancer-diagnosis-as-simple-as-a-pregnancy-test.html.

48. B. Fung, "The Cancer Screening That Runs on Your Smartphone," *The Atlantic*, April 2014, http://www.theatlantic.com/health/print/2012/04/the-cancer-screening-that-runs-on-your-smartphone/256119/.

49. H. Hodson, "Solar DNA Tests Detect Cancer Without Electricity," *New Scientist*, February 21, 2014, http://www.newscientist.com/article/dn25103-solar-dna-tests-detect-cancer-without-electricity.html#.U_TF1EuWvlc.

50. A. Trafton, "A Paper Diagnostic for Cancer," *MIT News*, February 24, 2014, http://web.mit.edu/newsoffice/2014/a-paper-diagnostic-for-cancer-0224.html.

51. S. Young, "Cheaper Cancer Gene Tests, by the Drop," *MIT Technology Review*, February 25, 2014, http://www.technologyreview.com/news/524896/cheaper-cancer-gene-tests-by-the-drop/.

52. "The Sensor Project: At the Intersection of Innovation and Global Health," ECEM, accessed August 13, 2014, https://secure.e2rm.com/registrant/LoginRegister.aspx?eventid=141287&langpref=en-CA&Referrer=http%3a%2f%2fthesensorproject.org%2f.

53. "Imaging the World Is Helping to Make Progress Toward the United Nations' Millennium Development Goal 5," Imaging the World, November 4, 2013, http://imagingtheworld.org/imaging-the-world-itw-is-helping-to-make-progress-toward-the-united-nations-millennium-development-goal-5/.

54. S. Agarwal and A. Labrique, "Newborn Health on the Line: The Potential mHealth Applications," *Journal of the American Medical Association*, July 16, 2014, http://jama.jamanetwork.com/article.aspx?articleID=1883978.

55. R. Barclay, "Smartphone Device Can Detect Preeclampsia, Saving Lives Worldwide," *Healthline News*, March 9, 2014, http://www.healthline.com/health-news/tech-mobile-pulse-oximeter-for-preeclampsia-030914.

56. J. Comstock, "Small Trial Shows $50 Smartphone Endoscope Performs Well," *MobiHealthNews*, March 10, 2014, http://mobihealthnews.com/30756/small-trial-shows-50-smartphone-endoscope-performs-well/.

57. B. Lovejoy, "Stanford University Develops $90 iPhone Accessory to Replace Ophthalmology Kit Costing Tens of Thousands," *9 to 5 Mac*, March 17, 2014, http://9to5mac.com/2014/03/17/stanford-university-develops-90-iphone-accessory-to-replace-ophthalmology-kit-costing-tens-of-thousands/.

58. D. Myung et al., "Simple, Low-Cost Smartphone Adapter for Rapid, High Quality Ocular Anterior Segment Imaging: A Photo Diary," *Journal MTM* 3, no. 1 (2014): 2–8.

59a. M. Aderholt, "Researchers 3D Print Smartphone Compatible Microscope Lenses for 1 Penny," *3D Print*, April 27, 2014, http://3dprint.com/2721/3d-print-smartphone-microscope-lenses/.

59b. A. Nemiroskia et al., "Universal Mobile Electrochemical Detector Designed for Use in Resource-Limited Applications," *PNAS Early Edition*, August 4, 2014, www.pnas.org/cgi/doi/10.1073/pnas.1405679111.

59c. A. Simmonds, "Handheld Device Could Enable Low-Cost Chemical Tests," *Nature*, August 4, 2014, http://www.nature.com/news/handheld-device-could-enable-low-cost-chemical-tests-1.15662.

60. N. Crisp and L. Chen, "Global Supply of Health Professionals," *New England Journal of Medicine* 370 (2014): 950–957.

61. G. Graham, "Leveraging Mobile Technology for Improved Public Health: Empowering Communities with Increased Access and Connectivity," *Huffington Post*, February 11, 2014, http://www.huffingtonpost.com/dr-garth-graham/leveraging-mobile-technol_b_4725698.html?view=print&comm_ref=false.

62. A. Fallon, "Virtual Doctor Project: Telemedicine Project in Zambia," *Africa Health IT News*, January 9, 2014, http://africahealthitnews.com/blogs/telemedicine/virtual-doctor-project-telemedicine-project-zambia/.

63. "Digital Life in 2025," Pew Research Center, March 11, 2014, http://www.pewinternet.org/2014/03/11/digital-life-in-2025/.

64. E. Wyatt, "Most of U.S. Is Wired, but Millions Aren't Plugged In," *New York Times*, August 19, 2013, http://www.nytimes.com/2013/08/19/technology/a-push-to-connect-millions-who-live-offline-to-the-internet.html.

65. Y. Xiaohui et al., "mHealth in China and the United States," Center for Technology Innovation at Brookings, March 12, 2014, http://www.brookings.edu/research/reports/2014/03/12-mhealth-china-united-states-mobile-technology-health-care.

66. G. Slabodkin, "Homeless Patients May Benefit from mHealth," *FierceMobileHealthcare*, September 6, 2013, http://www.fiercemobilehealthcare.com/node/10399/print.

67. S. Jackson, "Cell Phones Help Poor Diabetics with Glucose Control," *FierceMobileHealthcare*, May 20, 2014, http://www.fiercemobilehealthcare.com/story/cell-phones-help-poor-diabetics-glucose-control/2011-05-20.

68. G. Slabodkin, "mHealth Improves Care for Urban Poor Populations," *FierceMobileHealthcare*, May 10, 2013, http://www.fiercemobilehealthcare.com/node/10250/print.

69. "The Rise of the Cheap Smartphone," *The Economist*, April 3, 2014, http://www.economist.com/node/21600134/print.

70. M. Honan, "Don't Diss Cheap Smartphones. They're About to Change Everything," *Wired*, May 16, 2014, http://www.wired.com/2014/05/cheap-smartphones/.

71. H. Vogt, "Using Free Wi-Fi to Connect Africa's Unconnected," *Wall Street Journal*, April 13, 2014, http://online.wsj.com/news/articles/SB10001424052702303287804579447323711745040.

72. M. Zuckerberg, "Mark Zuckerberg on a Future Where the Internet Is Available to All," *Wall Street Journal*, July 7, 2014, http://online.wsj.com/articles/mark-zuckerberg-on-a-future-where-the-internet-is-available-to-all-1404762276.

73. D. Fletcher, "Daniel Fletcher: Why Your iPhone Upgrade Is Good for the Poor," *Wall Street Journal*, September 20, 2013, http://online.wsj.com/news/articles/SB1000142412788732449260457908376214749666.

74. A. Minter, "Your iPhone's Afterlife," *Fast Company*, November 18, 2013, http://www.fastcompany.com/3021305/junkyard-planet-your-iphones-after-life.

75. A. Toot, "Cellphones Ignite a 'Reading Revolution' in Poor Countries," *The Verge*, April 23, 2014, http://www.theverge.com/2014/4/23/5643058/mobile-phone-reading-illiteracy-developing-countries-unesco.

Chapter 15

1. E. S. Andersen, *Joseph A. Schumpeter: A Theory of Social and Economic Evolution* (New York, NY: Palgrave McMillan, 2011).

2. R. Smith, "Teaching Medical Students Online Consultation with Patients," *BMJ Blogs*, February 14, 2014, http://blogs.bmj.com/bmj/2014/02/14/richard-smith-teaching-medical-students-online-consultation-with-patients/.

3. "Alan Turing," *Wikiquote*, accessed August 13, 2014, http://en.wikiquote.org/wiki/Alan_Turing.

4. "Ignaz Semmelweis," *Wikipedia*, accessed August 13, 2014, http://en.wikipedia.org/wiki/Ignaz_Semmelweis.

5. B. Ewigman et al., "Ethics and Routine Ultrasonography in Pregnancy," *American Journal of Obstetrics & Gynecology* 163, no. 1 (1990): 256–257.

6. S. J. Reiser, *Technological Medicine: The Changing World of Doctors and Patients* (New York, NY: Cambridge University Press, 2009), 12.

7. H. J. West, D. deBronkart, and G. D. Demetri, "A New Model: Physician-Patient Collaboration in Online Communities and the Clinical Practice of Oncology," Department of Thoracic Oncology, Swedish Cancer Institute, 2012, http://meetinglibrary.asco.org/sites/meetinglibrary.asco.org/files/Educational Book/PDF Files/2012/zds00112000443.pdf.

8. P. Wicks, T. Vaughan, and J. Heywood, "Subjects No More: What Happens When Trial Participants Realize They Hold the Power?," *British Medical Journal* 348 (2014): g368.

9. "The New Patient Revolution Is Among Us . . .," *Smart Patients*, February 1, 2014, http://www.smartpatients.com/blog/the-new-patient-revolution/.

10. J. Aw, "Patients Who Question Their Doctors Are Changing the Face of Medicine—and Physicians Are Embracing the Shift," *National Post*, March 11, 2014, http://life.nationalpost.com/2014/03/11/patients-who-question-their-doctors-are-changing-the-face-of-medicine-and-physicians-are-embracing-the-shift/.

11. F. Godlee, "Towards the Patient Revolution," *British Medical Journal* 348 (2014): g1209.

12. J. H. Hibbard and J. Greene, "What the Evidence Shows About Patient Activation: Better Health Outcomes and Care Experiences; Fewer Data on Costs," *Health Affairs* 32, no. 2 (2013): 207–214.

13. E. Hill, "Smart Patients," *The Lancet* 15 (2014): 140–141.

14. M. R. Katz, "Katz: 'Participatory Medicine' Encourages Partnership Between Patient and Provider," *Times Dispatch*, August 20, 2014, http://www.timesdispatch.com/opinion/their-opinion/columnists-blogs/guest-columnists/katz-participatory-medicine-encourages-partnership-between-patient-and-provider/article_7cb25dfd-cbfb-505d-b164-11b5c0b45fa9.html.

15. M. Miliard, "Q&A: Eric Dishman on Patient Engagement," *Healthcare IT News*, April 10, 2012, http://www.healthcareitnews.com/print/45046.

16. "Partnering with Patients to Drive Shared Decisions, Better Value, and Care Improvement," Institute of Medicine, August 2013, http://www.iom.edu/-/media/Files/Report Files/2013/Partnering-with-Patients/PwP_meetingsummary.pdf.

17. M. Gur-Arie, "How mHealth Will Change the Doctor-Patient Culture," *Kevin MD*, March 4, 2014, http://www.kevinmd.com/blog/2014/03/mhealth-change-doctorpatient-culture.html.

18. D. Shanahan, "A Brave New World—'Research with' Not 'Research on' Patients," *BioMed Central*, May 20, 2014, http://blogs.biomedcentral.com/bmcblog/2014/05/20/international-clinical-trials-day-2014/.

19. J. Comstock, "In-Depth: Providers' Inevitable Acceptance of Patient Generated Health Data," *MobiHealthNews*, March 21, 2014, http://mobihealthnews.com/31268/in-depth-providers-inevitable-acceptance-of-patient-generated-health-data/3/.

20. L. Rao, "One Medical Group Raises $40M to Help Reinvent the Doctor's Office," *TechCrunch*, April 17, 2014, http://techcrunch.com/2014/04/17/one-medical-group-raises-40m-to-help-reinvent-the-doctors-office/.

21. A. K. Rudansky, "How Patient Generated Data Changes Healthcare," *Information Week*, September 10, 2013, http://www.informationweek.com/healthcare/patient/how-patient-generated-data-changes-healt/240161051?printer_friendly=this-page.

22. B. Dolan and A. Pai, "In-Depth: Providers' Inevitable Acceptance of Patient Generated Health Data," *MobiHealthNews*, March 21, 2014, http://mobihealthnews.com/31268/in-depth-providers-inevitable-acceptance-of-patient-generated-health-data/2/.

23. J. Sarasohn-Kahn, "Why Having Access to Your Health Information Matters," *Healthcare DIY*, March 1, 2014, http://healthcarediy.com/technology/your-medical-records-are-your-medical-records/.

24. B. Dolan and A. Pai, "In-Depth: Providers' Inevitable Acceptance of Patient Generated Health Data," *MobiHealthNews*, March 21, 2014, http://mobihealthnews.com/31268/in-depth-providers-inevitable-acceptance-of-patient-generated-health-data/.

25. J. Markoff, "A Trip in a Self-Driving Car Now Seems Routine," *New York Times*, May 13, 2014, http://bits.blogs.nytimes.com/2014/05/13/a-trip-in-a-self-driving-car-now-seems-routine/?smid=tw-nytimesbits.

26. A. Salkever, "What Google's Driverless Car Future Might Really Look Like," *Read Write*, May 28, 2014, http://readwrite.com/2014/05/28/googles-driverless-car-future?awesm=readwr.it_p20r-awesm=-oFWmYrlzbbCpi0.

27. C. C. Miller, "When Driverless Cars Break the Law," *New York Times*, May 14, 2014, http://www.nytimes.com/2014/05/14/upshot/when-driverless-cars-break-the-law.html.

28. G. Sullivan, "Google's New Driverless Car Has No Brakes or Steering Wheel," *Washington Post*, May 28, 2014, http://www.washingtonpost.com/news/morning-mix/wp/2014/05/28/googles-new-driverless-car-has-no-brakes-or-steering-wheel//?print=1.

29. R. Lawler, "Google X Built a Fully Self-Driving Car from Scratch, Sans Steering Wheel and Pedals," *TechCrunch*, May 27, 2014, http://techcrunch.com/2014/05/27/google-x-introduces-a-fully-self-driving-car-sans-steering-wheel-and-pedals/.

30. L. Gannes, "Google's New Self-Driving Car Ditches the Steering Wheel," *Recode*, May 27, 2014, http://recode.net/2014/05/27/googles-new-self-driving-car-ditches-the-steering-wheel/.

31. R. W. Lucky, "The Drive for Driverless Cars," *IEEE Spectrum*, June 26, 2014, http://spectrum.ieee.org/computing/embedded-systems/the-drive-for-driverless-cars.

32. C. Smith, "'I No Longer Have to Go to See the Doctor': How the Patient Portal is Changing Medical Practice," *Journal of Participatory Medicine* 6 (2014): e6.

33. L. Collar, "Are Physicians Still Relevant?," *Sapphire Equinox*, April 5, 2014, http://sapphireequinox
.com/blog/are-physicians-still-relevant/.

34. "Walter de Brouwer: Check Your Emails—and Your Heart—with This 'Emergency Room in Your Hand,'" *Independent*, August 26, 2013, http://www.independent.co.uk/news/business/analysis-and
-features/walter-de-brouwer-check-your-emails--and-your-heart--with-this-emergency-room-in-your
-hand-8784569.html.

35. A. Verghese, "Prepared Text of Commencement Remarks by Abraham Verghese," *Stanford News*, June 16, 2014, http://med.stanford.edu/news/all-news/2014/06/prepared-text-of-commencement
-remarks-by-abraham-verghese.html.

36. S. Strauss, "Clara M. Davis and the Wisdom of Letting Children Choose Their Own Diets," *Canadian Medical Association Journal* 175, no. 10 (2006): 1199–1201.

37. V. Mehta, "Learning from the Wisdom of the Body," *Huffington Post*, July 30, 2011, http://www
.huffingtonpost.com/viral-mehta/mind-body-experience-_b_912703.html.

38. W. Cannon, "Walter Bradford Cannon," *Wikipedia*, accessed August 13, 2014, http://en
.wikipedia.org/wiki/Walter_Cannon.

39. "Who Owns Your Personal Data? The Incorporated Woman," *The Economist*, June 27, 2014, http://www.economist.com/node/21606113/print.

40. Y.-A. de Montjoye et al., "openPDS: Protecting the Privacy of Metadata Through SafeAnswers," *PLoS One* 9, no. 7 (2014): e98790.

41. L. Hardesty, "Own Your Own Data," *MIT News*, July 9, 2014, http://newsoffice.mit.edu/2014/
own-your-own-data-0709.

42. "The Geek Guide to Insurance," *The Economist*, April 5, 2014, http://www.economist.com/node
/21600147/print.

43. U. E. Reinhardt, "The Illogic of Employer-Sponsored Health Insurance," *New York Times*, July 3, 2014, http://www.nytimes.com/2014/07/03/upshot/the-illogic-of-employer-sponsored-health
-insurance.html.

44. P. Fronstin, M. J. Sepúlveda, and M. C. Roebuck, "Consumer-Directed Health Plans Reduce the Long-Term Use of Outpatient Physician Visits and Prescription Drugs," *Health Affairs* 32, no. 6 (2013): 1126–1134.

45. A. Lewis and V. Khanna, "The Cure for the Common Corporate Wellness Program," *Harvard Business Review*, January 30, 2014, http://blogs.hbr.org/2014/01/the-cure-for-the-common-corporate
-wellness-program/.

46. S. Begley, "Exclusive: 'Workplace Wellness' Fails Bottom Line, Waistlines—RAND," *Reuters*, May 24, 2013, http://www.reuters.com/article/2013/05/24/us-wellness-idUSBRE94N0XX20130524.

47. J. P. Caloyeras et al., "Managing Manifest Diseases, but Not Health Risks, Saved PepsiCo Money Over Seven Years," *Health Affairs* 33, no. 1 (2014): 124–131.

48. R. K. Parikh, "Do Workplace Wellness Programs Work?," *Los Angeles Times*, September 15, 2013, http://articles.latimes.com/2013/sep/15/opinion/la-oe-parikh-employee-wellness-programs-20130912.

49. K. Pho, "Do Corporate Wellness Programs Work?," *USA Today*, September 9, 2013, http://www
.usatoday.com/story/opinion/2013/09/09/corporate-wellness-programs-column/2790107/.

50. S. R. Johnson, "Firms Revamping Employee Wellness Programs," *Modern Healthcare*, May 24, 2014, http://www.modernhealthcare.com/article/20140524/MAGAZINE/305249980/?template
=printpicart.

51. "Annual Checkups Generally Don't Lengthen Lives, and They Do Carry Some Health Risks," *Washington Post*, June 30, 2014, http://www.washingtonpost.com/national/health-science/annual
-checkups-generally-dont-lengthen-lives-and-they-do-carry-some-health-risks/2014/06/30/d51ff5d0
-61cb-11e3-8beb-3f9a9942850f_story.html.

52. S. Duffy, "What If Doctors Could Finally Prescribe Behavior Change?," *Forbes*, April 17, 2014, http://www.forbes.com/sites/sciencebiz/2014/04/17/what-if-doctors-could-finally-prescribe-behavior
-change/.

53. M. A. M. Davies, "How to Make Wearables Stick: Use Them to Change Human Behavior," *Venture Beat*, March 2, 2014, http://venturebeat.com/2014/03/02/how-to-make-wearables-stick-use
-them-to-change-human-behavior/.

54. L. Wagner, "Wellness Startups Find a Channel to Better Health: Employers," *Venture Beat*, July 31, 2013, http://venturebeat.com/2013/07/31/wellness-startups-find-a-channel-to-better-health-employers/.

55. V. Gidwaney, "How Wearables Will Transform the Health Insurance Game," *HealthWorks Collective*, May 12, 2014, http://healthworkscollective.com/veer-gidwaney/163271/how-wearables-will-transform-health-insurance-game.

56. D. Nield, "In Corporate Wellness Programs, Wearables Take a Step Forward," *CNN Money*, April 15, 2014, http://tech.fortune.cnn.com/2014/04/15/in-corporate-wellness-programs-wearables-take-a-step-forward/.

57. J. Gownder, "Wearables Require a New Kind of Ecosystem," *ZDNet*, January 30, 2014, http://www.zdnet.com/wearables-require-a-new-kind-of-ecosystem-7000025802/.

58. P. Olson, "Get Ready for Wearable Tech to Plug into Health Insurance," *Forbes*, June 19, 2014, http://www.forbes.com/sites/parmyolson/2014/06/19/wearable-tech-health-insurance/.

59. C. O. Werle, B. Wansink, and C. R. Payne, "Is It Fun or Exercise? The Framing of Physical Activity Biases Subsequent Snacking," *Marketing Letters*, May 27, 2014, http://papers.ssrn.com/sol3/papers.cfm?abstract_id=2442383.

60a. E. Topol, *The Creative Destruction of Medicine* (New York, NY: Basic Books, 2012), 126–127.

60b. N. Gohring, "This Company Saved $300k on Insurance by Giving Employees Fitbits," *Cite World*, July 7, 2014: http://www.citeworld.com/article/2450823/internet-of-things/appirio-fitbit-experiment.html.

60c. P. Olson, "Wearable Tech Is Plugging into Health Insurance," *Forbes*, June 19, 2014, http://www.forbes.com/sites/parmyolson/2014/06/19/wearable-tech-health-insurance/.

61. S. Lohr, "Salesforce Takes Its Cloud Model to Health Care," *New York Times*, June 26, 2014, http://bits.blogs.nytimes.com/2014/06/26/salesforce-takes-its-cloud-model-to-health-care/.

62. M. Sullivan, "Salesforce and Philips Partner in Ambitious Health Data Venture," *Venture Beat*, June 26, 2014, http://venturebeat.com/2014/06/26/salesforce-com-and-philips-partner-in-ambitious-health-data-venture/.

63. M. Lev-Ram, "What's the Next Big Thing in Big Data?," *Fortune*, June 2, 2014, http://fortune.com/2014/06/02/fortune-500-big-data/.

64. M. McLuhan, *The Gutenberg Galaxy* (Toronto, Canada: University of Toronto Press, 1962).

65. H. Waters, "New $10 Million X Prize Launched for Tricorder-Style Medical Device," *Nature* 17, no. 7 (2011): 754.

66. A. S. Brown, "Star Trek Comes Back to Earth," *The Bent of Tau Beta Pi*, Fall 2012, http://www.tbp.org/pubs/Features/F12Brown.pdf.

67. "The Dream of the Medical Tricorder," *The Economist*, November 29, 2012, http://www.economist.com/news/technology-quarterly/21567208-medical-technology-hand-held-diagnostic-devices-seen-star-trek-are-inspiring.

68. V. Wadhwa, "Why Our Medicine Will Soon Be Cooler Than Star Trek's," *Venture Beat*, April 7, 2014, http://venturebeat.com/2014/04/07/why-our-medicine-will-soon-be-cooler-than-star-treks/.

69. "Choosing Wisely: Five Things Physicians and Patients Should Question," ABIM Foundation, accessed August 13, 2014, http://www.choosingwisely.org/doctor-patient-lists/.

70. A. Pai, "Survey: One Third of Wearable Device Owners Stopped Using Them Within Six Months," *MobiHealthNews*, April 3, 2014, http://mobihealthnews.com/31697/survey-one-third-of-wearable-device-owners-stopped-using-them-within-six-months/.

71. "Mobile Thought Leadership," FICO, December 2013, http://www.biztositasiszemle.hu/files/201403/fico_mobile_thought_leadership_brief_global_3035ex.pdf.

72a. C. Miller, "Apple Airs New TV Ad "Strength" Focused on Wearables and Fitness Apps (Video)," *9 to 5 Mac*, June 4, 2014, http://9to5mac.com/2014/06/04/apple-airs-new-tv-ad-focused-on-wearables-and-fitness-apps/.

72b. A. D. Marcus, "A Patients' Group Scores a Win in Muscular Dystrophy Drug Research," *Wall Street Journal*, August 4, 2014, http://online.wsj.com/articles/a-patients-group-scores-a-win-in-muscular-dystrophy-drug-research-1407194541#printMode.

72c. E. Steel, "'Ice Bucket Challenge' Has Raised Millions for ALS Association," *New York Times*, August 18, 2014, http://www.nytimes.com/2014/08/18/business/ice-bucket-challenge-has-raised-millions-for-als-association.html.

73. S. Lohr, "New Curbs Sought on the Personal Data Industry," *New York Times*, May 28, 2014, http://www.nytimes.com/2014/05/28/technology/ftc-urges-legislation-to-shed-more-light-on-data-collection.html.

74a. A. Ekert and R. Renner, "The Ultimate Physical Limits of Privacy," *Nature* 507 (2014): 443–447.

74b. S. Gottlieb and C. Klasmeier, "Why Your Phone Isn't as Smart as It Could Be," *Wall Street Journal*, August 7, 2014, http://online.wsj.com/articles/scott-gottlieb-and-coleen-klasmeier-why-your-phone-isnt-as-smart-as-it-could-be-1407369163#printMode.

74c. S. Fellay, "Changing the Rules of Health Care: Mobile Health and Challenges for Regulation," American Enterprise Institute, August 4, 2014, http://www.aei.org/paper/economics/innovation/technology/changing-the-rules-of-health-care-mobile-health-and-challenges-for-regulation/.

75a. R. Hurley, "Can Doctors Reduce Harmful Medical Overuse Worldwide?," *British Medical Journal* 349 (2014): g4289.

75b. E. Dwoskin, "Big Data's High-Priests of Algorithms," *Wall Street Journal*, August 8, 2014, http://online.wsj.com/articles/academic-researchers-find-lucrative-work-as-big-data-scientists-1407543088#printMode.